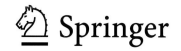

Chronic Myeloid Leukemia
Second Edition

慢性髓系白血病

第二版

主　　编 ◎ [德]吕迪格·赫尔曼（Rüdiger Hehlmann）

主　　审 ◎ 胡　豫

名誉主译 ◎ 江　倩

主　　译 ◎ 黎纬明

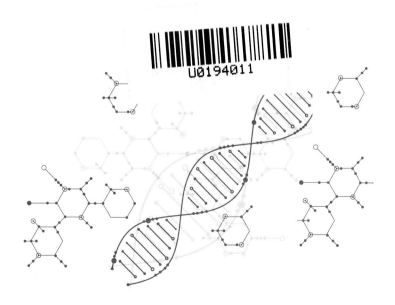

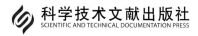

科学技术文献出版社
SCIENTIFIC AND TECHNICAL DOCUMENTATION PRESS

·北京·

图书在版编目（CIP）数据

慢性髓系白血病：第二版／（德）吕迪格·赫尔曼主编；黎纬明主译. —北京：科学技术文献出版社，2024.3

ISBN 978-7-5235-1167-1

Ⅰ.①慢… Ⅱ.①吕… ②黎… Ⅲ.①慢性病—髓性白血病—诊疗 Ⅳ.① R733.73

中国国家版本馆 CIP 数据核字（2024）第 044700 号

著作权合同登记号 图字：01-2024-0215

中文简体字版权专有权归科学技术文献出版社所有

First published in English under the title

Chronic Myeloid Leukemia (2nd Ed.) , edited by Rüdiger Hehlmann

Copyright © Rüdiger Hehlmann, 2021

This edition has been translated and published under licence from Springer Nature Switzerland AG.

慢性髓系白血病（第二版）

策划编辑：郑 鹏 责任编辑：崔凌蕊 郑 鹏 责任校对：张吲哚 责任出版：张志平

出 版 者	科学技术文献出版社
地 址	北京市复兴路15号 邮编 100038
编 务 部	(010) 58882938, 58882087（传真）
发 行 部	(010) 58882868, 58882870（传真）
邮 购 部	(010) 58882873
官 方 网 址	www.stdp.com.cn
发 行 者	科学技术文献出版社发行 全国各地新华书店经销
印 刷 者	北京地大彩印有限公司
版 次	2024 年 3 月第 1 版 2024 年 3 月第 1 次印刷
开 本	889×1194 1/16
字 数	539千
印 张	18.5
书 号	ISBN 978-7-5235-1167-1
定 价	198.00元

主审简介

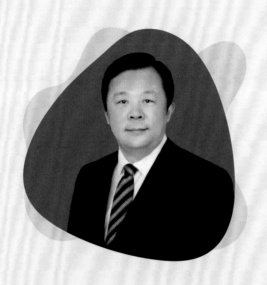

胡　豫

华中科技大学同济医学院附属协和医院院长，教育部生物靶向治疗重点实验室主任，华中科技大学血液病学研究所所长。

◆ 中华医学会血液学分会候任主任委员、内科学分会副主任委员
◆ 中国医师协会血液科医师分会副会长
◆ 中国医院协会副会长
◆ 中国病理生理学会实验血液学专业委员会副主任委员
◆ 国际血栓与止血学会教育委员会委员
◆ 湖北省医学会血液病学分会主任委员
◆ 《临床内科杂志》《临床急诊杂志》主编
◆ 《中华血液学杂志》《临床血液学杂志》副主编
◆ 《中国医院管理》杂志副主编
◆ 《中华医院管理杂志》编委
◆ *Thrombosis Research*，*Thrombosis and Haemostasis* 副主编

国家重点学科带头人、教育部"长江学者"特聘教授、国家杰出青年科学基金获得者、国家科技进步二等奖获得者、全国创新争先奖章获得者、全国教书育人楷模、何梁何利基金科学与技术进步奖获得者、中国医院协会突出贡献奖获得者、卫生部有突出贡献中青年专家、国家二级教授、国务院政府特殊津贴获得者。

多年来致力于血液系统恶性肿瘤和血栓栓塞性疾病的研究，在出凝血疾病、血管新生与肿瘤的基础及临床研究方面先后承担并完成多项国家及省部级课题；主编或参编多部大型学术参考书。

名誉主译

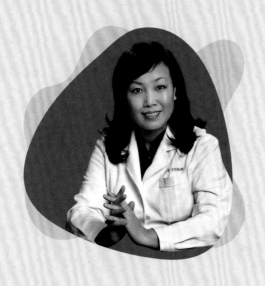

江　倩

主任医师，二级教授，医学博士，博士研究生导师，北京大学人民医院血液科副主任。

◆ 国际 CML 基金会国家代表委员会成员
◆ 国际白血病和相关疾病比较研究协会委员
◆ 中华医学会血液学分会委员、白血病 – 淋巴瘤学组副组长
◆ 北京医学会血液学分会主任委员
◆ 中国抗癌协会中西整合白血病专业委员会主任委员
◆ 中国医药教育协会血液学专业委员会副主任委员
◆ 中国医药教育协会白血病分会主任委员
◆ 中国康复医学会血液病康复专业委员会副主任委员

主 译

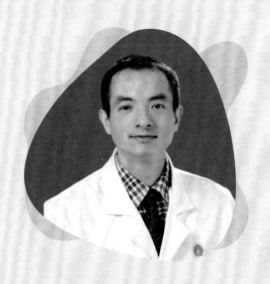

黎纬明

主任医师，副教授，硕士研究生导师，华中科技大学同济医学院附属协和医院血液科。

◆ 中国医药教育协会白血病分会常务委员
◆ 中国医药教育协会转化医学专业委员会常务委员
◆ 湖北省抗癌协会血液肿瘤专业委员会青年委员会副主任委员
◆ 湖北省医学生物免疫学会血液专业委员会慢粒分会主任委员
◆ 武汉市质量控制中心白血病工作组组长
◆ 湖北省科普作家协会医学科普创作专业委员会内科分会主任委员
◆ 湖北省医学生物免疫学会转化医学专业委员会常务委员
◆ 武汉市江汉区和睿慢粒患者帮扶中心医学理事长

主编国内第一本慢粒相关患教书籍：《慢性粒细胞白血病60问：和黎医生一起认识慢粒》；作为注册医师参与格列卫全球患者援助项目（GIPAP）等多项慢性粒细胞白血病相关慈善计划，参与国内外多项慢粒相关临床研究及武汉协和医院国际标准化PCR检测实验室的建立；先后参与并承担多项国家自然科学基金及省级科研课题；在 *leukemia*、*Haematologica*、*cancer* 等国内外专业期刊上发表论文50余篇，主编或参编多部学术著作；参与获得多项省部级科技进步奖。

译者名单

主　审

胡　豫　华中科技大学同济医学院附属协和医院

名誉主译

江　倩　北京大学人民医院

主　译

黎纬明　华中科技大学同济医学院附属协和医院

副主译

（按姓氏拼音排序）

陈苏宁　苏州大学附属第一医院

刘兵城　中国医学科学院血液病医院（中国医学科学院血液学研究所）

张龑莉　河南省肿瘤医院（郑州大学附属肿瘤医院）

译　者

（按姓氏拼音排序）

程　芳　华中科技大学同济医学院附属协和医院

杜　新　深圳市第二人民医院（深圳大学第一附属医院）

范憬超　深圳市第二人民医院（深圳大学第一附属医院）

何文娟　华中科技大学同济医学院附属协和医院

洪振亚　华中科技大学同济医学院附属同济医院

刘晓力　南方医科大学南方医院

刘振芳　广西医科大学第一附属医院

孟　力　华中科技大学同济医学院附属同济医院

屈梦妮　安徽医科大学第一附属医院

文　钦　陆军军医大学第二附属医院

许　娜　南方医科大学南方医院

杨小飞　苏州大学附属第一医院

杨云帆　四川大学华西医院

俞文娟　浙江大学医学院附属第一医院

曾庆曙　安徽医科大学第一附属医院

赵慧芳　河南省肿瘤医院（郑州大学附属肿瘤医院）

周　励　上海交通大学医学院附属瑞金医院

朱　雨　南京医科大学第一附属医院

朱焕玲　四川大学华西医院

邹　菁　华中科技大学同济医学院附属协和医院

原书前言

1865 年医学界首次尝试使用 Fowler 方案治疗慢性髓系白血病，如今 156 年过去了，慢性髓系白血病的治疗已经达到一个全新阶段，在这个阶段，停止治疗已成为一小部分患者可以实现的目标。欧洲白血病网 2020 版《慢性髓系白血病治疗共识》建议将达到稳定的深层分子学反应（deep molecular reactions，DMR）后停药和无治疗缓解（treatment-free remission，TFR）作为慢性髓系白血病管理的新目标。Springer 出版的第二版慢性髓系白血病专著对这一新的发展进行了阐述。

在回顾了慢性髓系白血病的细胞遗传学、分子生物学和流行病学之后，本书还涵盖了治疗慢性髓系白血病的各种手段，如酪氨酸激酶抑制剂（tyrosine kinase inhibitors，TKI）、造血干细胞移植和干扰素 α，以及诊断和监测流程。还有几个章节涉及一线、二线或更后线的治疗，以及对耐药、不耐受、不良反应、TKI 禁忌证和合并症的管理。同时，就慢性髓系白血病的发病机制与费城染色体和 *BCR* :: *ABL1* 易位的检测在慢性髓系白血病诊断和治疗中的作用也进行了详细阐述。基于国际量表的标准化分子学 *BCR* :: *ABL1* 监测已成为其他白血病和疾病分子学监测的典范。本书还涵盖了用于预测慢性髓系白血病结局的预后评分和妊娠管理。治疗成本作为重要的公共卫生问题，考虑到不合理的高 TKI 价格和现在普遍可获得的更便宜的伊马替尼仿制药，可以通过分析 TKI 治疗的成本效益来解决。关于慢性髓系白血病终末期和急变期的章节指出了目前治疗的局限性。目前仍有 5% ~ 7% 的患者进展为急变期。

最后两个章节对目前慢性髓系白血病治疗的积极前景进行了展望，报道了与疗效相关的对生存和成功 TFR 的预测因素，以及持续 DMR 患者停用 TKI 的前景。目前的预期是 DMR 持续 2 ~ 3 年的患者在停止治疗后 2 年有 50% 的机会保持 TFR，并希望通过优化治疗和更好的药物来提高这一概率。然而，目前大多数慢性髓系白血病患者可能需要终身使用 TKI 治疗。

图 1 显示了慢性髓系白血病 IV 研究中伊马替尼治疗患者的最新分子学反应率。到 3 年时，大多数患者达到了 DMR（MR^4 或更深）。

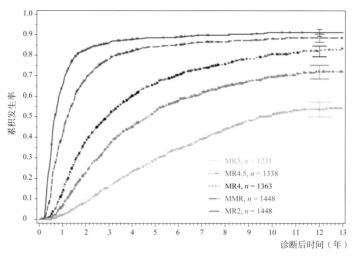

图 1　慢性髓系白血病 IV 研究中伊马替尼治疗患者的分子学反应率

（M.Pfirrmann, update 2020 from Kalmanti, et al. Leukemia 2015; 29:1123-1132）

　　表 1 已根据欧洲白血病网 2020 版《慢性髓系白血病治疗共识》进行了更新，现在也包括了博舒替尼的 5 年 DMR 率。基于长期临床研究结果，该表提供了接受伊马替尼、尼洛替尼、达沙替尼、博舒替尼 5 年和 10 年时预测 DMR 率的数据。本书包括了 16 章慢性髓系白血病相关选定主题的原创性述评，比第一版多了 1 章。一半的述评是重新撰写的，另一半则是在第一版基础上进行了更新。所有的述评反映了 2020 年的最新进展。作者希望本书能为读者在成功管理慢性髓系白血病的过程中所面临的各种难题时提供详尽、全面的信息，且在治疗中断成为可能后，让少数患者看到慢性髓系白血病治愈的希望。

表 1　5 年和 10 年 DMR（MR^4，$MR^{4.5}$）的结果

研究名称		5 年（%）	10 年（%）
慢性髓系白血病 IV 研究[a]	伊马替尼 MR^4	68	81
	伊马替尼 $MR^{4.5}$	53	72
ENESTnd[b]	尼洛替尼 MR^4	66	73
	尼洛替尼 $MR^{4.5}$	54	64
Dasision[c]	达沙替尼 $MR^{4.5}$	42	NA
Before[d,e]	博舒替尼 MR^4	58	NA
	博舒替尼 $MR^{4.5}$	47	NA

资料来源：Updated from the European LeukemiaNet 2020 recommendations for treating chronic myeloid leukemia. Hochhaus, et al. Leukemia. 2020; 34(4):966-984.

注：由于这些研究的评价方法不同，因此这些 DMR 率不能直接被比较。NA 表示无法获得。

[a] 伊马替尼 400 ～ 800 mg，每天 1 次（n = 1442）；[b] 尼洛替尼 300 mg，每天 2 次（n = 282）；[c] 达沙替尼 100 mg，每天 1 次（n = 259）；[d] 博舒替尼 400 mg，每天 1 次（n = 268）；[e] 博舒替尼的数据引自 Brümmendorf, et al. Blood (2020) 136 (Supplement 1):41-42.

Weinheim, Germany,　　　　　　Rüdiger Hehlmann

Introduction to the Chinese translation of the book Chronic Myeloid Leukemia and to its authors

Given the progress that has been made with CML-therapy in recent years, the number of patients with CML in China and the need for information about treating CML in Chinese language, a Chinese translation of this CML-book is most appropriate. In 16 original reviews, international leaders in the field of CML report on the state of the art in the various areas that make up the current high level of CML-management.

As it is not easy to bring CML leaders together, how did they get together in this book?

The groundwork for cooperation of CML leaders was laid 30 years ago in 1993 when the then leading hematologist in Italy, Sante Tura from Bologna, started a cooperation of leading European CML researchers, the European Investigators on CML (EI-CML). Some authors of this book are members of EI-CML, others participants in the European LekemiaNet (ELN) which was cofounded by EI-CML in 2002, a third group are international cooperators of EI-CML and ELN.

The chapter on cytogenetics stemmed from the leading cytogenetics laboratory in Germany around Claudia Haferlach, a long-time cooperator of the German CML group. Junia Melo, originating from John Goldman's group in London, took responsibilty for biology and pathogenesis of CML in this book. The chapter on epidemiology of CML was written by the Swedish group descending from Bengt Simonsson in Uppsala, who was a founding member of EI-CML.

Cooperation with EI-CML and ELN attracted other authors: Beppe Saglio from EI-CML, current chairman of the GIMEMA working party on CML in Italy, and his group from Turin covered first-line CML-therapy with imatinib, whereas the group of Hagop Kantarjian, chairman of the Department of Leukemia at MD Anderson Cancer Center in Houston, USA, addressed therapy with the 2nd- and 3rd-generation tyrosine kinase inhibitors (TKI). Adverse events of TKI were summarized by Delphine Rea from Hopital St. Louis, Paris, cost-benefit considerations by Richard Larson and colleagues from Chicago.

Chapters 8-10 were again written by EI-CML members. Standardization of molecular monitoring which started at John Goldman's laboratory in the early 1990s involving Tim Hughes, now in Australia, Nick Cross, now in Southhampton, Andreas Hochhaus, now in Jena, Germany, and others, was updated by Nick Cross and Andreas Hochhaus. Prognostic scores were descibed by coworkers of Jörg Hasford from Munich, who gave name to the Hasford-score and was the long-time statistician of the German and European CML-groups and founding member of EI-CML. He passed away in June 2021. Michele Baccarani from Bologna, student of, and successor to, Sante Tura, who wrote the first three ELN-recommendations for treating CML, reviewed the ELN-recommendations for the management of CML with his group Michele passed away in December 2021.

The changing role of hemopoietic cell transplantation in CML was updated by Jane Apperley from the UK and Alois Gratwohl from Switzerland, both former European Group for Blood and Marrow Transplantation (EBMT) presidents. My group in cooperation with Dick Silver from Cornell in New York, who first defined blast crisis by 30% blasts and promyelocytes, discussed the management of end-phase CML and blast crisis. Moshe Talpaz from Ann Arbor, USA, who recognized complete cytogenetic remission of CML after treatment with interferon-alpha (IFN-α) in the 1980s when he worked in Houston, pointed to the renaissance of IFN-α in current TKI-based CML-therapy.

Pregnancy in CML was of little interest when survival with CML was short. As TKI treatment develops, life expectancy with CML is now close to normal and management of pregnancy in CML has gained interest. It is reviewed by pioneers of the topic, Elisabetta Abruzzese from Rome and Jane Apperley from London.

Deep molecular remission (DMR) and the possibility to achieve a treatment-free remission (TFR), if treatment and DMR last long enough, are exciting new developments that have changed treatment goals. Tim Hughes, developer of the International Scale (IS) for *BCR-ABL* monitoring, and his team in Adelaide, Australia, adressed this topic.

The concluding outlook to TKI-cessation, after DMR had lasted long enough, and to TFR was given by Susanne Saußele from Mannheim, Germany, and Francois Mahon from Bordeaux, France, who was the first to convincingly show that TFR in CML is possible.

Writing this book was another success of the close cooperation of scientists and CML experts worlwide within EI-CML and ELN and hopefully marks a significant step forward to treating CML also in China.Cooperation has proved to be important not only for research and development to generate new evidence, but also for writing and translating this book in the interest of spread of excellence.

Professor Weiming Li from Wuhan, China, and his group of Chinese CML experts are to be congratulated and thanked for having successfully cooperated in the interest of achieving the task of translating this book.

I wish this Chinese CML-book success to the benefit of the Chinese CML-patients and their doctors.

Rüdiger Hehlmann
Weinheim, 2. April 2023

主译前言

　　慢性髓系白血病是一种造血干细胞恶性克隆性疾病。随着TKI的问世，慢性髓系白血病已被定义为"可治愈"的肿瘤性疾病，并且进入慢病管理时代。患者的治疗目标，已不仅是延长生命，而是追求更高的生存质量，甚至是无治疗缓解。

　　我国地域辽阔，不同区域的诊疗水平差异极大，同时在我国实行分级诊疗政策的背景下，综合性大型三甲医院和基层医院对慢性髓系白血病的管理水平也存在明显差异，如何让每一位慢性髓系白血病患者均能接受到规范的同质化诊治和长期随访管理，是当前的难题。而随着药物的更新迭代，以及临床研究数据和指南的不断更新，如何让每位医疗工作者，能紧跟慢性粒细胞白血病诊治手段和理念日新月异的进步，提高医师对患者的管理水平，以达到治疗目标，更是当前紧迫的任务之一。

　　Chronic Myeloid Leukemia Second Edition 紧跟近年来的最新进展，特别是2020版欧洲白血病网指南更新发布后。本书由EI-CML（European Investigators on CML）和ELN（European LekemiaNet）组稿，ELN主席Rüdiger Hehlmann担任主编，全球53位知名慢性髓系白血病专家参与编写，权威性高。全书共16章，全面、详细地把慢性髓系白血病诊疗基本理念和最新的进展编著成书，是一部阐述慢性髓系白血病的国际权威专著。

　　我国目前尚无慢性髓系白血病相关的学术专著，因此我们组织了国内15家医院的24位对慢性髓系白血病有深入研究的专家，将该权威著作以最快的速度呈现给我国的读者。感谢各位专家对本书付出的心血，相信本书的出版，将对我国慢性髓系白血病的规范化诊治及同质化管理发挥重要的作用。

武汉

2023年6月6日

目 录

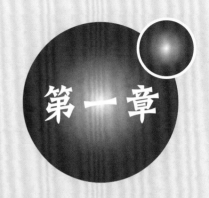

第一章

慢性髓系白血病的
细胞遗传学

Bettina Balk, Alice Fabarius, Claudia Haferlach

1.1 费城（Ph）染色体的发现

从历史的角度来讲述慢性髓系白血病（chronic myeloid leukemia，CML）的进展，我们不能否认细胞遗传学的突出作用。当 John Hughes Bennett 和 Rudolf Virchow 在 1845 年第一次报道后来被认为是 CML 的病例时，人们对其发病机制及潜在的遗传学还一无所知。因此，1960 年 Peter Nowel 和 David Hungerford 发现费城染色体是一个巨大的突破[1-2]。当时，他们还在使用非常基础的染色体染色技术。细胞通过短期在玻片上生长培养[3]，经自来水冲洗后使用 Giemsa 染色[4-5]。在研究急性白血病时，他们最初并没有发现一致的遗传学异常，但终于在 2 例 CML 患者中发现了一种特征性的小染色体。他们与 Paul Moorhead 等科学家一起改进了染色体制备技术，并报道了包括 7 例患者的一系列病例均存在微小染色体。根据染色体标准化委员会的规定，Tough 及其同事以该微小染色体首次发现地将其命名——费城染色体[4]。20 世纪 70 年代，随着细胞遗传学技术的进步，Rowley 发现费城染色体是 9 号染色体和 22 号染色体长臂之间易位 t（9；22）（q34；q11）的结果，两者易位形成衍生的 22 号染色体 der（22）t（9；22），即费城染色体[6]。de Klein 等随后证明 9 号染色体的一小段被易位回 22 号染色体，为 t（9；22）易位的相互性提供了证据[7]。随后，Bartram 等证明了 9 号染色体上的酪氨酸激酶基因 *ABL1*（*abelson*）和 22 号染色体上的 *BCR*（断裂点集簇区）基因发生融合，并在费城染色体上形成了 *BCR* :: *ABL1* 融合基因[8-10]。这阐明了 *BCR* :: *ABL1* 融合蛋白特征，并在 1996 年研发出第一个 *BCR* :: *ABL1* 酪氨酸激酶抑制剂（tyrosine kinase inhibitor，TKI）伊马替尼，也奠定了成功治疗 CML 的基础[11-13]。目前，新诊断的 CML 慢性期（chronic phase，CP）患者的预期寿命与同年龄群体已非常接近[14, 15]。

1.2 t（9；22）易位

Prakash 和 Yunis 将 CML 的断裂点定位在 22q11.21 和 9q34.1 亚带[16]。图 1-1 展示了该染色体核型及其示意。利用双色双融合探针进行荧光原位杂交（fluorescence in situ hybridization，FISH），在间期细胞核及中期染色体中也可观察到 *BCR* 和 *ABL1* 基因的重排（图 1-2）。

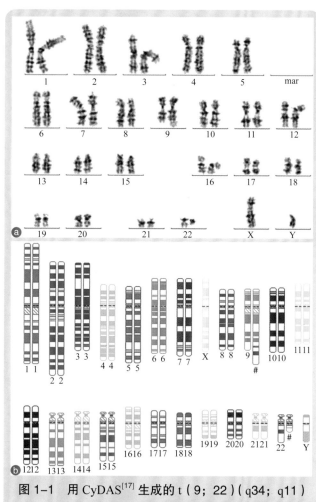

图 1-1 用 CyDAS[17] 生成的 t（9；22）（q34；q11）易位的核型（图 a）和示意（图 b）

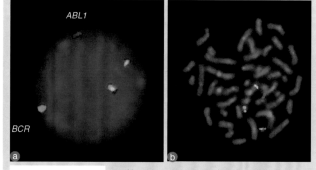

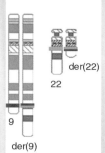

a. 使用双色双融合探针进行间期 FISH，*BCR* 标记为绿色，*ABL1* 标记为红色，可检测到 *BCR* :: *ABL1* 重排导致的两个黄色融合信号；b. 使用 *BCR* :: *ABL1* 探针进行的分裂中期 FISH；c. *BCR* 和 *ABL1* 探针与染色体结合的示意。

图 1-2 在间期细胞核及中期染色体中观察到 *BCR* 和 *ABL1* 基因的重排

通过显带技术在 85% ～ 90% 的 CML 患者中可

以发现所谓的标准易位 t（9；22）（q34；q11）。此外，还可见变异型易位或细胞遗传学隐匿的重排。

变异型易位是指除 9 号染色体和 22 号染色体外，还有一个或多个额外染色体参与易位的形成。在新诊断的 CML 中，变异型易位发生率为 5% ～ 10%[18-21]。变异型易位可涉及多种染色体，但似乎是一种非随机模式。标记的断裂点聚集的染色体区带包括 1p36、3p21、5q13、6p21、9q22、11q13、12p13、17p13、17q21、17q25、19q13、21q22、22q12 和 22q13[22]。大多数情况可以用一步易位机制或两步易位机制来解释。一步易位机制指染色体断裂同时发生在 3 条或更多条的染色体上，并分别导致 3 向或多向易位。两步易位机制包括一个标准易位 t（9；22），然后与另一个染色体发生二次易位[20]。然而，也有更复杂、罕见的变异型易位，甚至包括小片段染色体区域的丢失。此外，Fisher 等观察到断裂点位置和胞嘧啶鸟嘌呤成分之间存在显著的正相关[23]，这表明重复元素或染色质结构可能导致基因组不稳定，从而促进这些区域参与变异型易位。

变异型易位对预后的影响已被反复讨论。然而，变异型易位并不常见，而且这些研究中纳入的患者数量较少。在前伊马替尼时代，有研究提示，存在变异型易位确实有不良预后[24]，而在其他对接受化疗和干扰素 α 治疗的患者中进行的研究显示，与标准易位 t（9；22）相比，两者无差异[25-27]。在接受伊马替尼治疗的患者中进行的研究表明，标准易位和变异型易位患者的预后无显著差异[20, 22, 28-29]。后者也得到了一项大型系统性前瞻性试验研究的支持，该研究表明，两者至完全细胞遗传学反应（complete cytogenetic response，CCyR）（20 个中期分裂象中无 Ph 阳性细胞）的时间和至主要分子学反应（major molecular reaction，MMR）[使用定量聚合酶链反应（polymerase chain reaction，PCR）检测 $BCR::ABL1/ABL1 \leqslant 0.1\%$]的时间无显著差异[30]。此外，无事件生存期（event-free survival，EFS）、无失败生存期、无进展生存期（progression-free survival，PFS）和总生存期（overall survival，OS）无显著差异[20]。另外，不论是一步易位机制还是两步易位机制或涉及染色体数目对治疗有效率和患者生存率无显著影响。因此，目前普遍认为变异型易位不再具有任何预后意义。

另一个有争议的方面是，在 10% ～ 15% 的 CML 患者中，衍生 9 号染色体上存在相当一部分区域的缺失[28, 31-35]。这些小的缺失无法通过经典的细胞遗传学方法检测，只能通过 FISH 或分子遗传学方法检测。Huntly 等和 Reid 等认为，分别接受羟基脲和干扰素 α 治疗的这类患者，其预后不良、生存较差[36]。Sinclair 和 Huntly 等报道，与标准易位 t（9；22）患者相比，这些缺失在变异型易位患者中更常见。然而，其他研究，尤其是在伊马替尼时代的研究表明，变异型易位更易发生衍生 9 号染色体的部分区域缺失[20, 28, 37-38]，并且这些缺失不会影响伊马替尼治疗 CML-CP 患者的疗效或预后[20, 28, 39-41]。综上所述，在 TKI 时代，BCR 和 $ABL1$ 断裂点区域的缺失没有任何预后意义[38]。

只有通过 FISH 或 RT-PCR 等分子遗传学技术才能检测到的隐匿型 $BCR::ABL1$ 重排占 CML 患者的 1% ～ 5%[42-43]。$BCR::ABL1$ 融合信号既可以在 9 号、22 号染色体上发现，也可以在另一条染色体上发现。目前，推测有两种不同的机制：一种是将 $ABL1$ 插入 BCR 区域（反之亦然，频率较低）；另一种是通过多步骤机制，先发生标准易位 t（9；22），然后发生额外的易位[44]。考虑到这些病例中，因为细胞遗传学水平的费城染色体缺失，$BCR::ABL1$ 重排不能通过染色体显带分析来鉴定，因此需要 FISH 或基于 PCR 的技术来确定 $BCR::ABL1$ 阳性 CML 的诊断。与标准的 $BCR::ABL1$ 重排相比，隐匿型 $BCR::ABL1$ 重排似乎没有预后相关性[42]。

1.3 Ph 阳性克隆中附加细胞遗传学异常的意义

诊断时，80% ～ 90% 的 CML-CP 患者中标准易位或变异型易位是唯一的细胞遗传学异常，其余患者存在附加细胞遗传学异常（additional cytogenetic aberrations，ACAs）[45]。伴有 ACAs 的患者在 CP 中比例相对较低，但随着疾病进展比例增加，加速期（accelerated phase，AP）升高至 30%[46]，急变期（blast crisis，BC）升高至 60% ～ 80%[22, 47-48]。这些继发性改变伴随或先于恶性转化几个月出现[45, 48-50]。

ACAs 显然以一种非随机模式发生，根据其出现频率，ACAs 被分为主要途径异常和次要途径异常，分别代表克隆性细胞遗传学演化的主要途径和次要途径。然而，主要途径或次要途径只与这些畸变的发生频率有关。最常见的 ACAs 是 8 号染色体三体（+8）

（图 1-3a）、附加费城染色体［+der（22）t（9；22）］或费城染色体长臂的等染色体［ider（22）（q10）t（9；22）］、17 号染色体长臂的等臂染色体［i（17）（q10）］（图 1-3b），以及 19 号染色体三体（+19）。这些变异被认为是主要途径异常[51]。标准易位和变异型易位患者发生 ACAs 的频率相似。如将两组数据合并统计，各个 ACAs 的发生频率如下：+8（34%）、+der（22）t（9；22）（31%）、i（17）（q10）（20%）、+19（13%）[22]。应该提到的是，根据 Fioretos 等的研究，大多数 i（17）（q10）是双着丝粒[52]，而应该被命名为 idic（17）（p11）。所有其他的 ACAs 发生在不到 10% 的病例中，最常见的是 Y 染色体缺失、21 号染色体三体（+21）、17 号染色体三体（+17）、7 号染色体单体（-7）和 17 号染色体单体（-17），这些 ACAs 被视为次要途径异常[51]。有研究建议，将主要的演化途径异常扩展到所有发生频率高于 5% 的变异[22]，因此 -Y、-7、+17 和 +21 也归为主要途径异常。

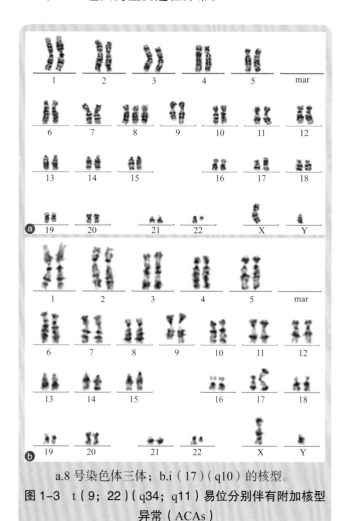

a.8 号染色体三体；b.i（17）（q10）的核型。

图 1-3　t（9；22）（q34；q11）易位分别伴有附加核型异常（ACAs）

除了这些不平衡变异，还存在一些平衡易位导致的 ACAs，这是急性髓细胞白血病（acute myeloid leukemia，AML）和骨髓增生异常综合征（myelodysplastic syndrome，MDS）中的典型遗传学异常。大约 1% 的患者除 t（9；22）外还获得了 t（3；21）（q26；q22）易位，这通常是向 BC 转化的标志，当然 t（3；21）也可以在 BC 转化前的 CML 中被发现[48-49, 53-55]。同样，形成 PML-RARA 的 t（15；17）（q24；q21）、涉及 MECOM 位点的 inv（3）（q21q26）/t（3；3）（q21；q26）、形成 NUP98-HOXA9 的 t（7；11）（p15；p15）、形成 RUNX1-RUNX1T1 的 t（8；21）（q22；q22）、涉及 KMT2A 重排的染色体 11q23 异常及形成 CBFB-MYH11 的 inv（16）（p13q22）这些在 AML 中典型的遗传学异常也会于疾病进展过程中出现[22, 54, 56-62]。这些 AML 特异性的变异可以被视为一个警告信号，并且它们与特定的表型特征相关。例如，1 例伴有 t（15；17）（q24；q21）的 BC-CML 患者的原始细胞具有早幼粒细胞的形态学特征。在接受全反式维甲酸和三氧化二砷治疗后，该患者获得了 CCyR，FISH 检测 PML-RARA 呈阴性，RT-PCR 检测到低水平的 BCR∷ABL1[63]。

很难判断这些细胞遗传学改变是否只是由于从 CP 到 BC 转化过程中基因组不稳定性的增加而出现，还是这些 ACAs 是这一过程的驱动因素。还需要提到的是，一些在治疗缓解期已经检测不到的克隆可能会在病程中再次出现，并且带有额外突变的新克隆会过度生长超过初始克隆[22, 50, 64]。非平衡易位 ACAs 对 CML 病理生理学的影响尚不清楚。染色体三体不能简化为某一基因拷贝数的增加，因为在对恶性血液病整体表达谱的研究表明，+8 和其他染色体的三体导致位于这些额外染色体上的大部分基因普遍上调[65-67]。此外，染色体上的基因可以被差异沉默。如 +8 在 AML 中的作用所示[68]，其作用不能简化为位于 8q24 的 MYC 转录因子基因拷贝数的增加，因为许多其他基因也上调。我们还假设 i（17）（q10）的作用是由于肿瘤抑制基因 TP53 的拷贝数减少[22, 52, 69-70]。到目前为止，还不清楚携带附加费城染色体的患者 BCR∷ABL1 的表达是否会增加[45]。据报道，1 例急性淋巴细胞白血病（简称"急淋变"）的 BC 患者显示存在 3 条费城染色体，并且与粒细胞相比，原始细胞中的 BCR∷ABL1 水平明显升高[71]。据报道在 1 例伊马替尼耐药患者的两条等臂双着丝粒费城染色体上存在多拷贝的 BCR :: ABL1 融合基因 [72]。此外，Gaiger 等报道在疾病进展过程中 BCR :: ABL1 mRNA 表达增加 [73]，而 Andrews 等报道 BC 患者中 BCR :: ABL1 mRNA 表达水平相当不均一 [74]。因此，与额外的融合基因相比，额外的费城染色体所显示的基因组失衡可能对 BC 的致病机制更重要，也更相关。此外，EVI1 的过度表达常发生在 BC-CML 中，但也发生在细胞遗传学水平未检测到 3q26 的 MECOM 位点受累的病例中 [75]。有趣的是，在 14 例 +21 的 CML 患者中，有 6 例患者在 RUNX1 基因（位于 21q22）的 DNA 结合域内发生了突变，其中 2 例还存在 t（1；21）（p36；q22）易位，导致 RUNX1 双等位基因异常 [76]。Preudhomme 及其同事也报道了这一现象。他们发现伴 +21 的髓系白血病患者的 RUNX1 双等位基因点突变频率很高，甚至发现这些患者没有功能性 RUNX1 等位基因被保留 [77]。因此，+21 并不一定与功能性 RUNX1 等位基因的拷贝数增加相关。因此，向 BC 的转化涉及许多不同的遗传学改变，不仅是细胞遗传学上可检测到的异常 [78-79]。

如上所述，ACAs 出现的模式不是随机的，在没有治疗的情况下遵循一定的模式 [22, 50]。据报道称，AP 或 BC 时期的这种继发性变异模式会受到 CP 时期治疗方式的影响。与羟基脲治疗相比，白消安治疗后 8 号染色体三体更为常见 [22]。由于现在大多数患者接受 TKI 治疗，这些差异似乎不那么重要了。在 TKI 治疗中，出现在 Ph 阳性克隆中的细胞遗传学异常似乎遵循与之前相同的细胞遗传学演化模式 [45, 80]。

与急淋变相比，某些变异是否更常出现在急性髓系白血病（简称"急髓变"）中？8 号染色体三体、3q26 重排、i（17）（q10）和 +19 在急髓变中较常见，-7 在急淋变中较常见。+Ph 和 +21 在急髓变和急淋变中分布均匀 [22, 56]。最常见的 ACAs 如 +8、+Ph、-7、i（17）（q10）、+19 或 +21 与其他染色体异常相关，并且很少作为唯一的 ACAs 在 BC 中被检出。

那么这些 ACAs 对预后的影响是什么？这需要结合细胞遗传学异常的类型来考虑。虽然主要途径和次要途径 ACAs 之间的区分只是基于这些 ACAs 的频率，但当时以此为区分进行研究主要是因为单个 ACAs 数量太少，无法进行个别的分析。主要途径 ACAs［+8、i（17）（q10）、+19 和 +der（22）t（9；22）］似乎有显著的预后影响，而次要途径异常（所有其他 ACAs）似乎并不那么相关 [29, 81]。由于总的 ACAs 数

量仍然很少，并且这些 ACAs 可以以各种组合的形式发生，因此很难预测某些单个 ACAs 的预后影响。然而，关于单个 ACAs 预后影响的更多数据正不断涌现。一项针对 2015 例接受 TKI 治疗的 CML 患者的研究试图阐明 +8 的影响 [82]。对于 +8 作为唯一 ACAs 的患者，其 OS 显著低于没有 ACAs 的患者，但显著优于伴有除 +8 以外其他 ACAs 的患者［最常见的是 +der（22）t（9；22）和 i（17）（q10）］。另一项研究显示，5.8% 的患者存在 3 号染色体异常，其中约 50% 的变异位于 MECOM 位点（3q26），这是相当典型的 AML 相关异常。携带 3q26 重排的患者对 TKI 治疗反应较差，不能获得长期细胞遗传学或分子学水平的反应。此外，伴有 3 号染色体异常的患者，OS 明显低于不伴有 ACAs 或伴有其他 ACAs（不累及 3 号染色体）的患者 [55]。由于 -Y 常发生于健康的老年男性，因此对 -Y 患者也进行了专门的研究 [83]。将诊断时无 ACAs 的患者与 ACA 为单独 -Y 的患者的 OS 进行比较，发现单独 -Y 对 OS 无显著影响 [29, 82]。此外，在一些患者中，伴有 -Y 的异常 Ph 阳性克隆在治疗期间消失，而在 CCyR 的情况下仅检测到 -Y。

Wang 等针对研究队列中出现的 6 种最常见的单一 ACAs，提出了接受 TKI 治疗的 CML 患者基于 ACAs 的风险分层。根据 ACA 出现后患者的 OS，这些 ACAs 被分为两组。-Y、+8 和 +Ph 构成组 1，预后相对较好；而 i（17）（q10）、-7、7 号染色体长臂缺失（7q-）和 3q26 重排组成组 2，预后相对较差。同时存在 2 种及 2 种以上 ACAs（复杂核型）的患者预后较差，被归为预后不良组组 2，这与既往报道一致 [84]。不论 ACAs 出现的时间和阶段，组 2 患者的治疗反应及 OS 均较差。相反，如果组 1 的 ACAs 出现在 CP 或 CML 诊断时，则对生存无不利影响 [85]。Gong 等利用同一队列发现从 ACA 出现到 BC 转化的时间间隔取决于 ACA 的类型。根据与每个 ACA 相关的 BC 转化风险，患者被分为 4 个风险组。无 ACAs 的患者为标危组；3q26.2 重排、-7/7q- 或 i（17q）为单一 ACAs 或这几种高危 ACAs 参与构成复杂核型的患者为高危（high risk，HR）组；+8、+Ph 或其他单一 ACAs 的患者构成中危 -1（Int-1）组；无高危 ACAs 的复杂异常核型患者为中危 -2（Int-2）组。Int-1 组、Int-2 组和 HR 组患者从 ACAs 出现到 BC 转化的中位时间分别为未达到、19.2 个月和 1.9 个月。4 组患者 5 年 BC 累积发生率分别为 9.8%、28.0%、

41.7% 和 67.4%。该研究未将 Y 染色体缺失视为 ACAs。该研究结果表明，ACAs 在确定向 BC 的转化中起着至关重要的作用，伴有 HR ACAs 的患者可从及时的治疗方案调整中获益，以防进展为 BC[49]。此外，Hehlmann 等追踪随访了 1536 例 CML-CP 患者，并分析了 ACAs 和向 BC 的转化。该研究根据 ACAs 对生存的影响将其进行了分组。3q26 重排、-7、+8、11q23 重排、i（17）（q10）、+17、+19、+21、+Ph 和复杂核型被归为高危 ACAs，其他所有核型均归为低危 ACAs。+8 作为单一 ACAs 的预后优于 +8 合并其他 ACAs，但差于低危 ACAs。该研究的结论是，高危 ACAs 即便在原始细胞水平很低的情况下也预示着 BC 导致的死亡，因此一旦出现高危 ACAs，可能需要更强的治疗[48]。

ELN2020 指南最新版 CML 建议参考了以上这些数据。3q26 异常、-7/7q-、+8、11q23 异常、i（17）（q10）、+19、+Ph 和复杂核型被归为高危 ACAs，提示对 TKI 的反应较差，疾病进展风险较高。专家组建议对 ACAs 进行分类，并将伴有"高危" ACAs 的患者作为高危患者进行治疗[15]。

关于 ACAs 出现的时间点，我们有哪些认识呢？大多数 ACAs 是在疾病过程中被发现的，但也有病例在初次诊断时就存在 ACAs。虽然在诊断时出现的 ACA 和在病程中获得的 ACAs 类型相似[80]，但根据 ELN 建议，诊断时高危的 ACAs 被视为一个警告信号[15]。然而，在任何其他时间点出现的高危 ACAs 都被视为疾病进展的迹象。它们代表治疗失败，并表明需要改变治疗方案[15]。出现高危 ACAs 的 CML 患者应密切监测并考虑强化治疗。

1.4 Ph 阴性克隆

目前为止，Ph 阳性克隆中 ACAs 的出现已被充分认识。然而，在部分细胞遗传学反应或完全细胞遗传学反应的患者中，也发现了具有细胞遗传学异常的新克隆，这些克隆不具有 t（9；22）易位。这些克隆被称为 Ph 阴性克隆。它们与 Ph 阳性克隆中出现 ACAs 的克隆演化具有明确区分，后者是疾病进展的标志。

在干扰素 α 治疗 CML 时代，已有报道描述了携带细胞遗传学异常的 Ph 阴性克隆[45, 86-87]，但在接受伊马替尼治疗的患者中可以对此进行更仔细地研究，因为这些克隆只有在 Ph 阳性克隆完全或至的部

分细胞遗传学缓解时才变得明显，细胞遗传学反应基本上只能通过 TKI 的引入来实现。Ph 阴性克隆的发生率为 2% ~ 10%，并且在不同 TKI 治疗组之间基本相似[88-95]。从治疗开始到首次观察到 Ph 阴性克隆的中位间隔时间为 5 ~ 24 个月，这些克隆也可能只是短暂出现[88, 91, 92, 96-97]。最常见的异常是 +8、-7、20 号染色体长臂缺失、5 号染色体单体、7q- 和 Y 染色体缺失，此外 +8 也可以在其他异常的基础上出现[88-89, 91-92]。意料之中的是，Y 染色体缺失主要发生在老年患者中。除此之外，还在单个病例中报道了各种其他罕见异常[89]，甚至也有复杂核型异常（≥ 3 个染色体异常）的病例报道[91]。大多数患者显示获得 CCyR 或主要细胞遗传学反应[98]，极少的病例为次要细胞遗传学反应[88]。有趣的是，也有病例报道显示，在 Ph 阳性克隆发生克隆演化的同时，出现了 Ph 阴性克隆[88, 91]。

Ph 阴性克隆是如何产生的？有一种观点认为是由 CML 患者整体基因组的不稳定性造成的。也有观点认为 TKI 导致异常 Ph 阴性克隆的发生率更高。然而，这可能是由于干扰素 α 治疗的研究病例数量有限，而且 TKI 治疗使细胞遗传学反应率明显提高。这可能并不取决于治疗的类型，而是一个选择的过程。CML 细胞被抑制后，原先存在的小克隆可以获得生长优势，成为可检测到的克隆，或者新出现的克隆不再被 Ph 阳性克隆抑制。Terre 等的研究结果支持这一观点，他们发现，15 例伊马替尼治疗前的患者中 4 例存在独立于 Ph 克隆的克隆异常[95]。值得注意的是，38% 的伴有 Ph 阴性克隆的患者至少存在一种基因突变，这些基因已知在其他髓系恶性肿瘤中存在突变，而在随机选择的 MMR 患者中，这一比例仅为 4%[99-100]。最常见的突变基因是 *ASXL1*、*DNMT3A*、*RUNX1*、*NRAS* 和 *TET2*。在可解释的病例中，其中一些突变在 CML 诊断时已可低水平被检出，但在大多数病例中，这些突变是在 TKI 治疗期间首次被检出。突变水平与 *BCR :: ABL1* 表达呈负相关。这些结果说明，Ph 阴性克隆中的染色体异常是基因组不稳定的指标，分子学水平上也是如此[99-100]。然而，不能排除对 *ABL1* 激酶及其下游蛋白（它们也参与 DNA 修复）的持续抑制不会对基因组稳定性产生影响[101]。

这些 Ph 阴性克隆对预后的影响如何呢？一般来说，出现的遗传学异常与 MDS 和 AML 中观察到的相似，一些病例发展为 MDS，甚至有发展为 AML 的病例被报道[88, 93, 98]。因此，有学者提出，这些患者

可能预后更差，并可能倾向于发展为治疗相关 MDS 或 AML。由于伴有 Ph 阴性克隆的患者数量较少，发展为 MDS 或 AML 的患者数量更少，很难发现有统计学意义的相关性。一项研究发现，在文献报道的发生 MDS 或 AML 的 17 例 CML 患者中，8 例患者的 Ph 阴性克隆中有 -7，另 9 例患者存在其他异常[98]。Groves 等进行了更系统、更详细的文献检索，研究了 53 例患者，其中 29 例患者 -7 为单一异常，14 例存在 -7 和 +8，10 例患者存在 7q-。在所有这些患者中，32% 发展为 MDS 或 AML，但其中没有 7q- 的患者。他们还发现，如果在 TKI 开始治疗 15 个月之后发现 -7，患者发展为 MDS 或 AML 的风险较高[102]。此外，他们发现疾病转化最有可能发生在检测到 -7 后的前 6 个月内。尽管患者的预后，特别是发展为 AML 的患者预后非常差，但有超过一半的患者没有发展为 MDS 或 AML，故作者不推荐预防性治疗策略[45, 102]。最近，Bidet 等随访了 102 例 Ph 阴性克隆患者，并报道了 26 例 -7 或 7q- 患者。与伴有 -7 或 7q- 以外的其他 Ph 阴性克隆的患者相比，这些患者在 TKI 治疗 3 年后的 EFS 和 PFS 较低[103]。Issa 等研究了 598 例 CP-CML 患者，并报道 -Y 作为唯一的异常对生存无显著影响。另外，伴有除 -Y 以外其他异常的 Ph 阴性克隆的患者，其 EFS 和 OS 均低于无 Ph 阴性克隆的患者。该研究中有 2 例患者发生 AML 或 MDS 并死亡，且均为 -7，此证实了这一风险。他们得出结论，在各种 TKI 治疗的 CP-CML 患者中，除 -Y 以外的 Ph 阴性克隆与生存率降低相关[91]。对于 Ph 阴性克隆中出现的克隆性染色体异常，不建议进行持续监测，仅在有任何骨髓增生异常的迹象或 Ph 阴性克隆累及 7 号染色体时需要监测[30]。

1.5　细胞遗传学对当前和未来 CML 诊断和监测的意义

染色体显带分析（chromosome banding analysis，CBA）虽然是一种比较传统的技术，需要培养增殖的骨髓或外周血细胞，但对 CML 的诊断仍然非常重要，是 ELN 推荐的方法，在费城染色体阴性的情况下，需要结合荧光定量 PCR 和 FISH 检测[15]。细胞遗传学通过检测费城染色体提供 *BCR∷ABL1* 融合的证据。如果患者最初未被怀疑为 CML，这一点尤其重要，那么 CBA 可以通过发现 ACAs，甚至复杂核型来提

供一个预警信号或提示疾病进展。根据 ELN 建议，细胞遗传学应作为 CML 诊断的一部分。此外，对于有不典型易位和罕见或不典型 *BCR∷ABL1* 转录本（无法通过定量 PCR 检测）的患者，应进行细胞遗传学检查。对于治疗失败、耐药或疾病进展为 AP 或 BC 的患者，还建议通过细胞遗传学检查排除 ACAs。对于不典型转录本患者，可能需要 FISH 检测[15]。然而，细胞遗传学在监测 TKI 反应率方面的重要性有所降低。CCyR 定义为至少 20 个骨髓或外周血的中期分裂象细胞中无 Ph 阳性细胞。同样，如果不能进行染色体显带分析，使用双色双融合探针进行 FISH 检测，至少 200 个细胞核中 *BCR∷ABL1* 阳性细胞核 < 1% 可作为替代用于 CCyR 的评估[30, 104]。CCyR 与通过定量 PCR 检测的 *BCR∷ABL1/ABL1* ≤ 1% 的分子学反应相关[105]。因此，ELN 建议尽可能通过定量 PCR 监测 TKI 的治疗反应，因为这种诊断方法灵敏性更高[15]。细胞遗传学的未来如何？随着分子学方法的进步，*BCR∷ABL1* 阳性细胞也可以通过定量 PCR 进行诊断和监测，这种方法提供了更准确和更敏感的数据。DMR 的定义为 MR^4（≤ 0.01% *BCR∷ABL1/ABL1*）、$MR^{4.5}$（≤ 0.0032% *BCR∷ABL1/ABL1*）和 MR^5（≤ 0.001% *BCR∷ABL1/ABL1*）[106-107]，这对决定是否停止治疗非常重要。

虽然定量 PCR 是 CML 监测和做停药决策的非常有用的工具[108-109]，但它不能完全替代细胞遗传学。CBA 仍然是 CML 诊断中评估高危 ACAs 和复杂核型的必要手段。此外，如果有任何进展为 AP 或 BC 的风险，以及一旦怀疑骨髓增生异常（提示出现 Ph 阴性克隆），则应进行 CBA。

在未来的某个时期，全基因组测序（WGS）将能够取代传统的细胞遗传学分析，而非全外显子组测序。对于易位的检测，内含子区域也很重要。然而，与传统的细胞遗传学相比，目前 WGS 仍然要昂贵得多，而且需要更多的人力，因此不适用于常规诊断。

（陈苏宁　杨小飞）

参考文献

[1] Deininger MW. Milestones and monitoring in patients with CML treated with imatinib. Hematology Am Soc Hematol Educ Program. 2008:419-26.

[2] Nowell PC, Hungerford DA. A minute chromosome in human granulocytic leukemia. Science. 1960; 132:1497.

[3] Osgood EE, Kripphahne ML. The gradient tissue culture method. Exp Cell Res. 1955;9(1):116–27.

[4] Nowell PC. Discovery of the Philadelphia chromosome: a personal perspective. J Clin Invest. 2007;117(8):2033–5.

[5] Tough IM, WM CB, Baikie AG, Buckton KE, Harnden DG, Jacobs PA, King MJ, McBride JA. Cytogenetic studies in chronic myeloid leukaemia and acute leukaemia associated with monogolism. Lancet. 1961;1(7174):411–7.

[6] Rowley JD. Letter: a new consistent chromosomal abnormality in chronic myelogenous leukaemia identified by quinacrine fluorescence and Giemsa staining. Nature. 1973;243(5405):290–3.

[7] de Klein A, van Kessel AG, Grosveld G, Bartram CR, Hagemeijer A, Bootsma D, Spurr NK Heisterkamp N, Groffen J, Stephenson JR. A cellular oncogene is translocated to the Philadelphia chromosome in chronic myelocytic leukaemia. Nature. 1982;300(5894):765–7.

[8] Balabanov S, Braig M, Brummendorf TH. Current aspects in resistance against tyrosine kinase inhibitors in chronic myelogenous leukemia. Drug Discov Today Technol. 2014;11:89–99.

[9] Bartram CR, de KA, Hagemeijer A, van AT, Geurts van KA, Bootsma D, Grosveld G, Ferguson-Smith MA, Davies T, Stone M. Translocation of c-abl oncogene correlates with the presence of a Philadelphia chromosome in chronic myelocytic leukaemia. Nature. 1983;306(5940):277–80.

[10] Groffen J, Stephenson JR, Heisterkamp N, de KA, Bartram CR, Grosveld G. Philadelphia chromosomal breakpoints are clustered within a limited region, bcr, on chromosome 22. Cell. 1984;36(1):93–9.

[11] Druker BJ. Translation of the Philadelphia chromosome into therapy for CML. Blood. 2008;112(13):4808–17.

[12] Druker BJ, Guilhot F, O'Brien SG, Gathmann I, Kantarjian HM, Gattermann N, Deininger MW, Silver RT, Goldman JM, Stone RM, Cervantes F, Hochhaus A, Powell BL, Gabrilove JL, Rousselot P, Reiffers J, Cornelissen JJ, Hughes T, Agis H, Fischer T, Verhoef G, Shepherd J, Saglio G, Gratwohl A, Nielsen JL, Radich JP, Simonsson B, Taylor K, Baccarani M, So C, Letvak L, Larson RA. Five-year follow-up of patients receiving imatinib for chronic myeloid leukemia. N Engl J Med. 2006;355(23):2408–17.

[13] Druker BJ, Tamura S, Buchdunger E, Ohno S, Segal GM, Fanning S, Zimmermann J, Lydon NB. Effects of a selective inhibitor of the Abl tyrosine kinase on the growth of Bcr-Abl positive cells. Nat Med. 1996;2(5):561–6.

[14] Bower H, Bjorkholm M, Dickman PW, Hoglund M, Lambert PC, Andersson TM. Life expectancy of patients with chronic myeloid Leukemia approaches the life expectancy of the general population. J Clin Oncol. 2016;34(24):2851–7.

[15] Hochhaus A, Baccarani M, Silver RT, Schiffer C, Apperley JF, Cervantes F, Clark RE, Cortes JE, Deininger MW, Guilhot F, Hjorth-Hansen H, Hughes TP, Janssen J, Kantarjian HM, Kim DW, Larson RA, Lipton JH, Mahon FX, Mayer J, Nicolini F, Niederwieser D, Pane F, Radich JP, Rea D, Richter J, Rosti G, Rousselot P, Saglio G, Saussele S, Soverini S, Steegmann JL, Turkina A, Zaritskey A, Hehlmann R. European LeukemiaNet 2020 recommendations for treating chronic myeloid leukemia. Leukemia. 2020;34(4):966–84. https://doi.org/10.1038/s41375-020-0776-2.

[16] Prakash O, Yunis JJ. High resolution chromosomes of the t(9;22) positive leukemias. Cancer Genet Cytogenet. 1984;11(4):361–7.

[17] Hiller B, Bradtke J, Balz H, Rieder H. CyDAS: a cytogenetic data analysis system. Bioinformatics. 2005;21(7):1282–3.

[18] Gorusu M, Benn P, Li Z, Fang M. On the genesis and prognosis of variant translocations in chronic myeloid leukemia. Cancer Genet Cytogenet. 2007;173(2):97–106.

[19] Huret JL. Complex translocations, simple variant translocations and Ph-negative cases in chronic myelogenous leukaemia. Hum Genet. 1990;85(6):565–8.

[20] Marzocchi G, Castagnetti F, Luatti S, Baldazzi C, Stacchini M, Gugliotta G, Amabile M, Specchia G, Sessarego M, Giussani U, Valori L, Discepoli G, Montaldi A, Santoro A, Bonaldi L, Giudici G, Cianciulli AM, Giacobbi F, Palandri F, Pane F, Saglio G, Martinelli G, Baccarani M, Rosti G, Testoni N. Variant Philadelphia translocations: molecular-cytogenetic characterization and prognostic influence on frontline imatinib therapy, a GIMEMA working party on CML analysis. Blood. 2011;117(25):6793–800.

[21] O'Brien S, Thall PF, Siciliano MJ. Cytogenetics of chronic myelogenous leukaemia. Baillieres Clin Haematol. 1997;10(2):259–76.

[22] Johansson B, Fioretos T, Mitelman F. Cytogenetic and molecular genetic evolution of chronic myeloid leukemia. Acta Haematol. 2002;107(2):76–94.

[23] Fisher AM, Strike P, Scott C, Moorman AV. Breakpoints of variant 9;22 translocations in chronic myeloid leukemia locate preferentially in the CG-richest regions of the genome. Genes Chromosomes Cancer. 2005;43(4):383–9.

[24] Potter AM, Watmore AE, Cooke P, Lilleyman JS, Sokol RJ. Significance of non-standard Philadelphia chromosomes in chronic granulocytic leukaemia. Br J Cancer. 1981;44(1):51–4.

[25] De Braekeleer M. Variant Philadelphia translocations in chronic myeloid leukemia. Cytogenet Cell Genet. 1987;44(4):215–22.

[26] Verma RS, Macera MJ. Genomic diversity of Philadelphia-positive chronic myelogenous leukemia. Leuk Res. 1987;11(9):833–42.

[27] Yehuda O, Abeliovich D, Ben-Neriah S, Sverdlin I, Cohen R, Varadi G, Orr R, Ashkenazi YJ, Heyd J, Lugassy G, Ben YD. Clinical implications of fluorescence in situ hybridization analysis in 13 chronic myeloid leukemia cases: Ph-negative and variant Ph-positive. Cancer Genet Cytogenet. 1999;114(2):100–7.

[28] El-Zimaity MM, Kantarjian HM, Talpaz M, O'Brien S, Giles F, Garcia-Manero G, Verstovsek S, Thomas D, Ferrajoli A, Hayes K, Nebiyou BB, Zhou X, Rios MB, Glassman AB, Cortes JE. Results of imatinib mesylate therapy in chronic myelogenous leukaemia with variant Philadelphia chromosome. Br J Haematol. 2004;125(2):187–95.

[29] Fabarius A, Leitner A, Hochhaus A, Muller MC, Hanfstein B, Haferlach C, Gohring G, Schlegelberger B, Jotterand M, Reiter A, Jung-Munkwitz S, Proetel U, Schwaab J, Hofmann WK, Schubert J, Einsele H, Ho AD, Falge C, Kanz L, Neubauer A, Kneba M, Stegelmann F, Pfreundschuh M, Waller CF, 1 Cytogenetics of Chronic Myeloid Leukemia (CML Spiekermann K, Baerlocher GM, Lauseker M, Pfirrmann M, Hasford J, Saussele S, Hehlmann R. Impact of additional cytogenetic aberrations at diagnosis on prognosis of CML: long-term observation of 1151 patients from the randomized CML study IV. Blood. 2011;118(26):6760–8.

[30] Baccarani M, Deininger MW, Rosti G, Hochhaus A, Soverini S, Apperley JF, Cervantes F, Clark RE, Cortes JE, Guilhot F, Hjorth-Hansen H, Hughes TP, Kantarjian HM, Kim DW, Larson RA, Lipton JH, Mahon FX, Martinelli G, Mayer J, Muller MC, Niederwieser D, Pane F, Radich JP, Rousselot P, Saglio G, Saussele S, Schiffer C, Silver R, Simonsson B, Steegmann JL, Goldman JM, Hehlmann R. European LeukemiaNet recommendations for the management of chronic myeloid leukemia: 2013. Blood. 2013;122(6):

872–84.

[31] Cohen N, Rozenfeld-Granot G, Hardan I, Brok-Simoni F, Amariglio N, Rechavi G, Trakhtenbrot L. Subgroup of patients with Philadelphia-positive chronic myelogenous leukemia characterized by a deletion of 9q proximal to ABL gene: expression profiling, resistance to interferon therapy, and poor prognosis. Cancer Genet Cytogenet. 2001;128(2):114–9.

[32] Herens C, Tassin F, Lemaire V, Beguin Y, Collard E, Lampertz S, Croisiau C, Lecomte M, De PB, Longree L, Koulischer L. Deletion of the 5'-ABL region: a recurrent anomaly detected by fluorescence in situ hybridization in about 10% of Philadelphia-positive chronic myeloid leukaemia patients. Br J Haematol. 2000;110(1):214–6.

[33] Huntly BJ, Reid AG, Bench AJ, Campbell LJ, Telford N, Shepherd P, Szer J, Prince HM, Turner P, Grace C, Nacheva EP, Green AR. Deletions of the derivative chromosome 9 occur at the time of the Philadelphia translocation and provide a powerful and independent prognostic indicator in chronic myeloid leukemia. Blood. 2001;98(6):1732–8.

[34] Kolomietz E, Al-Maghrabi J, Brennan S, Karaskova J, Minkin S, Lipton J, Squire JA. Primary chromosomal rearrangements of leukemia are frequently accompanied by extensive submikroskopic deletions and may lead to altered prognosis. Blood. 2001;97(11):3581–8.

[35] Sinclair PB, Nacheva EP, Leversha M, Telford N, Chang J, Reid A, Bench A, Champion K, Huntly B, Green AR. Large deletions at the t(9;22) breakpoint are common and may identify a poor-prognosis subgroup of patients with chronic myeloid leukemia. Blood. 2000;95(3):738–43.

[36] Reid AG, Huntly BJ, Grace C, Green AR, Nacheva EP. Survival implications of molecular heterogeneity in variant Philadelphia-positive chronic myeloid leukaemia. Br J Haematol. 2003;121(3):419–27.

[37] Huh J, Jung CW, Kim JW, Kim HJ, Kim SH, Shin MG, Kim YK, Kim HJ, Suh JS, Moon JH, Sohn SK, Nam GH, Lee JE, Kim DH. Genome-wide high density single-nucleotide polymorphism array-based karyotyping improves detection of clonal aberrations including der(9) deletion, but does not predict treatment outcomes after imatinib therapy in chronic myeloid leukemia. Ann Hematol. 2011;90(11):1255–64.

[38] Kreil S, Pfirrmann M, Haferlach C, Waghorn K, Chase A, Hehlmann R, Reiter A, Hochhaus A, Cross NC. Heterogeneous prognostic impact of derivative chromosome 9 deletions in chronic myelogenous leukemia. Blood. 2007;110(4):1283–90.

[39] Castagnetti F, Testoni N, Luatti S, Marzocchi G, Mancini M, Kerim S, Giugliano E, Albano F, Cuneo A, Abruzzese E, Martino B, Palandri F, Amabile M, Iacobucci I, Alimena G, Pane F, Martinelli G, Saglio G, Baccarani M, Rosti G. Deletions of the derivative chromosome 9 do not influence the response and the outcome of chronic myeloid leukemia in early chronic phase treated with imatinib mesylate: GIMEMA CML working party analysis. J Clin Oncol. 2010;28(16):2748–54.

[40] Huntly BJP, Guilhot F, Reid AG, Vassiliou G, Hennig E, Franke C, Byrne J, Brizard A, Niederwieser D, Freeman-Edward J, Cuthbert G, Bown N, Clark RE, Nacheva EP, Green AR, Deininger MW. Imatinib improves but may not fully reverse the poor prognosis of patients with CML with derivative chromosome 9 deletions. Blood. 2003;102(6):2205–12.

[41] Quintas-Cardama A, Kantarjian H, Shan J, Jabbour E, Abruzzo LV, Verstovsek S, Garcia-Manero G, O'Brien S, Cortes J. Prognostic impact of deletions of derivative chromosome 9 in patients with chronic myelogenous leukemia treated with nilotinib or dasatinib. Cancer. 2011;117(22):5085–93.

[42] Luatti S, Baldazzi C, Marzocchi G, Ameli G, Bochicchio MT, Soverini S, Castagnetti F, Tiribelli

M, Gugliotta G, Martinelli G, Baccarani M, Cavo M, Rosti G, Testoni N. Cryptic BCR-ABL fusion gene as variant rearrangement in chronic myeloid leukemia: molecular cytogenetic characterization and influence on TKIs therapy. Oncotarget. 2017;8(18):29906–13. https://doi.org/10.18632/oncotarget.15369.

[43] Pelz AF, Kroning H, Franke A, Wieacker P, Stumm M. High reliability and sensitivity of the BCR/ABL1 D-FISH test for the detection of BCR/ABL rearrangements. Ann Hematol. 2002;81(3): 147–53.

[44] Virgili A, Brazma D, Reid AG, Howard-Reeves J, Valganon M, Chanalaris A, De MV, Marin D, Apperley JF, Grace C, Nacheva EP. FISH mapping of Philadelphia negative BCR/ABL1 positive CML. Mol Cytogenet. 2008;1:14.

[45] Heim S, Mitelman F. Cancer cytogenetics: chromosomal and molecular genetic aberrations of tumor cells. 4th ed. Chichester: Wiley Blackwell; 2015.

[46] Cortes JE, Talpaz M, Giles F, O'Brien S, Rios MB, Shan J, Garcia-Manero G, Faderl S, Thomas DA, Wierda W, Ferrajoli A, Jeha S, Kantarjian HM. Prognostic significance of cytogenetic clonal evolution in patients with chronic myelogenous leukemia on imatinib mesylate therapy. Blood. 2003;101(10):3794–800.

[47] Anastasi J, Feng J, Le Beau MM, Larson RA, Rowley JD, Vardiman JW. The relationship between secondary chromosomal abnormalities and blast transformation in chronic myelogenous leukemia. Leukemia. 1995;9(4):628–33.

[48] Hehlmann R, Voskanyan A, Lauseker M, Pfirrmann M, Kalmanti L, Rinaldetti S, Kohlbrenner K, Haferlach C, Schlegelberger B, Fabarius A, Seifarth W, Spieß B, Wuchter P, Krause S, Kolb H-J, Neubauer A, Hossfeld DK, Nerl C, Gratwohl A, Baerlocher GM, Burchert A, Brümmendorf TH, Hasford J, Hochhaus A, Saußele S, Baccarani M, von Weikersthal LF, Hahn M, Schlimok G, Reichert D, Janssen J, Martens U, Majunke P, Reichert P, Neben K, Korsten S, Scholz C, Oldenkott B, Heßling J, Kingreen D, Sperling C, Schelenz C, Blau I, Urmersbach A, Ludwig W, Le Coutre P, Arnold R, de Wit M, Pezzutto A, Schäfer E, Schroers R, Lochter A, Behringer D, Ko Y, Weidenhöfer S, Verbeek W, Brossart P, Trenn G, Pommerien W, Krauter J, Doering G, Munzinger H, Diekmann C, Hertenstein B, Stier S, Möller-Faßbender F, Hänel M, Zöller T, Lamberti C, Koch B, Henzel A, Wagner S, Schmalenbach A, Hoffknecht M, Ehninger G, Kiani A, Illmer T, Aul C, Flaßhove M, Henneke F, Simon M, Müller L, Becker H, Janz R, Eckart MJ, Fuchs R, Schlegel F, Wattad M, Rudolph R, Beelen DW, Lindemann A, Linck D, Wassman JE, Al-Batran S, Reiber T, Waller CF, Hoeffkes H, Schulz L, Tajrobehkar K, Mittermüller J, Pralle H, Runde V, Hoyer A, Tessen H, Trümper L, Schmidt C, Sieber M, Eschenburg H, Depenbusch R, Rösel S, Lindemann HW, Wolf H, Spohn C, Moeller R, Hossfeld D, Zander A, Schafhausen P, Köster H, Hollburg W, Schmitz N, Dürk H, Hemeier M, Grote-Metke A, Weischer H, Bechtel B, Balleisen L, Sosada M, Ho A, Petersen V, Dengler J, Bildat S, Hahn L, Dietzfelbinger H, Gröschel W, Bartholomäus A, Freier W, Sievers B, Pfreundschuh IM, Herrmann T, Fauser A, Menzel J, Kemmerling M, Hansen R, Link H, Schatz M, Bentz M, Prümmer O, Kneba M, Heymanns J, Schmitz S, Scheid C, Lollert A, Neise M, Planker M, Stauch M, Schröder M, Kempf B, Vehling-Kaiser U, Kremers S, Köchling G, Müller L, Hartmann F, Neuhaus T, Fetscher S, Kämpfe D, Heil G, Uppenkamp M, Goldmann B, Huber TF, Hieber U, Plöger C, Griesshammer M, Lange C, Göttler B, Lunscken C, Schiel X, Scheidegger C, Stötzer O, Hitz H, Schick H, Völkl S, Spiekermann K, Berdel W, Hebart H, Ladda E, Schmidt P, Burkhardt U, Hentschke S, Falge C,

Reschke D, Köhne CA, Müller-Naendrup C, Sauer M, Frühauf S, Ranft K, Dencausse Y, Sandritter B, Baake G, Hofknecht M, Dengler R, Edinger M, Schenk M, Wehmeier A, Weidelich HP, Pihusch R, Stahlhut K, Baldus M, Matzdorff A, Geer T, Schanz S, Käfer G, Gassmann W, Priebe-Richter C, Demandt M, Springer G, Fiechtner H, Denzlinger C, Schleicher J, Assman D, Gaeckler R, Adam G, Waladkhani A, Rendenbach B, Forstbauer H, Kanz L, Jacki S, Stegelmann F, Kalhori N, Nusch A, Langer W, Müller F, Brettner S, Uebelmesser B, Kamp T, Schadeck-Gressel C, Josten K, Klein O, Schwerdtfeger R, Baurmann H, Strotkötter H, Fett W, Raghavachar A, Maintz C, Goebler MC, Schlag R, Elsel W, Wernli M, Heim D, Wuillemin W, Hess U, Gmür J, Mayer J, for the S, the German CMLSG. High-risk additional chromosomal abnormalities at low blast counts herald death by CML. Leukemia. 2020; https://doi.org/10.1038/s41375-020-0826-9.

[49] Gong Z, Medeiros LJ, Cortes JE, Chen Z, Zheng L, Li Y, Bai S, Lin P, Miranda RN, Jorgensen JL, McDonnell TJ, Wang W, Kantarjian HM, Hu S. Cytogenetics-based risk prediction of blastic transformation of chronic myeloid leukemia in the era of TKI therapy. Blood Adv. 2017;1(26): 2541–52.

[50] Hagemeijer A, Stenfert Kroeze WF, Abels J. Cytogenetic follow-up of patients with nonlymphocytic leukemia I. Philadelphia chromosome-positive chronic myeloid leukemia. Cancer Genet Cytogenet. 1980;2(4):317–26.

[51] Mitelman F, Levan G, Nilsson PG, Brandt L. Non-random karyotypic evolution in chronic myeloid leukemia. Int J Cancer. 1976;18(1):24–30.

[52] Fioretos T, Strombeck B, Sandberg T, Johansson B, Billstrom R, Borg A, Nilsson PG, van den Berghe H, Hagemeijer A, Mitelman F, Höglund M. Isochromosome 17q in blast crisis of chronic myeloid leukemia and in other hematologic malignancies is the result of clustered breakpoints in 17p11 and is not associated with coding TP53 mutations. Blood. 1999;94(1):225–32.

[53] Coyle T, Najfeld V. Translocation (3;21) in Philadelphia chromosome-positive chronic myelogenous leukemia prior to the onset of blast crisis. Am J Hematol. 1988;27(1):56–9.

[54] Mitelman Database of Chromosome Aberrations and Gene Fusions in Cancer (2021). Mitelman F, Johansson B and Mertens F (Eds.), https:// mitelmandatabase. isb-cgc.org.

[55] Wang W, Cortes JE, Lin P, Beaty MW, Ai D, Amin HM, McDonnell TJ, Ok CY, Kantarjian HM, Medeiros LJ, Hu S. Clinical and prognostic significance of 3q26.2 and other chromosome 3 abnormalities in CML in the era of tyrosine kinase inhibitors. Blood. 2015a;126(14):1699–706.

[56] Chen Z, Shao C, Wang W, Zuo Z, Mou X, Hu SJ, DiGiuseppe JA, Zu Y, Medeiros LJ, Hu S. Cytogenetic landscape and impact in blast phase of chronic myeloid leukemia in the era of tyrosine kinase inhibitor therapy. Leukemia. 2017;31(3):585– 92. https://doi.org/10.1038/leu. 2016.231.

[57] Ferro MT, Steegman JL, Escribano L, Heiurichs B, Parada L, Garcia-Sagredo JM, Resino M, Cabello P, San RC. Ph-positive chronic myeloid leukemia with t(8;21)(q22;q22) in blastic crisis. Cancer Genet Cytogenet. 1992;58(1):96–9.

[58] Heim S, Christensen BE, Fioretos T, Sorensen AG, Pedersen NT. Acute myelomonocytic leukemia with inv(16)(p13q22) complicating Philadelphia chromosome positive chronic myeloid leukemia. Cancer Genet Cytogenet. 1992;59(1):35–8.

[59] Pintado T, Ferro MT, San RC, Mayayo M, Larana JG. Clinical correlations of the 3q21;q26 cytogenetic anomaly. A leukemic or myelodysplastic syndrome with preserved or increased platelet production and lack of response to cytotoxic drug therapy. Cancer. 1985;55(3):535–41.

[60] Rubin CM, Larson RA, Bitter MA, Carrino JJ, Le Beau MM, Diaz MO, Rowley JD. Association of a chromosomal 3;21 translocation with the blast phase of chronic myelogenous leukemia. Blood. 1987;70(5):1338–42.

[61] Wang W, Tang G, Cortes JE, Liu H, Ai D, Yin CC, Li S, Khoury JD, Bueso-Ramos C, Medeiros LJ, Hu S. Chromosomal rearrangement involving 11q23 locus in chronic myelogenous leukemia: a rare phenomenon frequently associated with disease progression and poor prognosis. J Hematol Oncol. 2015c;8:32.

[62] Yin CC, Medeiros LJ, Glassman AB, Lin P. T(8;21) (q22;q22) in blast phase of chronic myelogenous leukemia. Am J Clin Pathol. 2004;121(6):836–42.

[63] Hoehn D, Lu G, Konoplev S, Zhou Y, Bueso-Ramos CE, Zuo Z, Hsu B, Medeiros LJ, Yin CC. t(15;17) (q24.1;q21.2)/PML-RARA in blast phase of chronic myelogenous leukemia: a rare form of clonal evolution. J Hematop. 2013;6(4):187–93.

[64] Bernstein R, Morcom G, Pinto MR, Mendelow B, Dukes I, Penfold G, Bezwoda W. Cytogenetic findings in chronic myeloid leukemia (CML); evaluation of karyotype, blast morphology, and survival in the acute phase. Cancer Genet Cytogenet. 1980;2(1):23–37.

[65] Andersson A, Olofsson T, Lindgren D, Nilsson B, Ritz C, Eden P, Lassen C, Rade J, Fontes M, Morse H, Heldrup J, Behrendtz M, Mitelman F, Hoglund M, Johansson B, Fioretos T. Molecular signatures in childhood acute leukemia and their correlations to expression patterns in normal hematopoietic subpopulations. Proc Natl Acad Sci U S A. 2005;102(52):19069–74.

[66] Ross ME, Zhou X, Song G, Shurtleff SA, Girtman K, Williams WK, Liu HC, Mahfouz R, Raimondi SC, Lenny N, Patel A, Downing JR. Classification of pediatric acute lymphoblastic leukemia by gene expression profiling. Blood. 2003;102(8):2951–9.

[67] Virtaneva K, Wright FA, Tanner SM, Yuan B, Lemon WJ, Caligiuri MA, Bloomfield CD, de la Chapelle A, Krahe R. Expression profiling reveals fundamental biological differences in acute myeloid leukemia with isolated trisomy 8 and normal cytogenetics. Proc Natl Acad Sci U S A. 2001;98(3):1124–9.

[68] Schoch C, Kern W, Kohlmann A, Hiddemann W, Schnittger S, Haferlach T. Acute myeloid leukemia with a complex aberrant karyotype is a distinct biological entity characterized by genomic imbalances and a specific gene expression profile. Genes Chromosomes Cancer. 2005;43(3):227–38.

[69] Schütte J, Opalka B, Becher R, Bardenheuer W, Szymanski S, Lux A, Seeber S. Analysis of the p53 gene in patients with isochromosome 17q and Ph1- positive or -negative myeloid leukemia. Leuk Res. 1993;17(6):533–539.

[70] Rege-Cambrin G, Gaidano G, Serra A, Scaravaglio P, Guglielmelli T, Guerrasio A, Giovinazzo B, Saglio G. Analysis of the p53 gene in myeloid malignancies associated with chromosomal abnormalities involving the short arm of chromosome 17. Leukemia. 1994;8 Suppl 1:S23–6.

[71] Collins SJ, Groudine MT. Chronic myelogenous leukemia: amplification of a rearranged c-abl oncogene in both chronic phase and blast crisis. Blood. 1987;69(3):893–8.

[72] Al-Achkar W, Wafa A, Ikhtiar A, Liehr T. Three-way Philadelphia translocation t(9;10;22) (q34;p11.2;q11.2) as a secondary abnormality in an imatinib mesylate-resistant chronic myeloid leukemia patient. Oncol Lett. 2013;5(5):1656–8.

[73] Gaiger A, Henn T, Horth E, Geissler K, Mitterbauer G, Maier-Dobersberger T, Greinix H, Mannhalter C, Haas OA, Lechner K, Lion T. Increase of bcr-abl chimeric mRNA expression in tumor cells of patients with chronic myeloid leukemia precedes disease progression. Blood.

1995;86(6):2371–8.

[74] Andrews DF III, Collins SJ. Heterogeneity in expression of the bcr-abl fusion transcript in CML blast crisis. Leukemia. 1987;1(10):718–24.

[75] Ogawa S, Kurokawa M, Tanaka T, Tanaka K, Hangaishi A, Mitani K, Kamada N, Yazaki Y, Hirai H. Increased Evi-1 expression is frequently observed in blastic crisis of chronic myelocytic leukemia. Leukemia. 1996;10(5):788–94.

[76] Roche-Lestienne C, Deluche L, Corm S, Tigaud I, Joha S, Philippe N, Geffroy S, Lai JL, Nicolini FE, Preudhomme C. RUNX1 DNA-binding mutations and RUNX1-PRDM16 cryptic fusions in BCR-ABL+ leukemias are frequently associated with secondary trisomy 21 and may contribute to clonal evolution and imatinib resistance. Blood. 2008;111(7):3735–41.

[77] Preudhomme C, Warot-Loze D, Roumier C, Grardel-Duflos N, Garand R, Lai JL, Dastugue N, MacIntyre E, Denis C, Bauters F, Kerckaert JP, Cosson A, Fenaux P. High incidence of biallelic point mutations in the runt domain of the AML1/PEBP2 alpha B gene in Mo acute myeloid leukemia and in myeloid malignancies with acquired trisomy 21. Blood. 2000;96(8):2862–9.

[78] Branford S, Kim DDH, Apperley JF, Eide CA, Mustjoki S, Ong ST, Nteliopoulos G, Ernst T, Chuah C, Gambacorti-Passerini C, Mauro MJ, Druker BJ, Kim DW, Mahon FX, Cortes J, Radich JP, Hochhaus A, Hughes TP. Laying the foundation for genomically-based risk assessment in chronic myeloid leukemia. Leukemia. 2019;33(8):1835–50. https://doi.org/10.1038/s41375-019-0512-y.

[79] Grossmann V, Kohlmann A, Zenger M, Schindela S, Eder C, Weissmann S, Schnittger S, Kern W, Muller MC, Hochhaus A, Haferlach T, Haferlach C. A deep-sequencing study of chronic myeloid leukemia patients in blast crisis (BC-CML) detects mutations in 76.9% of cases. Leukemia. 2011;25(3):557–60

[80] Haferlach C, Bacher U, Schnittger S, Weiss T, Kern W, Haferlach T. Similar patterns of chromosome abnormalities in CML occur in addition to the Philadelphia chromosome with or without tyrosine kinase inhibitor treatment. Leukemia. 2010;24(3):638–40.

[81] Fabarius A, Kalmanti L, Dietz CT, Lauseker M, Rinaldctti S, Haferlach C, Gohring G, Schlegelberger B, Jotterand M, Hanfstein B, Seifarth W, Hanel M, Kohne CH, Lindemann HW, Berdel WE, Staib P, Muller MC, Proetel U, Balleisen L, Goebeler ME, Dengler J, Falge C, Kanz L, Burchert A, Kneba M, Stegelmann F, Pfreundschuh M, Waller CF, Spiekermann K, Brummendorf TH, Edinger M, Hofmann WK, Pfirrmann M, Hasford J, Krause S, Hochhaus A, Saussele S, Hehlmann R. Impact of unbalanced minor route versus major route karyotypes at diagnosis on prognosis of CML. Ann Hematol. 2015;94(12):2015–24.

[82] Wang W, Cortes JE, Lin P, Khoury JD, Ai D, Tang Z, Tang G, Jorgensen JL, Medeiros LJ, Hu S. Impact of trisomy 8 on treatment response and survival of patients with chronic myelogenous leukemia in the era of tyrosine kinase inhibitors. Leukemia. 2015b;29(11):2263–6.

[83] Guttenbach M, Koschorz B, Bernthaler U, Grimm T, Schmid M. Sex chromosome loss and aging: in situ hybridization studies on human interphase nuclei. Am J Hum Genet. 1995;57(5):1143–50.

[84] Verma D, Kantarjian H, Shan J, O'Brien S, Estrov Z, Garcia-Manero G, Koller C, Borthakur G, Cortes J. Survival outcomes for clonal evolution in chronic myeloid leukemia patients on second generation tyrosine kinase inhibitor therapy. Cancer. 2010;116(11):2673–81.

[85] Wang W, Cortes JE, Tang G, Khoury JD, Wang S, Bueso-Ramos CE, DiGiuseppe JA, Chen Z, Kantarjian HM, Medeiros LJ, Hu S. Risk stratification of chromosomal abnormalities

in chronic myelogenous leukemia in the era of tyrosine kinase inhibitor therapy. Blood. 2016;127(22):2742–50. https://doi.org/10.1182/blood-2016-01-690230.

[86] Ariyama T, Inazawa J, Uemura Y, Kakazu N, Maekawa T, Urase F, Irimajiri K, Horiuchi A, Nakamura Y, Abe T. Clonal origin of Philadelphia chromosome negative cells with trisomy 8 appearing during the course of alpha-interferon therapy for Ph positive chronic myelocytic leukemia. Cancer Genet Cytogenet. 1995;81(1):20–3.

[87] Fayad L, Kantarjian H, O'Brien S, Seong D, Albitar M, Keating M, Talpaz M. Emergence of new clonal abnormalities following interferon-alpha induced complete cytogenetic response in patients with chronic myeloid leukemia: report of three cases. Leukemia. 1997;11(5):767–71.

[88] Bacher U, Hochhaus A, Berger U, Hiddemann W, Hehlmann R, Haferlach T, Schoch C. Clonal aberrations in Philadelphia chromosome negative hematopoiesis in patients with chronic myeloid leukemia treated with imatinib or interferon alpha. Leukemia. 2005;19(3):460–3.

[89] Bumm T, Muller C, Al-Ali HK, Krohn K, Shepherd P, Schmidt E, Leiblein S, Franke C, Hennig E, Friedrich T, Krahl R, Niederwieser D, Deininger MW. Emergence of clonal cytogenetic abnormalities in Ph- cells in some CML patients in cytogenetic remission to imatinib but restoration of polyclonal hematopoiesis in the majority. Blood. 2003;101(5):1941–9.

[90] Corbin AS, La Rosee P, Stoffregen EP, Druker BJ, Deininger MW. Several Bcr-Abl kinase domain mutants associated with imatinib mesylate resistance remain sensitive to imatinib. Blood. 2003;101(11):4611–4.

[91] Issa GC, Kantarjian HM, Gonzalez GN, Borthakur G, Tang G, Wierda W, Sasaki K, Short NJ, Ravandi F, Kadia T, Patel K, Luthra R, Ferrajoli A,

Garcia-Manero G, Rios MB, Dellasala S, Jabbour E, Cortes JE. Clonal chromosomal abnormalities appearing in Philadelphia chromosome-negative metaphases during CML treatment. Blood. 2017;130(19):2084–91. https://doi.org/10.1182/blood-2017-07-792143.

[92] Medina J, Kantarjian HM, Talpaz M, O'Brien S, Garcia-Manero G, Giles F, Rios MB, Hayes K, Cortes J. Chromosomal abnormalities in Philadelphia chromosome-negative metaphases appearing during imatinib mesylate therapy in patients with Philadelphia chromosome-positive chronic myelogenous leukemia in chronic phase. Cancer. 2003;98(9):1905–11.

[93] Meeus P, Demuynck H, Martiat P, Michaux L, Wouters E, Hagemeijer A. Sustained, clonal karyotype abnormalities in the Philadelphia chromosome negative cells of CML patients successfully treated with Imatinib. Leukemia. 2003;17(2):465–7.

[94] Schoch C, Haferlach T, Kern W, Schnittger S, Berger U, Hehlmann R, Hiddemann W, Hochhaus A. Occurrence of additional chromosome aberrations in chronic myeloid leukemia patients treated with imatinib mesylate. Leukemia. 2003;17(2):461–3.

[95] Terre C, Eclache V, Rousselot P, Imbert M, Charrin C, Gervais C, Mozziconacci MJ, Maarek O, Mossafa H, Auger N, Dastugue N, Talmant P, Van Den AJ, Leonard C, N'Guyen KF, Mugneret F, Viguie F, Lafage-Pochitaloff M, Bastie JN, Roux GL, Nicolini F, Maloisel F, Vey N, Laurent G, Recher C, Vigier M, Yacouben Y, Giraudier S, Vernant JP, Salles B, Roussi J, Castaigne S, Leymarie V, Flandrin G, Lessard M. Report of 34 patients with clonal chromosomal abnormalities in Philadelphia-negative cells during imatinib treatment of Philadelphia-positive chronic myeloid leukemia. Leukemia. 2004;18(8):1340–6.

[96] Kantarjian HM, Sawyers C, Hochhaus A,

Guilhot F, Schiffer C, Gambacorti-Passerini C, Niederwieser D, Resta D, Capdeville R, Zoellner U, Talpaz M, Druker BJ, Goldman J, O'Brien SG, Russell N, Fischer T, Ottmann O, Cony-Makhoul P, Facon T, Stone R, Miller C, Tallman M, Brown R, Loughran TP, Gratwohl A, Mandelli F, Saglio G, Lazzarino M, Russo D, Baccarani M, Morra E. Hematologic and cytogenetic responses to imatinib mesylate in chronic myelogenous leukemia. N Engl J Med. 2002;346(9):645–52.

[97] O'Dwyer ME, Gatter KM, Loriaux M, Druker BJ, Olson SB, Magenis RE, Lawce H, Mauro MJ, Maziarz RT, Braziel RM. Demonstration of Philadelphia chromosome negative abnormal clones in patients with chronic myelogenous leukemia during major cytogenetic responses induced by imatinib mesylate. Leukemia. 2003;17(3):481–7.

[98] Deininger MW, Cortes J, Paquette R, Park B, Hochhaus A, Baccarani M, Stone R, Fischer T, Kantarjian HM, Niederwieser D, Gambacorti-Passerini C, So C, Gathmann I, Goldman JM, Smith D, Druker BJ, Guilhot F. The prognosis for patients with chronic myeloid leukemia who have clonal cytogenetic abnormalities in Philadelphia chromosome-negative cells. Cancer. 2007;110(7):1509–19.

[99] Schnittger S, Kuznia S, Meggendorfer M, Nadarajah N, Jeromin S, Alpermann T, Roller A, Albuquerque A, Weissmann S, Ernst T, Eder C, Dicker F, Kern W, Kohlmann A, Haferlach T, Hochhaus A, Haferlach C. Tyrosine kinase inhibitor treated CML patients Harboring Philadelphia-negative cytogenetically aberrant clones show molecular mutations in 31% of cases not present at diagnosis: a high-throughput amplicon sequencing study of 29 genes. Blood. 2013;122(21):611a.

[100] Schnittger S, Meggendorfer M, Nadarajah N, Alpermann T, Kern W, Haferlach T, Haferlach C. In CML patients with good response to TKIs other gene mutations are frequently (37%) present in addition to Philadelphia negative, cytogenetically aberrant clones but are rare (4%) in cases with MMR and normal karyotype. Blood. 2014;124(21):3126a.

[101] Wang JY. Regulation of cell death by the Abl tyrosine kinase. Oncogene. 2000;19(49):5643–50.

[102] Groves MJ, Sales M, Baker L, Griffiths M, Pratt N, Tauro S. Factors influencing a second myeloid malignancy in patients with Philadelphia-negative -7 or del(7q) clones during tyrosine kinase inhibitor therapy for chronic myeloid leukemia. Cancer Genet. 2011;204(1):39–44.

[103] Bidet A, Dulucq S, Smol T, Marceau-Renaut A, Morisset S, Coiteux V, Noel-Walter MP, Nicolini FE, Tigaud I, Luquet I, Struski S, Gaillard B, Penther D, Tondeur S, Nadal N, Hermet E, Veronese L, Rea D, Gervais C, Theisen O, Terre C, Cony-Makhoul P, Lefebvre C, Gaillard JB, Radford I, Vervaeke AL, Barin C, Chapiro E, Nguyen-Khac F, Etienne G, Preudhomme C, Mahon FX, Roche-Lestienne C. Poor prognosis of chromosome 7 clonal aberrations in Philadelphia-negative metaphases and relevance of potential underlying myelodysplastic features in chronic myeloid leukemia. Haematologica. 2019;104(6):1150–5. https://doi. org/10.3324/ haematol.2018.208801.

[104] Testoni N, Marzocchi G, Luatti S, Amabile M, Baldazzi C, Stacchini M, Nanni M, Rege-Cambrin G, Giugliano E, Giussani U, Abruzzese E, Kerim S, Grimoldi MG, Gozzetti A, Crescenzi B, Carcassi C, Bernasconi P, Cuneo A, Albano F, Fugazza G, Zaccaria A, Martinelli G, Pane F, Rosti G, Baccarani M. Chronic myeloid leukemia: a prospective comparison of interphase fluorescence in situ hybridization and chromosome banding analysis for the definition of complete cytogenetic response: a study of the GIMEMA CML WP.

Blood. 2009;114(24):4939–43.

[105] Lauseker M, Hanfstein B, Haferlach C, Schnittger S, Pfirrmann M, Fabarius A, Schlegelberger B, Saussele S, Dietz CT, Erben P, Hehlmann R, Hasford J, Hochhaus A, Muller MC. Equivalence of BCR-ABL transcript levels with complete cytogenetic remission in patients with chronic myeloid leukemia in chronic phase. J Cancer Res Clin Oncol. 2014;140(11): 1965–9.

[106] Cross NC, White HE, Colomer D, Ehrencrona H, Foroni L, Gottardi E, Lange T, Lion T, Machova PK, Dulucq S, Martinelli G, Oppliger LE, Pallisgaard N, Barbany G, Sacha T, Talmaci R, Izzo B, Saglio G, Pane F, Muller MC, Hochhaus A. Laboratory recommendations for scoring deep molecular responses following treatment for chronic myeloid leukemia. Leukemia. 2015;29(5):999–1003.

[107] Cross NC, White HE, Muller MC, Saglio G, Hochhaus A. Standardized definitions of molecular response in chronic myeloid leukemia. Leukemia. 2012;26(10):2172–5.

[108] Mahon FX, Rea D, Guilhot J, Guilhot F, Huguet F, Nicolini F, Legros L, Charbonnier A, Guerci A, Varet B, Etienne G, Reiffers J, Rousselot P. Discontinuation of imatinib in patients with chronic myeloid leukaemia who have maintained complete molecular remission for at least 2 years: the prospective, multicentre stop Imatinib (STIM) trial. Lancet Oncol. 2010;11(11):1029–35.

[109] Rousselot P, Charbonnier A, Cony-Makhoul P, Agape P, Nicolini FE, Varet B, Gardembas M, Etienne G, Rea D, Roy L, Escoffre-Barbe M, Guerci-Bresler A, Tulliez M, Prost S, Spentchian M, Cayuela JM, Reiffers J, Chomel JC, Turhan A, Guilhot J, Guilhot F, Mahon FX. Loss of major molecular response as a trigger for restarting tyrosine kinase inhibitor therapy in patients with chronic-phase chronic myelogenous leukemia who have stopped imatinib after durable undetectable disease. J Clin Oncol. 2014;32(5):424–30.

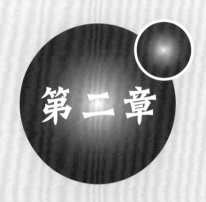

第二章

慢性髓系白血病的生物学和发病机制

Naranie Shanmuganathan, Bradley Chereda, and Junia V. Melo

2.1 CML 的分子生物学

2.1.1 t（9；22）易位和 *BCR* :: *ABL1* 基因

费城染色体是由 9 号染色体和 22 号染色体长臂之间相互易位形成的 t（9；22）（q34；q11），导致 *BCR*（断裂点簇区）和 *ABL1*（Abelson）基因融合。*BCR* :: *ABL1* 融合基因由 *BCR* 基因的 5′ 端和 *ABL1* 基因的 3′ 端组成（图 2-1a）。*BCR* 和 *ABL1* 基因组断裂点的位置其高度是可变的，但重组通常涉及 *BCR* 的 13 或 14 内含子与 *ABL1* 外显子 1b 和外显子 2 周围的 140 千碱基（kb）区域的融合（图 2-1a）。无论 *ABL1* 基因上的断裂点位置如何，mRNA 剪接都会产生具有 e13a2（*BCR* 外显子 13 和 *ABL1* 外显子 2）或 e14a2 连接的主要 *BCR* :: *ABL1* 转录物，最初分别被称为 b2a2 和 b3a2。两种转录本均会导致具有 75 个氨基酸差异的 210 kDa*BCR* :: *ABL1* 蛋白的表达。在 < 2% 的 CP-CML 中，当断裂点发生在 *BCR* 的外显子 1 和外显子 2（e1a2 转录本）或外显子 19 和外显子 20（e19a2）之间时，可以形成"非典型"转录本。还有其他非典型转录本的表达，但频率更低[3-4]。

关于患者表达 e13a2 或 e14a2 转录物对预后的影响存在很多争议[1]。在 TKI 时代之前，大多数大样本研究的报道都否定了 *BCR* 断裂点的重要性[5-8]。然而，最近重新探讨这个争议的研究得到了一致性的结论，即具有 e14a2 转录本或同时具有 e14a2 和 e13a2 转录本的患者血小板计数更高，约为 e13a2 组的 1.5 倍[3, 9-10]。同时一些实验室还发现，具有 e14a2 转录本的患者可以更快地获得 ELN 定义的最佳反应，包括可考虑进行无治疗缓解（TFR）尝试的 DMR[3, 11-13]。两种转录本都表达的患者倾向于追踪 e14a2 即可[3, 10]。最近，已证明转录本类型会影响长期无治疗缓解结局，e14a2 表达与更高的无治疗缓解成功率相关[13-14]。此外，尽管罕见，但非典型 *BCR* :: *ABL1* 转录本通常与较差的临床结局相关[15-16]。有研究发现，临床和实验室均无 CML 证据的健康个体中也可检测到 *BCR* :: *ABL1*[17-21]。在有限的随访时间内，这些患者未演变为 CML，可能因为被检测到 *BCR* :: *ABL1* 的是终末分化成熟的白细胞，而非白血病干细胞[19]。由于多能干细胞中未检测到 *BCR* :: *ABL1*，而前述具有 *BCR* :: *ABL1* 的成熟细胞缺乏增殖潜能，因此证实了这类基因事件必须在白血病干细胞中发生才能发展为 CML。

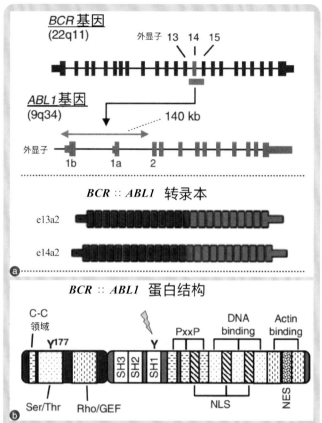

a.*BCR* :: *ABL1* 融合基因由 BCR 基因的 5′ 端和 *ABL1* 基因的 3′ 端组成。易位的位置通常涉及 BCR 的外显子 13 或外显子 14 与 *ABL1* 的外显子 1b 和外显子 2 周围 140 千碱基（kb）区域的融合。图中示例的两个 *BCR* :: *ABL1* 主要 mRNA 亚型突出展示了 *BCR* 断裂点的变体。根据 *ABL1* 基因的断裂点，外显子 1a 和（或）外显子 1b 可能包含在初级转录本中，但由于其缺乏剪接受体序列，通常在 mRNA 的剪切过程中被剪切掉。b.*BCR* :: *ABL1* 蛋白中含有 *BCR* 的二聚体或卷曲螺旋（C-C）、Ser-Thr 激酶和 Rho/GEF 结构域，以及来自 ABL 的 SH 结构域、富含脯氨酸（PxxP）的核定位信号（NLS）、DNA 结合核输出信号（NES）和 Actin 结合结构域。图中 SH1 结构域的 ATP 结合位点显示了传统 TKI 结合的位点。Ser/Thr 和 SH1 激酶结构域的酪氨酸残基用 Y 突出显示。图 a 和图 b 不是按比例显示的。

图 2-1 *BCR* :: *ABL1* 的基因和蛋白结构

2.1.2 蛋白质结构

在 CML 中常见的 210 kDa*BCR* :: *ABL1* 蛋白含有十多个蛋白质结构域（图 2-1b）。SH1 酪氨酸激酶区因其在 CML 发病机制中的重要作用及其是 TKI 的作用靶标，因此被研究的最多[22]。然而，其他重要区域还包括 SH2、SH3 和 N 端帽[23]。N 端帽的肉豆蔻酰修饰是 SH2 和 SH3 调节激酶结构域的启动因素[24]。*BCR* 与 *ABL1* 的融合最终导致 N 端帽缺失，从而导致 SH1 激酶结构域的组成性激活，诱导不受控的信号转导和异常的细胞增殖[22]。TKI（如伊马替尼）与 ATP 竞争结合催化域，抑制酪氨酸残基在底物上的磷酸化，并阻碍致癌蛋白的下游信号传导作用[22, 24]。相比之下，asciminib 模仿 N 末端帽肉豆蔻酰位点的作用，导致 *BCR* :: *ABL1* 的变构抑制[25]。

2.1.3 *BCR* :: *ABL1* 的后续效应

BCR :: *ABL1* 蛋白引起细胞信号通路的异常激活，并促成最适合白血病发展的微环境转变。例如，CML 细胞会出现生长因子依赖性、凋亡、增殖和细胞黏附的变化[24]。这些变化导致粒细胞过度增殖，引起在 CP-CML 中观察到的临床特征[26-27]。*BCR* :: *ABL1* 信号传导（特别是通过酪氨酸激酶结构域）的重要性最终被 TKI 治疗的疗效所证实。*BCR* :: *ABL1* 是一种具有多种作用的融合基因，对下游信号通路有显著影响，均可造成 CML 中观察到的各种白血病表现。早期用 *BCR* :: *ABL1* 转染的小鼠骨髓移植研究，在移植小鼠中诱导出了 CML 样疾病[26, 28-29]。进一步的实验研究通过下游信号通路逐步阻断细胞分化、增殖失调、生长因子独立性和干扰细胞凋亡证实了 *BCR* :: *ABL1* 的致癌性[30-32]。此外，通过反义寡核苷酸靶向 *BCR* :: *ABL1* 的研究表明[33-36]，*BCR* :: *ABL1* 对于维持白血病过程至关重要。这些早期研究结果证明了 *BCR* :: *ABL1* 的功能，并证实了这种融合致癌基因是 CP-CML 的唯一驱动因素。然而，CML 进展到更具侵袭性的阶段可能取决于 *BCR* :: *ABL1* 与其他恶性肿瘤相关遗传事件的共同作用[37]。

2.2 受 *BCR* :: *ABL1* 影响的重要信号通路

2.2.1 JAK/STAT

JAK/STAT 信号通路与白血病发生密切相关，包括 CML 的发病机制[38]。*BCR* :: *ABL1* 通过提高 JAK2 磷酸化的效率来增强 JAK2 的活化，同时许多 STAT 蛋白被 JAK 受体激活，从而促进细胞的生长 / 存活[39-40]。此外，小鼠模型已经说明了 STAT5 信号在 CML 发展和维持中的关键作用。1 项在 STAT5 敲除骨髓中利用反转录病毒转导 *BCR* :: *ABL1* 的实验未能在初次和二次移植后成功诱导受体小鼠形成 CML[41]。在第二种模型中，STAT5 缺失导致表达 *BCR* :: *ABL1* 的白血病细胞明显耗竭，证明了 STAT5 在维持 CML 中的重要性[42]。此外，STAT5 表达的增强降低了 *BCR* :: *ABL1* 阳性细胞中伊马替尼介导的细胞毒性，这可能与 STAT5 下游信号传导增加介导的显著抗凋亡活性有关[43]。STAT3 水平升高也与伊马替尼耐药相关[44]。无论其机制如何，JAK 抑制剂均对 *BCR* :: *ABL1* 阳性细胞有效，克服了 TKI 耐药[45]。此外，已证实 JAK 抑制剂芦可替尼和尼洛替尼联合应用于低疾病负荷的患者，可达到 *BCR* :: *ABL1* 无法检测的疗效[46]。

2.2.2 PI3K/AKT 和自噬

PI3K 蛋白传达细胞外信号从而进行调节，有利于细胞生长 / 存活和抑制细胞死亡的转录因子活化和编程。AKT 是 PI3K 的下游效应器，在其信号传导中起主要作用[47]。*BCR* :: *ABL1* 可以通过衔接蛋白 Grb2/Gab2[48] 和 CBL[49] 刺激 PI3K 信号传导，但也可以通过使肿瘤抑制基因 *PTEN* 丧失功能来刺激 PI3K 信号传导，磷酸酶和张力蛋白同源基因在恶性肿瘤中通常是沉默的[50]。一些报告表明，PI3K/AKT 通路对于 *BCR* :: *ABL1* 诱导的白血病生成和 CML 维持至关重要[51]，这条通路的中断可以阻断 *BCR* :: *ABL1* 肿瘤形成[52-53]。PI3K 活化的另一个结果是刺激 mTOR 途径[54]，该途径负责控制蛋白质合成、细胞生长 / 体积和自噬。

自噬可以在细胞应激（*BCR* :: *ABL1* 信号丢失）后发生以促进细胞冬眠而不是细胞凋亡，并且可以在最佳环境恢复后逆转。最近的研究发现，虽然 *BCR* :: *ABL1* 抑制自噬，但 TKI 治疗可恢复这一途径，这是无治疗缓解尝试失败时分子学复发的原因之一，尽管在 TKI 停药前 *BCR* :: *ABL1* 水平检测不到[55]。此外，自噬过程关键基因敲除的 *BCR* :: *ABL1* 阳性干细胞在优化的环境中无法增殖[56]。因此，自噬可能是未来治疗 CML 的目标机制。

2.2.3 Ras/MEK 通路

Ras GTPases/MEK 激酶的激活是通过膜受体结合级联反应激活众多生长因子基因的转录，以刺激细胞生长，是癌症中失调的关键通路[57]。*BCR* :: *ABL1* 通过 Grb2/Gab2 磷酸化激活 Ras 以促进细胞生长[58-59]，并且已证实在 TKI 耐药 CML 细胞中 Ras 的持续激活[60]。阻断 Ras 信号传导可阻碍小鼠 *BCR* :: *ABL1*

诱导的 CML 样疾病的发展[49, 61]。此外，MEK 抑制剂可通过靶向 CML 祖细胞诱导急变期（BC）和耐药 CML 细胞的凋亡[60, 62]。抑制该通路在 CML 中的真正意义需要进一步的研究来证实。

2.2.4 Src 激酶

Src 家族激酶（Src-family kinase, SFKs）是 *BCR* :: *ABL1* 的另一组广泛研究的下游靶点。它们的作用是协调细胞生长、分化和运动来响应细胞外信号[63]。最初的 CML 细胞系模型显示，*BCR* :: *ABL1* 表达可显著激活 Hck 和 Lyn SFKs[64]。随后的研究表明，Hck、Lyn 和 Fyn 是 *BCR* :: *ABL1* 细胞系转化及功能性磷酸化几种 *BCR* :: *ABL1* 酪氨酸都需要的[65-66]。SFKs 促进疾病发生的机制之一是协助 *BCR* :: *ABL1* 激活 STAT5 和 AKT[67-68]。此外，敲除 Lyn 表现出显著的 BC 细胞杀伤效果，而上调其在 BC-CML 细胞中的表达则有促进疾病进展的潜在作用[69-70]。然而，SFKs 在 CML 中的重要性尚不清楚，因为小鼠模型显示 SFKs 不是 CML 产生所必需的，该通路促进的是急淋变的产生[71-72]。第二代 TKIs，达沙替尼和博舒替尼是 Src/Abl1 双重抑制剂，因此研究 SFKs 在 CML 中的作用对了解其生物学和治疗均有意义[73]。

2.2.5 Crkl

衔接蛋白 Crkl 可被 *BCR* :: *ABL1* 组成性激活[74]。涉及 *BCR* :: *ABL1* 和 Crkl 的蛋白质网络包括 Cbl、STAT、PI3K、桩蛋白和 Ras[75]。事实上，阻断 Ckrl 和 *BCR* :: *ABL1* 之间相互作用，可削弱小鼠（模型）*BCR* :: *ABL1* 诱导的 CML 转化[76]。*BCR* :: *ABL1* 对 Crkl 有强效磷酸化作用，因此实验室测量磷酸化 -Crkl 百分比作为 *BCR* :: *ABL1* 磷酸化水平的替代指标（因 *BCR* :: *ABL1* 磷酸化水平更难测量），以判断患者对 TKI 治疗的反应并预测临床结局[77]。

2.2.6 长链非编码（lnc）RNA

lncRNA 与正常的造血密切相关，并且越来越多的研究证实其与血液系统恶性肿瘤有关[78]。在 CML 细胞系模型中证实 lncRNA-BGL3 使 *BCR* :: *ABL1* 阳性细胞对伊马替尼诱导的细胞凋亡更敏感[79]。它还可作为靶向肿瘤抑制基因 PTEN 的几种 microRNAs 的假体，和 PTEN 结合后使其稳定，进而发挥其对白血病生成的抑制作用[79]。相比之下，lncRNA-H19 通过上调 *MYC* 促进 CML 的发生，敲除 lncRNA-H19

可干扰 *BCR* :: *ABL1* 在 CML 细胞系中的致病性[80]。lncRNA 在 CML 中的完整机制和作用需要进一步的工作来研究了解。

2.2.7 细胞凋亡失衡

除了促进细胞增殖，*BCR* :: *ABL1* 还可以干扰细胞死亡。其中的典型例子涉及 *BCR* :: *ABL1*、Bad、BCL2 和 BCL-X_L 回路（图 2-2）。*BCR* :: *ABL1* 的表达可以通过增加抗凋亡蛋白 BCL2 和 BCL-X_L 的表达来抑制细胞凋亡[81]。STAT5 和 PI3K 信号传导都是 *BCR* :: *ABL1* 抗凋亡功能的重要介质。*BCR* :: *ABL1* 激活 STAT5 导致 BCL-X_L 表达增加[82-83]。此外，PI3K/Akt 对促凋亡蛋白 Bad 的磷酸化可增强伴侣蛋白 14-3-3 与 Bad 之间的相互作用，从而将 Bad 限制在细胞质中，这使得 Bad 无法在线粒体中对抗 BCL2 和 BCL-X_L 对细胞凋亡的抑制作用。

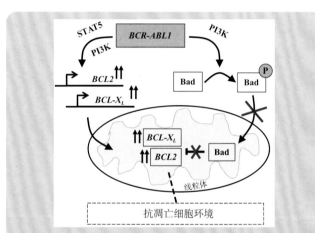

BCR :: *ABL1* 促进抗凋亡基因 *BCL2* 和 *BCL-X_L* 的表达，并通过磷酸化（灰色圆圈）和细胞质隔离抑制促凋亡蛋白 Bad 的功能。

图 2-2 *BCR* :: *ABL1* 控制的凋亡回路示例

2.3 CML 干细胞

2.3.1 TKIs 难治性白血病干细胞

Holyoake 实验室的一项开创性研究显示，抑制 *BCR* :: *ABL1* 可减少白血病干细胞（leukaemic stem cell, LSC）增殖，但无法清除静止的 LSC[85]。此外，尽管更有效的第二代 TKI 可以使 *BCR* :: *ABL1* 活性完全受抑，但仍对 LSCs 不敏感[86-87]。这些研究提出了尽管使用了 TKI 治疗，CML 仍有早期复发的可能性，但 TKI 长期使用过程中未观察到类似现象[88]。随后的研究进一步证实了 LSC 的存活与 *BCR∷ABL1* 活性无关[89-90]。也有研究报道，难治性 LSCs 表现出变异性的 *BCR∷ABL1* 低表达[91-92]。尽管 *BCR∷ABL1* 长期呈阴性，但 LSC 的持续存在被认为是无治疗缓解尝试后分子复发的主要原因[88]。有几种途径已被证明在干细胞生物学中起关键作用（图 2-3），靶向作用于这些途径可能是清除 CML 中 LSC 的有前景的策略。

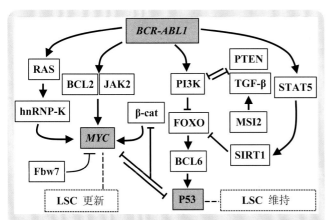

STAT5、JAK2 和 PI3K 均具有控制 LSC 相关效应基因的功能。然而，静止干细胞也有内在的拮抗机制，可阻断由 *BCR∷ABL1* 通路介导的对 LSC 的清除，如 MSI2/TGF-β、PTEN、FOXO 转录因子和 Fbw7。对 BC-CML 而言，因为白血病祖细胞不能分化成熟，所以对 *BCR∷ABL1* 的拮抗没有 CP 时重要。这可能可以解释增强的如 JAK2/β- 连环蛋白信号通路活性如何与 BC 中干细胞 / 祖细胞的扩增并存。Hes1 通过增强 PI3K 活性，而 Hh 通路则通过跨膜受体 PTCH 和 Smo 的调节 Gli 信号传导，也都对 LSC 的维持很重要。

图 2-3　本章讨论的 LSC 相关基因环路

2.3.2　Wnt/β- 连环蛋白通路

Wnt 信号通路已被证明对 LSC 自我更新至关重要[93]，而 β- 连环蛋白是其组成部分之一[94-95]。Wnt 与其受体 Frizzled 的结合可阻断泛素介导的 β- 连环蛋白的降解，释放核易位分子，激活细胞周期蛋白 D1 和 *MYC* 致癌基因等靶基因的转录[96]。*BCR∷ABL1* 诱导异常的 PI3K/AKT 信号传导，导致 β- 连环蛋白活性上调[53]，这也是进展为 BC 有关的危险因素[97]。BC-CML 中 β- 连环蛋白信号传导的增强可赋予祖细胞干细胞样特征，导致细胞扩增。未来的治疗策略可能同时靶向 β- 连环蛋白和 *BCR∷ABL1*，目前小鼠模型已经证明该策略具有协同作用，清除 CML-LSCs 的同时可延缓疾病进展[99]（图 2-4）。

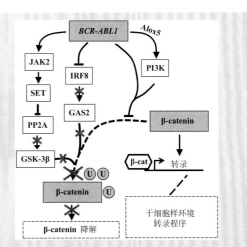

BCR∷ABL1 通过 PI3K、JAK2 和抑制 IRF8 稳定 β- 连环蛋白的信号传导。β- 连环蛋白的稳定性由蛋白质泛素化（灰色圆圈）控制。因此，在 CML 中，该途径被激活以促进干细胞样环境的形成。但是，抑制例如 PP2A 的激活可以逆转致病性 β- 连环蛋白信号传导，并可与抑制 *BCR∷ABL1* 一起协同增强治疗效果。

图 2-4　CML 中 β- 连环蛋白的复杂控制体系

2.3.3　Hedgehog（Hh）通路

Hh 通路中的信号传导对 LSC 的自我更新至关重要，并参与组织稳态、再生和愈合[100]。在 *BCR∷ABL1* 阳性祖细胞中，可观察到增强的 Hh 信号传导，在 BC-CML 中更是上调明显[101-102]。该通路还诱导小鼠模型中 LSCs 的恶性扩增[103]。Smo（Hh 配体的膜受体）上调已证实可扩增 LSC 并促进疾病进展[104]。Smo 的活化还可激活 Gli 转录因子，从而驱动它们的下游转录靶标的表达[105]。对原代 CML 细胞的研究发现，Smo/Gli2 通过细胞周期阻滞促使 LSC 休眠，并且在 BC 患者中观察到 Hh 通路的增强。抑制 Gli2 能够使 LSC 进入细胞周期，并提高 LSCs 对 TKI 治疗的敏感性[106]。Smo 抑制剂和 TKIs 的双重靶向治疗可能是一种未来同时靶向于干细胞和祖细胞的治疗策略，因为体外数据表明该策略可降低白血病进展率[100]。

2.3.4　Notch 通路

Notch 通路已被证明对细胞信号传导至关重要，并且在多种恶性肿瘤（包括血液系统肿瘤）中失调[107]。Notch 家族的成员之一，分裂子 1（Hes1）的毛状增强子可与 *BCR∷ABL1* 协同，在小鼠模型中诱导 BC-CML 的形成[108]。此外，Hes1 的过表达在 BC 中得到了证实，但未在 CP 中显示，而显性阴性 Hes1 阻止了 Hes1 表达细胞系的生长[108]。干扰 Notch 信号传导与 *BCR∷ABL1* 之间的信号对话可以通过联合靶向干预两条信号通路来实现，并且可能是未来探索的一种治疗选择[109]。

2.3.5 FoxO 家族

BCR∷ABL1 可通过激活 PI3K/Akt 通路导致几种转录因子的失调，其中包括 O 类叉头框（forkhead box class O，FoxO）[94]。FoxO 家族的成员，特别是 FoxO3a，对 LSC 的维持至关重要[110]。*BCR∷ABL1* 通过 PI3K/Akt 使这些转录因子的核输出增加和失活[111]。在成熟细胞内，Akt 信号传导很强，并可增强 *BCR∷ABL1* 的促增殖效应。然而，在 LSC 中，Akt 信号传导受到 PTEN[112] 和 TGF-β[113] 的抑制。这导致 FoxO3a 对 *BCR∷ABL1* 失活作用的逆转，并允许 BCL6 转录，进而有利于静止和自我更新[112]。靶向作用于该机制的 BCL6 或 TGF-β 抑制剂与 TKIs 联用可干扰 CML 的形成并诱导 CML 细胞的死亡 / 更新[112-113]。

2.3.6 BCL2 家族

BCL2 家族中的蛋白质是细胞凋亡的关键调节因子，对 LSC 存活至关重要[114]。BCL2 抗凋亡蛋白在 CML 中是高表达的，而在 BC-CML 中表达更高。*BCR∷ABL1* 信号传导还通过上调包括 BCL-X_L 在内的 BCL2 抗凋亡蛋白来促进 CML 细胞的存活[115]。此外，BCL2 与 *BCR∷ABL1* 有协同作用，共同诱导 BC-CML 的发生[116]。BCL2 家族的另一个成员 BH3-only 促凋亡蛋白在 CML 中也下调，支持 LSC 存活[116]。TKI 治疗可上调促凋亡蛋白，包括促凋亡蛋白[117]。促凋亡蛋白的 BH3 功能域中出现常见的同义变异与伊马替尼耐药性和分子学疗效不佳有关[118]。通过维奈克拉（一种主要用于慢淋变的新型 BCL2 抑制剂）和 TKI 联合选择性抑制 BCL2，已被证实能靶向作用于 *BCR∷ABL1* 转基因小鼠模型中的 LSC，可能为治愈 CML 提供帮助[114]。

2.3.7 PP2A-JAK2-SET 通路

据报道，*BCR∷ABL1* 可绕开对 JAK2 的需求而活化 STAT5[119]，但有数据表明 JAK2 在 LSC 中发挥重要作用。一个涉及 PP2A/JAK2/Set/GSK-3β 的通路网络被证明在 LSC 存活中有关键作用[120]。该通路的核心是 PP2A，一种酪氨酸磷酸酶，其活性在 CML 中是受抑制的。"活跃的"PP2A 能够阻断由 *BCR∷ABL1* 激活的关键通路，包括 *BCR∷ABL1* 本身[121]。在 CML-LSCs 中，*BCR∷ABL1*/JAK2 信号通

过增强 PP2A 抑制剂 SET 的活性来克服 PP2A 活性。阻断 SET 的 PP2A 抑制作用可恢复 PP2A 功能，损害 CML-LSCs 的自我更新和存活能力，但不会影响正常造血干细胞[120]。PP2A 活化影响 LSC 干性维持的一个主要机制被认为是通过 GSK-3β 介导的泛素化阻断 β-连环蛋白的信号传导。这与 *BCR∷ABL1* 的 PP2A 沉默相结合，可促进 LSC 更新并降低其白血病转化潜力。

2.3.8 骨髓微环境

造血干细胞（hematopoietic stem cells，HSC）存在于骨髓中，骨髓通过调节 HSC 更新和分化成为功能性血细胞，提供了一种控制造血的微环境。骨髓支持性微环境由成骨细胞和血管壁龛组成[122-123]。前者促进 HSC 的自我更新和静止，而血管壁龛可使 HSC 分化为祖细胞和祖细胞之后的功能细胞。在 CML 中，人们认为成骨细胞微环境可培养 LSCs，这解释了为什么 LSCs 在 TKI 暴露后，不需要 *BCR∷ABL1* 激酶活性仍可存活[124-125]，这也可能导致 BC 的发生。由于祖细胞具有干细胞样特性，因此某群祖细胞可能躲避进成骨细胞的保护性微环境中以对抗 TKI，同时仍保留循环特性，从而快速积累转化所需的突变。

2.4 急变期生物学

尚不完全清楚疾病进展为 BC-CML 的机制。此期疾病的特征是造血祖细胞的扩增，其无法分化并干扰正常造血。这些祖细胞获得了自我更新能力、分化停滞和生存特性，导致其不受控制的增殖[98]，与 CP 祖细胞相比表现出更多的干细胞样特征。这在一定程度上与 β-连环蛋白活性的增加相关[98]，但与基因组和遗传不稳定更显著相关[126-127]。在约 80% 的 BC 患者中观察到了附加的染色体异常（如 Ph 重复、8 号染色体三体或 19 号染色体三体、17p 缺失）[128]。在 BC-CML 中也检测到肿瘤抑制基因和致癌基因的致病性突变[129]，这些额外的打击被猜测有助于向 BC 的转变[127, 129]。近期新一代测序技术的飞速发展，不仅使得揭开 BC-CML 中所涉及的基因组图谱成为可能，而且进一步凸显了对该领域目前仍存在巨大的认知差距。

2.4.1 *BCR∷ABL1* 和 BC-CML

抑制 *BCR∷ABL1* 激酶活性可有效延缓 BC 的发生，但不能清除形成晚期疾病的原始细胞群。一

种解释是，*BCR∶∶ABL1* 信号传导是过渡到 BC 所必需的，尤其是因为 TKI 有效患者中进展罕见。许多研究发现 BC 中 *BCR∶∶ABL1* 的表达较 CP 增加。在 mRNA[130-133] 和蛋白质水平 [121、130、134] 比较匹配的 CP 和 BC 样品（来自同一患者）时，均观察到了这一点。此外，有研究表明，*BCR∶∶ABL1* 较高表达的细胞更表现出基因组不稳定性及分化紊乱性，这是 BC-CML 的内在特性[127、135]。这些发现均意味着 *BCR∶∶ABL1* 在 BC 转化中不仅仅只是过客作用。

2.4.2 DNA 损伤 / 修复

BCR∶∶ABL1 已被证明通过破坏 DNA 修复途径、产生活性氧和抑制 DNA 损伤诱导的细胞凋亡来促进基因组不稳定性，所有这些都可能导致基因组突变的发生[136-140]。这些事件部分与 *BCR∶∶ABL1* 表达水平有关[141]。与成熟细胞相比，CML CD34+ 细胞表达高水平的 *BCR∶∶ABL1*[132]，并且与健康（CD34+）细胞相比，它们对基因组不稳定性高度敏感[89]。虽然尚未证实，但有理由认为 *BCR∶∶ABL1* 为祖细胞提供了恶性转化所需的基因组可塑性[127、142-143]。

2.4.3 C/EBPα 和 hnRNP-E2

髓系分化所需的 C/EBPα[144]，在表达 *BCR∶∶ABL1* 的细胞系中表达减少[145]。这些细胞系对生长因子诱导的分化反应不佳[135]，但 C/EBPα 的异位表达和 *BCR∶∶ABL1* 激酶抑制能够逆转这种分化阻滞[145]。进一步的实验表明，*BCR∶∶ABL1* 通过上调 hnRNP-E2（一种抑制 C/EBPα 表达的 RNA 结合蛋白）来负调控 C/EBPα 的表达[135]。有趣的是，对 CML 患者细胞的分析发现，C/EBPα 和 hnRNP-E2 的表达的缺失仅发现于 BC[135]。此外，hnRNP-E2 上调和 C/EBPα 下调与 *BCR∶∶ABL1* 水平的增加成正比[135]。更增加该通路额外复杂性的是，microRNA miR-328 以一种非经典的方式阻断 hnRNP-E2 对 C/EBPα 的调节并促进细胞的髓系分化[146]。miR-328 的表达与 *BCR∶∶ABL1* 表达水平呈负相关，因此在 BC 中下调[146]。这些研究表明，*BCR∶∶ABL1* 的高表达可通过上述复杂通路，抑制髓系分化而促进向 BC 的转化。

2.4.4 BC-CML 涉及的重要通路

2.4.4.1 MYC

MYC 原癌基因是最早证实与 CML 疾病进展有关的基因之一。*MYC* 是一种转录因子，它调控促进细胞生长和增殖的基因表达，因此通常在癌症中被激活[147]。最初观察到，BC 患者的 *MYC* 水平高于 CP 患者[148]。随后有报道称，*ABL1* 的表达可增强 *MYC* 表达，*MYC* 是 *BCR∶∶ABL1* 诱导的 BC 转化所必需的[149-150]。虽然 *MYC* 的过表达可以诱导细胞凋亡[151]，但早期的细胞系模型显示，*BCR∶∶ABL1* 诱导的 BCL2 激活可以抑制 *MYC* 的凋亡活性，同时保持其增殖优势[152]。这是 *BCR∶∶ABL1* 创造"完美风暴"以促进白血病发生的众多例子之一。

BCR∶∶ABL1 可以通过 PI3K、JAK2 和转录因子 E2F1 控制 *MYC* 表达[51、153-155]，同时通过 MEK 和 hnRNP-K 维持蛋白质稳定性[156]。CML 小鼠模型表明，CML 维持和进展需要 *MYC* 表达。另有研究表明，高水平的 *MYC* 对 LSCs 有害，而通过泛素连接酶 Fbw7 对 *MYC* 的泛素化（降解）可使 LSC 中的 *MYC* 水平得到控制[157]。这为在静止期 LSC 中观察到的受限制的 *BCR∶∶ABL1* 激酶活性[120] 和 TKI 耐药 LSC 中选择性 *BCR∶∶ABL1* 低表达提供了理论依据[91-92]（表明增强的 *BCR∶∶ABL1* 信号传导对静止细胞是有毒性的）。这些发现，加上 *MYC* 在髓系分化中的既定作用[158]，提示 *MYC* 失调是驱动 CML 中 BC 转化的重要机制。

2.4.4.2 p53

p53 的正常功能是响应细胞应激事件，在细胞应激事件中，它被激活并驱动决定细胞命运（细胞凋亡、DNA 修复、细胞周期停滞或衰老）的基因转录[159]。早期遗传学研究观察到，在进展为 BC 的 CML 患者中，约有 20% 存在 p53 失活性突变[160-161]。*BCR∶∶ABL1* 对 p53 的调控是复杂且不清楚的，活化[162-163] 和失活[164-165] 均有报道。然而，p53 的缺失或抑制会促进小鼠的 BC 样疾病发生[165-167]，而 BC 细胞中 p53 的稳定可诱导细胞凋亡[167-168]。有研究表明，仅当存在 p53 时，*MYC* 过表达才会对 LSCs 有毒[157]。

2.4.4.3 XPO1

核输出蛋白 XPO1 是调节 BC 的另一种新因子。其在 BC 患者中的表达增强，有研究证实，药理学阻断其功能足以杀死 CP 和 BC 原代 CD34+ 细胞[169]。在 *BCR∶∶ABL1* 阳性细胞系中抑制 XPO1 表明，核转运受损可以解释 XPO1 抑制的致死性。例如，SET 和 p53 均在细胞核中异常富集，导致其失活[169]。其他实验表明，长期 XPO1 抑制导致 *BCR∶∶ABL1* 降解（通过失去对 PP2A 活性的 SET 控制），而短期抑制在影响 *BCR∶∶ABL1* 活性之前阻断了 STAT5、AKT 和 MEK 信号传导[169]。这表明 *BCR∶∶ABL1* 依赖性和非依赖性细胞死亡都是由 XPO1 抑制引起的。值得注意的是，XPO1 抑制剂逆转了 1 例出现疾病进展且 TKI 治疗耐药患者的 CML 症状（WBC 计数/脾大），突显了这是治疗 CML 晚期疾病的潜在策略[169]。

2.4.4.4 SIRT1

SIRT1 的表达在 CML 中增强，部分受 *BCR∶∶ABL1*/STAT5 调控[170]。由于可阻断 LSC 更新和 DNA 修复，这种蛋白质脱乙酰酶被认为与 BC-CML 有关。SIRT1 抑制经 p53/FoxO 控制的 LSC 维持被认为可延长 CML-LSCs 的生存期[170-171]。相反，敲除或抑制 SIRT1 通过降低 LSCs 的增殖和自我更新能力阻碍小鼠的 CML 发生和疾病的进展[170-171]。SIRT1 对 CML 细胞系中 DNA 修复蛋白 Ku70 的调控可增强不太稳定的非同源末端连接 DNA 修复，从而增强突变[172]。SIRT1 为 BC-CML 的关键驱动因素：它为 LSC 的存活和基因组不稳定性提供了途径，这一认识为 SIRT1 在 BC 发生中的重要作用提供了强有力的证据。

2.4.4.5 ADAR1

ADAR1 是一种 RNA 编辑器，其酶活性将 RNA 中的腺苷转化为肌苷，导致这些核苷酸在核糖体中被翻译为鸟嘌呤，从而改变 RNA 行为和蛋白质氨基酸组成。CML 患者 ADAR1 表达分析显示，从 CP 到 BC，ADAR1 的表达显著增加，且与 *BCR∶∶ABL1* 水平相关[173]。BC 患者样本中还检测到增强的 A 到 I 的编辑并改变了 RNA 编辑基因的表达，证明了 BC 中 ADAR1 表达增加对其下游靶标具有功能性影响[173]。目前，已经开发了两种小鼠模型，成功地证明了 ADAR1 在 CML 干细胞中的重要作用。在 CML 小鼠模型中阻断 ADAR1 表达后，由于原始白血病细胞的受抑制，白血病的发生、维持和 BC 的发作都受到了阻碍[174]。相反，ADAR1 过表达导致髓系祖细胞扩增[173]。此外，ADAR1 的 RNA 编辑部分的特异性删除表明，RNA 编辑对 CML 祖细胞的自我更新至关重要[174]。众所周知，ADAR1 的 RNA 编辑活性是 HSC 存活所必需的[175]，因此推测 BC 中 ADAR1 活性增强可将 LSCs 锁定在原始状态。

2.4.4.6 多梳抑制复合体和表观遗传调控

多梳抑制复合体（polycomb repressive complexes，

PRCs）的失调与许多血液系统恶性肿瘤有关，包括 CML[176]。早期数据表明，PRC1 成员 BMI1 的过表达与患者的生存率降低和 BC 转化风险升高相关[177]。EZH2 活性（PRC2 的催化亚基）的增强也被证明是 CML 细胞增殖所必需的[178]。最近对 BC 基因组的探索表明，影响 PRCs 的突变在 BC 细胞大量富集：BC 祖细胞的转录组分析显示 PRC1 和 PRC2 相关基因集分别是上调和耗竭的[179]。

表观遗传重编程的影响仍然是 CML 研究的一个新兴领域。PRCs 与 BC-CML 的表观遗传重编程密切相关，PRC2 驱动的 DNA 超甲基化导致髓系分化停滞和肿瘤抑制功能丧失[179]。然而，DNA 甲基化抑制剂在 BC-CML 期的应用未能取得持久性缓解效果[179]。用低甲基化制剂处理的 BC 细胞的基因表达分析显示，与 DNA 甲基化相关的大多数基因表达异常未能正常化，表明存在额外的未被识别的表观遗传调控机制[179]。然而，体外联合使用 BMI1 抑制剂和低甲基化药物的治疗方案可使 BC-CML 细胞系的集落形成减少约 90%[179]。

2.4.4.7 突变情况

虽然单独的 *BCR∶∶ABL1* 足以诱导 CP-CML 的发生，但它不是疾病更晚期阶段的唯一事件。*BCR∶∶ABL1* 与大量遗传不稳定性相关[180]，有助于获得可能触发进展为 BC 的其他突变事件。为了识别假定的 BC 驱动基因，Giotopoulos 等使用了一个引人注目的小鼠模型。该实验以 *BCR∶∶ABL1* 存在或不存在情况下的转座盒阵列为中心[181]。该基因盒的转座可以激活或灭活基因组插入位点附近的基因。基因激活是通过盒中的增强子/启动子序列在基因 5′ 区域内的转座实现的[181]。相反，基因内转座可破坏基因，导致其功能的丧失。仅具有 *BCR∶∶ABL1* 遗传背景的小鼠表现为 CML-CP 表型，而 *BCR∶∶ABL1*/转座子小鼠的表型则为 85%BC-CML、5%CP 和 10%AP 样疾病[181]。对小鼠进行微阵列基因表达分析后显示其在疾病类型内聚集及类型间分离，进而确定了已知参与 BC 发展的几个基因。BC 样本队列中的转座事件包括了 STAT5、XPO1、PTEN、*MYC* 相关靶基因和 JAK1[181]。

第二代测序技术在当代取得了巨大进步，能够识别出各种血液系统恶性肿瘤特征性的体细胞突变谱，从而影响诊断、治疗和预后[182-184]。在 BC-CML 中，已确定大多数患者携带已知癌症基因中的附加突变事件[185-186]，在其中一项研究中可见于高达 95% 的患者[185]。RUNX1、ASXL1 和 IKZF1 外显子缺失的突变是最常见的事件[187]，而 BC-CML 中已经描述了多个不同癌症相关基因的单核苷酸、插入、缺失、融合和异常剪接。异常 RAG 介导的重组也被证明可促进淋系 BC 的结构重排[188]。临床结局不佳（包括进展为 BC-CML）的患者在诊断时，即可观察到一类新型变异，称为"Ph- 相关重排"，涉及 Ph 易位相关的染色体臂的基因重排和新融合[185]。此外，在进展为淋系 BC 的患者中，更常发现 Ph- 相关重排[185]。虽然关于这一新型突变的数据很少，但它们的存在可能突显了有一群遗传学更不稳定的患者，因此增加了不良结局的可能性。ABL 激酶区突变可见于约 50% 的 BC-CML 患者[185]，而在淋系 BC 患者中更常见[185]。然而，ABL 激酶区突变很少是唯一的事件[185]，而是经常与 IKZF1 变异同时发生。此外，在约 60% 的患者中，癌症基因变异通常早于激酶区突变的发生，这强调了与获得癌基因突变相关的基因组不稳定性的存在[185]。

2.5　结束语

CML 的生物学以 *BCR ∷ ABL1* 的组成性激酶活性为中心，该激酶活性即足以引起 CP 的临床特征。CML 的细胞系和小鼠模型目前均易于建立，因此我们得以积累了大量有关 CML 分子网络的知识。这些研究表明，*BCR ∷ ABL1* 参与改变细胞内驱动 CML 发病机制的几乎所有过程。但对 LSC 而言，*BCR ∷ ABL1* 过度增强的信号是受抑制的，否则将不利于 LSC 的维持。目前的文献表明，STAT5 是 *BCR ∷ ABL1* 诱导 CML 的重要组成部分，并且已在两个条件性敲除模型中得到了证实[41, 189]。通过高效的新技术，在原始 CML 细胞中发现了一系列重要的基因。研究得最透彻的是 p53、*MYC* 和 β - 连环蛋白，它们在干细胞生物学和 BC 转化中都有重要的作用。

LSC 与 BC 和治疗反应之间的关系使 LSC 和祖细胞成为 CML 生物学研究的最前沿。特别有趣的发现是，LSCs 的存活不依赖于 *BCR ∷ ABL1* 激酶活性。目前，尚不清楚 *BCR ∷ ABL1* 的另一个蛋白质结构域是否赋予了 LSC 存活特性。另一种可能性是 *BCR ∷ ABL1* 能够以一种不需要其激酶活性的方式对 LSC 进行编码。目前，尚不清楚 BC-CML 的克隆是否产生于 HSC 或祖细胞群中。查明后者非常重要，

因为每个细胞群都具有完全不同的生物学特性，因此需要不同的治疗策略。

毫无疑问，第二代测序和强大的实验性建模工具将能提供有关 CML 生物学的大量信息，并突显出疾病进展的潜在驱动因素。这些研究进展将可能得到复发性突变和表观遗传标记的证据，从而证实这些突变和表观遗传标记是有利的还是阻碍 CML 的发病或对治疗的反应的。

在蛋白质组学领域中，改进的蛋白质研究方法和更强大的质谱仪有可能揭示翻译后修饰和蛋白质相互作用。在 CML 中，蛋白质组网络的研究相对未得到开发（尽管确实存在简单的例子[190-191]），这使其成为一个对提高 CML 生物学相关认识极具吸引力的领域。非编码 RNA（ncRNA）也是如此。众所周知，在 CML 的 CP 与 BC 及原始细胞与粒细胞相比，这些分子是失调的[192-193]。然而，大多数研究仅限于单个 microRNA 和靶标的功能。因而，还需要进一步的工作来了解在 CML 中关键领域的整体 ncRNA 回路。随着可以监测蛋白质和 RNA 时空行为的高倍荧光显微镜的出现，这些领域得到越来越多的关注。

最后，通路抑制剂和基因组编辑（包括 crispR）系统[194]的可用性是功能验证细胞系和小鼠模型中基因组和蛋白质组学研究中识别通路的有力选择。这些技术将完全揭示 CML 发病及转化进展为 AP 或 BC 可能性的新机制——那个激动人心的时刻的到来将成为可能。

利益冲突作者声明

他们对本章的撰写没有利益冲突。

（曾庆曙　屈梦妮）

━━━━━━━━ 参考文献 ━━━━━━━━

[1] Score J, Calasanz MJ, Ottman O, Pane F, Yeh RF, Sobrinho-Simoes MA, et al. Analysis of genomic breakpoints in p190 and p210 BCR-ABL indicate distinct mechanisms of formation. Leukemia. 2010;24(10):1742–50. https://doi.org/10.1038/leu.2010.174.

[2] Melo JV. The diversity of BCR-ABL fusion proteins and their relationship to leukemia phenotype. Blood. 1996;88(7):2375–84.

[3] Jain P, Kantarjian H, Patel KP, Gonzalez GN, Luthra R, Shamanna RK, et al. Impact of BCR-ABL transcript type on outcome in patients with chronic-phase CML treated with tyrosine kinase inhibitors. Blood. 2016;127(10):1269–75. https:// doi.org/10.1182/ blood-2015-10-674242.

[4] Baccarani M, Castagnetti F, Gugliotta G, Rosti G, Soverini S, Albeer A, et al. The proportion of different BCR-ABL1 transcript types in chronic myeloid leukemia. An international overview. Leukemia. 2019;33(5):1173–83. https://doi. org/10.1038/ s41375-018-0341-4.

[5] Dowding C, Guo AP, Maisin D, Gordon MY, Goldman JM. The effects of interferon-alpha on the proliferation of CML progenitor cells in vitro are not related to the precise position of the M-BCR breakpoint. Br J Haematol. 1991;77(2):165–71.

[6] Fioretos T, Nilsson PG, Aman P, Heim S, Kristoffersson U, Malm C, et al. Clinical impact of breakpoint position within M-bcr in chronic myeloid leukemia. Leukemia. 1993;7(8):1225–31.

[7] Rozman C, Urbano-Ispizua A, Cervantes F, Rozman M, Colomer D, Feliz P, et al. Analysis of the clinical relevance of the breakpoint location within M-BCR and the type of chimeric mRNA in chronic myelogenous leukemia. Leukemia. 1995;9(6): 1104–7.

[8] Shepherd P, Suffolk R, Halsey J, Allan N. Analysis of molecular breakpoint and m-RNA transcripts in a prospective randomized trial of interferon in chronic myeloid leukaemia: no correlation with clinical features, cytogenetic response, duration of chronic phase, or survival. Br J Haematol. 1995;89(3): 546–54.

[9] Balatzenko G, Vundinti BR, Margarita G. Correlation between the type of bcr-abl transcripts and blood cell counts in chronic myeloid leukemia - a possible influence of mdr1 gene expression. Hematol Rep. 2011;3(1):e3. https://doi. org/10.4081/hr.2011.e3. hr.2011.e3 [pii]

[10] Hanfstein B, Lauseker M, Hehlmann R, Saussele S, Erben P, Dietz C, et al. Distinct characteristics of e13a2 versus e14a2 BCR-ABL1 driven chronic myeloid leukemia under first-line therapy with imatinib. Haematologica. 2014;99(9):1441–7. https:// doi.org/10.3324/haematol.2013.096537.

[11] Castagnetti F, Gugliotta G, Breccia M, Iurlo A, Levato L, Albano F, et al. The BCR-ABL1 transcript type influences response and outcome in Philadelphia chromosome-positive chronic myeloid leukemia patients treated frontline with imatinib. Am J Hematol. 2017;92(8):797–805. https://doi. org/10.1002/ajh.24774.

[12] Genthon A, Nicolini FE, Huguet F, Colin-Gil C, Berger M, Saugues S, et al. Influence of major BCRABL1 transcript subtype on outcome in patients with chronic myeloid leukemia in chronic phase treated frontline with nilotinib. Oncotarget. 2020;11:26.

[13] D'Adda M, Farina M, Schieppati F, Borlenghi E, Bottelli C, Cerqui E, et al. The e13a2 BCR-ABL transcript negatively affects sustained deep molecular response and the achievement of treatment-free remission in patients with chronic myeloid leukemia who receive tyrosine kinase inhibitors. Cancer. 2019;125(10):1674–82. https:// doi.org/10.1002/ cncr.31977.

[14] Claudiani S, Apperley JF, Gale RP, Clark R, Szydlo R, Deplano S, et al. e14a2 BCR-ABL1 transcript is associated with a higher rate of treatment-free remission in individuals with chronic myeloid leukemia after stopping tyrosine kinase inhibitor therapy. Haematologica. 2017;102(8):e297–e9. https://doi. org/10.3324/ haematol.2017.168740.

[15] Gong Z, Medeiros LJ, Cortes JE, Zheng L, Khoury JD, Wang W, et al. Clinical and prognostic significance of e1a2 BCR-ABL1 transcript subtype in chronic myeloid leukemia. Blood Cancer J. 2017;7(7):e583-e. https://doi.org/10.1038/ bcj.2017.62.

[16] Qin Y-Z, Jiang Q, Jiang H, Lai Y-Y, Shi H-X, Chen W-M, et al. Prevalence and outcomes of uncommon BCR-ABL1 fusion transcripts in patients with chronic myeloid leukaemia: data from a single centre. Br J Haematol. 2018;182(5):693–700. https:// doi.org/10.1111/bjh.15453.

[17] Biernaux C, Loos M, Sels A, Huez G, Stryckmans P. Detection of major bcr-abl gene expression at a very low level in blood cells of some healthy individuals. Blood. 1995;86(8):3118–22.

[18] Bose S, Deininger M, Gora-Tybor J, Goldman JM, Melo JV. The presence of typical and atypical BCRABL fusion genes in leukocytes of normal individuals: biologic significance and implications for the assessment of minimal residual disease. Blood. 1998;92(9):3362–7.

[19] Basecke J, Griesinger F, Trumper L, Brittinger G. Leukemia- and lymphoma-associated genetic aberrations in healthy individuals. Ann Hematol. 2002;81(2):64–75. https://doi.org/10.1007/ s00277-002-0427-x.

[20] Boquett JA, Alves JR, de Oliveira CE. Analysis of BCR/ABL transcripts in healthy individuals. Genet Mol Res. 2013;12(4):4967–71. https://doi. org/10.4238/2013.October.24.8.

[21] Ismail SI, Naffa RG, Yousef AM, Ghanim MT. Incidence of bcr-abl fusion transcripts in healthy individuals. Mol Med Rep. 2014;9(4):1271–6. https://doi.org/10.3892/mmr.2014.1951.

[22] Goldman JM, Melo JV. Chronic myeloid Leukemia— advances in biology and new approaches to treatment. N Engl J Med. 2003;349(15):1451–64. https:// doi.org/10.1056/ NEJMra020777.

[23] Hantschel O. Structure, regulation, signaling, and targeting of abl kinases in cancer. Genes Cancer. 2012;3(5–6):436–46. https://doi. org/10.1177/1947601912458584.

[24] Quintás-Cardama A, Cortes J. Molecular biology of bcr-abl1–positive chronic myeloid leukemia.

[25] Wylie AA, Schoepfer J, Jahnke W, Cowan-Jacob SW, Loo A, Furet P, et al. The allosteric inhibitor ABL001 enables dual targeting of BCR–ABL1. Nature. 2017;543:733. https://doi.org/10.1038/ nature21702. https://www.nature.com/articles/ nature21702#supplementary-information

[26] Daley GQ, Van Etten RA, Baltimore D. Induction of chronic myelogenous leukemia in mice by the P210bcr/abl gene of the Philadelphia chromosome. Science (New York, NY). 1990;247(4944):824–30.

[27] Deininger MW, Goldman JM, Melo JV. The molecular biology of chronic myeloid leukemia. Blood. 2000;96(10):3343–56.

[28] Heisterkamp N, Jenster G, ten Hoeve J, Zovich D, Pattengale PK, Groffen J. Acute leukaemia in bcr/ abl transgenic mice. Nature. 1990;344(6263):251– 3. https://doi.org/10.1038/344251a0.

[29] Kelliher MA, McLaughlin J, Witte ON, Rosenberg N. Induction of a chronic myelogenous leukemia- like syndrome in mice with v-abl and BCR/ABL. Proc Natl Acad Sci U S A. 1990;87(17):6649–53.

[30] Bedi A, Zehnbauer BA, Barber JP, Sharkis SJ, Jones RJ. Inhibition of apoptosis by BCR-ABL in chronic myeloid leukemia. Blood. 1994;83(8):2038–44.

[31] Daley GQ, Baltimore D. Transformation of an interleukin 3-dependent hematopoietic cell line by the chronic myelogenous leukemia-specific P210bcr/abl protein. Proc Natl Acad Sci U S A. 1988;85(23):9312–6.

[32] Hariharan IK, Adams JM, Cory S. bcr-abl oncogene renders myeloid cell line factor independent: potential autocrine mechanism in chronic myeloid leukemia. Oncogene Res. 1988;3(4):387–99.

[33] Ratajczak MZ, Kant JA, Luger SM, Hijiya N, Zhang J, Zon G, et al. In vivo treatment of human leukemia in a scid mouse model with c-myb

Blood. 2009;113(8):1619–30. https://doi. org/10.1182/ blood-2008-03-144790.

antisense oligodeoxynucleotides. Proc Natl Acad Sci U S A. 1992;89(24):11823–7.

[34] Skorski T, Szczylik C, Malaguarnera L, Calabretta B. Gene-targeted specific inhibition of chronic myeloid leukemia cell growth by BCR-ABL antisense oligodeoxynucleotides. Folia Histochem Cytobiol. 1991;29(3):85–9.

[35] Szczylik C, Skorski T, Nicolaides NC, Manzella L, Malaguarnera L, Venturelli D, et al. Selective inhibition of leukemia cell proliferation by BCR-ABL antisense oligodeoxynucleotides. Science (New York, NY). 1991;253(5019):562–5.

[36] Engelman A, Rosenberg N. Temperature-sensitive mutants of Abelson murine leukemia virus deficient in protein tyrosine kinase activity. J Virol. 1990;64(9):4242–51.

[37] Calabretta B, Perrotti D. The biology of CML blast crisis. Blood. 2004;103(11):4010–22. https://doi. org/10.1182/blood-2003-12-4111.

[38] Lin TS, Mahajan S, Frank DA. STAT signaling in the pathogenesis and treatment of leukemias. Oncogene. 2000;19(21):2496–504. https://doi. org/10.1038/ sj.onc.1203486.

[39] Chai SK, Nichols GL, Rothman P. Constitutive activation of JAKs and STATs in BCR-Abl-expressing cell lines and peripheral blood cells derived from leukemic patients. J Immunol. 1997;159(10):4720–8.

[40] Warsch W, Walz C, Sexl V. JAK of all trades: JAK2-STAT5 as novel therapeutic targets in BCR-ABL1+ chronic myeloid leukemia. Blood. 2013;122(13):2167–75. https://doi.org/10.1182/ blood-2013-02-485573.

[41] Walz C, Ahmed W, Lazarides K, Betancur M, Patel N, Hennighausen L, et al. Essential role for Stat5a/b in myeloproliferative neoplasms induced by BCR-ABL1 and JAK2(V617F) in mice. Blood. 2012;119(15):3550–60. https://doi.org/10.1182/ blood-2011-12-397554.

[42] Hoelbl A, Schuster C, Kovacic B, Zhu B, Wickre M, Hoelzl MA, et al. Stat5 is indispensable for the maintenance of bcr/abl-positive leukaemia. EMBO Mol Med. 2010;2(3):98–110. https://doi. org/10.1002/ emmm.201000062.

[43] Warsch W, Kollmann K, Eckelhart E, Fajmann S, Cerny-Reiterer S, Hölbl A, et al. High STAT5 levels mediate imatinib resistance and indicate disease progression in chronic myeloid leukemia. Blood. 2011;117(12):3409–20. https://doi. org/10.1182/ blood-2009-10-248211.

[44] Bewry NN, Nair RR, Emmons MF, Boulware D, Pinilla-Ibarz J, Hazlehurst LA. Stat3 contributes to resistance toward BCR-ABL inhibitors in a bone marrow microenvironment model of drug resistance. Mol Cancer Ther. 2008;7(10):3169–75. https://doi. org/10.1158/1535-7163.MCT-08-0314.

[45] Samanta AK, Chakraborty SN, Wang Y, Kantarjian H, Sun X, Hood J, et al. Jak2 inhibition deactivates Lyn kinase through the SET-PP2A-SHP1 pathway, causing apoptosis in drug-resistant cells from chronic myelogenous leukemia patients. Oncogene. 2009;28(14):1669–81. https://doi. org/10.1038/ onc.2009.7.

[46] Sweet K, Hazlehurst L, Sahakian E, Powers J, Nodzon L, Kayali F, et al. A phase I clinical trial of ruxolitinib in combination with nilotinib in chronic myeloid leukemia patients with molecular evidence of disease. Leuk Res. 2018;74:89–96. https://doi. org/10.1016/j.leukres.2018.10.002.

[47] Zhao JJ, Cheng H, Jia S, Wang L, Gjoerup OV, Mikami A, et al. The p110alpha isoform of PI3K is essential for proper growth factor signaling and oncogenic transformation. Proc Natl Acad Sci U S A. 2006;103(44):16296–300. https://doi. org/10.1073/pnas.0607899103.

[48] Sattler M, Salgia R, Okuda K, Uemura N, Durstin MA, Pisick E, et al. The proto-oncogene product p120CBL and the adaptor proteins CRKL and c-CRK link c-ABL, p190BCR/ABL and p210BCR/ ABL to the phosphatidylinositol-3′

kinase pathway. Oncogene. 1996;12(4):839–46.

[49] Sattler M, Mohi MG, Pride YB, Quinnan LR, Malouf NA, Podar K, et al. Critical role for Gab2 in transformation by BCR/ABL. Cancer Cell. 2002;1(5):479–92. S1535610802000740 [pii]

[50] Morotti A, Panuzzo C, Crivellaro S, Pergolizzi B, Familiari U, Berger AH, et al. BCR-ABL disrupts PTEN nuclear-cytoplasmic shuttling through phosphorylation-dependent activation of HAUSP. Leukemia. 2014;28(6):1326–33. https:// doi. org/10.1038/leu.2013.370.

[51] Skorski T, Bellacosa A, Nieborowska-Skorska M, Majewski M, Martinez R, Choi JK, et al. Transformation of hematopoietic cells by BCR/ ABL requires activation of a PI-3k/Akt-dependent pathway. EMBO J. 1997;16(20):6151–61. https:// doi. org/10.1093/emboj/16.20.6151.

[52] Klejman A, Rushen L, Morrione A, Slupianek A, Skorski T. Phosphatidylinositol-3 kinase inhibitors enhance the anti-leukemia effect of STI571. Oncogene. 2002;21(38):5868–76. https://doi. org/10.1038/sj.onc.1205724.

[53] Hu J, Feng M, Liu Z-L, Liu Y, Huang Z-L, Li H, et al. Potential role of Wnt/β-catenin signaling in blastic transformation of chronic myeloid leukemia: cross talk between β-catenin and BCR-ABL. Tumor Biol. 2016;37(12):15859–72. https:// doi.org/10.1007/ s13277-016-5413-3.

[54] Mayerhofer M, Valent P, Sperr WR, Griffin JD, Sillaber C. BCR/ABL induces expression of vascular endothelial growth factor and its transcriptional activator, hypoxia inducible factor-1alpha, through a pathway involving phosphoinositide 3-kinase and the mammalian target of rapamycin. Blood. 2002;100(10):3767–75. https://doi.org/10.1182/blood-2002-01-0109. 2002-01-0109 [pii]

[55] Sheng Z, Ma L, Sun JE, Zhu LJ, Green MR. BCRABL suppresses autophagy through ATF5-mediated regulation of mTOR transcription.

Blood. 2011;118(10):2840–8. https://doi. org/10.1182/ blood-2010-12-322537.

[56] Iannicciello A, Dumas P-Y, Drullion C, Guitart A, Villacreces A, Peytour Y, et al. Chronic myeloid leukemia progenitor cells require autophagy when leaving hypoxia-induced quiescence. Oncotarget. 2017;8(57):96984–92. https://doi.org/10.18632/ oncotarget.18904.

[57] Steelman LS, Franklin RA, Abrams SL, Chappell W, Kempf CR, Basecke J, et al. Roles of the Ras/ Raf/ MEK/ERK pathway in leukemia therapy. Leukemia. 2011;25(7):1080–94. https://doi. org/10.1038/ leu.2011.66.

[58] Chu S, Li L, Singh H, Bhatia R. BCR-tyrosine 177 plays an essential role in Ras and Akt activation and in human hematopoietic progenitor transformation in chronic myelogenous leukemia. Cancer Res. 2007;67(14):7045–53. https://doi. org/10.1158/0008- 5472.CAN-06-4312.

[59] Puil L, Liu J, Gish G, Mbamalu G, Bowtell D, Pelicci PG, et al. Bcr-Abl oncoproteins bind directly to activators of the Ras signalling pathway. EMBO J. 1994;13(4):764–73.

[60] Packer LM, Rana S, Hayward R, O'Hare T, Eide CA, Rebocho A, et al. Nilotinib and MEK inhibitors induce synthetic lethality through paradoxical activation of RAF in drug-resistant chronic myeloid leukemia. Cancer Cell. 2011;20(6):715–27. https:// doi.org/10.1016/ j.ccr.2011.11.004.

[61] Baum KJ, Ren R. Effect of Ras inhibition in hematopoiesis and BCR/ABL leukemogenesis. J Hematol Oncol. 2008;1:5. https://doi. org/10.1186/1756-8722-1-5.

[62] Pellicano F, Simara P, Sinclair A, Helgason GV, Copland M, Grant S, et al. The MEK inhibitor PD184352 enhances BMS-214662-induced apoptosis in CD34+ CML stem/progenitor cells. Leukemia. 2011;25(7):1159–67. https://doi. org/10.1038/ leu.2011.67.

[63] Kim LC, Song L, Haura EB. Src kinases as therapeutic targets for cancer. Nat Rev Clin Oncol. 2009;6(10):587–95. https://doi.org/10.1038/ nrclinonc.2009.129.

[64] Danhauser-Riedl S, Warmuth M, Druker BJ, Emmerich B, Hallek M. Activation of Src kinases p53/56lyn and p59hck by p210bcr/abl in myeloid cells. Cancer Res. 1996;56(15):3589–96.

[65] Lionberger JM, Wilson MB, Smithgall TE. Transformation of myeloid leukemia cells to cytokine independence by Bcr-Abl is suppressed by kinase-defective Hck. J Biol Chem. 2000;275(24):18581–5. https://doi.org/10.1074/ jbc. C000126200. C000126200 [pii]

[66] Wilson MB, Schreiner SJ, Choi HJ, Kamens J, Smithgall TE. Selective pyrrolo-pyrimidine inhibitors reveal a necessary role for Src family kinases in Bcr-Abl signal transduction and oncogenesis. Oncogene. 2002;21(53):8075–88. https://doi. org/10.1038/sj.onc.1206008.

[67] Klejman A, Schreiner SJ, Nieborowska-Skorska M, Slupianek A, Wilson M, Smithgall TE, et al. The Src family kinase Hck couples BCR/ABL to STAT5 activation in myeloid leukemia cells. EMBO J. 2002;21(21):5766–74.

[68] Warmuth M, Simon N, Mitina O, Mathes R, Fabbro D, Manley PW, et al. Dual-specific Src and Abl kinase inhibitors, PP1 and CGP76030, inhibit growth and survival of cells expressing imatinib mesylateresistant Bcr-Abl kinases. Blood. 2003;101(2):664–72. https://doi.org/10.1182/ blood-2002-01-0288.2002-01-0288 [pii]

[69] Ban K, Gao Y, Amin HM, Howard A, Miller C, Lin Q, et al. BCR-ABL1 mediates up-regulation of Fyn in chronic myelogenous leukemia. Blood. 2008;111(5):2904–8. https://doi.org/10.1182/ blood-2007-05-091769.

[70] Ptasznik A, Nakata Y, Kalota A, Emerson SG, Gewirtz AM. Short interfering RNA (siRNA) targeting the Lyn kinase induces apoptosis in primary, and drug-resistant, BCR-ABL1(+) leukemia cells. Nat Med. 2004;10(11):1187–9. https://doi.org/10.1038/ nm1127.

[71] Engelman A, Rosenberg N. bcr/abl and src but not myc and ras replace v-abl in lymphoid transformation. Mol Cell Biol. 1990;10(8):4365–9.

[72] Hu Y, Liu Y, Pelletier S, Buchdunger E, Warmuth M, Fabbro D, et al. Requirement of Src kinases Lyn, Hck and Fgr for BCR-ABL1-induced B-lymphoblastic leukemia but not chronic myeloid leukemia. Nat Genet. 2004;36(5):453–61. https:// doi.org/10.1038/ ng1343. ng1343 [pii]

[73] Rusconi F, Piazza R, Vagge E, Gambacorti-Passerini C. Bosutinib : a review of preclinical and clinical studies in chronic myelogenous leukemia. Expert Opin Pharmacother. 2014;15(5):701–10. https://doi. org/10.1517/14656566.2014.882898.

[74] ten Hoeve J, Arlinghaus RB, Guo JQ, Heisterkamp N, Groffen J. Tyrosine phosphorylation of CRKL in Philadelphia+ leukemia. Blood. 1994;84(6):1731–6.

[75] Birge RB, Kalodimos C, Inagaki F, Tanaka S. Crk and CrkL adaptor proteins: networks for physiological and pathological signaling. Cell Commun Signal. 2009;7:13. https://doi. org/10.1186/1478-811X- 7-13.

[76] Seo J-H, Wood LJ, Agarwal A, O'Hare T, Elsea CR, Griswold IJ, et al. A specific need for CRKL in p210BCR-ABL-induced transformation of mouse hematopoietic progenitors. Cancer Res. 2010;70(18):7325–35. https://doi. org/10.1158/0008- 5472.can-10-0607.

[77] White D, Saunders V, Lyons AB, Branford S, Grigg A, To LB, et al. In vitro sensitivity to imatinibinduced inhibition of ABL kinase activity is predictive of molecular response in patients with de novo CML. Blood. 2005;106(7):2520–6. https://doi. org/10.1182/blood-2005-03-1103.

[78] Li W, Ren Y, Si Y, Wang F, Yu J. Long non-coding RNAs in hematopoietic regulation. Cell Regen. 2018;7(2):27–32. https://doi.org/10.1016/

j.cr.2018. 08.001.

[79] Guo G, Kang Q, Zhu X, Chen Q, Wang X, Chen Y, et al. A long noncoding RNA critically regulates Bcr-Abl-mediated cellular transformation by acting as a competitive endogenous RNA. Oncogene. 2015;34(14):1768–79. https://doi. org/10.1038/ onc.2014.131.

[80] Guo G, Kang Q, Chen Q, Chen Z, Wang J, Tan L, et al. High expression of long non-coding RNA H19 is required for efficient tumorigenesis induced by Bcr-Abl oncogene. FEBS Lett. 2014;588(9):1780–6. https://doi.org/10.1016/ j.febslet.2014.03.038.

[81] Salomoni P, Condorelli F, Sweeney SM, Calabretta B. Versatility of BCR/ABL-expressing leukemic cells in circumventing proapoptotic BAD effects. Blood. 2000;96(2):676–84.

[82] de Groot RP, Raaijmakers JA, Lammers JW, Koenderman L. STAT5-dependent CyclinD1 and Bcl-xL expression in Bcr-Abl-transformed cells. Mol Cell Biol Res Commun. 2000;3(5):299–305. https://doi.org/10.1006/mcbr.2000.0231. S1522472400902319 [pii]

[83] Horita M, Andreu EJ, Benito A, Arbona C, Sanz C, Benet I, et al. Blockade of the Bcr-Abl kinase activity induces apoptosis of chronic myelogenous leukemia cells by suppressing signal transducer and activator of transcription 5-dependent expression of Bcl-xL. J Exp Med. 2000;191(6):977–84.

[84] Neshat MS, Raitano AB, Wang HG, Reed JC, Sawyers CL. The survival function of the Bcr-Abl oncogene is mediated by bad-dependent and -independent pathways: roles for phosphatidylinositol 3-kinase and Raf. Mol Cell Biol. 2000;20(4):1179–86.

[85] Graham SM, Jorgensen HG, Allan E, Pearson C, Alcorn MJ, Richmond L, et al. Primitive, quiescent, Philadelphia-positive stem cells from patients with chronic myeloid leukemia

are insensitive to STI571 in vitro. Blood. 2002;99(1):319–25.

[86] Copland M, Hamilton A, Elrick LJ, Baird JW, Allan EK, Jordanides N, et al. Dasatinib (BMS-354825) targets an earlier progenitor population than imatinib in primary CML but does not eliminate the quiescent fraction. Blood. 2006;107(11):4532–9. https://doi. org/10.1182/ blood-2005-07-2947.

[87] Jorgensen HG, Allan EK, Jordanides NE, Mountford JC, Holyoake TL. Nilotinib exerts equipotent antiproliferative effects to imatinib and does not induce apoptosis in CD34+ CML cells. Blood. 2007;109(9):4016–9. https://doi. org/10.1182/blood-2006-11-057521.

[88] Vetrie D, Helgason GV, Copland M. The leukaemia stem cell: similarities, differences and clinical prospects in CML and AML. Nat Rev Cancer. 2020;20(3):158–73. https://doi. org/10.1038/ s41568-019-0230-9.

[89] Chakraborty S, Stark JM, Sun CL, Modi H, Chen W, O'Connor TR, et al. Chronic myelogenous leukemia stem and progenitor cells demonstrate chromosomal instability related to repeated breakage-fusionbridge cycles mediated by increased nonhomologous end joining. Blood. 2012;119(26):6187–97. https://doi.org/10.1182/ blood-2011-05-352252.

[90] Corbin AS, Agarwal A, Loriaux M, Cortes J, Deininger MW, Druker BJ. Human chronic myeloid leukemia stem cells are insensitive to imatinib despite inhibition of BCR-ABL activity. J Clin Invest. 2011;121(1):396–409. https://doi. org/10.1172/JCI35721.

[91] Chomel JC, Sorel N, Guilhot J, Guilhot F, Turhan AG. BCR-ABL expression in leukemic progenitors and primitive stem cells of patients with chronic myeloid leukemia. Blood. 2012;119(12):2964–5.; author reply 5-6. https://doi.org/10.1182/ blood-2011-12-396226.

[92] Kumari A, Brendel C, Hochhaus A, Neubauer A, Burchert A. Low BCR-ABL expression levels in hematopoietic precursor cells enable persistence of chronic myeloid leukemia under imatinib. Blood. 2012;119(2):530–9. https://doi.org/10.1182/blood-2010-08-303495.

[93] Zhao C, Blum J, Chen A, Kwon HY, Jung SH, Cook JM, et al. Loss of beta-catenin impairs the renewal of normal and CML stem cells in vivo. Cancer Cell. 2007;12(6):528–41. https://doi.org/10.1016/j. ccr.2007.11.003.

[94] Arrigoni E, Del Re M, Galimberti S, Restante G, Rofi E, Crucitta S, et al. Concise review: chronic myeloid Leukemia: stem cell niche and response to pharmacologic treatment. Stem Cells Transl Med. 2018;7(3):305–14. https://doi.org/10.1002/sctm.17-0175.

[95] Grassi S, Palumbo S, Mariotti V, Liberati D, Guerrini F, Ciabatti E, et al. The WNT pathway is relevant for the BCR-ABL1-independent resistance in chronic myeloid leukemia. Front Oncol. 2019;9:532. https:// doi.org/10.3389/fonc.2019.00532.

[96] Moon RT, Kohn AD, Ferrari GVD, Kaykas A. WNT and [beta]-catenin signalling: diseases and therapies. Nat Rev Genet. 2004;5(9):691–701.

[97] Coluccia AM, Vacca A, Dunach M, Mologni L, Redaelli S, Bustos VH, et al. Bcr-Abl stabilizes beta-catenin in chronic myeloid leukemia through its tyrosine phosphorylation. EMBO J. 2007;26(5):1456–66. https://doi.org/10.1038/sj.emboj.7601485.

[98] Jamieson CH, Ailles LE, Dylla SJ, Muijtjens M, Jones C, Zehnder JL, et al. Granulocyte-macrophage progenitors as candidate leukemic stem cells in blastcrisis CML. N Engl J Med. 2004;351(7):657–67. https://doi.org/10.1056/NEJMoa040258. 351/7/657[pii]

[99] Heidel FH, Bullinger L, Feng Z, Wang Z, Neff TA, Stein L, et al. Genetic and pharmacologic inhibition of beta-catenin targets imatinib-resistant leukemia stem cells in CML. Cell Stem Cell. 2012;10(4):412–24. https://doi.org/10.1016/j.stem.2012.02.017.

[100] Irvine DA, Zhang B, Kinstrie R, Tarafdar A, Morrison H, Campbell VL, et al. Deregulated hedgehog pathway signaling is inhibited by the smoothened antagonist LDE225 (Sonidegib) in chronic phase chronic myeloid leukaemia. Sci Rep. 2016;6(1):25476. https:// doi.org/10.1038/srep25476.

[101] Sengupta A, Banerjee D, Chandra S, Banerji SK, Ghosh R, Roy R, et al. Deregulation and cross talk among Sonic hedgehog, Wnt, Hox and notch signaling in chronic myeloid leukemia progression. Leukemia. 2007;21(5):949–55. https://doi. org/10.1038/sj.leu.2404657.

[102] Long B, Zhu H, Zhu C, Liu T, Meng W. Activation of the Hedgehog pathway in chronic myelogeneous leukemia patients. J Exp Clin Cancer Res. 2011;30(1):8. https://doi.org/10.1186/1756-9966-30-8.

[103] Taipale J, Beachy PA. The Hedgehog and Wnt signalling pathways in cancer. Nature. 2001;411(6835):349–54. https://doi.org/10.1038/35077219.

[104] Zhao C, Chen A, Jamieson CH, Fereshteh M, Abrahamsson A, Blum J, et al. Hedgehog signalling is essential for maintenance of cancer stem cells in myeloid leukaemia. Nature. 2009;458(7239):776–9. https://doi.org/10.1038/nature07737.

[105] Briscoe J, Therond PP. The mechanisms of hedgehog signalling and its roles in development and disease. Nat Rev Mol Cell Biol. 2013; 14(7):416–29. https://doi.org/10.1038/nrm3598.

[106] Sadarangani A, Pineda G, Lennon KM, Chun HJ, Shih A, Schairer AE, et al. GLI2 inhibition abrogates human leukemia stem cell dormancy. J Transl Med. 2015;13:98. https://doi.org/10.1186/s12967-015-0453-9.

[107] Bray SJ. Notch signalling in context. Nat Rev

Mol Cell Biol. 2016;17(11):722–35. https://doi.org/10.1038/nrm.2016.94.

[108] Nakahara F, Sakata-Yanagimoto M, Komeno Y, Kato N, Uchida T, Haraguchi K, et al. Hes1 immortalizes committed progenitors and plays a role in blast crisis transition in chronic myelogenous leukemia. Blood. 2010;115(14):2872–81. https://doi.org/10.1182/blood-2009-05-222836.

[109] Aljedai A, Buckle A-M, Hiwarkar P, Syed F. Potential role of notch signalling in CD34+ chronic myeloid leukaemia cells: cross-talk between notch and BCRABL. PLoS One. 2015;10(4):e0123016-e. https:// doi.org/10.1371/journal.pone.0123016.

[110] Miyamoto K, Araki KY, Naka K, Arai F, Takubo K, Yamazaki S, et al. Foxo3a is essential for maintenance of the hematopoietic stem cell pool. Cell Stem Cell. 2007;1(1):101–12. https://doi.org/10.1016/j. stem.2007.02.001.

[111] Atfi A, Abecassis L, Bourgeade MF. Bcr-Abl activates the AKT/fox O3 signalling pathway to restrict transforming growth factor-beta-mediated cytostatic signals. EMBO Rep. 2005;6(10):985–91. https://doi. org/10.1038/sj.embor.7400501.

[112] Hurtz C, Hatzi K, Cerchietti L, Braig M, Park E, Kim YM, et al. BCL6-mediated repression of p53 is critical for leukemia stem cell survival in chronic myeloid leukemia. J Exp Med. 2011;208(11):2163–74. https://doi.org/10.1084/jem.20110304.

[113] Naka K, Hoshii T, Muraguchi T, Tadokoro Y, Ooshio T, Kondo Y, et al. TGF-beta-FOXO signalling maintains leukaemia-initiating cells in chronic myeloid leukaemia. Nature. 2010;463(7281):676–80. https:// doi.org/10.1038/nature08734.

[114] Carter BZ, Mak PY, Mu H, Zhou H, Mak DH, Schober W, et al. Combined targeting of BCL-2 and BCR-ABL tyrosine kinase eradicates chronic

myeloid leukemia stem cells. Sci Transl Med. 2016;8(355):355ra117. https://doi.org/10.1126/scitranslmed. aag1180.

[115] Horita M, Andreu EJ, Benito A, Arbona C, Sanz C, Benet I, et al. Blockade of the Bcr-Abl kinase activity induces apoptosis of chronic myelogenous leukemia cells by suppressing signal transducer and activator of transcription 5–dependent expression of Bcl-XL. J Exp Med. 2000;191(6):977–84. https://doi.org/10.1084/jem.191.6.977.

[116] Tzifi F, Economopoulou C, Gourgiotis D, Ardavanis A, Papageorgiou S, Scorilas A. The role of BCL2 family of apoptosis regulator proteins in acute and chronic leukemias. Adv Hematol. 2012;2012:524308. https://doi.org/10.1155/2012/524308.

[117] Kuroda J, Puthalakath H, Cragg MS, Kelly PN, Bouillet P, Huang DCS, et al. Bim and bad mediate imatinib-induced killing of Bcr/Abl+ leukemic cells, and resistance due to their loss is overcome by a BH3 mimetic. Proc Natl Acad Sci. 2006;103(40):14907–12https://doi.org/10.1073/pnas.0606176103.

[118] Marum JE, Yeung DT, Purins L, Reynolds J, Parker WT, Stangl D, et al. ASXL1 and BIM germ line variants predict response and identify CML patients with the greatest risk of imatinib failure. Blood Adv. 2017;1(18):1369–81. https://doi.org/10.1182/bloodadvances.2017006825.

[119] Hantschel O, Warsch W, Eckelhart E, Kaupe I, Grebien F, Wagner KU, et al. BCR-ABL uncouples canonical JAK2-STAT5 signaling in chronic myeloid leukemia. Nat Chem Biol. 2012;8(3):285–93. https://doi.org/10.1038/nchembio.775.

[120] Neviani P, Harb JG, Oaks JJ, Santhanam R, Walker CJ, Ellis JJ, et al. PP2A-activating drugs selectively eradicate TKI-resistant chronic myeloid leukemic stem cells. J Clin Invest. 2013;123(10):4144–57. https://doi.org/10.1172/JCI68951.

[121] Neviani P, Santhanam R, Trotta R, Notari M, Blaser BW, Liu S, et al. The tumor suppressor PP2A is functionally inactivated in blast crisis CML through the inhibitory activity of the BCR/ABL-regulated SET protein. Cancer Cell. 2005;8(5):355–68. https:// doi.org/10.1016/j.ccr.2005.10.015.

[122] Ellis SL, Nilsson SK. The location and cellular composition of the hemopoietic stem cell niche. Cytotherapy. 2012;14(2):135–43. https://doi.org/10 .3109/14653249.2011.630729.

[123] Ema H, Suda T. Two anatomically distinct niches regulate stem cell activity. Blood. 2012;120(11):2174–81. https://doi.org/10.1182/blood-2012-04-424507.

[124] Hazlehurst LA, Argilagos RF, Dalton WS. Beta1 integrin mediated adhesion increases Bim protein degradation and contributes to drug resistance in leukaemia cells. Br J Haematol. 2007;136(2):269–75. https://doi.org/10.1111/j.1365-2141.2006.06435.x.

[125] Zhang B, Li M, McDonald T, Holyoake TL, Moon RT, Campana D, et al. Microenvironmental protection of CML stem and progenitor cells from tyrosine kinase inhibitors through N-cadherin and Wnt-betacatenin signaling. Blood. 2013;121(10):1824–38. https://doi.org/10.1182/blood-2012-02-412890.

[126] Perrotti D, Jamieson C, Goldman J, Skorski T. Chronic myeloid leukemia: mechanisms of blastic transformation. J Clin Invest. 2010;120(7):2254–64. https://doi.org/10.1172/JCI41246.

[127] Skorski T. Genetic mechanisms of chronic myeloid leukemia blastic transformation. Curr Hematol Malig Rep. 2012;7(2):87–93. https://doi.org/10.1007/ s11899-012-0114-5.

[128] Johansson B, Fioretos T, Mitelman F. Cytogenetic and molecular genetic evolution of chronic myeloid leukemia. Acta Haematol. 2002;107(2):76–94. https://doi.org/10.1159/000046636.

[129] Melo JV, Barnes DJ. Chronic myeloid leukaemia as a model of disease evolution in human cancer. Nat Rev Cancer. 2007;7(6):441–53. https://doi.org/10.1038/nrc2147.

[130] Barnes DJ, Palaiologou D, Panousopoulou E, Schultheis B, Yong AS, Wong A, et al. Bcr-Abl expression levels determine the rate of development of resistance to imatinib mesylate in chronic myeloid leukemia. Cancer Res. 2005;65(19):8912–9. https:// doi.org/10.1158/0008-5472.CAN-05-0076.

[131] Gaiger A, Henn T, Horth E, Geissler K, Mitterbauer G, Maier-Dobersberger T, et al. Increase of bcrabl chimeric mRNA expression in tumor cells of patients with chronic myeloid leukemia precedes disease progression. Blood. 1995;86(6):2371–8.

[132] Jiang X, Zhao Y, Smith C, Gasparetto M, Turhan A, Eaves A, et al. Chronic myeloid leukemia stem cells possess multiple unique features of resistance to BCR-ABL targeted therapies. Leukemia. 2007;21(5):926–35. https://doi.org/10.1038/sj.leu.2404609.

[133] Marega M, Piazza RG, Pirola A, Redaelli S, Mogavero A, Iacobucci I, et al. BCR and BCR-ABL regulation during myeloid differentiation in healthy donors and in chronic phase/blast crisis CML patients. Leukemia. 2010;24(8):1445–9. https://doi.org/10.1038/leu.2010.101.

[134] Andrews DF 3rd, Collins SJ. Heterogeneity in expression of the bcr-abl fusion transcript in CML blast crisis. Leukemia. 1987;1(10):718–24.

[135] Chang JS, Santhanam R, Trotta R, Neviani P, Eiring AM, Briercheck E, et al. High levels of the BCR/ABL oncoprotein are required for the MAPK-hnRNP-E2 dependent suppression of C/EBPalpha-driven myeloid differentiation. Blood. 2007;110(3):994–1003. https://doi.org/10.1182/blood-2007-03-078303.

[136] Amos TA, Lewis JL, Grand FH, Gooding RP, Goldman JM, Gordon MY. Apoptosis in chronic myeloid leukaemia: normal responses by progenitor cells to growth factor deprivation, X-irradiation and glucocorticoids. Br J Haematol. 1995;91(2):387–93.

[137] Bedi A, Barber JP, Bedi GC, el-Deiry WS, Sidransky D, Vala MS, et al. BCR-ABL-mediated inhibition of apoptosis with delay of G2/M transition after DNA damage: a mechanism of resistance to multiple anticancer agents. Blood. 1995;86(3):1148–58.

[138] Dierov J, Sanchez PV, Burke BA, Padilla-Nash H, Putt ME, Ried T, et al. BCR/ABL induces chromosomal instability after genotoxic stress and alters the cell death threshold. Leukemia. 2009;23(2):279–86. https://doi.org/10.1038/leu.2008.308.

[139] Koptyra M, Cramer K, Slupianek A, Richardson C, Skorski T. BCR/ABL promotes accumulation of chromosomal aberrations induced by oxidative and genotoxic stress. Leukemia. 2008;22(10):1969–72. https://doi.org/10.1038/leu.2008.78.

[140] Slupianek A, Falinski R, Znojek P, Stoklosa T, Flis S, Doneddu V, et al. BCR-ABL1 kinase inhibits uracil DNA glycosylase UNG2 to enhance oxidative DNA damage and stimulate genomic instability. Leukemia. 2013;27(3):629–34. https://doi.org/10.1038/leu.2012.294.

[141] Deutsch E, Dugray A, AbdulKarim B, Marangoni E, Maggiorella L, Vaganay S, et al. BCR-ABL downregulates the DNA repair protein DNA-PKcs. Blood. 2001;97(7):2084–90.

[142] Skorski T. Genomic instability: the cause and effect of BCR/ABL tyrosine kinase. Curr Hematol Malig Rep. 2007;2(2):69–74. https://doi.org/10.1007/ s11899-007-0010-6.

[143] Skorski T. BCR/ABL, DNA damage and DNA repair: implications for new treatment concepts. Leuk Lymphoma. 2008;49(4):610–4. https://doi.org/10.1080/03093640701859089.

[144] Zhang P, Iwasaki-Arai J, Iwasaki H, Fenyus ML, Dayaram T, Owens BM, et al. Enhancement of hematopoietic stem cell repopulating capacity and self-renewal in the absence of the transcription factor C/EBP alpha. Immunity. 2004;21(6):853–63. https://doi.org/10.1016/j.immuni.2004.11.006.

[145] Guerzoni C, Bardini M, Mariani SA, Ferrari-Amorotti G, Neviani P, Panno ML, et al. Inducible activation of CEBPB, a gene negatively regulated by BCR/ABL, inhibits proliferation and promotes differentiation of BCR/ABL-expressing cells. Blood. 2006;107(10):4080–9. https://doi.org/10.1182/ blood-2005-08-3181.

[146] Eiring AM, Harb JG, Neviani P, Garton C, Oaks JJ, Spizzo R, et al. miR-328 functions as an RNA decoy to modulate hnRNP E2 regulation of mRNA translation in leukemic blasts. Cell. 2010;140(5):652–65. https://doi.org/10.1016/ j.cell.2010.01.007.

[147] Dang CV. MYC on the path to cancer. Cell. 2012;149(1):22–35. https://doi.org/10.1016/j. cell.2012.03.003.

[148] Preisler HD, Sato H, Yang PM, Wilson M, Kaufman C, Watt R. Assessment of c-myc expression in individual leukemic cells. Leuk Res. 1988;12(6):507–16.

[149] Cleveland JL, Dean M, Rosenberg N, Wang JY, Rapp UR. Tyrosine kinase oncogenes abrogate interleukin- 3 dependence of murine myeloid cells through signaling pathways involving c-myc: conditional regulation of c-myc transcription by temperaturesensitive v-abl. Mol Cell Biol. 1989;9(12):5685–95.

[150] Sawyers CL, Callahan W, Witte ON. Dominant negative MYC blocks transformation by ABL oncogenes. Cell. 1992;70(6):901–10. doi:0092-8674(92)90241-4 [pii]

[151] Bissonnette RP, Echeverri F, Mahboubi A, Green DR. Apoptotic cell death induced by c-myc is

inhibited by bcl-2. Nature. 1992;359(6395):552–4. https://doi.org/10.1038/359552a0.

[152] Sanchez-Garcia I, Grutz G. Tumorigenic activity of the BCR-ABL oncogenes is mediated by BCL2. Proc Natl Acad Sci U S A. 1995;92(12):5287–91.

[153] Birchenall-Roberts MC, Yoo YD, Bertolette DC 3rd, Lee KH, Turley JM, Bang OS, et al. The p120-v-Abl protein interacts with E2F-1 and regulates E2F-1 transcriptional activity. J Biol Chem. 1997;272(14):8905–11.

[154] Stewart MJ, Litz-Jackson S, Burgess GS, Williamson EA, Leibowitz DS, Boswell HS. Role for E2F1 in p210 BCR-ABL downstream regulation of c-myc transcription initiation. Studies in murine myeloid cells. Leukemia. 1995;9(9):1499–507.

[155] Xie S, Lin H, Sun T, Arlinghaus RB. Jak2 is involved in c-Myc induction by Bcr-Abl. Oncogene. 2002;21(47):7137–46. https://doi.org/10.1038/ sj.onc.1205942.

[156] Notari M, Neviani P, Santhanam R, Blaser BW, Chang JS, Galietta A, et al. A MAPK/HNRPK pathway controls BCR/ABL oncogenic potential by regulating MYC mRNA translation. Blood. 2006;107(6):2507–16. https://doi.org/10.1182/ blood-2005-09-3732.

[157] Reavie L, Buckley SM, Loizou E, Takeishi S, Aranda- Orgilles B, Ndiaye-Lobry D, et al. Regulation of c-Myc ubiquitination controls chronic myelogenous leukemia initiation and progression. Cancer Cell. 2013;23(3):362–75. https://doi.org/10.1016/j. ccr.2013.01.025.

[158] Delgado MD, Leon J. Myc roles in hematopoiesis and leukemia. Genes Cancer. 2010;1(6):605–16. https://doi.org/10.1177/1947601910377495.

[159] Pant V, Quintas-Cardama A, Lozano G. The p53 pathway in hematopoiesis: lessons from mouse models, implications for humans. Blood. 2012;120(26):5118–27. https://doi.org/10.1182/ blood-2012-05-356014.

[160] Guinn BA, Mills KI. p53 mutations, methylation and genomic instability in the progression of chronic myeloid leukaemia. Leuk Lymphoma. 1997;26(3–4):211–26. https://doi. org/10.3109/10428199709051771.

[161] Stuppia L, Calabrese G, Peila R, Guanciali-Franchi P, Morizio E, Spadano A, et al. p53 loss and point mutations are associated with suppression of apoptosis and progression of CML into myeloid blastic crisis. Cancer Genet Cytogenet. 1997;98(1):28–35. doi:S016546089600413X [pii]

[162] Sionov RV, Moallem E, Berger M, Kazaz A, Gerlitz O, Ben-Neriah Y, et al. C-Abl neutralizes the inhibitory effect of Mdm2 on p53. J Biol Chem. 1999;274(13):8371–4.

[163] Stoklosa T, Slupianek A, Datta M, Nieborowska-Skorska M, Nowicki MO, Koptyra M, et al. BCR/ ABL recruits p53 tumor suppressor protein to induce drug resistance. Cell Cycle. 2004;3(11):1463–72. doi:1229 [pii]

[164] Trotta R, Vignudelli T, Candini O, Intine RV, Pecorari L, Guerzoni C, et al. BCR/ABL activates mdm2 mRNA translation via the La antigen. Cancer Cell. 2003;3(2):145–60. doi:S1535610803000205 [pii]

[165] Wendel HG, de Stanchina E, Cepero E, Ray S, Emig M, Fridman JS, et al. Loss of p53 impedes the antileukemic response to BCR-ABL inhibition. Proc Natl Acad Sci U S A. 2006;103(19):7444–9. https:// doi.org/10.1073/pnas.0602402103.

[166] Honda H, Ushijima T, Wakazono K, Oda H, Tanaka Y, Aizawa S, et al. Acquired loss of p53 induces blastic transformation in p210(bcr/abl)-expressing hematopoietic cells: a transgenic study for blast crisis of human CML. Blood. 2000;95(4):1144–50.

[167] Velasco-Hernandez T, Vicente-Duenas C, Sanchez-Garcia I, Martin-Zanca D. p53 restoration kills primitive leukemia cells in vivo and increases survival of leukemic mice. Cell Cycle.

2013;12(1):122–32. https://doi.org/10.4161/cc.23031.

[168] Peterson LF, Mitrikeska E, Giannola D, Lui Y, Sun H, Bixby D, et al. p53 stabilization induces apoptosis in chronic myeloid leukemia blast crisis cells. Leukemia. 2011;25(5):761–9. https://doi.org/10.1038/leu.2011.7.

[169] Walker CJ, Oaks JJ, Santhanam R, Neviani P, Harb JG, Ferenchak G, et al. Preclinical and clinical efficacy of XPO1/CRM1 inhibition by the karyopherin inhibitor KPT-330 in Ph+ leukemias. Blood. 2013;122(17):3034–44. https://doi.org/10.1182/ blood-2013-04-495374.

[170] Yuan H, Wang Z, Li L, Zhang H, Modi H, Horne D, et al. Activation of stress response gene SIRT1 by BCR-ABL promotes leukemogenesis. Blood. 2012;119(8):1904–14. https://doi.org/10.1182/blood-2011-06-361691.

[171] Li L, Wang L, Wang Z, Ho Y, McDonald T, Holyoake TL, et al. Activation of p53 by SIRT1 inhibition enhances elimination of CML leukemia stem cells in combination with imatinib. Cancer Cell. 2012;21(2):266–81. https://doi.org/10.1016/j.ccr.2011.12.020.

[172] Wang Z, Yuan H, Roth M, Stark JM, Bhatia R, Chen WY. SIRT1 deacetylase promotes acquisition of genetic mutations for drug resistance in CML cells. Oncogene. 2013;32(5):589–98. https://doi.org/10.1038/onc.2012.83.

[173] Jiang Q, Crews LA, Barrett CL, Chun HJ, Court AC, Isquith JM, et al. ADAR1 promotes malignant progenitor reprogramming in chronic myeloid leukemia. Proc Natl Acad Sci U S A. 2013;110(3):1041–6. https://doi.org/10.1073/pnas.1213021110.

[174] Steinman RA, Yang Q, Gasparetto M, Robinson LJ, Liu X, Lenzner DE, et al. Deletion of the RNAediting enzyme ADAR1 causes regression of established chronic myelogenous leukemia in mice. Int J Cancer. 2013;132(8):1741–50. https://

doi. org/10.1002/ijc.27851.

[175] XuFeng R, Boyer MJ, Shen H, Li Y, Yu H, Gao Y, et al. ADAR1 is required for hematopoietic progenitor cell survival via RNA editing. Proc Natl Acad Sci U S A. 2009;106(42):17763–8. https://doi. org/10.1073/pnas.0903324106.

[176] Iwama A. Polycomb repressive complexes in hematological malignancies. Blood. 2017;130(1):23–9. https://doi.org/10.1182/blood-2017-02-739490.

[177] Mohty M, Yong ASM, Szydlo RM, Apperley JF, Melo JV. The polycomb group BMI1 gene is a molecular marker for predicting prognosis of chronic myeloid leukemia. Blood. 2007;110(1):380–3. https://doi. org/10.1182/blood-2006-12-065599.

[178] Xie H, Peng C, Huang J, Li BE, Kim W, Smith EC, et al. Chronic myelogenous leukemia-initiating cells require Polycomb group protein EZH2. Cancer Discov. 2016;6(11):1237–47. https://doi. org/10.1158/2159-8290.CD-15-1439.

[179] Ko TK, Javed A, Lee KL, Pathiraja TN, Liu X, Malik S, et al. An integrative model of pathway convergence in genetically heterogeneous blast crisis chronic myeloid leukemia. Blood. 2020;135(26):2337–53. https://doi.org/10.1182/blood.2020004834.

[180] Skorski T. Oncogenic tyrosine kinases and the dnadamage response. Nat Rev Cancer. 2002;2(5):351–60. https://doi.org/10.1038/nrc799.

[181] Giotopoulos G, van der Weyden L, Osaki H, Rust AG, Gallipoli P, Meduri E, et al. A novel mouse model identifies cooperating mutations and therapeutic targets critical for chronic myeloid leukemia progression. J Exp Med. 2015;212(10):1551–69. https://doi.org/10.1084/jem.20141661.

[182] Papaemmanuil E, Gerstung M, Bullinger L, Gaidzik VI, Paschka P, Roberts ND, et al. Genomic classification and prognosis in acute myeloid

Leukemia. N Engl J Med. 2016;374(23):2209–21. https://doi. org/10.1056/NEJMoa1516192.

[183] Roberts KG, Li Y, Payne-Turner D, Harvey RC, Yang Y-L, Pei D, et al. Targetable kinase-activating lesions in Ph-like acute lymphoblastic leukemia. N Engl J Med. 2014;371(11):1005–15. https://doi. org/10.1056/NEJMoa1403088.

[184] Guglielmelli P, Lasho TL, Rotunno G, Mudireddy M, Mannarelli C, Nicolosi M, et al. MIPSS70: mutation-enhanced international prognostic Score system for transplantation-age patients with primary myelofibrosis. J Clin Oncol. 2018;36(4):310–8. https://doi.org/10.1200/ jco.2017.76.4886.

[185] Branford S, Wang P, Yeung DT, Thomson D, Purins A, Wadham C, et al. Integrative genomic analysis reveals cancer-associated mutations at diagnosis of CML in patients with high-risk disease. Blood. 2018;132(9):948–61. https://doi. org/10.1182/blood-2018-02-832253.

[186] Grossmann V, Kohlmann A, Zenger M, Schindela S, Eder C, Weissmann S, et al. A deep-sequencing study of chronic myeloid leukemia patients in blast crisis (BC-CML) detects mutations in 76.9% of cases. Leukemia. 2011;25(3):557–60. http:// www.nature. com/leu/journal/v25/n3/suppinfo/ leu2010298s1.html.

[187] Branford S, Kim DDH, Apperley JF, Eide CA, Mustjoki S, Ong ST, et al. Laying the foundation for genomically-based risk assessment in chronic myeloid leukemia. Leukemia. 2019;33(8):1835–50.

[188] Thomson DW, Shahrin NH, Wang PPS, Wadham C, Shanmuganathan N, Scott HS, et al. Aberrant RAG-mediated recombination contributes to multiple structural rearrangements in lymphoid blast crisis of chronic myeloid leukemia.

Leukemia. 2020;34:2051–63. https://doi. org/10.1038/ s41375-020-0751-y.

[189] Hoelbl A, Schuster C, Kovacic B, Zhu B, Wickre M, Hoelzl MA, et al. Stat5 is indispensable for the maintenance of bcr/abl-positive leukaemia. EMBO Mol Med. 2010;2(3):98–110. https://doi. org/10.1002/ emmm.201000062.

[190] Halbach S, Rigbolt KT, Wohrle FU, Diedrich B, Gretzmeier C, Brummer T, et al. Alterations of Gab2 signalling complexes in imatinib and dasatinib treated chronic myeloid leukaemia cells. Cell Commun Signal. 2013;11(1):30. https://doi. org/10.1186/1478-811X-11-30.

[191] Winter GE, Rix U, Carlson SM, Gleixner KV, Grebien F, Gridling M, et al. Systems-pharmacology dissection of a drug synergy in imatinib-resistant CML. Nat Chem Biol. 2012;8(11):905–12. https:// doi.org/10.1038/ nchembio.1085.

[192] Agirre X, Jimenez-Velasco A, San Jose-Eneriz E, Garate L, Bandres E, Cordeu L, et al. Down-regulation of hsa-miR-10a in chronic myeloid leukemia CD34+ cells increases USF2-mediated cell growth. Mol Cancer Res. 2008;6(12):1830–40. https://doi.org/10.1158/1541-7786. MCR-08-0167.

[193] Machova Polakova K, Lopotova T, Klamova H, Burda P, Trneny M, Stopka T, et al. Expression patterns of microRNAs associated with CML phases and their disease related targets. Mol Cancer. 2011;10:41. https://doi.org/10.1186/1476-4598-10-41.

[194] Gaj T, Gersbach CA, Barbas CF 3rd. ZFN, TALEN, and CRISPR/Cas-based methods for genome engineering. Trends Biotechnol. 2013;31(7):397–405. https://doi.org/10.1016/ j.tibtech.2013.04.004.

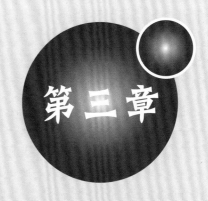

第三章

慢性髓系白血病的
流行病学

Martin Höglund, Fredrik Sandin, Bengt Simonsson, Leif Stenke

3.1 基于人群的注册登记

癌症流行病学的重要数据及其演变趋势（例如，发病率、流行率、年龄和性别分布、总体存活率和相对存活率）可从涵盖全国整体人群[1-3]或特定地域典型人群[4-6]的癌症注册登记中心获取。瑞典在1958年成立了国家癌症登记处。法律规定，全国的病理学家、细胞学家和临床医师均有义务向该机构上报每一例癌症的诊断和治疗信息[7]。在美国，监测、流行病学和结果数据库注册登记中心基于大量医院的癌症新发病例，建立了18个肿瘤人口统计学数据登记处，覆盖约30%的美国人群[8]。

在过去的10～20年，针对CML和其他血液学癌症开展的国家或地区的人群注册登记研究收集了详细的人口统计学、基线患者特征及治疗和结局数据[9-14]。例如，2004年成立的英国血液恶性肿瘤研究网络（Haematological Malignancy Research Network，HMRN）将14家医院的病例整合至单一血液病理学实验室进行分析[14]，而2002年成立的荷兰CML登记研究中心[3]和瑞典国家CML登记研究中心涵盖了全国95%以上的新发诊断病例[13]，产生了高价值的人群研究数据。在国际水平上，欧洲CML治疗和结局研究中心（European Treatment and Outcome Study，EUTOS）收集了2008—2012年20个欧洲国家的成年人CML新发病例的详细人群研究数据[15]。除这类基于人群的注册登记研究外，CML和其他血液学恶性肿瘤的流行病学信息亦可获取自国家或地区的健康保险数据库[16-18]和负责特定地区诊断工作的中心实验室[19]。

这些对目标人群覆盖率高且信息全面的人群注册登记研究是流行病学研究的重要数据来源。同时，由于避免了病例选择对结局的影响，人群注册登记研究也可为临床试验结果的分析提供重要的治疗结局数据佐证[11-12, 20-21]。使用此类常规护理数据也有助于评价对指南的依从性和提高护理质量（包括诊断和常规随访）[13, 22]。此外，对多个区域或国家的人群医疗保健数据库的交叉关联分析亦可提供大量临床研究数据[23-24]。例如，通过关联分析瑞典CML登记研究处、国家处方药物登记处和国家患者登记处的数据（包含院内和门诊医师上报的诊断信息），研究者们发现了心血管事件风险增加是TKI（尤其是第二代TKI）治疗后的重要脱靶效应[25]。

显然，基于人群注册登记数据的可靠性高度依赖于充分的上报比例、准确的诊断、科学的编码分类体系及对注册登记覆盖区域人群的充分表征[26-27]。然而，注册登记研究经常受到延迟报告、监测严格度低（与临床试验相比）和详细治疗信息缺失的负面影响。

3.2 发病率

3.2.1 成年人群中CML的总发病率

已发表的数据显示CML年发病率数据在［0.4（一些非西方国家）～1.75（美国）］/10万[3, 16, 28-31]。由于CML的发病率随着年龄的增长而升高（图3-1），地区间的差异在一定程度上可能是由人群年龄分布的地区差异所致（例如，西方国家 vs. 一些非西方国家）[32]。然而，尽管经过年龄标准化处理后的大多数欧洲登记研究报告的数据均介于（0.7～1.0）/10万居民的范围，不同研究之间的CML发病率数据仍存在差异（表3-1）。有趣的是，一项来自EUTO登记研究的报告指出，在对2008—2012年通过细胞遗传学手段确诊CML的2287名20周岁以上患者进行的人口统计学分析显示：CML的原始发病率为［0.69（波兰）～1.39（意大利）］/10万；相应地，年龄标准化发病率在［0.70（波兰、英国、奥地利）～1.28（意大利）］/10万[15]。

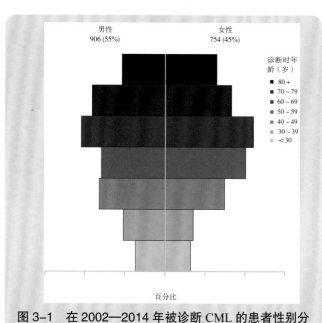

图3-1 在2002—2014年被诊断CML的患者性别分布（n = 1199）
（数据来自瑞典CML登记处的基于人群的研究）

表 3-1 9项基于不同人群的注册登记研究或调查中的CML发病率

注册登记研究处	观察时间（年）	患者人数	中位年龄	发病率（/10万）	年龄标准化发病率（/10万）	参考文献
美国（SEERS）	1975—2009	13869	66	–	1.75[a]	Chen 等[29]
法国西北部	1985—2006	906	56		0.8[a]	
中国台湾地区	1997—2007	2672	n.d.	0.7	–	Chang 等[16]
德国西南部	1998—2000	218	57	0.62		Rohrbacher 等[33]
瑞典	2002—2010	779	60	0.9		Hoglund 等[13]
英国（HMRN）	2004—2011	242	59	0.97	0.7[b]	Smith 等[31]
EUTOS	2008—2012	2887	56	0.99	0.96[c]	Hoffmann 等[15]
立陶宛	2000—2013	601	62	1.28	0.88	Beinortas 等[28]
荷兰	2001—2012	1806	59		0.8	Thielen 等[3]

注：[a] 美国标准化人群；[b] 世界标准化人群；[c] 欧洲标准化人群。

方法学因素可以部分解释不同注册登记研究的CML发病率差异。特别是，纳入 BCR∷ABL1 阴性骨髓增殖性肿瘤的患者可能导致一些登记研究中CML发病率较高。例如，SEER报告的发生率为1.75/10万，介于美国不同地区的发病率范围 [（1.4~2.0）/10万][29]。此外，将转诊患者错误地纳入地区性的"基于人群的"登记研究也会导致疾病发病率的高估。反之，对CML新发病例的不完整报告将导致数据偏小[34]。同时，求医行为和报销制度的差异也可能导致注册登记研究易出现漏报，而这一问题在老年患者中表现尤甚。基于以上问题，一些血液病学注册登记研究中心通过多方努力以确保即使是较小医院的CML新发病例亦可以得到及时上报[13, 31]。

尽管我们可以假设现存的年龄校正CML发生率差异主要是由方法学因素导致的，但我们仍不能排除不同地理区域和（或）种族亚组之间可能存在真实的发病率差异。事实上，类似的差异在慢性淋巴细胞白血病、急性早幼粒细胞白血病等其他血液学癌症中也曾被屡次报道[35-36]。在CML中，Chen等分析了美国不同种族亚组中的CML发病率，结果显示亚洲人种亚组的CML发病率显著低于高加索人种亚组[29]。

3.2.2 年龄和性别差异

CML的发病率随着年龄的增加而增长（至少在80岁前仍符合这一趋势），其年发病率从年轻人群（20~29岁）的0.39/10万升高至70岁以上老年人群的1.52/10万[15, 37]（图3-1）。根据EUTOS注册登记处的研究报告，欧洲CML的诊断年龄中位数

为56岁，而在德国和瑞典等国家则高达61~62岁（表3-1）。后者比临床试验中通常观察到的中位年龄高约10岁[15, 33]。在儿童中，CML是一种非常罕见的疾病，其年发病率低至（0.6~1.2）/100万儿童[38]。

CML男性比女性更常见，不同研究中的男女比在1.2~1.7波动[3, 13, 39]。CML发病率的性别差异在较年轻人群中较小（图3-2）。

3.2.3 CML的发病率是否随时间增加？

在一些国家，癌症的统计数据可以追溯至20世纪70年代（甚至更早）。来自SEER及荷兰、瑞典的癌症注册登记处的数据（图3-2）并未明确证实CML的发病率随时间发生变化[3, 29, 40]。但是，在较长的时间跨度内，疾病分类系统发生了变化、精准诊断技术不断更新，血液病理学亦整合为了更科学的门类，并引入了细胞遗传学诊断方法，因此很难将目前的CML发病率与20世纪80年代中期或更早期的数据进行直接比较。

3.3 患病率

对CML的精确患病率的统计研究相对较少。在一项针对法国北部居民的流行病学调查中，Corn等报告1998年、2003年和2007年的CML患病率分别为5.8/10万、6.8/10万和7.3/10万。由于伊马替尼及其他TKI药物的广泛使用显著延长了CML患者的生存时间[41]，以及一般人群的总体预期寿命延长，CML患病率总体呈现增加的趋势[18, 42]。类似地，瑞

典的一项研究发现 1985—2012 年 CML 患病率增加了 3 倍，从 3.9/10 万增长至 11.9/10 万[43]。假设相对生存率在未来不会有进一步改善，预计 2020 年 CML 患病率将增加至 15/10 万，而在 2060 年将进一步增加至 22.0/10 万（图 3-3）。在美国，由于 CML 的年度超额死亡率为 1.53%，而其年发病率约为 1/10 万，Huang 等预测全美 CML 病例数将从 2010 年的约 70 000 例（相当于 22/10 万的患病率）增加至 2020 年的 112 000 例，并在 2050 年达到 35/10 万患病率的高位平台期[44]。显然，该趋势将对药物经济学产生深远的影响[45-46]。

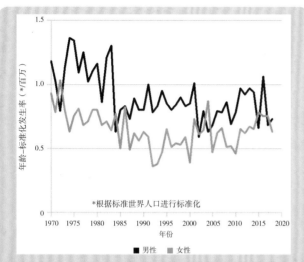

注意：20 世纪 70—80 年代的数据可能由于血液病理学家和细胞遗传学家的高度分散性而不精确

图 3-2　1970—2010 年，年龄标准化的 CML 年度发病率（根据标准世界人口进行标准化）
［数据获取自瑞典癌症注册登记处（www.socialstyrelsen. se/ 注册 /halsodataregister/cancerregistret/inglish）］

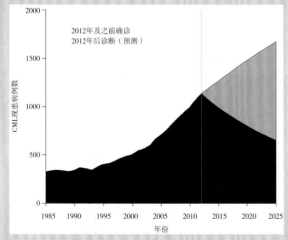

图 3-3　瑞典 1985—2016 年慢性髓系白血病的估计患病率和 2017—2025 年的预计患病率
（基于瑞典癌症登记处和瑞典统计中心的数据）

3.4　CML 发病相关的危险因素

CML 的病因尚未完全阐明。电离辐射是唯一已确定的危险因素（原子弹爆炸幸存人群的 CML 发病率显著高于一般人群）[47]。近期的一项基于人群的病例对照研究结果表明，吸烟与 CML 之间存在较弱的正相关[48]，但仍无直接证据证明吸烟是 CML 的直接病因。然而，与非吸烟者相比，吸烟人群倾向于表现出更高的疾病进展风险[49]。一项基于瑞典癌症注册登记处数据的研究结果表明，在被诊断为 CML 之前，CML 患者罹患其他恶性肿瘤和自身免疫性疾病的概率亦有一定程度的增加。这些结果表明，癌症易感性和（或）免疫相关的机制可能参与了 CML 的疾病发生和发展过程[43, 50]。为了阐明 CML 是否与遗传因素相关，瑞典癌症注册登记处和多代注册登记处开展的两项研究均未发现任何显著的 CML 家族聚集性[51-52]。

3.5　生存率和非疾病相关的预后因素

3.5.1　OS 和相对生存期

多项研究结果一致证实 21 世纪初出现的 TKI 疗法使 CML 患者的生存得到了显著改善[3, 28-29, 40, 53]。既往研究表明，在临床试验或大型临床中心接受治疗的 CML 患者比总患病人群显示出更高的生存率[54]。然而，基于人群的大型研究与对患者有高度选择性的小型研究的分析结果几乎相等，5 年总存活率均为 85%，且在男性和女性之间无显著差异[31, 37]。来自欧洲治疗与预后研究（European Treatment and Outcome Study，EUTOS）注册登记处的数据显示（包括诊断为慢性期并在临床试验外接受治疗的患者），低、中、高预后风险组（EUTOS long term survivd，ELTS）的 CML 患者因 CML 死亡的 5 年概率分别为 3%、4% 和 15%[55]。

据报道，在包含 1536 例患者的德国 CML IV 队列研究的观察期（超过 10 年）内，CML 患者的相对存活率接近正常人群[56]。由于在 TKI 时代年龄对 CML 相关死亡率的影响远小于前 TKI 时代，因此这一现象并不局限于年轻患者[57]。Sasaki 也通过对一个较小队列的研究报道了类似的相对生存期趋势[58]。瑞典 CML 注册登记处的一项研究显示，年轻 CML 患者的相对生存期接近正常人群（比例为 1），但该数值在老年患者中仍表现出显著下降（图 3-4）。基于以上研究我们可以得出结论：在 TKI 可及性较好的国家，大多数被诊断为 CP-CML 患者的预期寿命虽然仍与正常人群不完全相同，但已经非常接近[41, 53]。然而，对于被诊断为 AP 或 BP 的一部分 CML 患者（5% ~ 7%），其总体预后仍不理想（图 3-5）[59]。

3.5.2　年龄和合并症

除了疾病相关的治疗前因素（例如，分期、Sokal 和 ELTS 评分、异常细胞遗传学，此部分超出了本综述的范围），一些非疾病相关因素也可能影响 CML 患者的预后。多项研究表明，即使在 2001—2002 年引入伊马替尼后，老年 CML 患者（> 70 岁）的相对生存率仍显著低于较年轻的患者[40, 60-61]。然而，多份研究报告表明老年患者对伊马替尼的治疗反应与年轻患者相同[62-63]。老年 CML 患者中普遍存在的伊马替尼使用时间滞后与 TKI 类药物使用量不足的现象可能是此类药物对老年人群改善作用较低的原因[61, 64]。

在另一篇报道中，研究者通过对德国 CML IV 队列研究的患者进行 Charlson 合并症指数分析[65]并根据患者年龄进行了分组分析，指出合并症的发生与生存期呈负相关，但对伊马替尼的治疗反应情况无负面影响[66]。然而，重要器官功能衰竭或与认知功能相关的合并症可能导致治疗耐受性降低，从而间接增加 CML 相关死亡的风险[67]。

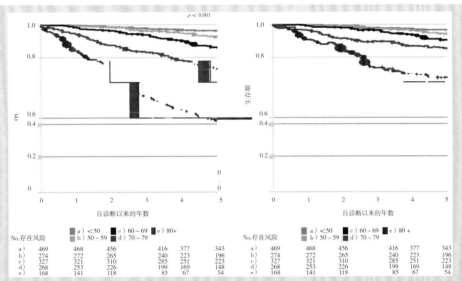

图 3-4　2002—2018 年诊断为 CML 的成年患者按年龄总结的 OS 和相对生存期
（数据来自基于人群的瑞典癌症登记研究）

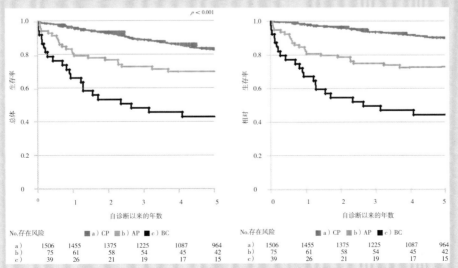

图 3-5　按疾病分期分别列出的慢性髓系白血病慢性期、加速期和急变期 2002—2018 年成年患者的总生存率和相对生存率
（数据来自基于人群的瑞典 CML 登记研究）

3.5.3 社会经济和 CML

即使在医疗资源公平性较高的经济发达国家，社会经济因素仍可能影响血液肿瘤患者的预后[68]。英国的一项基于人群的研究表明，生活在较贫困地区的 CML 患者尽管接受了 TKI 治疗，但仍表现出较差的相对生存期和较低的主要分子生物学反应率（major molecular response，MMR）[31]。作者推测，对 TKI 治疗的低依从性可能是最重要的因素。然而，研究者通过将瑞典 CML 注册登记处与其他健康数据库进行关联分析后得出结论：治疗前因素（如合并症）可以解释前述研究中观察到的社会经济变量与生存期之间的相关性[69]。

既往发表的文献表明，中心化治疗有助于 CML 患者获得与临床试验结果相当的治疗效果[10]。近期，Lauseker 等分析了德国 CML IV 队列研究中纳入的 1491 例 CML 患者的结局，观察到相比于小型市立医院和诊所，在大型教学医院接受初始治疗的患者表现出一定的生存优势[70]。即使根据患者年龄、体能状态和 EUTOS 评分进行修正后，这一差异仍然存在。荷兰注册登记研究处的一项初步结果表明，一方面，在小型非教学医院接受治疗的 CML 患者常表现出较低的细胞遗传学和（或）分子学评估监测频次，以及更低的参与临床试验机会[11-12]。另一方面，一项基于 779 例患者的瑞典 CML 注册登记处报告指出：未发现居住在大学集中区与非大学集中区的 CML 患者之间表现出生存期差异[13]。除了方法学因素，在不同国家观察到的中心化治疗因素在 CML 预后中的重要性差异也可能是由不同的医疗保健资源和组织形式造成的。

3.6 CML 患者是否有更高的其他癌症患病概率？

关于 CML 患者发生其他恶性肿瘤（除了骨髓增生异常综合征和急性白血病）风险的研究仍存在一定的争议。例如，Frederiksen 等通过对丹麦癌症注册登记处在 1977—2008 年被诊断为 CML 的 1026 例患者的研究发现，CML 患者发生继发性癌症的风险是背景人群的 1.6 倍[71]。在随后的瑞典注册登记处的研究中，在 TKI 时代接受治疗的 CML 患者罹患继发性癌症的风险是背景人群（按年龄、性别、医疗保健地区和诊断年份匹配）的 1.5 倍[43, 50]。作者推测，这种风险的增加更可能与 CML 疾病本身有关，而不是与其治疗手段相关。然而，其他研究者在分析不同类型的人群时发现，CML 患者的继发性癌症风险仅有极小幅度的增加[72]或根本不增加[73-74]。在患者数量、对象选择、随访时间和"继发性癌症"定义方面的差异可能导致了这些相互矛盾的研究结果。显然，由于近年来 CML 患者已有接近正常人群的预期寿命，他们是否有更高的继发性癌症风险仍有待进一步研究。

致谢：

作者感谢所有在瑞典 CML 注册登记处报告新诊断 CML 病例的临床医师们所做的工作。

利益冲突披露：无。

（俞文娟）

■■■■■■■■ 参考文献 ■■■■■■■■

[1] Socialstyrelsen (The National Board of Health and Welfare), Sweden, 2019. Statistics on Cancer Incidence. https://www.socialstyrelsen.se/ globalassets/ sharepoint-dokument/artikelkatalog/ statistik/ 2020-12-7133.pdf

[2] Storm HH, Michelsen EV, Clemmensen IH, Pihl J. The Danish cancer registry--history, content, quality and use. Dan Med Bull. 1997;44(5):535–9.

[3] Thielen N, Visser O, Ossenkoppele G, Janssen J. Chronic myeloid leukemia in the Netherlands: a population-based study on incidence, treatment, and survival in 3585 patients from 1989 to 2012. Eur J Haematol. 2016;97(2):145–54.

[4] Harrison SJ, Johnson PR, Holyoake TL. The Scotland leukaemia registry audit of incidence, diagnosis and clinical management of new patients with chronic myeloid leukaemia in 1999 and 2000. Scott Med J. 2004;49(3):87–90.

[5] Maynadie M, Girodon F, Manivet-Janoray I, Mounier M, Mugneret F, Bailly F, Favre B, Caillot D, Petrella T, Flesch M, Carli PM. Twenty-five years of epidemiological recording on myeloid malignancies: data from the specialized registry of hematologic malignancies of Cote d'Or (Burgundy,

France). Haematologica. 2011;96(1):55–61.

[6] Osca-Gelis G, Puig-Vives M, Saez M, Gallardo D, Lloveras N, Marcos-Gragera R. Population-based incidence of myeloid malignancies: fifteen years of epidemiological data in the province of Girona, Spain. Haematologica. 2013;98(8):e95–7.

[7] Barlow L, Westergren K, Holmberg L, Talback M. The completeness of the Swedish Cancer Register: a sample survey for year 1998. Acta Oncol. 2009;48(1):27–33.

[8] SEER. SEER cancer statistics review (CSR) 1975–2017 2020.

[9] Corm S, Roche L, Micol JB, Coiteux V, Bossard N, Nicolini FE, Iwaz J, Preudhomme C, Roche-Lestienne C, Facon T, Remontet L. Changes in the dynamics of the excess mortality rate in chronic phase-chronic myeloid leukemia over 1990-2007: a population study. Blood. 2011;118(16):4331–7.

[10] Faber E, Muzik J, Koza V, Demeckova E, Voglova J, Demitrovicova L, Chudej J, Markuljak I, Cmunt E, Kozak T, Tothova E, Jarosova M, Dusek L, Indrak K. Treatment of consecutive patients with chronic myeloid leukaemia in the cooperating centres from the Czech Republic and the whole of Slovakia after 2000--a report from the population-based CAMELIA registry. Eur J Haematol. 2011;87(2):157–68.

[11] Geelen IGP, Thielen N, Janssen J, Hoogendoorn M, Roosma TJA, Willemsen SP, Valk PJM, Visser O, Cornelissen JJ, Westerweel PE. Impact of hospital experience on the quality of tyrosine kinase inhibitor response monitoring and consequence for chronic myeloid leukemia patient survival. Haematologica. 2017a;102(12):e486–9.

[12] Geelen IGP, Thielen N, Janssen J, Hoogendoorn M, Roosma TJA, Willemsen SP, Visser O, Cornelissen JJ, Westerweel PE. Treatment outcome in a population-based, 'real-world' cohort of patients with chronic myeloid leukemia. Haematologica. 2017b;102(11):1842–9.

[13] Hoglund M, Sandin F, Hellstrom K, Bjoreman M, Bjorkholm M, Brune M, Dreimane A, Ekblom M, Lehmann S, Ljungman P, Malm C, Markevarn B, Myhr-Eriksson K, Ohm L, Olsson-Stromberg U, Sjalander A, Wadenvik H, Simonsson B, Stenke L, Richter J. Tyrosine kinase inhibitor usage, treatment outcome, and prognostic scores in CML: report from the population-based Swedish CML registry. Blood. 2013;122(7):1284–92.

[14] Smith A, Roman E, Howell D, Jones R, Patmore R, Jack A, N. Haematological Malignancy Research. The Haematological Malignancy Research Network (HMRN): a new information strategy for population based epidemiology and health service research. Br J Haematol. 2010;148(5):739–53.

[15] Hoffmann VS, Baccarani M, Hasford J, Lindoerfer D, Burgstaller S, Sertic D, Costeas P, Mayer J, Indrak K, Everaus H, Koskenvesa P, Guilhot J, Schubert-Fritschle G, Castagnetti F, Di Raimondo F, Lejniece S, Griskevicius L, Thielen N, Sacha T, Hellmann A, Turkina AG, Zaritskey A, Bogdanovic A, Sninska Z, Zupan I, Steegmann JL, Simonsson B, Clark RE, Covelli A, Guidi G, Hehlmann R. The EUTOS population-based registry: incidence and clinical characteristics of 2904 CML patients in 20 European countries. Leukemia. 2015;29(6):1336–43.

[16] Chang CS, Lee K, Yang YH, Lin MT, Hsu CN. Estimation of CML incidence: disagreement between national cancer registry and health claims data system in Taiwan. Leuk Res. 2011;35(5):e53–4.

[17] Foulon S, Cony-Makhoul P, Guerci-Bresler A, Delord M, Solary E, Monnereau A, Bonastre J, Tubert-Bitter P. Using healthcare claims data to analyze the prevalence of BCR-ABL-positive chronic myeloid leukemia in France: a nationwide population-based study. Cancer Med. 2019;8(6):3296–304.

[18] Lauseker M, Gerlach R, Tauscher M, Hasford J. Improved survival boosts the prevalence of

chronic myeloid leukemia: predictions from a population-based study. J Cancer Res Clin Oncol. 2016;142(7):1441–7.

[19] Nguyen LT, Guo M, Naugler C, Rashid-Kolvear F. Incidence of chronic myeloid leukemia in Calgary, Alberta, Canada. BMC Res Notes. 2018;11(1): 780.

[20] Castagnetti F, Di Raimondo F, De Vivo A, Spitaleri A, Gugliotta G, Fabbiano F, Capodanno I, Mannina D, Salvucci M, Antolino A, Marasca R, Musso M, Crugnola M, Impera S, Trabacchi E, Musolino C, Cavazzini F, Mineo G, Tosi P, Tomaselli C, Rizzo M, Siragusa S, Fogli M, Ragionieri R, Zironi A, Soverini S, Martinelli G, Cavo M, Vigneri P, Stagno F, Rosti G, Baccarani M. A population-based study of chronic myeloid leukemia patients treated with imatinib in first line. Am J Hematol. 2017;92(1):82–7.

[21] Kurtovic-Kozaric A, Hasic A, Radich JP, Bijedic V, Nefic H, Eminovic I, Kurtovic S, Colakovic F, Kozaric M, Vranic S, Bovan NS. The reality of cancer treatment in a developing country: the effects of delayed TKI treatment on survival, cytogenetic and molecular responses in chronic myeloid leukaemia patients. Br J Haematol. 2015;172:420.

[22] Geelen IGP, Thielen N, Janssen J, Hoogendoorn M, Roosma TJA, Valk PJM, Visser O, Cornelissen JJ, Westerweel PE. Omitting cytogenetic assessment from routine treatment response monitoring in chronic myeloid leukemia is safe. Eur J Haematol. 2018;100(4):367–71.

[23] Berglund A, Holmberg L, Tishelman C, Wagenius G, Eaker S, Lambe M. Social inequalities in non-small cell lung cancer management and survival: a population-based study in Central Sweden. Thorax. 2010;65(4):327–33.

[24] Gunnarsson N, Hoglund M, Stenke L, Wallberg-Jonsson S, Sandin F, Bjorkholm M, Dreimane A, Lambe M, Markevarn B, Olsson-Stromberg U, Wadenvik H, Richter J, Sjalander A. Increased prevalence of prior malignancies and autoimmune diseases in patients diagnosed with chronic myeloid leukemia. Leukemia. 2016;30(7):1562–7.

[25] Dahlen T, Edgren G, Lambe M, Hoglund M, Bjorkholm M, Sandin F, Sjalander A, Richter J, Olsson-Stromberg U, Ohm L, Back M, Stenke L, Swedish CMLG, C. M. L. R. G. the Swedish. Cardiovascular events associated with use of tyrosine kinase inhibitors in chronic myeloid Leukemia: a population-based cohort study. Ann Intern Med. 2016;165(3):161–6.

[26] Bray F, Parkin DM. Evaluation of data quality in the cancer registry: principles and methods. Part I: comparability, validity and timeliness. Eur J Cancer. 2009;45(5):747–55.

[27] Parkin DM, Bray F. Evaluation of data quality in the cancer registry: principles and methods part II. Completeness. Eur J Cancer. 2009;45(5):756–64.

[28] Beinortas T, Tavoriene I, Zvirblis T, Gerbutavicius R, Jurgutis M, Griskevicius L. Chronic myeloid leukemia incidence, survival and accessibility of tyrosine kinase inhibitors: a report from population-based Lithuanian haematological disease registry 2000-2013. BMC Cancer. 2016;16:198.

[29] Chen Y, Wang H, Kantarjian H, Cortes J. Trends in chronic myeloid leukemia incidence and survival in the United States from 1975 to 2009. Leuk Lymphoma. 2013;54(7):1411–7.

[30] Rohrbacher M, Hasford J. Epidemiology of chronic myeloid leukaemia (CML). Best Pract Res Clin Haematol. 2009;22(3):295–302.

[31] Smith AG, Painter D, Howell DA, Evans P, Smith G, Patmore R, Jack A, Roman E. Determinants of survival in patients with chronic myeloid leukaemia treated in the new era of oral therapy: findings from a UK population-based patient cohort. BMJ Open. 2014;4(1):e004266.

[32] Mendizabal AM, Younes N, Levine PH. Geographic and income variations in age at

diagnosis and incidence of chronic myeloid leukemia. Int J Hematol. 2016;103(1):70–8.

[33] Rohrbacher M, Berger U, Hochhaus A, Metzgeroth G, Adam K, Lahaye T, Saussele S, Muller MC, Hasford J, Heimpel H, Hehlmann R. Clinical trials underestimate the age of chronic myeloid leukemia (CML) patients. Incidence and median age of Ph/BCR-ABL- positive CML and other chronic myeloproliferative disorders in a representative area in Germany. Leukemia. 2009;23(3):602–4.

[34] McQuilten ZK, Wood EM, Polizzotto MN, Campbell LJ, Wall M, Curtis DJ, Farrugia H, McNeil JJ, Sundararajan V. Underestimation of myelodysplastic syndrome incidence by cancer registries: results from a population-based data linkage study. Cancer. 2014;120(11):1686–94.

[35] Gale RP, Cozen W, Goodman MT, Wang FF, Bernstein L. Decreased chronic lymphocytic leukemia incidence in Asians in Los Angeles County. Leuk Res. 2000;24(8):665–9.

[36] Matasar MJ, Ritchie EK, Consedine N, Magai C, Neugut AI. Incidence rates of the major leukemia subtypes among US Hispanics, Blacks, and non-Hispanic Whites. Leuk Lymphoma. 2006;47(11):2365–70.

[37] Hoglund M, Sandin F, Simonsson B. Epidemiology of chronic myeloid leukaemia: an update. Ann Hematol. 2015;94(Suppl 2):S241–7.

[38] de la Fuente J, Baruchel A, Biondi A, de Bont E, Dresse MF, Suttorp M, Millot F, B. F. M. G. S. G. C. M. L. C. International. Managing children with chronic myeloid leukaemia (CML): recommendations for the management of CML in children and young people up to the age of 18 years. Br J Haematol. 2014;167(1):33–47.

[39] Radivoyevitch T, Jankovic GM, Tiu RV, Saunthararajah Y, Jackson RC, Hlatky LR, Gale RP, Sachs RK. Sex differences in the incidence of chronic myeloid leukemia. Radiat Environ Biophys. 2014;53(1):55–63.

[40] Bjorkholm M, Ohm L, Eloranta S, Derolf A, Hultcrantz M, Sjoberg J, Andersson T, Hoglund M, Richter J, Landgren O, Kristinsson SY, Dickman PW. Success story of targeted therapy in chronic myeloid leukemia: a population-based study of patients diagnosed in Sweden from 1973 to 2008. J Clin Oncol. 2011;29(18):2514–20.

[41] Bower H, Bjorkholm M, Dickman PW, Hoglund M, Lambert PC, Andersson TM. Life expectancy of patients with chronic myeloid Leukemia approaches the life expectancy of the general population. J Clin Oncol. 2016;34(24):2851–7.

[42] Delord M, Foulon S, Cayuela JM, Rousselot P, Bonastre J. The rising prevalence of chronic myeloid leukemia in France. Leuk Res. 2018;69:94–9.

[43] Gunnarsson N, Hoglund M, Stenke L, Wallberg Jonsson S, Sandin F, Bjorkholm M, Dreimane A, Lambe M, Markevarn B, Olsson-Stromberg U, Wadenvik H, Richter J, Sjalander A. Increased prevalence of prior malignancies and autoimmune diseases in patients diagnosed with chronic myeloid Leukemia. Blood. 2015a;126(23):1586.

[44] Huang X, Cortes J, Kantarjian H. Estimations of the increasing prevalence and plateau prevalence of chronic myeloid leukemia in the era of tyrosine kinase inhibitor therapy. Cancer. 2012;118(12):3123–7.

[45] Kantarjian HM, Fojo T, Mathisen M, Zwelling LA. Cancer drugs in the United States: Justum Pretium--the just price. J Clin Oncol. 2013;31(28):3600–4.

[46] Ohm L, Lundqvist A, Dickman P, Hoglund M, Persson U, Stenke L, Carlsson KS, Bjorkholm M. Real-world cost-effectiveness in chronic myeloid leukemia: the price of success during four decades of development from non-targeted treatment to imatinib. Leuk Lymphoma. 2015;56(5):1385–91.

[47] Heyssel R, Brill B, Woodbury LA, Nishimura ET, Ghose T, Hishino T, Yamasaki M. Leukemia in hiroshima atomic bomb survivors. Blood. 1960;15

(3):313–31.

[48] Musselman JR, Blair CK, Cerhan JR, Nguyen P, Hirsch B, Ross JA. Risk of adult acute and chronic myeloid leukemia with cigarette smoking and cessation. Cancer Epidemiol. 2013;37(4):410–6.

[49] Lauseker M, Hasford J, Saussele S, Kremers S, Kraemer D, Lindemann W, Hehlmann R, Pfirrmann M, German CMLSG. Smokers with chronic myeloid leukemia are at a higher risk of disease progression and premature death. Cancer. 2017;123(13): 2467–71.

[50] Gunnarsson N, Stenke L, Hoglund M, Sandin F, Bjorkholm M, Dreimane A, Lambe M, Markevarn B, Olsson-Stromberg U, Richter J, Wadenvik H, Wallvik J, Sjalander A. Second malignancies following treatment of chronic myeloid leukaemia in the tyrosine kinase inhibitor era. Br J Haematol. 2015b;169(5):683–8.

[51] Bjorkholm M, Kristinsson SY, Landgren O, Goldin LR. No familial aggregation in chronic myeloid leukemia. Blood. 2013;122(3):460–1.

[52] Gunnarsson N, Hoglund M, Stenke L, Sandin F, Bjorkholm M, Dreimane A, Lambe M, Markevarn B, Olsson-Stromberg U, Wadenvik H, Richter J, Sjalander A. No increased prevalence of malignancies among first-degree relatives of 800 patients with chronic myeloid leukemia: a population-based study in Sweden. Leukemia. 2017;31(8):1825–7.

[53] Bjorkholm M, Bower H, Dickman PW, Lambert PC, Höglund M, Andersson TM-L. Temporal trends in chronic myeloid Leukemia outcome using the loss in expectation of life: a Swedish population-based study. Blood. 2015;126(23):2779.

[54] Pulte D, Gondos A, Redaniel MT, Brenner H. Survival of patients with chronic myelocytic leukemia: comparisons of estimates from clinical trial settings and population-based cancer registries. Oncologist. 2011;16(5): 663–71.

[55] Pfirrmann M, Baccarani M, Saussele S, Guilhot J, Cervantes F, Ossenkoppele G, Hoffmann VS, Castagnetti F, Hasford J, Hehlmann R, Simonsson B. Prognosis of long-term survival considering disease-specific death in patients with chronic myeloid leukemia. Leukemia. 2015;30:48.

[56] Hehlmann R, Lauseker M, Saussele S, Pfirrmann M, Krause S, Kolb HJ, Neubauer A, Hossfeld DK, Nerl C, Gratwohl A, Baerlocher GM, Heim D, Brummendorf TH, Fabarius A, Haferlach C, Schlegelberger B, Muller MC, Jeromin S, Proetel U, Kohlbrenner K, Voskanyan A, Rinaldetti S, Seifarth W, Spiess B, Balleisen L, Goebeler MC, Hanel M, Ho A, Dengler J, Falge C, Kanz L, Kremers S, Burchert A, Kneba M, Stegelmann F, Kohne CA, Lindemann HW, Waller CF, Pfreundschuh M, Spiekermann K, Berdel WE, Muller L, Edinger M, Mayer J, Beelen DW, Bentz M, Link H, Hertenstein B, Fuchs R, Wernli M, Schlegel F, Schlag R, de Wit M, Trumper L, Hebart H, Hahn M, Thomalla J, Scheid C, Schafhausen P, Verbeek W, Eckart MJ, Gassmann W, Pezzutto A, Schenk M, Brossart P, Geer T, Bildat S, Schafer E, Hochhaus A, Hasford J. Assessment of imatinib as first-line treatment of chronic myeloid leukemia: 10-year survival results of the randomized CML study IV and impact of non-CML determinants. Leukemia. 2017;31(11):2398–406.

[57] Pfirrmann M, Baccarani M, Saussele S, Guilhot J, Cervantes F, Ossenkoppele G, Hoffmann VS, Castagnetti F, Hasford J, Hehlmann R, Simonsson B. Prognosis of long-term survival considering disease-specific death in patients with chronic myeloid leukemia. Leukemia. 2016;30(1):48–56.

[58] Sasaki K, Strom SS, O'Brien S, Jabbour E, Ravandi F, Konopleva M, Borthakur G, Pemmaraju N, Daver N, Jain P, Pierce S, Kantarjian H, Cortes JE. Relative survival in patients with chronic-phase chronic myeloid leukaemia in the tyrosine-kinase inhibitor era: analysis of patient data from

six prospective clinical trials. Lancet Haematol. 2015;2(5):e186–93.

[59] Soderlund S, Dahlen T, Sandin F, Olsson-Stromberg U, Creignou M, Dreimane A, Lubking A, Markevarn B, Sjalander A, Wadenvik H, Stenke L, Richter J, Hoglund M. Advanced phase chronic myeloid leukaemia (CML) in the tyrosine kinase inhibitor era—a report from the Swedish CML register. Eur J Haematol. 2017;98(1):57–66.

[60] Brunner AM, Campigotto F, Sadrzadeh H, Drapkin BJ, Chen YB, Neuberg DS, Fathi AT. Trends in all-cause mortality among patients with chronic myeloid leukemia: a surveillance, epidemiology, and end results database analysis. Cancer. 2013;119(14):2620–9.

[61] Ector G, Visser O, Westerweel PE, Janssen J, Blijlevens NMA and Dinmohamed AG. Primary therapy and relative survival among elderly patients with chronic myeloid leukemia: a population-based study in the Netherlands, 1989–2017. Leukemia 2020.

[62] Breccia M, Alimena G. The role of comorbidities in chronic myeloid leukemia. Leuk Res. 2013;37(7):729–30.

[63] Gugliotta G, Castagnetti F, Palandri F, Breccia M, Intermesoli T, Capucci A, Martino B, Pregno P, Rupoli S, Ferrero D, Gherlinzoni F, Montefusco E, Bocchia M, Tiribelli M, Pierri I, Grifoni F, Marzocchi G, Amabile M, Testoni N, Martinelli G, Alimena G, Pane F, Saglio G, Baccarani M, Rosti G. Frontline imatinib treatment of chronic myeloid leukemia: no impact of age on outcome, a survey by the GIMEMA CML Working Party. Blood. 2011;117(21):5591–9.

[64] Lauseker M, Gerlach R, Worseg W, Haferlach T, Tauscher M, Hasford J, Hoffmann VS. Differences in treatment and monitoring of chronic myeloid leukemia with regard to age, but not sex: results from a population-based study. Eur J Haematol. 2019;103(4):362–9.

[65] Charlson ME, Pompei P, Ales KL, MacKenzie CR. A new method of classifying prognostic comorbidity in longitudinal studies: development and validation. J Chronic Dis. 1987;40(5):373–83.

[66] Saussele S, Krauss MP, Hehlmann R, Lauseker M, Proetel U, Kalmanti L, Hanfstein B, Fabarius A, Kraemer D, Berdel WE, Bentz M, Staib P, de Wit M, Wernli M, Zettl F, Hebart HF, Hahn M, Heymanns J, Schmidt-Wolf I, Schmitz N, Eckart MJ, Gassmann W, Bartholomaus A, Pezzutto A, Leibundgut EO, Heim D, Krause SW, Burchert A, Hofmann WK, Hasford J, Hochhaus A, Pfirrmann M, Muller MC, K. Schweizerische Arbeitsgemeinschaft fur Klinische and C. M. L. S. G. the German. Impact of comorbidities on overall survival in patients with chronic myeloid leukemia: results of the randomized CML study IV. Blood. 2015;126(1):42–9.

[67] Mohammadi M, Cao Y, Glimelius I, Bottai M, Eloranta S, Smedby KE. The impact of comorbid disease history on all-cause and cancer-specific mortality in myeloid leukemia and myeloma - a Swedish population-based study. BMC Cancer. 2015;15:850.

[68] Bhayat F, Das-Gupta E, Smith C, McKeever T, Hubbard R. The incidence of and mortality from leukaemias in the UK: a general population-based study. BMC Cancer. 2009;9:252.

[69] Larfors G, Sandin F, Richter J, Sjalander A, Stenke L, Lambe M, Hoglund M. The impact of socio-economic factors on treatment choice and mortality in chronic myeloid leukaemia. Eur J Haematol. 2017;98(4):398–406.

[70] Lauseker M, Hasford J, Pfirrmann M, Hehlmann R, German CMLSG. The impact of health care settings on survival time of patients with chronic myeloid leukemia. Blood. 2014;123(16):2494–6.

[71] Frederiksen H, Farkas DK, Christiansen CF, Hasselbalch HC, Sorensen HT. Chronic myeloproliferative neoplasms and subsequent

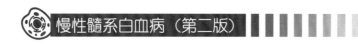

cancer risk: a Danish population-based cohort study. Blood. 2011;118(25):6515–20.

[72] Sasaki K, Kantarjian HM, O'Brien S, Ravandi F, Konopleva M, Borthakur G, Garcia-Manero G, Wierda WG, Daver N, Ferrajoli A, Takahashi K, Jain P, Rios MB, Pierce SA, Jabbour EJ, Cortes JE. Incidence of second malignancies in patients with chronic myeloid leukemia in the era of tyrosine kinase inhibitors. Int J Hematol. 2019;109(5):545–52.

[73] Gugliotta G, Castagnetti F, Breccia M, Albano F, Iurlo A, Intermesoli T, Abruzzese E, Levato L, D'Adda M, Pregno P, Cavazzini F, Stagno F, Martino B, La Barba G, Sora F, Tiribelli M, Bigazzi C, Binotto G, Bonifacio M, Caracciolo C, Soverini S, Foa R, Cavo M, Martinelli G, Pane F, Saglio G, Baccarani M, Rosti G, P. Gruppo Italiano Malattie Ematologiche dell'Adulto - Chronic Myeloid Leukemia Working. Incidence of second primary malignancies and related mortality in patients with imatinib-treated chronic myeloid leukemia. Haematologica. 2017;102(9):1530–6.

[74] Miranda MB, Lauseker M, Kraus MP, Proetel U, Hanfstein B, Fabarius A, Baerlocher GM, Heim D, Hossfeld DK, Kolb HJ, Krause SW, Nerl C, Brummendorf TH, Verbeek W, Fauser AA, Prummer O, Neben K, Hess U, Mahlberg R, Ploger C, Flasshove M, Rendenbach B, Hofmann WK, Muller MC, Pfirrmann M, Hochhaus A, Hasford J, Hehlmann R, Saussele S. Secondary malignancies in chronic myeloid leukemia patients after imatinib-based treatment: long-term observation in CML Study IV. Leukemia. 2016;30(6):1255–62.

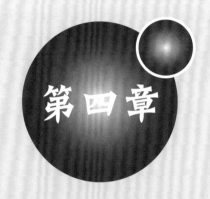

第四章

伊马替尼：慢性髓系白血病的一线治疗方案

Carmen Fava, Giovanna Rege-Cambrin, and Giuseppe Saglio

4.1 引言

伊马替尼是第一个用于 CML 治疗的靶向 *BCR∷ABL1* 融合基因的 TKI。CML 曾是致死性疾病，伊马替尼的治疗极大地改善了其预后，使患者获得了与未患有白血病的对照群体相似的 OS。然而，除不能耐受伊马替尼的患者以外（占总体的 10%～15%），仍有 20%～25% 使用常规剂量 400 mg 伊马替尼治疗的患者未能达到 ELN 推荐的最佳治疗反应。这引起了对尼洛替尼、达沙替尼和博舒替尼等第二代 TKI 作为 CML 一线治疗方案的探索。第二代 TKI 是比伊马替尼更强效的 TKIs，最初批准用于对伊马替尼耐药或者不耐受 CML 患者的二线治疗。几项临床试验对比了伊马替尼与第二代 TKIs 的疗效，结果表明，与伊马替尼 400 mg 相比，第二代 TKIs 能诱导更快、更深层的分子学反应，但第二代 TKIs 的优点被其更严重的短期或长期毒性所抵消，并不能改善患者的 OS 和 PFS。此外，最近有研究对比了更高剂量的伊马替尼（800 mg/d）与标准剂量的伊马替尼、剂量调整的伊马替尼或伊马替尼联合干扰素的治疗效果，结果表明更高剂量的伊马替尼能够诱导更好的细胞遗传学和分子学反应，包括实现 TFR 所需的如 MR⁴、MR⁴·⁵ 等 DMR。鉴于伊马替尼已经成为一种非专利药，治疗成本的极大降低使其能够在世界各地的患者中被广泛使用，因此伊马替尼仍然是大多数 CML 患者的一线治疗选择。

4.2 伊马替尼与治疗反应

伊马替尼是首个用于治疗 CML 的 TKI，对慢性期的 CML 患者来说，它仍然是标准治疗方案且应用最为广泛的一线治疗方案[1]。事实上，接受伊马替尼作为一线治疗患者的长期 OS 与其他 TKI 相似且未被其他 TKI 超越[2-4]。根据 IRIS 研究最新随访 8 年数据，以及其他研究和非临床研究患者的独立回顾性分析显示，伊马替尼累积 CCyR 率为 83%～85%，预估的 10 年 OS 率为 82%～84%，远高于使用该药物之前的生存率[5-6]。出现生存获益可能是因为在接受伊马替尼治疗后，进展为加速期或急变期的患者大量减少。许多研究表明，即使在 TKI 时代，大多数进展期患者依然无法治愈，疾病进展为更晚期阶段仍是 CML 患者死亡的主要原因[7]。伊马替尼使 CML 疾病

进展发生率从预计每年约 15% 降至每年 2%～3%，并且疾病进展一般发生于治疗的前 2～3 年，随后发生的进展较为罕见[6]。疾病进展率的降低一方面由于伊马替尼使大部分患者白血病负荷大幅减少，在少数病例中甚至可出现白血病克隆明显消失；另一方面也由于伊马替尼抑制了导致白血病细胞基因组不稳定的 *BCR∷ABL1* 酪氨酸激酶活性，所以其本身有减缓疾病进展的倾向[8]。

达到且维持 CCyR 至少两年的患者能够从伊马替尼的治疗中获益，现已证实这些患者的 OS 与未患有白血病的对照人群相似[9]。另外，各项研究表明，在特定时间节点还未达到良好的细胞遗传学或分子学反应的患者预后较差，其复发、进展和死亡的风险增加[10-11]。

基于这些原因，ELN 的专家小组和国家综合癌症网络（National Comprehensive Cancer Network，NCCN）的成员在近期对之前接受 TKIs 治疗的 CML 患者的不同节点目标进行了修改[12-13]。这表明对细胞遗传学和可靠的标准化分子学进行恰当且及时的随访监测，对于优化 TKI 治疗 CML 是十分必要的。ELN 2020 指南建议指出，除诊断外，通过实时定量 PCR 对 *BCR∷ABL1* 转录水平的分子学监测已经成为 CML 患者随访最有效且最精确的方法，在随访过程中几乎取代了细胞遗传学分析[14-17]。实际上与传统细胞遗传学分析方法相比，实时定量 PCR 不仅能在 TKI 治疗早期对白血病负荷的减少进行初步疗效监测，而且能在患者达到 CCyR 后对残留病灶进行评估。因为现有的实时定量 PCR 检测方法在一个高质量的样本里可以达到的灵敏度为 $10^{-4}/10^{-5}$，这相当于可以检测到 CCyR 阈值以下的 2～3 个对数级的白血病细胞残留水平[14]。根据建立的国际标准值，相应 *BCR∷ABL1* 水平需要减少到 1%（与诊断时 *BCR∷ABL1* 的中位数相比降低 2 个对数级，大致相当于 CCyR 的阈值）,0.10%［主要分子学反应（MMR）］和 0.0100%～0.0032%［这两个数值分别对应 MR⁴（降低 4 个对数级）和 MR⁴·⁵（降低 4.5 个对数级）］[18]。

由于达到 CCyR 或 1% *BCR∷ABL1* 与 CML 患者最大可能获得长期生存相关，因此其仍被认为是最重要的应答目标[19-21]。但一些数据显示，达到更深层次的反应如 *BCR∷ABL1* IS 水平 ≤ 0.1%（MMR），相对于没有达到 MMR 的 CCyR，可能改善 OS[21]。德国 CMLIV 研究显示，治疗 4 年后能够达到稳定的

MR[4.5] 分子学反应的患者，与仅实现 CCyR 但未实现 MMR 的患者相比，8 年的生存率更高，统计学差异显著[21]。如果这些结果被进一步证实，预示着 MR[4.5] 将会成为一个新的预测长期结局的分子学反应的指标。随后几项临床研究表明，稳定且深层的分子学反应（至少 MR[4] 甚至更好的 MR[4.5]）对实现长期的 TFR 是必需的，而 TFR 也正在逐渐成为 CML 患者新的治疗目标[22-25]。因此，除了 CCyR，达到 MMR 和 MR[4.5] 也是值得追求的治疗目标，因为它们可以预测患者能够获得更持久和稳定的应答，为尝试停药提供了可能性。

值得注意的是，近几年诸多研究表明，治疗第一年内的早期细胞遗传学和分子学反应是最强的预后相关因素，它们不仅与 OS、PFS 或 EFS 相关，而且还与获得更深层次的分子学反应相关，因此，早期的治疗反应也能预测无治疗缓解（TFR）的可能性[26-28]。基于这些观察，意大利成人血液病协作组（Gruppo Italiano Malattie Ematologiche dell Adulto，GIMEMA）工作组对一些治疗建议进行了修改，除在之前不同时间节点的预期反应目标应达到最佳治疗反应标准外，将治疗的前 24 个月达到 MR[4]（0.01% BCR :: ABL1）也引入最佳反应要求[25]。

基于这些目标，大约三分之一接受伊马替尼治疗的 CML 患者并没有达到最佳治疗反应，因此这些患者的 EFS、PFS 和 OS 更差，统计学差异显著（其五年总生存率约 80%，而 3 个月时 BCR :: ABL1 降低到 10% 以下的患者总生存率约 95%）[20, 27-28]。事实上在这些应用伊马替尼治疗的患者中，大多数患者只是出现反应延迟，并不会出现进展或死亡，但是应该考虑的是其中 15% ~ 20% 的患者会在短期内死亡，其中大部分是因为疾病进展[20, 27-28]。除治疗失败、进展和死亡以外，还有 10% ~ 12% 的患者因出现不良事件或对伊马替尼不耐受而转换为其他 TKI 治疗。

同样值得注意的是，对伊马替尼未达最佳治疗反应的患者比例，可能随着决定初始风险分层的临床及血液学特征而变化，如 Sokal 评分和 ELTS（EUTOS 长期生存），且 ELTS 评分似乎比 Sokal 评分能更准确预测 CML 患者的死亡结局[29]。在 IRIS 研究中，Sokal 评分低、中、高危的患者 5 年 CCyR 率（分别为 89%、82% 和 69%；$P < 0.001$）和疾病进展率（分别为 3%、8% 和 17%；$P = 0.002$）均有显著差异。

基于这些考虑，一些旨在改善 CML 慢性期患者

一线治疗方案的临床试验已在开展。正在探索的治疗策略包括将第二代 TKI 作为一线治疗（原用于二线治疗），或者使用更高剂量的伊马替尼，以及伊马替尼和其他药物如干扰素 α（IFN-α）的联合治疗。但是这些治疗方案目前仍然处于研究阶段，并未用于常规临床实践中。

4.3　伊马替尼与第二代 TKI 作为一线治疗对比

目前，第二代 TKI（尼洛替尼 300 mg BID，达沙替尼 100 mg QD，博舒替尼 400 mg QD）已获批用于一线治疗[2-3, 30]。由于慢性期的 CML 患者生存期非常长，通过 OS 评估这些替代治疗的疗效需要非常长的随访时间，因此常用在相应时间节点达到 CCyR、MMR、MR[4] 和 MR[4.5] 的比率，以及 PFS 作为指标进行治疗反应的评估和结果的对比。然而，考虑到评估和报道反应率的方法有时会有所不同，并且 EFS 和 PFS 的定义可能会因为试验方案不同而不同，因此在比较不同临床研究的结果时引入偏倚十分重要。

第二代 TKI（尼洛替尼、达沙替尼和博舒替尼）与伊马替尼作为一线治疗进行对比是因为它们比伊马替尼能够更有效地抑制 BCR :: ABL1 酪氨酸激酶的活性，并且它们已经获批作为对伊马替尼不耐受或伊马替尼耐药患者的二线治疗方案。在这些患者及在 BCR :: ABL1 突变（T315I 突变除外）导致的伊马替尼耐药患者中，第二代 TKIs 诱导的 CCyR 率为 40% ~ 50%[31-34]。

尼洛替尼和达沙替尼作为一线治疗的有效性和安全性在几项 2 期研究中进行了评估[35-37]。GIMEMA CML 工作组在 73 例接受尼洛替尼（400 mg，BID）初治慢性期患者的研究结果显示，3 个月 CCyR 率为 78%，MMR 为 52%，6 个月累积 CCyR 率为 96%，累积 MMR 率为 66%，12 个月累积 MMR 率为 85%[35]。MD 安德森癌症中心在接受尼洛替尼（400 mg，BID）治疗的 100 名初治 CML 患者的研究中得到了相似的结果，中位随访 29 个月（范围 1 ~ 73 个月），累积 CCyR 率为 93%，MMR 率为 73%，完全分子学反应率（根据 ELN 标准定义，灵敏度至少为 $10^{-4}/10^{-5}$ 时，检测不到融合基因转录本）为 33%[36]。在同一机构，另外 86 例初治患者接受达沙替尼（50 mg，BID 或 100 mg，QD）治疗[37]，中位随访 24 个月，大多

数患者快速获得了 CCyR（6 个月时为 94%），累积 CCyR 率为 98%。12 个月和 18 个月后，分别有 71% 和 79% 的患者达到了 MMR。患者接受达沙替尼每天 1 次给药比每天 2 次给药耐受性更好。

ENESTnd 是一项随机、开放、多中心的 3 期研究，对比了尼洛替尼和伊马替尼治疗新诊断 CML 患者的疗效和安全性，该研究已完成了第 10 年的随访[2, 28]。这项研究纳入了 846 名患者，按 1：1：1 的比例随机分配到接受尼洛替尼 300 mg，BID（n = 282）；尼洛替尼 400 mg，BID（n = 281）；或者伊马替尼 400 mg，QD（n = 283）三组。主要研究终点为 12 个月时的 MMR。该研究按照 Sokal 预后评分对患者进行分级，且 Sokal 评分为低、中、高危患者均匀分布于每个组。在意向性治疗人群中进行了有效性结果分析。12 个月时，接受尼洛替尼 300 mg BID 和尼洛替尼 400 mg BID 治疗的患者 MMR 率（分别为 44%、43%）显著高于接受伊马替尼治疗的患者 MMR 率（22%）。由于 12 个月时的 MMR 是这项研究的主要终点，因此尼洛替尼（300 mg，BID）被美国食品和药物管理局（Food and Drug Administration，FDA）和欧洲药品管理局（European Medicines Agency，EMA）批准为一线治疗方案。接受尼洛替尼治疗的患者能够迅速获得缓解，尼洛替尼 300 mg BID，尼洛替尼 400 mg BID 和伊马替尼 400 mg QD 在 6 个月时的 MMR 率分别为 33%、30% 和 12%。该研究 5 年的随访结果显示，与伊马替尼相比，尼洛替尼带来的更深层的缓解也与更少进展为 AP/BP 相关[39]。使用尼洛替尼 300 mg、尼洛替尼 400 mg 和伊马替尼 400 mg 的患者 10 年累积 MMR 率分别为 82.6%、80.4% 和 69.6%，累积 MR$^{4.5}$ 率分别为 63.8%、61.6% 和 45.2%。尼洛替尼与伊马替尼治疗 10 年后的 MR$^{4.5}$ 率差异与治疗 5 年后观察到的差异相似[38-39]。

然而，5 年随访结果显示，接受尼洛替尼治疗的心血管事件（cardio vascular event，CVE）发生率远高于伊马替尼，且有剂量依赖性，尼洛替尼 400 mg BID 比尼洛替尼 300 mg BID 更易发生 CVE[39]。在随后的 5 年中，CVE 发生率继续以相似的速度增长[38]。最终观察到尼洛替尼与伊马替尼的 10 年总生存率相似。总之，10 年随访数据证实了一线尼洛替尼治疗在实现早期和 DMR 方面的持续有效性，但也强调长期接受尼洛替尼治疗可导致发生 CVE 的风险升高。

Dasision 是一项随机、开放、多中心的 3 期研究，对比了达沙替尼（100 mg QD）与伊马替尼（400 mg QD）作为一线治疗的效果和安全性[3, 40]。这项研究完成了至少五年的随访后被终止[40]。根据欧洲风险评分标准对新诊断 CML 慢性期患者进行分层，并随机分配到达沙替尼（100 mg/d）组或伊马替尼（400 mg/d）组。该研究的主要终点是 12 个月的 CCyR，结果显示 12 个月时达沙替尼组的 CCyR 率（83%，P < 0.001）显著高于伊马替尼组（72%），使得该药物也被 FDA 和 EMA 批准为 CML 慢性期一线治疗药物。12 个月时，达沙替尼的最佳累积 MMR 率（46%，P < 0.001）也显著高于伊马替尼（28%）[40]。治疗 5 年后，达沙替尼组的分子学反应率持续高于伊马替尼组（MMR 率分别为 76% vs.64%，P = 0.002，MR$^{4.5}$ 率分别为 42% vs.33%，P = 0.025）。在研究中或停药后，达沙替尼组进展为 AP/BP 的患者（n = 12/259；4.6%）比伊马替尼组（n = 19/260；7.3%）更少。然而，两个治疗组的 5 年 PFS 率和 OS 率相似（达沙替尼 PFS 为 85%，伊马替尼 PFS 为 86%；达沙替尼 OS 为 91%，伊马替尼 OS 为 90%）[40]。治疗 3 个月时达沙替尼组的患者达到 BCR :: ABL1L ≤ 10% 的比例（84%）高于伊马替尼组（64%）。在达沙替尼组中，治疗 3 个月时 BCR :: ABL1 ≤ 10%，与 > 10% 的患者相比，前者 PFS 和 OS 提高，进展为 AP/BP 率降低［PFS 分别为 89% vs.72%，P = 0.0014；OS 分别为 94% vs.81%，P = 0.0028；进展率分别为 n = 6/198（3%）和 n = 5/37（14%）］；在伊马替尼组中，治疗 3 个月时 BCR :: ABL1 ≤ 10%，与 > 10% 的患者相比，也可发现 PFS 和 OS 提高，进展率降低［PFS 分别为 93% vs.72%，P < 0.0001；OS 分别为 95% vs.81%，P = 0.0003；进展率分别为 n = 5/154（3%）vs.n = 13/85（15%）］。关于达沙替尼的不良事件，5 年后总体胸腔积液发生率为 29%，但大多数为 1 级或 2 级（74 例中有 67 例），因胸腔积液而暂停达沙替尼治疗的患者仅有 15 例（占总体的 6%，占患胸腔积液患者的 20%）。动脉缺血事件并不常见，达沙替尼组有 12 名（5%）患者出现，伊马替尼组有 6 名（2%）患者出现[40]。近期一项由研究者发起的研究也对比了达沙替尼（100 mg，QD）与伊马替尼（400 mg，QD）的疗效，尽管达沙替尼组比伊马替尼组的患者获得 CCyR 的比例（分别为 53%、35%）和 12 个月时分子学反应的比例（MMR 分别为 53%、35%，

$P = 0.049$；MR^4 分别为 25%、10%，$P = 0.038$）更高，但并没有在 PFS 和 OS 方面展示出优势[41]。

BELA 是一项对比博舒替尼（500 mg，QD）与伊马替尼（400 mg，QD）疗效和安全性的多中心 3 期临床试验[42]。这项研究中，12 个月的 CCyR 是主要研究终点，博舒替尼的试验结果（12 个月 CCyR 率为 70%）并没有显著高于伊马替尼（12 个月 68%）。因此，博舒替尼未被批准作为 CML 慢性期的一线治疗。博舒替尼的疗效不佳与其高停药率有关，而高停药率主要是由博舒替尼组发生的药物相关非血液系统不良事件（博舒替尼组停药率为 19%，伊马替尼组为 5%）所致，其中由腹泻引起的停药率最突出。然而，12 个月时博舒替尼组的 MMR 率显著高于伊马替尼组（博舒替尼 39%，伊马替尼 26%，$P = 0.002$），且博舒替尼组进展为 AP/BP 的数量（2%）少于伊马替尼组（4%）[42]。

随后，BFORE 研究将更低剂量博舒替尼（400 mg，QD）与伊马替尼进行对比，主要研究终点为 12 个月时的 MMR。结果显示，博舒替尼组与伊马替尼组相比，12 个月的 MMR 率（分别为 47.2% vs. 36.9%；$P = 0.02$）及 12 个月的 CCyR 率（分别为 77.2% vs. 66.4%；$P = 0.0075$）显著增加[30]。4 例接受博舒替尼治疗和 6 例接受伊马替尼治疗的患者疾病进展为 AP/BP。博舒替尼治疗组中 3 级腹泻的发生率为 7.8%，低于在 BELA 试验中观察到的发生率。这项临床研究结果最终也使得博舒替尼成为被批准为一线治疗 CML 的又一选择。

综上所述，第二代 TKI 抑制 $BCR::ABL1$ 酪氨酸激酶的能力更强，与伊马替尼相比，能达到更快速的分子学反应（更多患者能在治疗 3 个月时达到 $BCR::ABL1 \leq 10\%$），更高的 MMR 率及 MR^4 和 $MR^{4.5}$ 等深层分子学反应。第二代 TKI 作为一线治疗的另一个临床优势是其进展率更低。从长期来看，其优势可能是更快达到允许尝试 TFR 的条件。然而，使用第二代 TKI 的 5 年和 10 年 OS 与伊马替尼相比，没有显著统计学差异；但是一些已知的长期毒性，特别是在一些特定的患者中，例如，更高的心血管事件发生率也引起了人们对使用第二代 TKI 的担忧。

4.4　高剂量伊马替尼

目前，CML 治疗指南建议伊马替尼 400 mg/d 为一线治疗方案。然而，对遗传性的 OCT-1 转运蛋白（一种调节伊马替尼内流和细胞内浓度的泵）效率较低的患者来说，这种剂量可能不是最佳的，而较高的初始剂量可能使这类患者显著获益[43]。此外，1 期剂量探索试验表明，伊马替尼剂量在 1000 mg/d 以下时，没有出现剂量限制性毒性，并且观察到了剂量—反应关系。在血药浓度 $\geq$ 1000 µM/L 时，400 mg 的伊马替尼能达到最佳疗效。这也解释了为什么对伊马替尼的治疗反应依赖于严格遵守剂量和治疗计划[44]。

基于这些考虑，伊马替尼获批后不久，大量研究开始评估高剂量伊马替尼（800 mg）的疗效和安全性[45-48]。这些研究结果均显示接受 800 mg 伊马替尼治疗的患者获得了更快的细胞遗传学和分子学反应，但是在 EFS、PFS 或 OS 方面并未报告有显著差异。高剂量组 OS 并未显著提高，可能与患者对 800mg 伊马替尼剂量不耐受导致的频繁剂量减少和治疗中断有关。

来自德国 CML 研究组的 CMLIV 研究显示，可通过将伊马替尼调整到患者能够耐受的剂量来解决上述问题。将伊马替尼 400 mg/d 与 800 mg/d 进行对比，12 个月时的 MMR 率分别为 44% 和 59%（$P < 0.001$），这一结果支持从 800 mg/d 开始用药，且允许患者在治疗过程中调整剂量。事实上，800 mg 组的中位剂量是 628 mg/d，表明伊马替尼治疗 CML 的方案可被优化，早期给予大剂量伊马替尼治疗后，快速调整到患者能够耐受的剂量，能够提高 12 个月时的 MMR 率。

这些数据已经在一项随机研究中得到证实，该研究对比了每天 1 次服用伊马替尼 400 mg 和每天 2 次服用伊马替尼 400 mg（伊马替尼 800 mg）的分子学、血液学和细胞遗传学反应率，在该研究中允许调整剂量以最大限度地维持伊马替尼治疗[49]。12 个月时，800 mg 组的分子学反应比 400 mg 组更深（达到 $BCR::ABL1$ mRNA 减少 4 个对数级的比率分别为 25% vs. 10%，$P = 0.038$；达到减少 3 个对数级的比率分别为 53% vs. 35%，$P = 0.049$）。此外，在这两组中，少有患者出现复发、进展或死亡，但是伊马替尼 800 mg 组的无进展生存率（$P = 0.048$）和无复发生存率（$P = 0.031$）都优于伊马替尼 400 mg 组[49]。

德国 CMLIV 研究的 10 年随访结果显示，在大多数 CML 患者中，延长伊马替尼治疗时间可以获得非常深层的分子学反应[6, 21, 50]。维持治疗 10 年后，

92% 获得 MMR 的患者达到了 MR[4,5]，88% 获得 MR[4] 的患者达到了 MR[5]，因此大多数接受伊马替尼治疗的患者有望中止治疗，而不需要更换为第二代 TKI。通过延长达到 CCyR 而未达到 MMR 患者的伊马替尼治疗时间，也观察到了相同的结果。在研究中，仅对 ELN 指南中定义为治疗失败的患者更换用药。研究总体有 26.5% 的患者由于耐药或药物不耐受而更换为第二代 TKI，这些患者比其他患者预后更差，危险程度更高[6]。

4.5 联合治疗：伊马替尼联合干扰素 α

由于干扰素在 CML 治疗中有明确的临床获益，该药与伊马替尼的联合治疗一直备受关注，目前正在进行多项相关临床试验。在一项 2 期 GIMEMA 研究中，伊马替尼 400 mg/d 联合聚乙二醇化干扰素 α（PegIFNα -2a）50 ~ 150 μg/w，在 12 个月时 CCyR 率和 MMR 率分别为 70% 和 47%，应答患者 CCyR 率维持 5 年的可能性为 94%[51]。然而，患者对干扰素治疗的依从性很差，87% 的患者在 2 年内停止使用干扰素。

一些大型的 3 期随机试验正在对比伊马替尼单药治疗与联合治疗。在一项开放标签的法国 SPIRIT 临床试验中，患者按 1：1：1：1 的比例被随机分为 4 组，分别接受伊马替尼 400 mg/d、伊马替尼 600 mg/d、伊马替尼 400 mg/d 联合阿糖胞苷、伊马替尼 400 mg/d 联合 PegIFNα -2a 治疗[52]。伊马替尼 / 干扰素 α 治疗的潜在优势首先表现在 18 个月时的 MMR 率（四组分别为 42%、50%、53% 和 62%；P = 0.003）及深层的分子学反应率 MR[4] 上（BCR ∷ ABL1L 转录本减少达 4 个对数级）（四组分别为 18%、22%、19% 和 35%；P = 0.001），并随后再次得到证实。然而，SPIRIT 试验需要继续进行随访，以确认这些早期差异能否带来长期生存优势。第 1 年内，联合治疗组 3 ~ 4 级中性粒细胞减少伴或不伴血小板减少的发生率（伊马替尼 / 阿糖胞苷 41%，伊马替尼 / IFN- α 40%）高于单药治疗组（400 mg 8%，600 mg 14%）。45% 的患者在治疗开始后的 12 个月内停止 IFN 治疗。有趣的是，IFN 治疗的持续时间对治疗反应有影响：接受 IFN 治疗少于 4 个月的患者与接受 IFN 治疗超过 12 个月的患者相比，MMR 率、最佳分子学反应率 MR[4]、未检测到的微小残留病率分别

从 48% 增加到 82%、23% 增加到 49%、8% 增加到 20%。德国 CMLIV 研究对伊马替尼 400 mg/d 联合非聚乙二醇化 IFNα -2b 和单用伊马替尼 400 mg/d 也进行了类似的比较[53]。两组 12 个月时的 CCyR 率相似，单用伊马替尼组为 52%，伊马替尼联合 IFN 组为 51%，12 个月时的 MMR 率分别为 30% 和 35%。经过 5 年随访，各组 PFS 和 OS 显示无显著差异[53]。在北欧 CML 研究小组的第 3 个试验中，将新诊断、Sokal 风险评分为低危或中危的慢性期 CML 患者和伊马替尼诱导获得完全血液学反应的患者随机分组为继续伊马替尼 400 mg/d 治疗组与 PegIFNα -2b 50 μg/w 联合伊马替尼 400 mg/d 治疗组[54]。在联合用药组，34 名患者（61%）中途因为其毒性反应停止使用 PegIFNα -2b。12 个月时，联合用药组的 MMR 率（82%）显著高于伊马替尼单药组（54%，P = 0.002），并且 MMR 率随着 PegIFNα -2b 使用时间的延长而增加（< 12 周 MMR 率为 67%，> 12 周 MMR 率为 91%）[54]。最后，为了确定在大剂量伊马替尼的基础上加上 PegIFNα -2b 和粒细胞巨噬细胞集落刺激因子（GM-CSF）是否能进一步提高 CML 患者的细胞遗传学和分子学反应率，94 名患者在前 6 个月接受了伊马替尼 800 mg/d 的治疗，然后随机分为继续大剂量伊马替尼单药治疗组，以及伊马替尼联合 PegIFNα -2b 0.5 μg/（kg·w）和 GM-CSF 125 mg/m23 次 / 周治疗组[55]。中位随访 54 个月，未观察到两组 CCyR 率、MMR 率和完全分子学反应率的差异。可能由于干扰素的不良反应，所有接受 PegIFNα -2b 治疗的患者都停用了该药物，联合 PegIFNα -2b、GM-CSF 和伊马替尼的潜在优势可能因为停药受到了的影响。

法国 SPIRIT 试验、北欧 CML 研究小组进行的临床试验显示：与伊马替尼单药治疗相比，伊马替尼联合干扰素能使患者获益；而德国 CMLIV 研究和 MD Anderson 进行的试验显示两组无明显差异。出现这些不同结果的原因目前尚不清楚；但是，试验方案中存在的多种差异（所使用的干扰素类型、患者群体和试验设计）应该纳入考虑。

总体而言，尽管干扰素的毒性使该药物停药率较高，导致伊马替尼联合干扰素的文献结论与真实疗效间仍存在相当大的争议，但考虑到其有提高 TFR 率的潜在长期作用，故 TKI 联合 IFN 方案对许多研究者来说仍然很有吸引力[56]。

4.6 结论

CML 慢性期的最佳一线治疗选择，无论是选择伊马替尼还是选择第二代 TKI，即使在 CML 专家中也常常被讨论且是具有争议的问题。第二代 TKI 的主要优势是治疗反应的速度和深度，而伊马替尼的主要优势是长期的安全性和价格较低。目前这种状况已经被两种因素所改变：①伊马替尼已经成为一种非专利药物，且它的价格在世界上大多数国家是可承受的；②德国 CMLIV 研究已经证明，在 10 年的时间里，通过伊马替尼获得的分子学反应，特别是在调整剂量的情况下，与第二代 TKI 获得的分子学反应相似，而且毒性更小。所以，除外一些要求获得非常快的深层反应的特殊病例，伊马替尼仍然是绝大多数患者的首要选择。

此外，由于伊马替尼的经济性和安全性特征，使得该药物成为其他能够抑制 *BCR*∶∶*ABL1* 酪氨酸激酶活性药物的理想搭档，如新近研发的药物 asciminib，一种新的 STAMP（选择性靶向 *ABL1* 的肉豆蔻酰口袋）类复合物，是 *BCR*∶∶*ABL1* 酪氨酸激酶的高度特异性抑制剂[57]。

（孟 力 洪振亚）

参考文献

[1] O'Brien SG, Guilhot F, Larson RA, Gathmann I, Baccarani M, Cervantes F, et al. Imatinib compared with interferon and low-dose cytarabine for newly diagnosed chronic-phase chronic myeloid leukemia. N Engl J Med. 2003;348(11):994–1004.

[2] Saglio G, LeCoutre PD, Pasquini R, Jootar S, Nakamae H, Flinn IW, et al. Nilotinib versus Imatinib in patients (pts) with newly diagnosed Philadelphia chromosome-positive (Ph+) chronic myeloid Leukemia in chronic phase (CML-CP): ENESTnd 36-month (mo) follow-up. ASH Annual Meeting Abstracts. 2011;118(21):452.

[3] Kantarjian H, Shah NP, Hochhaus A, Cortes J, Shah S, Ayala M, et al. Dasatinib versus imatinib in newly diagnosed chronic-phase chronic myeloid leukemia. N Engl J Med. 2010;362(24):2260–70.

[4] Yin OQ, Giles FJ, Baccarani M, le Coutre P, Chiparus O, Gallagher N, et al. Concurrent use of proton pump inhibitors or H2 blockers did not adversely affect nilotinib efficacy in patients with chronic myeloid leukemia. Cancer Chemother Pharmacol. 2012;70(2):345–50.

[5] Hochhaus A, Larson RA, Guilhot F, Radich JP, Branford S, Hughes TP, et al. Long-term outcomes of Imatinib treatment for chronic myeloid Leukemia. N Engl J Med. 2017;376(10):917–27.

[6] Hehlmann R, Lauseker M, Saussele S, Pfirrmann M, Krause S, Kolb HJ, et al. Assessment of imatinib as first-line treatment of chronic myeloid leukemia: 10-year survival results of the randomized CML study IV and impact of non-CML determinants. Leukemia. 2017;31(11):2398–406.

[7] Pfirrmann M, Baccarani M, Saussele S, Guilhot J, Cervantes F, Ossenkoppele G, et al. Prognosis of long-term survival considering disease-specific death in patients with chronic myeloid leukemia. Leukemia. 2016;30(1):48–56.

[8] Bolton-Gillespie E, Schemionek M, Klein HU, Flis S, Hoser G, Lange T, et al. Genomic instability may originate from imatinib-refractory chronic myeloid leukemia stem cells. Blood. 2013;121(20):4175–83.

[9] Gambacorti-Passerini C, Antolini L, Mahon FX, Guilhot F, Deininger M, Fava C, et al. Multicenter independent assessment of outcomes in chronic myeloid leukemia patients treated with imatinib. J Natl Cancer Inst. 2011;103(7):553–61.

[10] Kantarjian H, O'Brien S, Shan J, Huang X, Garcia-Manero G, Faderl S, et al. Cytogenetic and molecular responses and outcome in chronic myelogenous leukemia: need for new response definitions? Cancer. 2008;112(4):837–45.

[11] Marin D, Milojkovic D, Olavarria E, Khorashad JS, de Lavallade H, Reid AG, et al. European

LeukemiaNet criteria for failure or suboptimal response reliably identify patients with CML in early chronic phase treated with imatinib whose eventual outcome is poor. Blood. 2008;112(12):4437–44.

[12] Hochhaus A, Baccarani M, Silver RT, Schiffer C, Apperley JF, Cervantes F, et al. European LeukemiaNet 2020 recommendations for treating chronic myeloid leukemia. Leukemia. 2020;34(4):966–84.

[13] Deininger MW, Shah NP, Altman JK, Berman E, Bhatia R, Bhatnagar B, et al. Chronic Myeloid Leukemia, version 2.2021, NCCN Clinical Practice Guidelines in Oncology. J Natl Compr Cancer Netw. 2020;18(10):1385–415.

[14] Hughes T, Deininger M, Hochhaus A, Branford S, Radich J, Kaeda J, et al. Monitoring CML patients responding to treatment with tyrosine kinase inhibitors: review and recommendations for harmonizing current methodology for detecting BCR-ABL transcripts and kinase domain mutations and for expressing results. Blood. 2006;108(1):28–37.

[15] Muller MC, Hanfstein B, Lauseker M, Erben P, Proetel U, Schnittger S, et al. Time-related interpretation of molecular response levels according to long term overall and progression-free survival of CML patients on first-line Imatinib treatment. ASH Annual Meeting Abstracts. 2011;118(21):1681.

[16] Cross NC, White HE, Ernst T, Welden L, Dietz C, Saglio G, et al. Development and evaluation of a secondary reference panel for BCR-ABL1 quantification on the International Scale. Leukemia. 2016;30(9):1844–52.

[17] Möbius S, Schenk T, Himsel D, Maier J, Franke GN, Saussele S, et al. Results of the European survey on the assessment of deep molecular response in chronic phase CML patients during tyrosine kinase inhibitor therapy

(EUREKA registry). J Cancer Res Clin Oncol. 2019;145(6):1645–50.

[18] Cross NC, Hochhaus A. Deep molecular response in chronic myeloid leukemia. Leukemia. 2016;30(7):1632.

[19] Jabbour E, Kantarjian H, O'Brien S, Shan J, Quintas-Cardama A, Faderl S, et al. The achievement of an early complete cytogenetic response is a major determinant for outcome in patients with early chronic phase chronic myeloid leukemia treated with tyrosine kinase inhibitors. Blood. 2011;118(17):4541–6. quiz 759.

[20] Hanfstein B, Muller MC, Hehlmann R, Erben P, Lauseker M, Fabarius A, et al. Early molecular and cytogenetic response is predictive for long-term progression-free and overall survival in chronic myeloid leukemia (CML). Leukemia. 2012;26:2096.

[21] Hehlmann R, Muller MC, Lauseker M, Hanfstein B, Fabarius A, Schreiber A, et al. Deep molecular response is reached by the majority of patients treated with imatinib, predicts survival, and is achieved more quickly by optimized high-dose imatinib: results from the randomized CML-study IV. J Clin Oncol. 2014;32(5):415–23.

[22] Mahon FX, Rea D, Guilhot J, Guilhot F, Huguet F, Nicolini F, et al. Discontinuation of imatinib in patients with chronic myeloid leukaemia who have maintained complete molecular remission for at least 2 years: the prospective, multicentre Stop Imatinib (STIM) trial. Lancet Oncol. 2010;11(11):1029–35.

[23] Ross DM, Branford S, Seymour JF, Schwarer AP, Arthur C, Bartley PA, et al. Patients with chronic myeloid leukemia who maintain a complete molecular response after stopping imatinib treatment have evidence of persistent leukemia by DNA PCR. Leukemia. 2010;24(10):1719–24.

[24] Shah NP. NCCN guidelines updates: discontinuing TKI therapy in the treatment of chronic

myeloid Leukemia. J Natl Compr Cancer Netw. 2019;17(5.5):611–3.

[25] Baccarani M, Abruzzese E, Accurso V, Albano F, Annunziata M, Barulli S, et al. Managing chronic myeloid leukemia for treatment-free remission: a proposal from the GIMEMA CML WP. Blood Adv. 2019;3(24):4280–90.

[26] Marin D, Ibrahim AR, Lucas C, Gerrard G, Wang L, Szydlo RM, et al. Assessment of BCR-ABL1 transcript levels at 3 months is the only requirement for predicting outcome for patients with chronic myeloid leukemia treated with tyrosine kinase inhibitors. J Clin Oncol. 2012;30(3):232–8.

[27] Hughes TP, Saglio G, Kantarjian HM, Guilhot F, Niederwieser D, Rosti G, et al. Early molecular response predicts outcomes in patients with chronic myeloid leukemia in chronic phase treated with frontline nilotinib or imatinib. Blood. 2014;123(9):1353–60.

[28] Jabbour E, Kantarjian HM, Saglio G, Steegmann JL, Shah NP, Boque C, et al. Early response with dasatinib or imatinib in chronic myeloid leukemia: 3-year follow- up from a randomized phase 3 trial (DASISION). Blood. 2014;123(4):494–500.

[29] Pfirrmann M, Clark RE, Prejzner W, Lauseker M, Baccarani M, Saussele S, et al. The EUTOS long-term survival (ELTS) score is superior to the Sokal score for predicting survival in chronic myeloid leukemia. Leukemia. 2020;34(8):2138–49.

[30] Cortes JE, Gambacorti-Passerini C, Deininger MW, Mauro MJ, Chuah C, Kim DW, et al. Bosutinib versus Imatinib for newly diagnosed chronic myeloid Leukemia: results from the randomized BFORE trial. J Clin Oncol. 2018;36(3):231–7.

[31] Kantarjian HM, Giles F, Gattermann N, Bhalla K, Alimena G, Palandri F, et al. Nilotinib (formerly AMN107), a highly selective BCR-ABL tyrosine kinase inhibitor, is effective in patients with Philadelphia chromosome-positive chronic myelogenous leukemia in chronic phase following imatinib resistance and intolerance. Blood. 2007;110(10):3540–6.

[32] Shah NP, Tran C, Lee FY, Chen P, Norris D, Sawyers CL. Overriding imatinib resistance with a novel ABL kinase inhibitor. Science. 2004;305(5682):399–401.

[33] Khoury HJ, Cortes JE, Gambacorti-Passerini C, Kim D-W, Zaritskey A, Hochhaus A, et al. Activity of Bosutinib by baseline and emergent mutation status in Philadelphia chromosome-positive Leukemia patients with resistance or intolerance to other tyrosine kinase inhibitors. ASH Annual Meeting Abstracts. 2011;118(21):110.

[34] Jabbour E, Branford S, Saglio G, Jones D, Cortes JE, Kantarjian HM. Practical advice for determining the role of BCR-ABL mutations in guiding tyrosine kinase inhibitor therapy in patients with chronic myeloid leukemia. Cancer. 2011;117(9):1800–11.

[35] Rosti G, Palandri F, Castagnetti F, Breccia M, Levato L, Gugliotta G, et al. Nilotinib for the frontline treatment of Ph(+) chronic myeloid leukemia. Blood. 2009;114(24):4933–8.

[36] Cortes JE, Jones D, O'Brien S, Jabbour E, Konopleva M, Ferrajoli A, et al. Nilotinib as front-line treatment for patients with chronic myeloid leukemia in early chronic phase. J Clin Oncol. 2010;28(3):392–7.

[37] Cortes JE, Jones D, O'Brien S, Jabbour E, Ravandi F, Koller C, et al. Results of dasatinib therapy in patients with early chronic-phase chronic myeloid leukemia. J Clin Oncol. 2010;28(3):398–404.

[38] Hughes TP, Saglio G, Larson RA, Kantarjian HM, Kim D-W, Issaragrisil S, et al. Long-term outcomes in patients with chronic myeloid Leukemia in chronic phase receiving frontline Nilotinib versus Imatinib: Enestnd 10-year analysis. Blood. 2019;134(Supplement_1):2924.

[39] Hochhaus A, Saglio G, Hughes TP, Larson RA, Kim DW, Issaragrisil S, et al. Long-term benefits and risks of frontline nilotinib vs imatinib for chronic myeloid leukemia in chronic phase: 5-year update of the randomized ENESTnd trial. Leukemia. 2016;30(5):1044–54.

[40] Cortes JE, Saglio G, Kantarjian HM, Baccarani M, Mayer J, Boque C, et al. Final 5-year study results of DASISION: the Dasatinib versus Imatinib study in treatment-naive chronic myeloid Leukemia patients trial. J Clin Oncol. 2016;34(20):2333–40.

[41] Radich JP, Kopecky KJ, Appelbaum FR, Kamel-Reid S, Stock W, Malnassy G, et al. A randomized trial of dasatinib 100 mg versus imatinib 400 mg in newly diagnosed chronic-phase chronic myeloid leukemia. Blood. 2012;120(19):3898–905.

[42] Cortes JE, Maru A, Souza CAAD, Guilhot F, Duvillie L, Powell C, et al. Bosutinib versus Imatinib in newly diagnosed chronic phase chronic myeloid Leukemia—BELA trial: 24-month follow-up. ASH Annual Meeting Abstracts. 2011;118(21):455.

[43] White DL, Radich J, Soverini S, Saunders VA, Frede A, Dang P, et al. Chronic phase chronic myeloid leukemia patients with low OCT-1 activity randomised to high-dose imatinib achieve better responses, and lower failure rates, than those randomized to standard-dose. Haematologica. 2011;97:907.

[44] Larson RA, Druker BJ, Guilhot F, O'Brien SG, Riviere GJ, Krahnke T, et al. Imatinib pharmacokinetics and its correlation with response and safety in chronic-phase chronic myeloid leukemia: a subanalysis of the IRIS study. Blood. 2008;111(8):4022–8.

[45] Baccarani M, Rosti G, Castagnetti F, Haznedaroglu I, Porkka K, Abruzzese E, et al. Comparison of imatinib 400 mg and 800 mg daily in the front-line treatment of high-risk, Philadelphia-positive chronic myeloid leukemia: a European LeukemiaNet study. Blood. 2009;113(19):4497–504.

[46] Cortes JE, Kantarjian HM, Goldberg SL, Powell BL, Giles FJ, Wetzler M, et al. High-dose imatinib in newly diagnosed chronic-phase chronic myeloid leukemia: high rates of rapid cytogenetic and molecular responses. J Clin Oncol. 2009;27(28):4754–9.

[47] Vieira SA, Deininger MW, Sorour A, Sinclair P, Foroni L, Goldman JM, et al. Transcription factor BACH2 is transcriptionally regulated by the BCR/ABL oncogene. Genes Chromosomes Cancer. 2001;32(4):353–63.

[48] Baccarani M, Druker BJ, Branford S, Kim DW, Pane F, Mongay L, et al. Long-term response to imatinib is not affected by the initial dose in patients with Philadelphia chromosome-positive chronic myeloid leukemia in chronic phase: final update from the tyrosine kinase inhibitor optimization and selectivity (TOPS) study. Int J Hematol. 2014;99(5):616–24.

[49] Deininger MW, Kopecky KJ, Radich JP, Kamel-Reid S, Stock W, Paietta E, et al. Imatinib 800 mg daily induces deeper molecular responses than imatinib 400 mg daily: results of SWOG S0325, an intergroup randomized PHASE II trial in newly diagnosed chronic phase chronic myeloid leukaemia. Br J Haematol. 2014;164(2):223–32.

[50] Kalmanti L, Saussele S, Lauseker M, Müller MC, Dietz CT, Heinrich L, et al. Safety and efficacy of imatinib in CML over a period of 10 years: data from the randomized CML-study IV. Leukemia. 2015;29(5):1123–32.

[51] Palandri F, Iacobucci I, Castagnetti F, Testoni N, Poerio A, Amabile M, et al. Front-line treatment of Philadelphia positive chronic myeloid leukemia with imatinib and interferon-alpha: 5-year outcome. Haematologica. 2008;93(5):770–4.

[52] Preudhomme C, Guilhot J, Nicolini FE, Guerci-Bresler A, Rigal-Huguet F, Maloisel F, et al. Imatinib plus peginterferon alfa-2a

in chronic myeloid leukemia. N Engl J Med. 2010;363(26):2511–21.

[53] Hehlmann R, Lauseker M, Jung-Munkwitz S, Leitner A, Muller MC, Pletsch N, et al. Tolerability-adapted imatinib 800 mg/d versus 400 mg/d versus 400 mg/d plus interferon-alpha in newly diagnosed chronic myeloid leukemia. J Clin Oncol. 2011;29(12):1634–42.

[54] Simonsson B, Gedde-Dahl T, Markevarn B, Remes K, Stentoft J, Almqvist A, et al. Combination of pegylated IFN-alpha2b with imatinib increases molecular response rates in patients with low- or intermediate-risk chronic myeloid leukemia. Blood. 2011;118(12):3228–35.

[55] Cortes J, Quintas-Cardama A, Jones D, Ravandi F, Garcia-Manero G, Verstovsek S, et al. Immune modulation of minimal residual disease in early chronic phase chronic myelogenous leukemia: a randomized trial of frontline high-dose imatinib mesylate with or without pegylated interferon alpha-2b and granulocyte-macrophage colony-stimulating factor. Cancer. 2011;117(3):572–80.

[56] Heibl S, Buxhofer-Ausch V, Schmidt S, Webersinke G, Lion T, Piringer G, et al. A phase 1 study to evaluate the feasibility and efficacy of the addition of ropeginterferon alpha-2b to imatinib treatment in patients with chronic phase chronic myeloid leukemia (CML) not achieving a deep molecular response (molecular remission 4.5)-AGMT_CML 1. Hematol Oncol. 2020;38:792.

[57] Hughes TP, Mauro MJ, Cortes JE, Minami H, Rea D, DeAngelo DJ, et al. Asciminib in chronic myeloid Leukemia after ABL kinase inhibitor failure. N Engl J Med. 2019;381(24):2315–26.

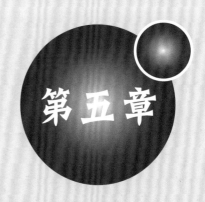

第五章

慢性髓系白血病治疗：
聚焦第二代和第三代 TKI

Alexandra Lovell, Elias Jabbour, Jorge Cortes, and Hagop Kantarjian

5.1 引言

CML 占新诊断白血病病例的 15%。在美国，每年新确诊 CML 病例大约 9000 例[1]。靶向 *BCR :: ABL1* 的 TKI 治疗极大地改变了 CML 的治疗模式和预后。在 TKI 引入前，异基因干细胞移植是唯一治愈 CML 的措施。然而，由于大多数 CML 患者的年龄较大，只有一小部分患者可采用干细胞移植治疗，而且移植相关死亡率仍然处于较高水平。TKIs 将 CML 转变为一种可控制的慢性疾病，并将年死亡率降低到 2% 以下。因此，CML 的患病率将持续每年增加，直到年发病率等于年死亡率，美国 CML 患病人数稳定在 30 万 ~ 50 万例。目前，在美国和欧洲有 5 个获批的 TKIs，包括伊马替尼、达沙替尼、尼洛替尼、博舒替尼和泊那替尼。虽然伊马替尼大大地改变了 CML 治疗历程，但其分子学反应率低及不良反应导致停药率高，从而引发第二代 TKIs 和第三代 TKIs 的出现。第二、第三代 TKIs 比伊马替尼作用更强，具有独特的不良反应谱，并可针对不同的激酶突变。在选择 TKI 药物时，所有这些因素都要考虑在内。本章将讨论第二代 TKI 和第三代 TKI，及其在 CML 治疗中的作用。

5.2 达沙替尼

达沙替尼是第二代 TKI，其效力是伊马替尼的 325 倍。达沙替尼可同时结合 ABL 激酶的活性和非活性构象，对许多伊马替尼耐药的突变具有活性，但不包括 *T315I* 突变[2-3]。除了 *BCR :: ABL1* 激酶，达沙替尼还能抑制 KIT、SRC 家族、EPHA2 和 PDGFR[4]。

达沙替尼首先被批准用于对既往治疗耐药或不耐受的各期成年人慢性粒细胞白血病（简称"慢粒"）患者[4]。在一项 II 期临床试验中，伊马替尼耐药或不耐受的 CP-CML 患者接受达沙替尼 70 mg，每日 2 次治疗。中位随访时间为 8 个月，完全血液学反应率、主要细胞遗传学反应率（major cytogenetic response，MCyR）分别为 90% 和 52%[5]。9 个月时，中位 *BCR :: ABL1* 转录本从基线的 66% 下降到 3%。在中位随访时间为 15 个月后，10% 的患者发生疾病进展，其中 93% 是曾经伊马替尼耐药的患者[6]。CA180-034 试验研究了伴有伊马替尼耐药或不耐受的 CP-CML

患者的多种给药方案（100 mg 每日 1 次、50 mg 每日 2 次、140 mg 每日 1 次和 70 mg 每日 2 次）[7]。4 种给药方式具有相似的完全血液学反应率、细胞遗传学反应率及相似的无进展生存率。与 70 mg 每日 2 次相比，达沙替尼 100 mg 每日 1 次耐受性更好，胸腔积液和血小板减少率更低。该临床试验的结果使 CP-CML 患者的达沙替尼推荐剂量更改为 100 mg 每日 1 次。由于患者采用达沙替尼 100 mg 每日 1 次的剂量组耐受性更佳，7 年随访数据中该剂量组最终完成随访的人数更多，主要 MMR 率、PFS 率、OS 率分别为 46%、42% 和 65%[8]。

达沙替尼在二线治疗中的效果促使开展了大型 III 期 DASISION 试验[9]，受试者随机分配进入达沙替尼 100 mg 每日 1 次或伊马替尼 400 mg 每日 1 次，比较达沙替尼和伊马替尼治疗新诊断的 CP-CML 效果。在治疗 12 个月时，达沙替尼组的 CCyR 率为 77%，伊马替尼组的 CCyR 率为 66%（$P < 0.007$）。12 个月时达沙替尼组的 MMR 率为 46%，伊马替尼组的 MMR 率为 28%，且达沙替尼获得应答时间更短。基于此研究达沙替尼被批准为 CML 的一线治疗药物。DASISION 试验 5 年数据更新，达沙替尼 MMR 率持续且显著高于伊马替尼（76% *vs.*64%；$P = 0.0022$）[10]。

SPIRIT2 试验是一项类似的 III 期临床试验，比较了 CP-CML 一线达沙替尼 100mg 每日 1 次和伊马替尼 400 mg 每日 1 次的疗效[11]。相较于伊马替尼组，达沙替尼组有更多患者获得了 DMR。5 年 MMR 率和 MR^4 率（*BCR :: ABL1* 转录本 ≤ 0.01%），达沙替尼分别为 83% 和 78%；而伊马替尼分别为 63% 和 57%（$P < 0.001$）。同样，在接受达沙替尼治疗的患者中，24 个月的 CCyR 率显著更高（43% *vs.*32%；$P = 0.001$）。达沙替尼 5 年无治疗失败生存率高于伊马替尼。然而，在 EFS 率或 OS 率方面两者没有差异。

在一项小型试验中，150 例患者接受达沙替尼每日 100 mg 或 50 mg 每日 2 次治疗[12]，中位随访时间为 6.5 年。数据验证了 DASISION 试验结果，表明达沙替尼产生快速和持久的 MMR 率，实现 MMR 率的患者转化为高的 OS 率和 EFS 率。在完成达沙替尼治疗至少 27 个月的患者中，5 年累积持续 MR$^{4.5}$（*BCR :: ABL1* 转录本下降 ≥ 4.5log）为 67%。在这些患者中，有 21% 的患者停止治疗，中位随访时间为 3.2 个月 10% 患者失去 MR$^{4.5}$。当恢复 TKI 治疗时，所有患者在中位随访时间为 3.8 个月再次达到 MR$^{4.5}$。

达沙替尼可抑制多种激酶从而导致脱靶不良反应。常见的不良反应包括骨髓抑制、体液潴留、胃肠道紊乱、皮疹和关节痛[4]。报道所有级别胸腔积液发生率为 10% ~ 28%[6, 9-10, 12]。虽然说明书标注的 CP-CML 患者达沙替尼剂量为每日 100 mg，但剂量优化研究表明，胸腔积液的发生率与其高剂量[13-15]相关。胸腔积液的其他危险因素包括年龄 ≥ 65 岁和达沙替尼治疗期间淋巴细胞增多[10, 13]。

早期研究表明，达沙替尼在较低剂量时耐受性更好，且仍保持疗效[8, 10, 16]。一项旨在减低不良反应的发生率、减少药物中断、提高价效比的研究纳入 83 例新诊断的 CP-CML 患者[17]，给予达沙替尼每日 50 mg。假如疗效未达到以下标准：3 个月 *BCR∷ABL1* 转录水平 ≤ 10%，或 6 个月达到 CCyR，或 12 个月达到 MMR；且无 3 级以上毒性，则将达沙替尼加量至 100 mg/d。中位随访 24 个月后，90% 的患者实现了 3 个月时 *BCR∷ABL1* 转录本水平 ≤ 10%，6 个月和 12 个月的累积 CCyR 率分别为 77% 和 95%，累积 MMR 率 6 个月为 53%，12 个月为 81%。只有 4 名患者 6 个月时未能达到 CCyR，剂量增加到每天 100 mg。在达沙替尼每日 50 mg 剂量时无患者出现激酶结构域突变，但有 1 例患者开始使用达沙替尼 100 mg 后发生 *T315I* 突变。在随访期间，没有患者疾病进展为 AP 或 BC。25% 的患者发生了药物中断，只有 6% 的患者出现胸腔积液，远低于之前标准剂量的报道[10]（DASISION 试验为 28%）。值得注意的是，本研究只有 9% 的患者 Sokal 风险评分为高危。低剂量达沙替尼在高危人群中的疗效仍有待确定，但达沙替尼每日 50 mg 似乎是一种有效的治疗策略，可减少不良反应发生（胸腔积液，骨髓抑制）。

5.3　尼洛替尼

尼洛替尼是第 2 个获批的第二代 TKI[18]。尼洛替尼是伊马替尼的结构衍生物，其效力是伊马替尼的 30 倍。它对许多伊马替尼耐药 *BCR∷ABL1* 突变有效；但仍有部分突变对尼洛替尼耐药，特别是 *T315I*[19-20]。尼洛替尼与 *ABL1* 激酶结构域的非活性构象结合，并保留对 KIT 和 PDGFR 作用。但对 SRC 家族没有活性[21]。

与达沙替尼一样，尼洛替尼最初被批准用于 CP-

CML 二线治疗，包括伊马替尼在内的前期治疗失败或不耐受[22]。在 4 年的随访数据中，接受尼洛替尼 400 mg 每日 2 次治疗的患者 59% 和 45% 分别获得了 MCyR 和 CCyR[23]。关键 Ⅲ 期 ENESTnd 试验，评估尼洛替尼作为一线治疗的地位[24]。CP-CML 患者随机接受尼洛替尼 300 mg 或 400 mg 每日 2 次，或伊马替尼 400 mg 每日治疗。12 个月 MMR 率两种剂量的尼洛替尼（尼洛替尼 300 mg 剂量为 44%，400 mg 剂量为 43%）明显高于伊马替尼组（22%；*P* < 0.001）。同样，12 个月尼洛替尼组的 CCyR 率（尼洛替尼 300 mg 每日 2 次 CCyR 率为 80%，尼洛替尼 400 mg 每日 2 次 CCyR 率为 78%），两组均高于伊马替尼的 CCyR 率（65%；*P* < 0.001）。尼洛替尼 300 mg 或 400 mg 每日 2 次的有效率相同，故批准 300 mg 每日 2 次用于新诊断的 CP-CML 治疗。经过 5 年随访，分子学反应深度逐步加深，300 mg 或 400 mg 每日 2 次达到 MR$^{4.5}$ DMR 率分别为 54% 和 52%，高于伊马替尼的 31%。10 年随访，尼洛替尼 300 mg 每日 2 次和 400 mg 每日 2 次的 EFS 分别保持在 92% 和 96%[26]。进展情况：11 例尼洛替尼 300 mg 每日 2 次，7 例尼洛替尼 400 mg 每日 2 次，24 例伊马替尼 400 mg 每日 1 次患者进展至加速期或急变期，大多数发生在治疗的前 5 年内。三组患者的 OS 率水平相似，范围为 88% ~ 90%。尼洛替尼的心血管事件发生率为 21%，暴露调整总发生率为 34% 每 10 个患者年。治疗时间与心血管事件的增加无关，在治疗 5 年内和 5 年以上的发生率相似。

尼洛替尼有一个 QTc 延长和猝死可能的黑框警告。建议在使用尼洛替尼时避免使用其他引起 QTc 延长药物和强 CYP3A4 抑制剂、纠正电解质紊乱以降低猝死的风险。其他警告和防范包括骨髓抑制、心脏和动脉血管闭塞事件、胰腺炎、脂肪酶升高、肝毒性、血糖升高、体液潴留。常见的不良反应包括胃肠不适、皮疹、疲劳和头痛[18]。在 5 年的随访数据中，缺血性心脏病、缺血性脑血管病和外周动脉闭塞性疾病发生率在尼洛替尼 300 mg 每日 2 次、尼洛替尼 400 mg 每日 2 次和伊马替尼组分别为 7%、13% 和 2%[25]。对于既往有心血管疾病的患者，应避免使用尼洛替尼。

5.4　博舒替尼

博舒替尼是第二代 TKI，作用是伊马替尼的

20～200 倍，不具备克服 *T315I* 和 V299L 突变作用[27]。博舒替尼具有抑制 SRC 家族作用，但对 PDGFR 和 KIT 的作用很小[28-29]。基于早期评价博舒替尼每日 500 mg 数据，博舒替尼被批准用于既往至少一线 TKI 治疗失败的 CML 患者[30-31]。Ⅲ期 BELA 试验评估了 502 例新诊断的 CP-CML 患者，随机接受每日 500 mg 的博舒替尼或每日 400 mg 伊马替尼治疗[32]。12 个月时 CCyR 率的主要结果明显更好，但博舒替尼达到 CCyR 的时间更快（12.9 周 *vs.*24.6 周；*P* < 0.001）。博舒替尼 12 个月时的 MMR 率更好（41% *vs.*27%；*P* < 0.001）。在 24 个月的数据更新中，与伊马替尼相比，博舒替尼组中有更多的患者在 3 个月时获得了早期分子学反应，*BCR ∷ ABL1* 转录本 ≤ 10%（86% *vs.*66%；*P* < 0.001）[33]。BFORE 试验是一项类似的Ⅲ期试验，评估了博舒替尼 400 mg 和伊马替尼 400 mg 在新诊断 CP-CML 中的疗效[34]。研究的主要终点为 12 个月的 MMR 率，博舒替尼组显著高于伊马替尼组（47% *vs.*37%；*P* = 0.0075），12 个月的 CCyR 率也显著提高（77% *vs.*66%；*P* = 0.0173），故博舒替尼 400 mg 获批用于 CML 一线治疗。

博舒替尼安全性可接受。常见的不良反应（≥ 10%）包括胃肠道事件、转氨酶升高和皮疹[35]。博舒替尼对 PDGFR 和 KIT 的作用甚微，故体液潴留和骨髓抑制发生率低。腹泻常见，大多数患者开始治疗的 4 周内出现过腹泻，可以通过苯乙哌啶 / 阿托品等药物来控制[32]，数月后腹泻发生率下降。可能会发生肾功能不全。

由于其有限的毒性特性，对那些存在共病不适合选择其他 TKI，或者不耐受其他 TKI 的患者博舒替尼是一个不错的选择。小型研究表明，使用达沙替尼后出现胸腔积液的患者更换为博舒替尼仍然是安全的，即使在四线治疗时使用也能获益，其中获益最大的是初始 TKI 已经达到 CCyR 的患者[36-37]。在所有 TKIs 中，博舒替尼和伊马替尼心血管不良反应的风险最低。

5.5 泊那替尼

泊那替尼是第三代 TKI，对 *BCR ∷ ABL1* 激酶亲和力最强，其效力约为伊马替尼的 500 倍[2]。泊那替尼是唯一对位于 ATP 结合区域门户的 *T315I* 突变有作用的 TKI。*T315I* 突变可改变 ATP 结合口袋，消除

氢键结合位点，而该位点是所有其他 TKI 保持活性所必需的[21, 38]。泊那替尼对 VEGF 受体 TIE2、PDGFR 和 FGFR 有活性，这可能是其一些不良反应的原因。

泊那替尼是唯一被批准在美国使用的第三代 TKI。它适用于 CML 所有分期患者，在无其他 TKI 可选或携带 *T315I* 突变的患者使用[39]。基于Ⅱ期 PACE 试验结果，泊那替尼 2012 年被批准用于 CML 和费城染色体阳性急性淋巴细胞白血病[40]。267 例既往 TKIs 耐药或不耐受的 CP-CML 患者给予泊那替尼每日 45 mg 治疗。在入组前超过 80% 的患者曾接受过 2 种 TKIs 治疗，52% 的患者曾接受过 3 例 TKIs 治疗。中位随访时间 15 个月后，患者的 MCyR 率为 56%、CCyR 率为 46%、MMR 率为 34%。在 *T315I* 突变的患者中，分别有 70%、66% 和 56% 获得 MCyR、CCyR 和 MMR。在整个试验中有效反应可持续保持，91% 的患者在 12 个月时维持 MCyR。

与新一代 TKIs 一样，泊那替尼起效迅速。在获得应答的患者中，获得 CCyR 中位随访时间为 2.9 个月，MMR 中位随访时间为 5.5 个月。在 PACE 试验的长期随访数据中，40% 的患者达到了 MMR，24% 的患者达到了 MR$^{4.5}$[41]。且这些反应持续存在，5 年的持续 MMR 率为 59%，5 年的 PFS 率和 OS 率分别为 53% 和 75%。没有发现泊那替尼耐药突变。

一项小型单臂Ⅱ期临床试验评估泊那替尼每日 45 mg 一线治疗 CP-CML 的疗效[42]。由于减量频率高，该研究修改剂量为泊那替尼每日 30 mg。此外，为预防血管事件的发生，所有患者均给予每日 81 mg 阿司匹林。6 个月时的 CCyR 率为 94%。中位随访时间 21 个月后，MMR 率为 80%，MR$^{4.5}$ 为 55%。94% 的患者 3 个月时 *BCR ∷ ABL1* 转录本 ≤ 10%。

随机对照Ⅲ期 EPIC 临床试验，比较泊那替尼每日 45 mg 和伊马替尼每日 400 mg 一线治疗 CP-CML 疗效[43]。因为担心泊那替尼导致血管不良事件增加，该试验被提前终止。泊那替尼和伊马替尼 12 个月的 MMR 率分别为 80% 和 38%，因为患者数量少和随访时间有限，差异无统计学意义。这些数据表明，与伊马替尼相比，泊那替尼一线治疗可能提供更早和更深的反应，但泊那替尼一线治疗是否优于第二代 TKIs 一线治疗尚不清楚。

泊那替尼常见的不良反应包括骨髓抑制、皮疹、皮肤干燥和腹痛。大多数不良反应发生在治疗的前

1 ~ 2 个月[39-40]。此外，泊那替尼有心力衰竭、肝毒性、静脉血栓栓塞和动脉闭塞黑框警告。其他严重不良事件包括胰腺炎和治疗诱发的高血压，分别发生在 7% 和 68% 的患者中。泊那替尼是一种活跃的 VEGF 受体、TIE2、PDGFR 和 FGFR 拮抗剂，可能与血管不良事件相关。在早期阶段的数据中，9% 患者发生了任何级别的心力衰竭或左心室功能不全，35% 患者发生了动脉闭塞性事件。

在 PACE 试验中，心血管、脑血管和周围血管事件分别发生在 7%、3% 和 5% 的患者中。在有动脉闭塞性事件（AOE）的患者中，55% 有缺血性疾病史，95% 有缺血性疾病的危险因素（高血压、糖尿病、高胆固醇血症或肥胖）。AOE 的发生率似乎与剂量相关：在发生 AOE 事件的患者中，42% 的患者接受泊那替尼 45 mg，24% 接受 30 mg，26% 接受 15 mg[41]。PACE 研究中，55% 的患者出现过减量，到需要减量的中位随访时间为 2.3 个月[40]。在 PACE 试验的 5 年随访中，获得 MCyR 或 MMR 后减量，超过 90% 患者能维持疗效 40 个月[41]。在达到预期的疗效后减量可能是一种减轻不良反应的治疗选择。

正在开展的 OPTIC 是一项随机Ⅱ期试验，可评估 CP-CML 患者的有效性和安全性，基于治疗的剂量减少，纳入大于等于两种 TKIs 耐药或不耐受，或具有 T315I 突变的 CML 患者[44]。超过 200 名患者随机分为 3 个不同的队列：45 mg（A 组）、30 mg（B 组）和 15 mg（C 组）。A 组和 B 组患者一旦达到 BCR∷ABL1 转录本 ≤ 1%，泊那替尼剂量就减少到 15 mg。在 12 个月的中期分析，A 组、B 组和 C 组中分别有 39%、27% 和 26% 的患者达到 BCR∷ABL1 转录本 ≤ 1%。A 组、B 组和 C 组在 12 个月时达到 MMR 的患者分别为 15%、18% 和 19%。相较于 B 组，A 组有更多的患者达到 BCR∷ABL1 转录本 ≤ 1%，减量至 15 mg 患者比例更高（35% vs.21%）；然而，由于不良反应，A 组确实比 B 组和 C 组导致更多的剂量减少（44% vs.31% vs.28%）。在 A 组、B 组和 C 组中，分别有 5%、4% 和 1% 的 AOEs 报告，但没有归因于 AOEs 的死亡报道。OPTIC 研究中期结果表明，疗效和不良反应均为剂量依赖性，需要更长时间随访进一步阐明不同剂量的安全性和有效性，并可能指导将来泊那替尼的使用剂量。

泊那替尼是唯一被批准的具有抗 T315I 突变活性的 TKI，也是唯一针对这些患者可选择的口服治疗方法。直到针对 T315I 的其他治疗药物被批准上市前，对那些存在心力衰竭和缺血性疾病的患者都需要谨慎考虑泊那替尼的风险和收益，以及每日剂量。

5.6　慢粒的一线治疗选择

伊马替尼、达沙替尼、尼洛替尼和博舒替尼均已被批准作为慢粒的一线治疗，并被目前指南作为 1 类推荐[45-46]。TKI 的选择主要取决于患者的合并症和治疗目标。

达沙替尼存在胸腔积液和肺动脉高压的风险，因此合并肺部疾病的患者应避免使用。同时，达沙替尼可以抑制血小板功能，从而可能增加接受抗凝治疗的患者的出血风险[4]。

尼洛替尼可导致 QTc 延长和血管阻塞性事件如心肌梗死。ENESTnd 研究的 10 年随访数据显示，21% 的患者发生了心血管事件，发病率为 34% 每 10 个患者年[26]。此外，尼洛替尼还可能引起血糖水平升高[18]。合并电解质紊乱、明显心血管疾病或未控制的糖尿病的患者，应避免使用尼洛替尼。

伊马替尼可导致关节痛、疲劳、水肿和体重增加。博舒替尼的主要不良反应为腹泻，发生率高达 80%[35, 47]，因此炎症性肠病的患者应避免使用博舒替尼。此外，长期使用博舒替尼的患者发生轻至中度、中 - 重度、重度肾功能不全的比例分别为 27%、13% 和 5%[35]，此外在 1% 的患者中还报道有肾衰竭。

在用药前，需评估终末器官功能。肾功能不全时，伊马替尼和博舒替尼建议调整剂量。除达沙替尼外，所有 TKIs 均建议根据肝功能不全程度调整剂量。同时，也需要考虑服药便利性，因为药物的有效性跟服药依从性高度相关。伊马替尼、达沙替尼和博舒替尼为每天 1 次；尼洛替尼为每天 2 次，并且需要空腹服用，以免药物暴露量增加和毒性的发生。伊马替尼和博舒替尼需与食物同服，服用达沙替尼可不考虑进食因素（表 5-1）。除了患者合并症，还需要考虑预期的治疗目标。达到 CCyR 与 EFS 和 OS 获益相关[48-51]。大多数接受 TKIs 治疗的患者都能获得细胞遗传学反应，而反应深度、达到反应的时间和反应的持续性正变得越来越重要，特别是当考虑停药时。

第五章

表 5-1　TKIs 药物特点和使用信息对比

药物	伊马替尼	达沙替尼	尼洛替尼	博舒替尼	泊那替尼
获批的适应证	新诊断 Ph 阳性 CP-CML Ph 阳性 CML 加速期、急变期，或干扰素 α 治疗失败的慢性期	新诊断 Ph 阳性 CP-CML 对之前治疗耐药或不耐受的 CP-CML、加速期、急髓变或急淋变	新诊断 Ph 阳性 CP-CML 对之前治疗耐药或不耐受的 CML 慢性期和加速期	新诊断 Ph 阳性 CP-CML 对之前治疗耐药或不耐受的慢性期、加速期、急变期 Ph 阳性 CML	其他 TKI 不合适的慢性期、加速期、急变期 CML T315I 阳性的 CML（慢性期、加速期、急变期）
剂量和用法	慢性期：400 mg，口服，每天 1 次 加速期或急变期：600 mg，口服，每天 1 次 与食物同服	新诊断：100 mg，口服，每天 1 次 加速期、急髓变或急淋变：140 mg，口服，每天 1 次 说明书：50 mg，口服，每天 1 次（参考上述讨论以控制药物的毒性） 与或不与食物同服	新诊断：300 mg，口服，每天 2 次 耐药 / 不耐受：400 mg，口服，每天 2 次 空腹服用以免吸收和毒性增加	新诊断：400 mg，口服，每天 1 次 耐药 / 不耐受、加速或急变期：500 mg，口服，每天 1 次 与食物同服	45 mg，口服，每天 1 次 与或不与食物同服
黑框警告和警告 / 注意事项	水肿和严重的体液潴留，细胞减少、充血性心力衰竭、肝毒性、出血、胃肠道穿孔，大疱性皮肤反应、甲状腺功能减退、胚胎 - 生育毒性	骨髓抑制和出血事件、体液潴留（胸腔积液）、心力衰竭、肺动脉高压、QT 间期延长、严重皮肤反应、肿瘤溶解综合征、胚胎 - 生育毒性	黑框警告：QTc 延长、猝死 骨髓抑制、心脏和动脉血管阻塞事件、胰腺炎和血清脂肪酶升高、肝毒性、电解质紊乱、肿瘤溶解综合征、出血、体液潴留、胚胎 - 生育毒性	胃肠道反应、骨髓抑制、肝毒性、心力衰竭、体液潴留、肾毒性、胚胎 - 生育毒性	黑框警告：动脉阻塞、静脉血栓、心力衰竭、肝毒性 高血压、胰腺炎、神经病变、眼毒性、出血、体液潴留、心律失常、骨髓抑制、肿瘤溶解综合征、可逆性后部白质脑病综合征、伤口愈合不良、胃肠穿孔和胚胎 - 生育毒性
常见不良反应（≥20%）	水肿、恶心、呕吐、肌肉痉挛、骨骼肌疼痛、腹泻、皮疹、疲劳、腹痛	骨髓抑制、体液潴留、腹泻、头痛、皮疹、出血、呼吸困难、疲乏、恶心、骨骼肌疼痛	恶心、皮疹、头痛、疲乏、瘙痒、呕吐、腹泻、便秘、关节痛、发热、盗汗	腹泻、恶心、血小板减少、皮疹、谷丙转氨酶升高、谷草转氨酶升高、腹痛	腹痛、皮疹、便秘、头痛、皮肤干燥、动脉阻塞、疲乏、高血压、发热、关节痛、恶心、腹泻、脂肪酶升高、呕吐、肌痛、四肢疼痛
肝功能、肾功能剂量调整	肝脏（严重功能不全）：300 mg 每天 1 次 肾脏：不推荐剂量调整	肝功能：无须剂量调整 肾功能：无须剂量调整	肝功能：起始剂量 200 mg 每天 2 次（新诊断）或 300 mg 每天 2 次（耐药或不耐受），耐受后提高剂量 肾功能：无须调整剂量	肝功能：200 mg 每天 1 次（新诊断或耐药 / 不耐受） 肾功能： -CrCl 30 ~ 50 mL/min：300 mg 每天 1 次（新诊断）或 400 mg 每天 1 次（耐药 / 不耐受） -CrCl < 30 mL/min：200 mg 每天 1 次（新诊断）或 300 mg 每天 1 次（耐药 / 不耐受）	肝功能：30 mg，口服，每天 1 次 肾功能：无须剂量调整

续表

药物	伊马替尼	达沙替尼	尼洛替尼	博舒替尼	泊那替尼
药物–药物相互反应	CYP3A4 诱导剂可能会降低浓度 CYP3A4 抑制剂可能会增加浓度 当与治疗窗较窄的 CYP3A4 底物同服时，伊马替尼的使用需谨慎 避免合用华法林	使用 CYP3A4 强抑制剂时，降低剂量可能是必要的 使用 CYP3A4 强诱导剂时，可能需要降低剂量 避免与 H2 受体阻滞剂和质子泵抑制剂同时服用	避免与 CYP3A4 强抑制剂同时使用，或降低剂量 避免与 CYP3A4 强诱导剂同时使用 避免与质子泵抑制剂同时服用（用 H2 受体阻滞剂作为替代）	避免与强或中等 CYP3A4 抑制剂同时使用 避免与 CYP3A4 强诱导剂同时使用 避免与质子泵抑制剂同时服用（用 H2 受体阻滞剂作为替代）	避免与 CYP3A4 强抑制剂同时使用，或降低剂量 避免与 CYP3A4 强诱导剂同时使用
BCR∷*ABL1* 突变禁忌	N/A	*T315I*, F317L/V/I/C, V299L	*T315I*, Y253H, E255K/V, F359V/C/I, G250E	*T315I*, V299L, G250E, F317L	无

获得 DMR 显示出了长期获益。IRIS 研究对比了伊马替尼和干扰素 α 联合阿糖胞苷这两种方案治疗 CML，其 10 年随访数据发现 18 个月时获得 MMR 的患者有显著的 OS 优势[52]。相较于伊马替尼，使用第二代 TKIs 可获得更快、更深的分子学反应，更多地避免进展至加速期和急变期，但并没有观察到生存获益[9, 24, 34]。在获得 CCyR 的患者中，分子学反应的深度并没有被证实与更长的生存相关。在使用伊马替尼 400 mg/d、伊马替尼 800 mg/d、尼洛替尼和达沙替尼的 CP-CML 患者中，36 个月达到 > MR$^{4.5}$ 或 DMR 的比率（*BCR*∷*ABL1* 转录本 ≤ 0.01%）分别为 18%、31%、29% 和 29%[53]。虽然分子学反应的深度与丧失 CCyR 的风险呈负相关，但用药 18 个月和 24 个月的分析显示，与获得更差的分子学反应相比，*BCR*∷*ABL1* 融合基因不能检出并未显示出 PFS 或 OS 的获益。尽管没有观察到 OS 获益，其反应深度仍然是非常重要的指标，因为获得 DMR 后可以考虑停药。

多项研究显示，获得 DMR 的患者可以保持成功的 TFR[54-58]。其中样本量最大的研究是 EURO-SKI 研究，该研究的对象是在停药前至少接受 3 年 TKI 治疗并获得确认的 DMR（*BCR*∷*ABL1* 转录本 < 0.01% 或测不出）至少 1 年的 CP-CML 患者[59]。在 6 个月和 24 个月时分别有 39% 和 50% 的患者丧失了分子学反应（*BCR*∷*ABL1* 转录本 > 0.1%）。在不同研究中，40% ~ 60% 停药患者在 2 年内发生分子学复发，但大部分重新使用 TKI 后可再次获得分子学反

应。后续的分析显示，患者停药前治疗时间越长、保持 MR$^{4.5}$ 的时间越长，分子学复发的概率就越低[59-60]。停药前保持 MR$^{4.5}$ ≥ 5 年，TFR 率为 92%[61]。相较于使用第二代 TKI 的患者，使用伊马替尼的患者更多地出现了分子学复发，这提示追求 TFR 的患者（如年轻患者）可以使用第二代 TKIs 以更快地获得更深的分子学反应，以增加 TFR 的可能性。获得 DMR 和 TFR，不仅给患者带来了经济学获益，还可使患者免于不良反应。不过，患者还是应该接受严密的随访和检测，以评估分子学复发。

达到分子学反应的时间与治疗结局相关，更早的反应预示着更好的治疗结局，所以就有了评估治疗有效性的时间节点[62-63]。CML IV 研究设立了 6 个月时达到 *BCR*∷*ABL1* 转录本 < 1% 的理想治疗目标[64]。无论接受何种治疗，只要达到这个目标，生存获益就得到了保证。6 个月达到 *BCR*∷*ABL1* 转录本 < 1% 的患者，10 年存活率为 88%，而未达到的患者，10 年存活率仅为 81%。同时，研究者还研究了更早获得分子学反应是否获益[25, 33, 65]。在 DASISION 研究中，达沙替尼组的患者 3 个月时获得 *BCR*∷*ABL1* 转录本 ≤ 10%（早期分子学反应）的比例比伊马替尼组更高（84% *vs*.64%）[9]。5 年后，无论哪个组，获得早期分子学反应的患者拥有更高的 PFS 率、OS 率和更低的进展为 AP 和 BC 的比例[10]。3 个月和 6 个月时获得理想的分子学反应的患者长期预后是否有不一样，目前仍不清楚。稍小的研究显示，3 个月时没有达到 *BCR*∷*ABL1* 转录本 ≤ 10% 但 6 个月时获得相应

分子学反应的患者，生存结局类似。在一项针对 320 名使用伊马替尼的 CP-CML 患者的研究中，3 个月 *BCR∷ABL1* 转录本＞10% 但 6 个月时＜1% 的患者 3 年 TFS 率、10 年 PFS 率和 OS 率类似[66]。然而，3 个月未达 *BCR∷ABL1* 转录本 ≤10% 且 6 个月未达 *BCR∷ABL1* 转录本＜1% 的患者，PFS 率和 OS 率明显更差。在另一项研究中，接受伊马替尼治疗的患者，3 个月 *BCR∷ABL1* 转录本＞10% 但 6 个月时达到＜10% 的患者，与 3 个月达到早期分子学反应的患者相比，4 年 PFS 率和 OS 率类似[67]，而 6 个月未达到 *BCR∷ABL1* 转录本＜10% 的患者，4 年 OS 率和 PFS 率更低。3 个月未达到 *BCR∷ABL1* 转录本＜10% 的患者，可以继续目前 TKI 治疗并在 6 个月时再次评估分子学反应。但如果 6 个月时 *BCR∷ABL1* 转录本＞10%，则建议换药。

风险分层，比如使用 Sokal 评分[68] 或 HasFord 评分[69] 可能对选择一线治疗有帮助。DASISSION 研究中，相比伊马替尼组，达沙替尼组在任何时候的 MMR 率都更高（低危：90% vs.69%，中危 71% vs.65%，高危 67% vs.54%）。在 ENESTnd 研究中，相较于伊马替尼，Sokal 评分高的患者使用尼洛替尼在 12 个月时可获得更高的 MMR 率（尼洛替尼 300 mg 41%，尼洛替尼 400 mg 32%，伊马替尼 17%）[24]。此外，跟伊马替尼相比，使用尼洛替尼的患者 EMR 率更高，在高危组，这种差异最显著（尼洛替尼 300 mg 86%，尼洛替尼 400 mg 82%，伊马替尼 44%）。在 BFORE 研究中，博舒替尼组 12 个月的 MMR 率相较于伊马替尼组，在所有 Sokal 风险组中均更高，高危、中危、低危组中分别为 34% vs.17%，45% vs.39%，58% vs.46%[34]。总体上，各风险组中第二代 TKIs 的分子学反应率

更高，其中高危组可能从更新的药物中获益更多，包括达到早期的治疗目标并避免进展至加速期或急变期。

TKI 治疗仍然是一种长期的治疗，给很多慢粒患者带来了经济负担。因此，药物的花费也是选择合适 TKI 的重要考虑因素。目前，仅有伊马替尼有仿制药。在某些国家，使用伊马替尼仿制品每年仅需花费 400 美元，而使用原研伊马替尼（格列卫）需花费 132 000 美元[61]。有研究显示，使用伊马替尼仿制品和开始原研随后换为仿制品的有效性和安全性类似[70-72]。所有的第二代 TKIs（达沙替尼、尼洛替尼和博舒替尼）仍然仅有原研，且每年花费超过 150 000 美元，达沙替尼仿制药可能不久就会上市。

目前，没有大样本、前瞻性、随机头对头研究对比各种第二代 TKIs 用于一线治疗的表现，然而一项倾向得分匹配分析比较了 102 名使用达沙替尼、104 名使用尼洛替尼的患者，并发现在早期分子学反应、12 个月 MMR 率、3 年 EFS 率、3 年 OS 率和停药率的，两者均类似[73]。一项回顾性队列分析评估了接受伊马替尼 400 mg、伊马替尼 800 mg、达沙替尼、博舒替尼的 CP-CML 患者，伊马替尼 800 mg 和第二代 TKI 拥有更高的 CCyR 率、MMR 率和 5 年 EFS 率。但未观察到 5 年无治疗失败生存率、未进展生存率和 OS 率的差异，各种药物大型 Ⅲ 期一线研究中的治疗反应和临床结局见表 5-2。

总之，伊马替尼、达沙替尼、尼洛替尼和博舒替尼均可用于一线治疗。花费、合并症、患者特征（高风险疾病）和停药意愿（如达到 DMR）可能影响 TKI 的选择。当进行一线治疗决策时，应结合合并症、不良反应、患者年龄、危险分层和花费综合考虑。

表 5-2 一线治疗 TKIs 的治疗反应和临床结局

	伊马替尼（IRIS 研究）	达沙替尼（DASISION 研究）	尼洛替尼（ENESTnd 研究）	博舒替尼（BFORE 研究和 BELA 研究）
EMR	N/A	84%	89%～91%	75%
12 个月 MMR	28%	46%[a]	43%～44%[a]	47%[a]
12 个月 CCyR	53%	77%[a]	78%～80%[a]	77%[a]
OS	10 年：83%	5 年：91%	10 年：88%～90%	2 年：97%
EFS	10 年：80%	N/A	5 年：95%～97%	2 年：95%
PFS	N/A	5 年：85%	5 年：97%～98%	N/A

注：[a] 为统计学显著。

5.7 基于治疗反应的用药探索

因为第二代 TKIs 仍然昂贵，且跟伊马替尼相比有更多的毒性不良反应，有研究评估了基于用药反应的用药方案。在开放标签的 TIDEL-Ⅱ研究中，CP-CML 的患者使用伊马替尼 600 mg/d，如血浆药物水平未达治疗浓度则可增大剂量至伊马替尼 800 mg/d[75]。3 个月、6 个月、12 个月时评估 BCR∶ABL1 转录本，并希望分别达到分子学反应目标 ≤ 10%、≤ 1% 和 ≤ 0.1%。患者分成两个队列，在队列 1，未达到这些目标的患者可以增大剂量到伊马替尼 800 mg/d，若随后 3 个月仍未达到同样标准则换为尼洛替尼 400 mg，每天 2 次。如不能耐受伊马替尼 800 mg/d 或已经在使用伊马替尼 800 mg/d，患者可直接换药至尼洛替尼 400 mg，每天 2 次。在队列 2，未达到任一目标，均直接换药至尼洛替尼 400 mg，每天 2 次。12 个月时，队列 1 和队列 2 的 MMR 率分别为 66% 和 62%，比 IRIS 随访数据报道的 12 个月 MMR 率高；但这种差异可能来自不同的伊马替尼剂量方案[52]。25 名患者（12%）未能达到早期分子学反应，OS 和 PFS 更差，并且后续治疗达到 MMR 的可能性也更低。其中 6 名患者可以在 24 个月时通过提高剂量或换药达到 MMR。

DASCERN 研究评估了使用伊马替尼 400 mg 3 个月 BCR∶ABL1 转录本 > 10% 的 CP-CML 患者，早期转换至达沙替尼 100 mg/d 或继续治疗（使用研究者选择的任何伊马替尼剂量）[76]，如果患者达到 ELN 的治疗失败标准，允许交叉。52% 的伊马替尼组患者在中位时间 9 个月时交叉至达沙替尼组。在意向治疗分析人群中，达沙替尼组和伊马替尼组 12 个月的 MMR 率分别为 29% 和 13%（P = 0.005）。经过交叉后的删失，达沙替尼组和伊马替尼组分别有 64% 和 41% 的患者在 24 个月时获得了 MMR，58% 交叉至达沙替尼组的患者在 24 个月时达到了 MMR。对于达到 MMR 的时间，达沙替尼组明显短于伊马替尼组，分别为 14 个月和 20 个月。

5.8 一线 TKI 治疗失败后的 CML 治疗

目前，尚没有一线 TKI 治疗失败后的标准治疗选择[5, 31, 77-81]。TKI 挽救治疗取决于患者类型，如合并症、依从性、花费，以及疾病相关因素如突变类型。

尽管没有头对头的二线药物研究，仍然有一些非直接的对比。在伊马替尼治疗失败的患者中，博舒替尼对比尼洛替尼，拥有更低的 PFS 风险比，而 OS 的风险比没有显著的统计学差异[82]。在一项更早的研究中，伊马替尼治疗失败的 CP-CML 患者使用达沙替尼 24 个月的 PFS 率和 OS 率分别为 80% 和 94%[83]。另一项类似研究中，尼洛替尼 24 个月的 PFS 率和 OS 率分别为 64% 和 87%[84]。尽管没有直接对比，伊马替尼治疗失败的患者使用达沙替尼或博舒替尼较尼洛替尼可能可以带来更好的治疗结局。在 MDAnderson 中，我们以达沙替尼 50 mg 为一线治疗，在达沙替尼失败的患者中，泊那替尼作为挽救性治疗，除非患者有心血管危险因素，或有其他特殊有明确药物指向性的突变，对这些患者也可选择博舒替尼和尼洛替尼作为挽救治疗。一线伊马替尼治疗失败的患者，达沙替尼或博舒替尼是合适的一线挽救性治疗选择。在一项针对至少一个第二代 TKIs 耐药或不耐受的 CP-CML 患者的 Meta 分析中，后续使用第二代 TKIs 获益有限[85]。获得 CCyR 的概率，第二代 TKI 为 22% ～ 26%，泊那替尼为 60%。泊那替尼是达沙替尼或博舒替尼失败后的治疗选择，除非有明确药物指向性的突变。

随着治疗线数的增加，反应率会下降，尤其在换药原因是耐药而不是药物不耐受时。在博舒替尼治疗伊马替尼耐药或不耐受患者的研究中，经过中位 24.2 个月的随访，53% 和 41% 的患者可达到 MCyR 和 CCyR，在伊马替尼耐药且可评估疗效的患者中 MMR 可达到 64%[31]。在使用博舒替尼之前使用过 2 种 TKIs 的患者中，经过中位 28.5 个月的随访，31% ～ 35% 和 14% ～ 27% 的患者可分别达到 MCyR 和 CCyR。仅 3% ～ 11% 患者可达到 MMR[30]。

对于 CP-CML 患者的三线治疗，有一项匹配调整比较分析评估博舒替尼和泊那替尼的表现[86]。泊那替尼和博舒替尼的 CCyR 率分别为 61% 和 26%，4 年时反应持续率分别为 89% 和 54%。博舒替尼组和泊那替尼组分别有 42% 和 9% 的患者出现治疗失败，原因包括死亡、疾病进展、反应不理想导致的停药。因不良反应引起的停药率两组类似，博舒替尼组 24%、泊那替尼组 19%。尽管数据有限，但第二代 TKIs 失败后，泊那替尼是更好的选择。如果患者不能接受 TKI 或接受所有获批治疗后仍进展，可尝试临床研究、高三尖杉酯碱（如可获得）或干细胞移

73

植。"最佳的" TKI 联合其他药物（阿扎胞苷、阿糖胞苷、羟基脲、高三尖杉酯碱）同样可以用于对所有 TKIs 治疗失败且不考虑同种异体干细胞移植的患者，以期保持并延长慢性期状态，不一定非要达到 CCyR 或更好的反应。

5.9　未来的治疗

达沙替尼联合维奈克拉治疗的研究正在进行中（NCT02689440）。在小鼠 CML 细胞中可观察到 BCL-2 表达，这可能是对传统 TKI 治疗耐药的机制[87-88]。*BCR∷ABL1* 激酶和 BCL-2 的联合抑制可能增加反应的深度。

针对新诊断和复发 CML 的其他治疗正在开发中。HQP1351 是一种在早期临床研究阶段的第三代 TKI。在 I 期剂量爬坡研究中，≥2 种 TKIs 耐药或不耐受的 CP-CML 患者和急性期或接受过 ≥1 种 TKI 后发生 *T315I* 突变的患者，每隔一天接受一次 HQP1351 治疗[89]。经过 13 个月的中位随访期，95% 的 CP-CML 患者获得了完全的血液学反应，61% 获得了 CCyR，37% 获得了 MMR。HQP1351 耐受良好，常见的不良反应包括血小板减少、皮肤色素沉着、高甘油三酯血症。HQP1351 显示出了强效活性，可能是一种有用的药物，特别是对有 *T315I* 突变的患者。

K0706 是一种相较于已有药物脱靶效应明显更少的第三代 TKI。其 I 期研究评估了对 ≥3 种 TKIs 耐药或不耐受的 CML 患者或费城染色体阳性的急性淋巴细胞白血病患者，经过 7 个月的中位随访期，25% 的 CP-CML 患者达到 CCyR，19% 达到 MMR。常见的不良反应为胃肠道不适、肌痛、乏力、中性粒细胞缺乏和血小板减少症。剂量限制性毒性包括呼吸困难和非心源性胸痛，通过降低剂量可得到缓解。

Asciminib 是一种针对 *T315I* 突变有效的新机制的 *BCR∷ABL1* 抑制剂，其与 *BCR∷ABL1* 蛋白的肉豆蔻酰位点结合，并通过别构抑制激酶，将激酶锁定为一种非激活的状态。最近，这种药物在对至少两种前序 TKIs 耐药或不耐受的 CP-CML 患者中显示出有效性[90]。对于那些基线有血液学复发的患者，14 个月的中位随访期后，92% 的患者达到血液学反应。对那些基线未达到 CCyR 的患者，经过中位 24 周的随访期，54% 的患者达到了 CCyR。12 个月时，48% 的患者达到 MMR。

5.10　总结

TKIs 从根本上改变了 CP-CML 患者的治疗和预后，一线治疗有多种选择，包括伊马替尼、达沙替尼、博舒替尼和尼洛替尼。起始 TKI 的选择取决于患者的特征，包括合并症、预期的疗效、花费和疾病相关因素如风险评分。通常，第二代 TKIs 比伊马替尼更强效，可诱导更快更深的反应。高危患者和期待无治疗缓解的患者应考虑第二代 TKIs。疾病复发后没有更优先推荐药物，泊那替尼是唯一对 *T315I* 突变有效的 TKI，不过其他的药物正在研发中。干细胞移植仍然是多种 TKIs 治疗失败的 CML 患者的一种治疗选择。

（朱焕玲　杨云帆）

参考文献

[1] American Cancer Society. Key statistics for chronic myeloid leukemia. https://www.cancer.org/cancer/ chronic-myeloid- leukemia/ about/ statistics. html#references. Published 2020. Accessed June 21, 2020.

[2] O'Hare T, Walters DK, Stoffregen EP, et al. In vitro activity of Bcr-Abl inhibitors AMN107 and BMS-354825 against clinically relevant imatinib-resistant Abl kinase domain mutants. Cancer Res. 2005;65(11):4500–5.

[3] Shah NP, Tran C, Lee FY, Chen P, Norris D, Sawyers CL. Overriding imatinib resistance with a novel ABL kinase inhibitor. Science. 2004;305(5682):399–401.

[4] Bristol-Myers Squibb Company. Sprycel (dasatinib) [package insert]. Princeton, NJ: Bristol-Myers Squibb Company; 2018.

[5] Hochhaus A, Kantarjian HM, Baccarani M, et al. Dasatinib induces notable hematologic and cytogenetic responses in chronic-phase chronic myeloid leukemia after failure of imatinib therapy. Blood. 2007;109(6):2303–9.

[6] Hochhaus A, Baccarani M, Deininger M, et al. Dasatinib induces durable cytogenetic responses

in patients with chronic myelogenous leukemia in chronic phase with resistance or intolerance to imatinib. Leukemia. 2008;22(6):1200–6.

[7] Shah NP, Kantarjian HM, Kim DW, et al. Intermittent target inhibition with dasatinib 100 mg once daily preserves efficacy and improves tolerability in imatinib-resistant and -intolerant chronic-phase chronic myeloid leukemia. J Clin Oncol. 2008;26(19):3204–12.

[8] Shah NP, Rousselot P, Schiffer C, et al. Dasatinib in imatinib-resistant or -intolerant chronic-phase, chronic myeloid leukemia patients: 7-year follow-up of study CA180-034. Am J Hematol. 2016;91(9):869–74.

[9] Kantarjian H, Shah NP, Hochhaus A, et al. Dasatinib versus imatinib in newly diagnosed chronic-phase chronic myeloid leukemia. N Engl J Med. 2010;362(24):2260–70.

[10] Cortes JE, Saglio G, Kantarjian HM, et al. Final 5-year study results of DASISION: the Dasatinib versus Imatinib study in treatment-naive chronic myeloid Leukemia patients trial. J Clin Oncol. 2016;34(20):2333–40.

[11] O'Brien S, Cork L, Bandeira V, et al. Spirit 2: final 5 year analysis of the UK National Cancer Research Institute randomized study comparing Imatinib with Dasatinib in patients with newly diagnosed chronic phase CML. Blood. 2018;132(Supplement 1):457.

[12] Maiti A, Cortes JE, Patel KP, et al. Long-term results of frontline dasatinib in chronic myeloid leukemia. Cancer. 2020;126(7):1502–11.

[13] Porkka K, Khoury HJ, Paquette RL, Matloub Y, Sinha R, Cortes JE. Dasatinib 100 mg once daily minimizes the occurrence of pleural effusion in patients with chronic myeloid leukemia in chronic phase and efficacy is unaffected in patients who develop pleural effusion. Cancer. 2010;116(2):377–86.

[14] Khoury HJ, Guilhot F, Hughes TP, Kim DW,

Cortes JE. Dasatinib treatment for Philadelphia chromosome-positive leukemias: practical considerations. Cancer. 2009;115(7):1381–94.

[15] Cortes JE, Hochhaus A, Kantarjian HM, et al. Impact of dose reductions on 5-year efficacy in newly diagnosed patients with chronic myeloid leukemia in chronic phase (CML-CP) from DASISION. In: American Society of Clinical Oncology; 2017.

[16] Talpaz M, Shah NP, Kantarjian H, et al. Dasatinib in imatinib-resistant Philadelphia chromosome-positive leukemias. N Engl J Med. 2006;354(24):2531–41.

[17] Naqvi K, Jabbour E, Skinner J, et al. Long-term follow- up of lower dose dasatinib (50 mg daily) as frontline therapy in newly diagnosed chronic-phase chronic myeloid leukemia. Cancer. 2020;126(1):67–75.

[18] Novartis Pharmaceuticals Corporation. Tasigna (nilotinib) [package insert]. East Hanover, NJ: Novartis Pharmaceuticals Corporation; 2019.

[19] Weisberg E, Manley P, Mestan J, Cowan-Jacob S, Ray A, Griffin JD. AMN107 (nilotinib): a novel and selective inhibitor of BCR-ABL. Br J Cancer. 2006;94(12):1765–9.

[20] Cowan-Jacob SW, Fendrich G, Floersheimer A, et al. Structural biology contributions to the discovery of drugs to treat chronic myelogenous leukaemia. Acta Crystallogr D Biol Crystallogr. 2007;63(Pt 1):80–93.

[21] Weisberg E, Manley PW, Breitenstein W, et al. Characterization of AMN107, a selective inhibitor of native and mutant Bcr-Abl. Cancer Cell. 2005;7(2):129–41.

[22] Kantarjian HM, Giles F, Gattermann N, et al. Nilotinib (formerly AMN107), a highly selective BCR-ABL tyrosine kinase inhibitor, is effective in patients with Philadelphia chromosome-positive chronic myelogenous leukemia in chronic phase following imatinib resistance and intolerance.

第五章

Blood. 2007;110(10):3540–6.

[23] Giles FJ, le Coutre PD, Pinilla-Ibarz J, et al. Nilotinib in imatinib-resistant or imatinib-intolerant patients with chronic myeloid leukemia in chronic phase: 48-month follow-up results of a phase II study. Leukemia. 2013;27(1):107–12.

[24] Saglio G, Kim DW, Issaragrisil S, et al. Nilotinib versus imatinib for newly diagnosed chronic myeloid leukemia. N Engl J Med. 2010;362(24):2251–9.

[25] Hochhaus A, Saglio G, Hughes TP, et al. Long-term benefits and risks of frontline nilotinib vs imatinib for chronic myeloid leukemia in chronic phase: 5-year update of the randomized ENESTnd trial. Leukemia. 2016;30(5):1044–54.

[26] Hughes TP, Saglio G, Larson RA, et al. Long-term outcomes in patients with chronic myeloid Leukemia in chronic phase receiving frontline Nilotinib versus Imatinib: Enestnd 10-year analysis. Blood. 2019;134(Supplement_1):2924.

[27] Redaelli S, Piazza R, Rostagno R, et al. Activity of bosutinib, dasatinib, and nilotinib against 18 imatinib-resistant BCR/ABL mutants. J Clin Oncol. 2009;27(3):469–71.

[28] Puttini M, Coluccia AM, Boschelli F, et al. In vitro and in vivo activity of SKI-606, a novel Src-Abl inhibitor, against imatinib-resistant Bcr-Abl+ neoplastic cells. Cancer Res. 2006;66(23):11314–22.

[29] Remsing Rix LL, Rix U, Colinge J, et al. Global target profile of the kinase inhibitor bosutinib in primary chronic myeloid leukemia cells. Leukemia. 2009;23(3):477–85.

[30] Khoury HJ, Cortes JE, Kantarjian HM, et al. Bosutinib is active in chronic phase chronic myeloid leukemia after imatinib and dasatinib and/or nilotinib therapy failure. Blood. 2012;119(15):3403–12.

[31] Cortes JE, Kantarjian HM, Brummendorf TH, et al. Safety and efficacy of bosutinib (SKI-606) in chronic phase Philadelphia chromosome-positive chronic myeloid leukemia patients with resistance or intolerance to imatinib. Blood. 2011;118(17):4567–76.

[32] Cortes JE, Kim DW, Kantarjian HM, et al. Bosutinib versus imatinib in newly diagnosed chronic-phase chronic myeloid leukemia: results from the BELA trial. J Clin Oncol. 2012;30(28):3486–92.

[33] Brummendorf TH, Cortes JE, de Souza CA, et al. Bosutinib versus imatinib in newly diagnosed chronic-phase chronic myeloid leukaemia: results from the 24-month follow-up of the BELA trial. Br J Haematol. 2015;168(1):69–81.

[34] Cortes JE, Gambacorti-Passerini C, Deininger MW, et al. Bosutinib versus Imatinib for newly diagnosed chronic myeloid Leukemia: results from the randomized BFORE trial. J Clin Oncol. 2018;36(3):231–7.

[35] Pfizer Inc. Bosulif (bosutinib) [package insert]. New York, NY: Pfizer Inc.; 2019.

[36] Garcia-Gutierrez V, Milojkovic D, Hernandez-Boluda JC, et al. Safety and efficacy of bosutinib in fourth-line therapy of chronic myeloid leukemia patients. Ann Hematol. 2019;98(2):321–30.

[37] Tiribelli M, Abruzzese E, Capodanno I, et al. Efficacy and safety of bosutinib in chronic phase CML patients developing pleural effusion under dasatinib therapy. Ann Hematol. 2019;98(11):2609–11.

[38] Tokarski JS, Newitt JA, Chang CY, et al. The structure of Dasatinib (BMS-354825) bound to activated ABL kinase domain elucidates its inhibitory activity against imatinib-resistant ABL mutants. Cancer Res. 2006;66(11):5790–7.

[39] ARIAD Pharmaceuticals Inc. Iclusig (ponatinib) [package insert]. Cambridge, MA: ARIAD Pharmaceuticals Inc.; 2020.

[40] Cortes JE, Kim DW, Pinilla-Ibarz J, et al. A phase 2 trial of ponatinib in Philadelphia chromosome-positive leukemias. N Engl J Med.

2013;369(19):1783–96.

[41] Cortes JE, Kim DW, Pinilla-Ibarz J, et al. Ponatinib efficacy and safety in Philadelphia chromosome-positive leukemia: final 5-year results of the phase 2 PACE trial. Blood. 2018;132(4):393–404.

[42] Jain P, Kantarjian H, Jabbour E, et al. Ponatinib as first-line treatment for patients with chronic myeloid leukaemia in chronic phase: a phase 2 study. Lancet Haematol. 2015;2(9):e376–83.

[43] Lipton JH, Chuah C, Guerci-Bresler A, et al. Ponatinib versus imatinib for newly diagnosed chronic myeloid leukaemia: an international, randomised, open-label, phase 3 trial. Lancet Oncol. 2016;17(5):612–21.

[44] Cortes JE, Lomaia E, Turkina A, et al. Interim analysis (IA) of OPTIC: a dose-ranging study of three ponatinib (PON) starting doses. J Clin Oncol. 2020;38(15_suppl):7502.

[45] National Comprehensive Cancer Network. Chronic Myeloid Leukemia (Version 3.2020). https://www. nccn.org/professionals/physician_gls/pdf/cml.pdf. Published 2020. Accessed June 2, 2020.

[46] Hochhaus A, Baccarani M, Silver RT, et al. European LeukemiaNet 2020 recommendations for treating chronic myeloid leukemia. Leukemia. 2020;34(4):966–84.

[47] Novartix Pharmaceuticals Corporation. Gleevec (imatinib) [package insert]. East Hanover, NJ: Novartix Pharmaceuticals Corporation; 2020.

[48] Kantarjian HM, O'Brien S, Cortes JE, et al. Complete cytogenetic and molecular responses to interferon-alpha- based therapy for chronic myelogenous leukemia are associated with excellent long-term prognosis. Cancer. 2003;97(4):1033–41.

[49] Bonifazi F, de Vivo A, Rosti G, et al. Chronic myeloid leukemia and interferon-α : a study of complete cytogenetic responders. Blood. 2001;98(10):3074–81.

[50] Kantarjian HM, Cortes JE, O'Brien S, et al. Longterm survival benefit and improved complete cytogenetic and molecular response rates with imatinib mesylate in Philadelphia chromosomepositive chronic-phase chronic myeloid leukemia after failure of interferon-alpha. Blood. 2004;104(7):1979–88.

[51] Druker BJ, Guilhot F, O'Brien SG, et al. Five-year follow-up of patients receiving Imatinib for chronic myeloid Leukemia. N Engl J Med. 2006;355(23):2408–17.

[52] Hochhaus A, Larson RA, Guilhot F, et al. Long-term outcomes of Imatinib treatment for chronic myeloid Leukemia. N Engl J Med. 2017;376(10):917–27.

[53] Falchi L, Kantarjian HM, Wang X, et al. Significance of deeper molecular responses in patients with chronic myeloid leukemia in early chronic phase treated with tyrosine kinase inhibitors. Am J Hematol. 2013;88(12):1024–9.

[54] Mahon FX, Réa D, Guilhot J, et al. Discontinuation of imatinib in patients with chronic myeloid leukaemia who have maintained complete molecular remission for at least 2 years: the prospective, multicentre Stop Imatinib (STIM) trial. Lancet Oncol. 2010;11(11):1029–35.

[55] Hochhaus A, Masszi T, Giles FJ, et al. Treatment-free remission following frontline nilotinib in patients with chronic myeloid leukemia in chronic phase: results from the ENESTfreedom study. Leukemia. 2017;31(7):1525–31.

[56] Ross DM, Masszi T, Gómez Casares MT, et al. Durable treatment-free remission in patients with chronic myeloid leukemia in chronic phase following frontline nilotinib: 96-week update of the ENESTfreedom study. J Cancer Res Clin Oncol. 2018;144(5):945–54.

[57] Rea D, Nicolini FE, Tulliez M, et al. Discontinuation of dasatinib or nilotinib in chronic myeloid leukemia: interim analysis of the STOP

第五章

2G-TKI study. Blood. 2017;129(7):846–54.

[58] Okada M, Imagawa J, Tanaka H, et al. Final 3-year results of the Dasatinib discontinuation trial in patients with chronic myeloid Leukemia who received Dasatinib as a second-line treatment. Clin Lymphoma Myeloma Leuk. 2018;18(5):353–60. e351

[59] Saussele S, Richter J, Guilhot J, et al. Discontinuation of tyrosine kinase inhibitor therapy in chronic myeloid leukaemia (EURO-SKI): a prespecified interim analysis of a prospective, multicentre, non-randomised, trial. Lancet Oncol. 2018;19(6):747–57.

[60] Rousselot P, Loiseau C, Delord M, Besson C, Cayuela J-M, Spentchian M. A report on 114 patients who experienced treatment free remission in a single institution during a 15 years period: long term follow-up, late molecular relapses and second attempts. Blood. 2019;134(Supplement_1):27.

[61] Jabbour E, Kantarjian H. Chronic myeloid leukemia: 2020 update on diagnosis, therapy and monitoring. Am J Hematol. 2020;95(6):691–709.

[62] Hanfstein B, Müller MC, Hehlmann R, et al. Early molecular and cytogenetic response is predictive for long-term progression-free and overall survival in chronic myeloid leukemia (CML). Leukemia. 2012;26(9):2096–102.

[63] Marin D, Ibrahim AR, Lucas C, et al. Assessment of BCR-ABL1 transcript levels at 3 months is the only requirement for predicting outcome for patients with chronic myeloid leukemia treated with tyrosine kinase inhibitors. J Clin Oncol. 2012;30(3):232–8.

[64] Hehlmann R, Lauseker M, Saußele S, et al. Assessment of imatinib as first-line treatment of chronic myeloid leukemia: 10-year survival results of the randomized CML study IV and impact of non-CML determinants. Leukemia. 2017;31(11):2398–406.

[65] Hughes TP, Saglio G, Kantarjian HM, et al. Early molecular response predicts outcomes in patients with chronic myeloid leukemia in chronic phase treated with frontline nilotinib or imatinib. Blood. 2014;123(9):1353–60.

[66] Kim D, Hamad N, Lee HG, Kamel-Reid S, Lipton JH. BCR/ABL level at 6 months identifies good risk CML subgroup after failing early molecular response at 3 months following imatinib therapy for CML in chronic phase. Am J Hematol. 2014;89(6):626–32.

[67] Branford S, Roberts N, Yeung DT, et al. Any BCR-ABL reduction below 10% at 6 months of therapy sig-nificantly improves outcome for CML patients with a poor response at 3 months. Blood. 2013;122(21):254.

[68] Sokal JE, Cox EB, Baccarani M, et al. Prognostic discrimination in "good-risk" chronic granulocytic leukemia. Blood. 1984;63(4):789–99.

[69] Hasford J, Pfirrmann M, Hehlmann R, et al. A new prognostic score for survival of patients with chronic myeloid leukemia treated with interferon alfa. Writing Committee for the Collaborative CML prognostic factors project group. J Natl Cancer Inst. 1998;90(11):850–8.

[70] Sacha T, Góra-Tybor J, Szarejko M, et al. A multicenter prospective study on efficacy and safety of imatinib generics: a report from polish adult Leukemia group imatinib generics registry. Am J Hematol. 2017;92(7):E125–e128.

[71] Danthala M, Gundeti S, Kuruva SP, et al. Generic Imatinib in chronic myeloid Leukemia: survival of the cheapest. Clin Lymphoma Myeloma Leuk. 2017;17(7):457–62.

[72] Abou Dalle I, Kantarjian H, Burger J, et al. Efficacy and safety of generic imatinib after switching from original imatinib in patients treated for chronic myeloid leukemia in the United States. Cancer Med. 2019;8(15):6559–65.

[73] Takahashi K, Kantarjian HM, Yang Y, et al. A

propensity score matching analysis of dasatinib and nilotinib as a frontline therapy for patients with chronic myeloid leukemia in chronic phase. Cancer. 2016;122(21):3336–43.

[74] Jain P, Kantarjian H, Alattar ML, et al. Long-term molecular and cytogenetic response and survival outcomes with imatinib 400 mg, imatinib 800 mg, dasatinib, and nilotinib in patients with chronic-phase chronic myeloid leukaemia: retrospective analysis of patient data from five clinical trials. Lancet Haematol. 2015;2(3):e118–28.

[75] Yeung DT, Osborn MP, White DL, et al. TIDEL-II: first-line use of imatinib in CML with early switch to nilotinib for failure to achieve time-dependent molecular targets. Blood. 2015;125(6):915–23.

[76] Cortes JE, Jiang Q, Wang J, et al. Dasatinib vs. imatinib in patients with chronic myeloid leukemia in chronic phase (CML-CP) who have not achieved an optimal response to 3 months of imatinib therapy: the DASCERN randomized study. Leukemia. 2020;34:2064.

[77] Cortes JE, Khoury HJ, Kantarjian HM, et al. Long-term bosutinib for chronic phase chronic myeloid leukemia after failure of imatinib plus dasatinib and/or nilotinib. Am J Hematol. 2016;91(12):1206–14.

[78] Ongoren S, Eskazan AE, Suzan V, et al. Third-line treatment with second-generation tyrosine kinase inhibitors (dasatinib or nilotinib) in patients with chronic myeloid leukemia after two prior TKIs: real-life data on a single center experience along with the review of the literature. Hematology. 2018;23(4):212–20.

[79] Giles FJ, Abruzzese E, Rosti G, et al. Nilotinib is active in chronic and accelerated phase chronic myeloid leukemia following failure of imatinib and dasatinib therapy. Leukemia. 2010;24(7):1299–301.

[80] Kantarjian H, Pasquini R, Hamerschlak N, et al. Dasatinib or high-dose imatinib for chronic-phase chronic myeloid leukemia after failure of first-line imatinib: a randomized phase 2 trial. Blood. 2007;109(12):5143–50.

[81] Kantarjian H, Giles F, Wunderle L, et al. Nilotinib in imatinib-resistant CML and Philadelphia chromosome-positive ALL. N Engl J Med. 2006;354(24):2542–51.

[82] Cortes JE, Muresan B, Mamolo C, et al. Matching-adjusted indirect comparison of bosutinib, dasatinib and nilotinib effect on survival and major cytogenetic response in treatment of second-line chronic phase chronic myeloid leukemia. Curr Med Res Opin. 2019;35(9):1615–22.

[83] Mauro MJ, Baccarani M, Cervantes F, et al. Dasatinib 2-year efficacy in patients with chronic-phase chronic myelogenous leukemia (CML-CP) with resistance or intolerance to imatinib (START-C). J Clin Oncol. 2008;26(15_suppl):7009.

[84] Kantarjian HM, Giles FJ, Bhalla KN, et al. Nilotinib is effective in patients with chronic myeloid leukemia in chronic phase after imatinib resistance or intolerance: 24-month follow-up results. Blood. 2011;117(4):1141–5.

[85] Lipton JH, Bryden P, Sidhu MK, et al. Comparative efficacy of tyrosine kinase inhibitor treatments in the third-line setting, for chronic-phase chronic myelogenous leukemia after failure of second-generation tyrosine kinase inhibitors. Leuk Res. 2015;39(1):58–64.

[86] Levy MY, McGarry LJ, Huang H, Lustgarten S, Chiroli S, Iannazzo S. Benefits and risks of ponatinib versus bosutinib following treatment failure of two prior tyrosine kinase inhibitors in patients with chronic phase chronic myeloid leukemia: a matching-adjusted indirect comparison. Curr Med Res Opin. 2019;35(3):479–87.

[87] Carter BZ, Mak PY, Mu H, et al. Combined targeting of BCL-2 and BCR-ABL tyrosine kinase eradicates chronic myeloid leukemia stem cells.

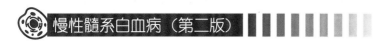

Sci Transl Med. 2016;8(355):355ra117.

[88] Elrick LJ, Jorgensen HG, Mountford JC, Holyoake TL. Punish the parent not the progeny. Blood. 2005;105(5):1862–6.

[89] Jiang Q, Huang X, Chen Z, et al. An updated safety and efficacy results of phase 1 study of HQP1351, a novel 3rd generation of BCR-ABL tyrosine kinase inhibitor (TKI), in patients with TKI resistant chronic myeloid Leukemia. Blood. 2019;134(Supplement_1):493.

[90] Hughes TP, Mauro MJ, Cortes JE, et al. Asciminib in chronic myeloid Leukemia after ABL kinase inhibitor failure. N Engl J Med. 2019;381(24):2315–26.

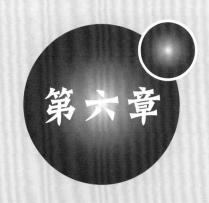

第六章

慢性髓系白血病*BCR*∷*ABL1* ATP竞争性酪氨酸激酶抑制剂相关不良反应

Delphine Rea

6.1 引言

$BCR::ABL1$ 癌蛋白 ATP 竞争性 TKI 的出现彻底改变了慢性髓系白血病患者的预后。对大多数 CP-CML 患者而言，TKIs 能够阻止疾病进展为急变期，从而延长 OS 使寿命接近正常人群[1-5]。

对于获得深层分子学应答的患者或许可以停用 TKIs 治疗并达到无治疗缓解[6-7]。目前，全球共有 5 个 TKIs 药物被批准用于 CML 的治疗。第一代 TKIs 药物伊马替尼，2001 年被批准用于干扰素 α 治疗失败的患者，并在 2002 年被批准用于治疗新诊断的所有分期 CML 患者（表 6-1）[3]。

第二代 TKIs 药物达沙替尼、尼洛替尼、博舒替尼与伊马替尼相比，抑制野生型 $BCR::ABL1$L 融合蛋白的效能更强，并对除 $BCR::ABL1$ T315I 突变以外的许多伊马替尼相关耐药突变体具有活性。达沙替尼在 2006 年被批准用于治疗伊马替尼耐药或不耐受的所有分期 CML 患者，2010 年被批准用于治疗新诊断 CP-CML 患者（表 6-1）[8-10]。

尼洛替尼在 2007 年被批准用于伊马替尼治疗失败的慢性期或加速期 CML 患者，2010 年被批准用于治疗新诊断 CP-CML 患者[11-14]。博舒替尼在 2012 年被批准用于治疗对既往治疗不耐受或耐药的任何分期 CML 患者，在 2017 年被批准用于治疗新诊断 CP-CML 患者[15-16]。第三代 TKI 泊那替尼（ponatinib）在 2012 年被批准用于治疗伴有 $BCR::ABL1$ T315I 突变、对既往治疗耐药或不耐受的所有分期的 CML 患者（表 6-1）[17-18]。

这 5 种 TKIs 药物靶向 $BCR::ABL1$ 的 ATP 结合位点，通过抑制酪氨酸激酶的催化活性发挥抗白血病作用。同时它们可以与其他蛋白激酶和非激酶以不同程度的特异性和选择性相结合（表 6-2）。伊马替尼与尼洛替尼可抑制 PDGF-R 及 c-KIT。尼洛替尼还会抑制 DDR1 激酶与醌氧化还原酶的活性[19]。

达沙替尼不仅是 SRC/ABL 的双重抑制剂，也是 PDGR-R、c-KIT 和 EPH 受体的抑制剂[20]。博舒替尼也是强效的 SRC/ABL 抑制剂，同时与 CAMK2G 和 STE20 等靶点结合，但它不抑制 PDGR-R 和 c-KIT[20]。泊那替尼可以抑制 FLT3、RET、c-KIT，以及 FGF-R、PDGF-R、VEGF-R 激酶家族成员[21]。因此，TKIs 出现了多种不同类型的与脱靶效应相关的不良反应。另外，它们都是 CYP3A4 的底物和抑制剂，可能出现药物相互作用从而进一步诱导或加重毒性。此外，年龄及合并症也可能对 TKI 的安全性产生影响[22]。

CML 的治疗不仅应根据治疗目标实现最佳疾病控制，还应根据不同 TKI 药物的安全性特征、剂量、患者特征等对治疗相关风险进行管理[23]。本章节的目的在于对 CP-CML 患者接受 TKIs 治疗的不良反应进行概览及更新，并对临床治疗中的短期及长期不良反应管理方法进行讨论。

表 6-1　CML ATP 竞争性抑制剂

TKI 类型	获批年份	适应证
伊马替尼	2001	-IFN-α 治疗无效的 CML
	2002	- 新诊断的所有分期 CML
达沙替尼	2006	- 伊马替尼耐药或不耐受的所有分期 CML
	2010	- 新诊断 CP-CML
尼洛替尼	2007	- 伊马替尼耐药或不耐受的 CP 或 AP CML
	2010	- 新诊断 CP-CML
博舒替尼	2012	- 对既往治疗耐药或不耐受的所有分期 CML
	2017	- 新诊断 CP-CML
泊那替尼	2012	- 伴有 $BCR::ABL1$ T315I 突变、对既往治疗耐药或不耐受的所有分期 CML

表 6-2　ATP 竞争性 TKIs：靶点

	伊马替尼	达沙替尼	尼洛替尼	博舒替尼	泊那替尼
治疗性激酶靶点					
$BCR::ABL1$	x	x	x	x	x
非治疗性激酶靶点					
ABL/ARG	x	x	x	x	x
Src 家族		x		x	x
c-KIT	x	x	x		x
PDGF-R	x		x		x
Ephrin-R		x			x
DDR1	x		x		x
TEC 家族		x		x	
CAMKG2, STE20				x	
FLT3,RET,FGF-R,VEGF-R					x
非治疗性非激酶靶点	x	x	x	x	x

6.2 骨髓抑制

骨髓抑制是 TKIs 治疗中常见且预期可能会发生的不良反应，在高白血病负荷的患者中则更为常见[24]。骨髓抑制通常限于在治疗开始后的前几周或前几个月出现，可能是由 TKIs 毒性及多克隆 Ph 阴性造血干细胞的储存减少或恢复延迟所导致[25]。

在 IRIS 研究中，新诊断的 CP-CML 患者一线接受伊马替尼 400 mg QD 治疗，研究结果显示截至 12 个月时，所有级别的中性粒细胞减少症、血小板减少症及贫血的发生率分别为 60.8%、56.6% 和 44.6%，3 ~ 4 级的发生率分别为 14.3%、7.8% 和 3.1%[26]。而在较晚的时间点出现新发或严重程度增加的血细胞减少症较为少见[27]。

在 ENESTnd 研究中，新诊断 CP-CML 接受尼洛替尼 300 mg BID 治疗组患者的血细胞减少症发生率低于伊马替尼 400 mg QD 组。截至 12 个月时尼洛替尼 300 mg BID 组所有级别的中性粒细胞减少症、血小板减少症和贫血的发生率分别为 43%、48% 和 38%，3 ~ 4 级的发生率分别为 12%、10% 和 3%[12]。在 DASISION 研究中，一线接受达沙替尼 100 mg QD 治疗的 CP-CML 患者血液学不良反应发生率高于伊马替尼 400 mg QD 组。截至 12 个月时达沙替尼组所有级别及 3 ~ 4 级中性粒细胞减少症、血小板减少症和贫血的发生率分别为 65% 和 21%、70% 和 19% 及 90% 和 10%[9]。

在 BFORE 研究中，CP-CML 患者一线接受博舒替尼 400 mg QD 组的血液学不良反应发生率略高于伊马替尼 400 mg QD 组。截至 12 个月时，博舒替尼组所有级别及 3 ~ 4 级中性粒细胞减少症、血小板减少症和贫血的发生率分别为 11.2% 和 6.7%、35.1% 和 13.8% 及 18.7% 和 3.4%[16]。因既往 TKIs 治疗失败而改变治疗方案的患者，血细胞减少症常较一线治疗更为严重。

尽管 CP-CML 患者由于血细胞减少导致出血或感染等严重后果的情况较为罕见，但仍需在治疗开始后的第 1 个月每周进行血细胞计数监测或直至恢复正常，在治疗开始后的第 2 ~ 3 个月每月进行监测，之后每 3 ~ 6 个月监测一次，除非出现其他需要监测的指征。如果患者出现 1 ~ 2 级的血细胞减少症，并不需要中断或停止 TKIs 的治疗。如果出现 3 ~ 4 级中性粒细胞减少或血小板减少症，可能需要中断治疗直

至恢复。如果出现贫血，需要时可以使用重组红细胞生成素或输注红细胞进行纠正。长期持续及反复出现血细胞减少症，可能导致治疗中断的时间延长、重复中断或减量，从而影响 TKIs 疗效[28]。

在这些情况下，使用髓系生长因子如重组红细胞生成素、血小板生成素受体激动剂或粒细胞刺激因子进行支持治疗可能有效，尽管这些药物进行该类治疗的适应证尚未被批准[29-31]。虽然也可以考虑更换 TKIs 进行治疗，但并不能排除会出现 TKIs 间血液学交叉不耐受。晚期出现重度血细胞减少症较为罕见，如果出现则需要查证是否出现 CML 进展、骨髓增生异常或其他疾病。

6.3 皮肤不良事件

皮肤不良事件大多为轻度至中度，常于治疗开始后的前几个月出现。在大多数情况下，皮肤不良事件的发生及严重程度与治疗剂量和 TKI 选择相关，关于出现原因的争论目前更倾向于药理毒性的直接作用，而非免疫原性或过敏机制。伊马替尼引起的皮疹常表现为斑丘疹。其他不同皮肤不良事件也有报道，如色素改变、光敏反应、苔藓样反应、银屑病样皮疹、假卟啉症、发疹性脓疱病、中性粒细胞皮肤病、脂膜炎及史 – 约综合征[32]。

IRIS 研究中新诊断 CP-CML 患者接受伊马替尼 400 mg QD 治疗后，截至 12 个月时所有级别和 3 ~ 4 级皮疹发生率分别为 33.9% 和 2%[26]。使用尼洛替尼常出现毛囊周围角化过度及红斑性斑丘疹。ENESTnd 研究结果显示，新诊断 CP-CML 患者接受尼洛替尼 300 mg BID 治疗，截至 12 个月时所有级别和 3 ~ 4 级皮疹发生率分别为 31% 和 1%，高于该研究的伊马替尼组[12]。

尼洛替尼其他皮肤不良事件包括轻度至中度瘙痒、皮肤干燥和毛发脱落。达沙替尼常见的皮肤不良反应为毛囊周围角化过度性皮疹，其他少见的包括痤疮样皮疹、毛发色素脱失、白斑样皮损和脂膜炎[33]。在 DASISION 研究中，患者一线接受 100 mg QD 治疗，截至 12 个月时所有级别和 3 ~ 4 级皮疹发生率为 17% 和 0[9]。

在 BFORE 研究中，患者一线接受博舒替尼 400 mg QD 治疗，截至 12 个月时所有级别和 3 ~ 4 级皮疹发生率为 19.8% 和 0.4%[16]。既往治疗不耐受或耐

药 CP-CML 患者接受泊那替尼 45 mg QD 治疗，5 年结果分析显示所有级别和 3 ~ 4 级红斑、黄斑和丘疹的发生率分别为 47% 和 4%，所有级别皮肤干燥发生率为 42%[18]，也有患者可能会发生苔藓样皮肤损害[34]。

1 ~ 2 级皮疹及瘙痒通过对症治疗较容易缓解，如使用润肤剂和组胺拮抗剂，是否需要短期外用类固醇类药物根据情况进行选择。使用非化妆品类保湿剂可能会改善皮肤干燥。在一些情况下可能需要进行减量或中断 TKI 治疗。严重的皮肤反应需要皮肤科医师的专业建议，大多数情况下需要替换 TKI 进行治疗。

6.4 胃肠道不良事件

所有 TKIs 治疗期间常常出现轻度至中度恶心、呕吐、腹泻、便秘及腹痛，这些不良反应是引起身体不适的重要原因。这些症状通常发病时间较短且与 TKIs 药物的使用剂量相关。在 IRIS 研究中，一线接受伊马替尼 400 mg QD 治疗的 CP-CML 患者，截至 12 个月时恶心、呕吐及腹泻的发生率为 43.7%、16.9% 及 32.8%[26]。

ENESTnd 研究结果显示，尼洛替尼 300 mg QD 的胃肠道安全性优于伊马替尼，截至 12 个月时恶心、呕吐及腹泻发生率为 11%、5% 和 8%[12]。在 DASISION 研究中，接受达沙替尼 100 mg QD 的患者也观察到与尼洛替尼相似的结果，但腹泻发生率与伊马替尼组相当，12 个月时发生率为 17%[9]。

BFORE 研究结果显示，接受博舒替尼 400 mg QD 治疗的 CP-CML 患者发生腹泻、恶心及呕吐非常常见，12 个月时所有级别发生率分别为 70.1%、35.1% 和 17.9%[16]。这些症状一般在进行支持性治疗、剂量调整或中断治疗后可以获得缓解（表 6-3）。接受泊那替尼 45 mg QD 治疗的 CP-CML 患者经常出现腹痛及便秘，5 年数据分析显示其发生率分别为 46% 和 41%[18]。

随正餐口服 TKI 可能会避免恶心及呕吐的发生，但这并不适用于接受尼洛替尼治疗的患者，由于高脂食物会影响药物的生物利用度，因此必须空腹服用[35]。止吐药或调节胃肠动力药物可能有效。其他抑制患者恶心或呕吐的方法还包括将每日 1 次给药改为每日 2 次给药——早晨及睡前各 1 次，或在睡前服用 TKIs 以免在清醒时感到恶心。不良反应持续或严重的患者，对支持治疗及 TKI 减量无效时应考虑更换 TKI 药物。

表 6-3 新一代 TKIs 的主要安全问题及管理

TKI	安全性问题	评价及管理
达沙替尼	胸腔积液	- 暂停达沙替尼治疗直至缓解 - 口服皮质类固醇可能促进恢复 - 改用其他 TKI 或谨慎重新使用减低剂量 - 严重者行胸腔穿刺术
	肺动脉高压	- 出现提示性症状时进行肺动脉压评估 - 停用达沙替尼，改用其他 TKI - 由 PAH 专家进行具体管理
尼洛替尼	高血糖症	- 调整生活方式 - 根据标准临床治疗方案开始或调整抗糖尿病药物
	高胆固醇血症	- 指导健康生活方式 - 根据 LDL-C 水平和 CVD 风险开始他汀类药物治疗
	动脉闭塞	- 停用尼洛替尼，改用其他 TKI - 由心内科医师进行具体管理
博舒替尼	腹泻	- 开始使用止泻药 - 严重情况下中断博舒替尼治疗，恢复后减低剂量治疗
	肝损伤	- 停用博舒替尼
	转氨酶升高 > 5 正常值上限（ULN)	- 中断博舒替尼治疗，在恢复至小于或等于 2.5 ULN 后考虑减低剂量治疗

续表

TKI	安全性问题	评价及管理
泊那替尼	动脉性高血压	- 开始抗高血压治疗，最好使用 ACE 抑制剂。目标血压 < 140/90 mmHg - 如果有严重高血压或并未用药物控制血压，中断泊那替尼治疗，高血压改善后减低剂量治疗 - 如果出现危及生命的症状或在使用抗高血压药物的情况下仍无法控制高血压，停用泊那替尼
	动脉闭塞	- 停用泊那替尼并寻找 CML 的替代疗法 - 由心内科医师进行具体管理
	急性胰腺炎	- 暂停泊那替尼治疗，恢复后减低剂量治疗 - 发生危及生命的胰腺炎时停用泊那替尼

注：PAH 为肺动脉高压；LDL-C 为低密度脂蛋白胆固醇；CVD 为心血管疾病；BP 为血压；ACE 为血管紧张素转化酶。

使用达沙替尼治疗时，需要特别注意由药物性胃炎、消化道溃疡或溃疡性结肠炎及血小板功能障碍导致的消化道出血风险增加[36-38]。对于接受达沙替尼治疗的患者需要对出血相关风险因素进行筛查，如既往有胃溃疡、血小板计数低、使用抗血小板药物或抗凝药物等，以早期识别并管理出血相关的并发症。极少数情况下伊马替尼也会引起胃窦扩张导致肠道出血[39]。

6.5 肝脏和胰腺毒性

TKI 治疗过程中患者常出现肝酶包括天门冬氨酸氨基转移酶及丙氨酸氨基转氨酶升高。通常在治疗开始后的前几个月出现，程度轻度至中度并可自行消退。对于真正出现肝功能损伤的患者，需要排除其他因素如使用其他药物、胆囊炎、病毒感染、酗酒及内分泌或自身免疫性疾病。除博舒替尼外，临床上出现严重肝损害的情况较为罕见（表 6-3）。

在 BFORE 研究中，截至 1 年时所有级别的丙氨酸氨基转氨酶及天门冬氨酸氨基转移酶升高的发生率分别为 30.6% 和 22.8%，3 ~ 4 级的发生率分别为 19% 和 9.7%[16]。推荐在 TKI 开始治疗后的第 1 个月至少每 2 周监测 1 次肝酶，在第 2 个月和第 3 个月每月监测 1 次，之后每 1 ~ 3 个月监测 1 次，除非出现其他需要监测的指征。

患者出现 1 ~ 2 级天门冬氨酸氨基转移酶或丙氨酸氨基转氨酶升高时并不需要中断治疗或进行 TKI 减量。如果出现 3 ~ 4 级升高，则必须中断 TKI 治疗直至缓解后以相同剂量重启治疗，但如反复发生则需减低剂量重启治疗。如果确定是 TKI 诱导的肝炎

则必须更换 TKIs。对乙酰氨基酚与 TKIs 联用时需要谨慎，因为在接受伊马替尼治疗的患者中曾有罕见致死性肝衰竭的病例报道[40]。

胆红素升高最常见于接受尼洛替尼治疗的患者。在 ENESTnd 研究中，一线接受尼洛替尼 300 mg BID 治疗的患者，截至 1 年时所有级别和 3 ~ 4 级高胆红素血症的发生率分别为 53% 和 4%[12]。一般情况下，尼洛替尼主要引起非结合胆红素的升高，这可能与抑制尿苷二磷酸葡萄糖醛酸转移酶（UDP-glucuronosyltransferases，UGT1A1）的活性和 UGT1A1 基因启动子的多态性有关[41-42]。

TKI 也可能引起剂量依赖性的胰酶升高，尽管这并不代表会出现胰腺炎。在 ENESTnd 研究中，胰腺炎 5 年累积发生率在尼洛替尼 300 mg BID 组为 1.8%，在伊马替尼 400 mg QD 组为 0.7%，3 ~ 4 级脂肪酶升高在两组发生率分别为 9% 和 4.3%[13]。

使用泊那替尼时要特别注意胰腺炎的发生，在该药物 I 期评估研究中，胰腺炎是剂量限制性毒性反应[43]。在随后的 2 期研究中 CP-CML 患者接受 45 mg QD 治疗，截至 1 年时 7% 的患者出现急性胰腺炎，其中 6% 的患者为重度或危及生命[17]。

出现 3 ~ 4 级脂肪酶升高的无症状患者，推荐中断 TKI 治疗直至恢复，重新开始治疗的剂量不变或减低剂量。如患者伴有急性腹痛则必须进行影像学检查，以排除或确定急性胰腺炎的诊断。如果确诊为 3 级急性胰腺炎，建议接受尼洛替尼治疗的患者改变治疗方案，对于接受泊那替尼的无其他治疗选择患者，可以考虑中断泊那替尼治疗直至缓解，并以较小剂量重新开始治疗。如果胰腺炎复发或出现 4 级胰腺炎则必须改变治疗方案。

6.6 肌肉骨骼症状

肌肉骨骼症状包括痉挛、肌痛、骨痛和关节痛。接受伊马替尼治疗的患者通常会出现慢性的夜间或运动相关的肌肉痉挛，主要发生在肢体远端。骨痛和关节痛通常会随着时间推移有所减轻。在 IRIS 研究中，接受伊马替尼 400 mg QD 治疗的 CP-CML 患者有 38.3% 出现痉挛，但 3～4 级事件不常见[26]。值得注意的是，伊马替尼治疗期间常会出现肌酸激酶增加，虽然罕见但可能会引起横纹肌溶解[44]。接受其他 TKIs 治疗的患者较少出现痉挛和肌痛。

尽管 TKI 相关的肌肉骨骼症状常为轻度或中度，但它们可能对患者日常生活活动产生较大影响。这些症状也是一般人群中最常见的问题，需注意必须排除其他可能引起肌肉骨骼症状的疾病。补充钙、镁、奎宁或减少 TKI 剂量或可减轻肌肉痉挛[22]。止痛药可能有助于控制骨痛和关节痛。

6.7 液体潴留

接受伊马替尼治疗的患者非常容易出现剂量相关的液体潴留。液体潴留常表现为体重增加、眶周水肿或下肢水肿。接受大剂量治疗的患者在极少情况下会出现视网膜水肿、脑水肿、关节腔积液、胸膜或心包受累[45-47]。在 IRIS 研究中，接受伊马替尼治疗的患者所有级别及 3～4 级外周水肿的发生率分别为 55.5% 及 0.9%[26]，接受其他 TKIs 治疗的患者也可以观察到液体潴留的发生，尽管发生程度较轻。

轻度及孤立性眶周水肿并不需要使用药物干预。但无论是轻度还是重度水肿，减少盐摄入及使用利尿剂均有益处。在严重情况下，需要暂停 TKI 治疗直至症状消退，然后以低剂量开始治疗或更换治疗药物。对于既往有心功能不全或肾功能不全病史的患者，以及同时使用钙通道阻滞剂等其他能够引起水肿的药物的患者，需要谨慎，因为在这些情况下可能会出现危及生命的全身性液体潴留。

6.8 肺毒性

在接受达沙替尼治疗的患者中最常观察到肺毒性，其最常见的非血液学不良反应为单侧或双侧胸腔积液，有时可能出现肺实质浸润及心包炎。达沙替尼引起胸腔积液的风险并不会随着时间的推移而降低，其发生主要与年龄和达沙替尼剂量相关[48]。接受达沙替尼 100 mg QD 治疗的新诊断 CP-CML 患者，1 年胸腔积液发生率为 10%，5 年为 28%[9-10]。

既往接受达沙替尼治疗出现胸腔积液，对接受博舒替尼治疗后出现胸腔积液具有显著性风险[49-50]。目前，达沙替尼或博舒替尼相关胸腔积液的发病机制尚不清楚。接受达沙替尼治疗的患者，绝大多数胸腔积液是淋巴细胞为主的渗出液并伴有乳糜，这并不支持积液是由药物导致的液体潴留所形成的，而支持淋巴网络和淋巴细胞转运失调假说[51-52]。

达沙替尼引起的胸腔积液的治疗方法取决于其严重程度（表 6-3）。对于有症状的患者需要停用达沙替尼直至积液自行消退，由于胸腔积液可能复发——尤其是老年患者，随后的治疗应换用其他 TKI 或以较低剂量再次治疗。如果患者的临床症状不能快速改善，短疗程口服皮质激素可能有效。严重的病例可能需要进行胸腔穿刺。

达沙替尼或博舒替尼治疗的一种罕见但可能致命的并发症是毛细血管前性肺动脉高压[53-55]。TKI 相关肺动脉高压可能较难确诊，因为疲劳、呼吸困难或胸痛等早期症状并不具有特异性，确诊需要进行右心导管检查，而该侵入性检查的流程尚未系统性建立。达沙替尼停药后肺动脉高压完全或部分可逆，部分患者需要使用西地那非等血管活性药物进行治疗[53, 56]。如果发生达沙替尼相关肺动脉高压，应永久停用达沙替尼（表 6-3）。在接受达沙替尼治疗时，尚未发现与肺动脉高压相关的患者高危风险因素[56]。

6.9 心脏和心血管毒性

在 TKI 的研发过程中及上市后，大量研究阐述了不同类型心脏和心血管不良反应。然而这些不良反应在停药后并不总是可逆的。

6.9.1 心律失常和 QT 间期延长

除伊马替尼外，其他 TKI 在批准上市前都需要分析其对心电图的影响。包括伊马替尼在内的所有 TKI 均有可能通过直接与心肌 hERG 通道结合从而延长 QT 间期。是否出现症状与 QTc 延长大于 500 ms 或与基线相比大于 60 ms 相关，这种情况在临床剂量下并不常见，并且没有证据显示会出现致死性室性快速性心律失常。

尽管如此，仍强烈建议在治疗开始前纠正电解质失衡，它可能会加重 TKI 引起的 QTc 延长，同时在基线和治疗期间进行心电图监测，以防有其他引起临床症状或心律失常的风险因素，如先天性长 QT 间期、基础心脏疾病、使用强 CYP3A4 抑制剂或使用延长 QT 间期的药物。

6.9.2　系统性动脉性高血压

既往 TKIs 治疗失败的 CP-CML 患者接受泊那替尼 45 mg QD 治疗，新发高血压或高血压恶化是常见的不良反应，12 个月时发生率为 9%，5 年时为 37%，其中 2% 为重度或危及生命[17-18]。值得注意的是，泊那替尼是血管内皮细胞生长因子受体（VEGF-R）家族激酶的强效抑制剂，而高血压是 VEGF-R 抑制剂最常见的不良反应[57]。

高血压是引起动脉粥样硬化、心力衰竭和脑出血的高危风险因素，因此治疗前评估血压，及早发现和治疗泊那替尼相关高血压，并避免使用其他可能引起血压升高药物如非甾体抗炎药或重组红细胞生成素都是非常重要的。泊那替尼治疗期间如果出现高血压，必须排除肾动脉狭窄。减低泊那替尼剂量可能有利于降低高血压的发生率和严重程度[58]。如果考虑高血压的出现由 VEGF-R 阻滞引起，可能血管紧张素转化酶抑制剂或血管紧张素受体阻滞剂是适用的（见表 6-3）[58]。

6.9.3　充血性心力衰竭

2006 年一项研究报道了 10 例接受伊马替尼治疗患者出现充血性心力衰竭及其在小鼠中的实验结果，结果显示 TKI 抑制 ABL1 对心肌细胞具有毒性[59]。事实上，伊马替尼仅导致不到 1% 的患者出现心室功能障碍或充血性心力衰竭，并且这些事件更容易出现在老年患者或既往有心肌疾病的患者中[60-61]。接受新一代 TKI 治疗的患者出现充血性心力衰竭也较罕见，发生率从 < 1% 到 5% 不等。因此，应对有心脏基础疾病的患者进行严密监测，特别是出现左心功能下降的患者。如果患者出现任何心力衰竭预警体征，应迅速咨询心内科专家，以增加治疗的成功率，避免危及生命。

6.9.4　动脉闭塞

泊那替尼和尼洛替尼是引起动脉闭塞的高危风险因素[13, 18]。PACE 研究中接受泊那替尼 45 mg QD 治疗的患者，截至 12 个月时，心、脑血管或外周动脉闭塞的发生率为 19%，5 年时增加至 31%[17-18]。伴有心血管疾病常见主要风险因素如高龄、糖尿病或高血压，以及既往有缺血性疾病病史的患者，出现动脉闭塞的风险显著升高[18]。

此外，泊那替尼的剂量强度与发生动脉闭塞事件的风险存在相关性[62]。将接受泊那替尼治疗患者的动脉闭塞风险降到最低的推荐措施，包括泊那替尼治疗前仔细评估心血管状态，制定充分的心血管疾病预防措施，并根据泊那替尼疗效进行剂量调整[22, 58, 63]。如非必要，对于既往出现心肌梗死或脑卒中的患者应避免使用泊那替尼，如果发生动脉闭塞需停止使用泊那替尼（见表 6-3）。

为了做出最佳治疗决策还需要考虑其他重要因素，如 CML 状态和替代治疗的可能性[63]。目前，OPTIC 随机化研究正在分析剂量优化策略能否有助于进一步降低动脉闭塞事件风险（ClinicalTrials.gov Identifier:NCT02467270）。

尼洛替尼治疗导致动脉闭塞相关风险在首次上市后较长一段时间才被发现[64-65]。在 ENESTnd 研究中，接受尼洛替尼 300 mg BID 治疗的患者，动脉闭塞、缺血性脑血管病及外周动脉疾病 5 年累积发生率为 10.6%，10 年累积发生率为 24.8%，接受尼洛替尼 400 mg BID 治疗的患者 5 年累积发生率为 17.9%，10 年累积发生率为 33.4%，提示尼洛替尼有剂量依赖性毒性[13-14]。如在泊那替尼治疗中所观察到的一样，具有多种心血管疾病高危因素或潜在心血管疾病风险因素的患者发生动脉闭塞的风险最高，但接受尼洛替尼治疗的患者发生动脉闭塞的时间晚于泊那替尼[13, 66]。

对于接受尼洛替尼治疗的 CML 患者，需要制订能够使动脉缺血事件发生率和严重程度最小化的风险管理计划，可能包括全面评估心血管风险，通过健康的生活方式指导或通过他汀类、阿司匹林等药物进行风险适应的心血管疾病预防，并能在出现动脉狭窄或闭塞等相关临床症状时快速识别[22, 67]。发生动脉闭塞的患者应停用尼洛替尼并改用心血管安全性更佳的 TKI 进行替代治疗（见表 6-3）[22, 67]。

6.10　代谢和内分泌不良反应

在伊马替尼的治疗中首次描述了 TKIs 对骨矿物

质代谢的影响，近 50% 的患者出现早发和持续性的轻度至中度低磷血症。在尼洛替尼、达沙替尼、博舒替尼和泊那替尼的治疗中也观察到轻度至中度低磷血症。低磷血症常伴有尿磷酸盐增加、钙水平降低或正常、继发性甲状旁腺功能亢进及骨形成和骨吸收标志物双相改变 [68-69]。接受伊马替尼治疗的成年人患者骨密度保持稳定或随时间推移略有增加 [69-70]。青春期前接受 TKI 治疗的患者可能会出现生长迟缓，这是由生长激素 / 胰岛素样生长因子 -1 轴紊乱引起的 [71-72]。

尼洛替尼对糖、脂代谢均有不良影响。尼洛替尼治疗期间常出现空腹血糖水平升高，在有 2 型糖尿病风险因素的患者中尤甚 [13]。出现此情况的机制可能包括血浆脂联素水平降低、组织胰岛素抵抗和高胰岛素血症 [73]。这些影响提示在尼洛替尼治疗前和治疗期间需要对糖代谢进行仔细评估，糖尿病患者可能需要调整治疗方案（见表 6-3）。

新发糖尿病前期或糖尿病患者需要通过减重、运动和（或）口服降糖药充分控制血糖（见表 6-3）。尼洛替尼治疗中常观察到患者出现早发性 LDL-C 升高 [13, 74]。因此，在尼洛替尼治疗前和治疗期间应对血脂紊乱进行监测。由于 LDL-C 在动脉粥样硬化形成中具有关键作用，因而需要对患者生活方式进行干预或使用降脂药物（见表 6-3）。有研究显示，伊马替尼可改善糖尿病患者的空腹血糖，缓解 2 型糖尿病，使高胆固醇血症自发消退 [75-76]。

TKI 治疗期间常出现甲状腺功能异常，但由于甲状腺疾病在一般人群中发生率高，因此很难确定其与 TKI 治疗之间的因果关系。在大多数情况下，甲状腺功能减退或甲状腺功能亢进是亚临床的和一过性的表现，并不需要特殊治疗 [77-78]。接受左甲状腺素治疗的甲状腺切除患者可能对激素替代疗法需求增加，必须严密监测 [79]。

6.11 感染和第二恶性肿瘤

在体外研究中，所有 TKI 都具有抑制细胞免疫的作用，但这种作用通常在高于患者体内测定浓度的情况下才能观察到，因此这类研究并不能很好地预测人体内的反应，且接受 TKI 治疗控制良好的 CP-CML 患者并没有出现免疫功能不全。尚未有证据表明 CP-CML 患者 TKI 相关继发性恶性肿瘤发生率增加 [80]。然而

与接受伊马替尼治疗的患者相比，一线接受达沙替尼 100 mg QD 治疗的患者感染发生率略有增加 [22, 81]。

值得注意的是，在伴有慢性感染的患者中使用伊马替尼、达沙替尼或尼洛替尼治疗时，极少情况下会出现乙型肝炎病毒再激活导致严重的肝功能障碍或致死性暴发型肝炎 [82-84]。虽然尚未知道此类事件的确切发生率，但推荐在 TKI 治疗开始前对所有患者进行乙型肝炎病毒感染检测，并密切监测慢性感染患者的肝功能指标、血清标志物及病毒负荷，以评估疾病活动度、是否适合或能否对抗病毒治疗产生应答。对于导致新型冠状病毒感染（COVID-19）大流行的新型严重急性呼吸综合征冠状病毒 -2（SARS-CoV-2），由于伊马替尼体外对其他冠状病毒如 SARS-CoV 和中东呼吸综合征冠状病毒具有抗病毒及抗炎作用，因此有假设认为伊马替尼可能对抗 SARS-CoV-2 感染同样具有保护作用，但迄今为止尚缺乏有力的临床数据支持这一假设 [85]。

6.12 其他不良反应

使用 TKI 治疗后疲劳和头痛非常常见，头痛需要使用标准镇痛药治疗。接受伊马替尼治疗患者的眼部不良反应主要表现为良性结膜出血。神经系统不良反应罕见并且需与其他神经系统疾病相鉴别。TKI 相关的急性肾损伤罕见，但在接受伊马替尼治疗的患者中可能出现长期肌酐升高及估算肾小球滤过率降低 [86]。

肌酐升高和肾小球滤过率下降的机制可能是伊马替尼对肾小管分泌肌酐的功能出现了可逆性抑制，而非真正由药物引起了肾小球滤过率下降 [87]。在患者接受博舒替尼 500 mg QD 的临床研究中，13% 的患者出现长期肌酐升高，因此建议避免使用肾毒性药物，并需与其他导致肾功能不全的原因相鉴别 [88-89]。

6.13 总结

TKIs 治疗 CML 会出现多种治疗相关不良事件。大多数不良事件为轻度至中度，并在对症治疗或 TKI 减量后自行缓解。如果需要中断治疗，只要在重新启动治疗时仍处于疗效维持状态，就可以之前剂量或更低剂量重新使用相同 TKI。在某些情况下需要根据毒性改变治疗方案。随着新一代 TKI 的使用，心血管

和肺部毒性等严重并发症也随之出现。并发症的发生风险受 TKI 的类型、剂量及患者个体因素影响。因此，应结合 CML、TKI 和患者特征进行个体化风险评估，并指导治疗选择以确保最小化不良反应的同时最大化治疗效果。

（刘晓力 许 娜）

参考文献

[1] Sasaki K, Strom SS, O'Brien S, Jabbour E, Ravandi F, Konopleva M, Borthakur G, Pemmaraju N, Daver N, Jain P, Pierce S, Kantarjian H, Cortes JE. Relative survival in patients with chronic-phase chronic myeloid leukemia in the tyrosine kinase inhibitor era: analysis of patient data from six prospective clinical trials. Lancet Haematol. 2015;2: e189–93.

[2] Bower H, Björkholm M, Dickman PW, Höglund M, Lambert PC, Andersson TM. Life expectancy of patients with chronic myeloid leukemia approaches the life expectancy of the general population. J Clin Oncol. 2016;34:2851–7.

[3] Hochhaus A, Larson RA, Guilhot F, Radich JP, Branford S, Hughes TP, Baccarani M, Deininger MW, Cervantes F, Fujihara S, Ortmann CE, Menssen HD, Kantarjian H, O'Brien SG, Druker BJ, IRIS Investigators. Long-term outcomes of imatinib treatment for chronic myeloid leukemia. N Engl J Med. 2017;376:917–27.

[4] Kalmanti L, Saussele S, Lauseker M, Müller MC, Dietz CT, Heinrich L, Hanfstein B, Proetel U, Fabarius A, Krause SW, Rinaldetti S, Dengler J, Falge C, Oppliger-Leibundgut E, Burchert A, Neubauer A, Kanz L, Stegelmann F, Pfreundschuh M, Spiekermann K, Scheid C, Pfirrmann M, Hochhaus A, Hasford J, Hehlmann R. Safety and efficacy of imatinib in CML over a period of 10 years: data from the randomized CML-study IV. Leukemia. 2015;29:1123–32.

[5] Hehlmann R, Lauseker M, Saußele S, Pfirrmann M, Krause S, Kolb HJ, Neubauer A, Hossfeld DK, Nerl C, Gratwohl A, Baerlocher GM, Heim D, Brümmendorf TH, Fabarius A, Haferlach C, Schlegelberger B, Müller MC, Jeromin S, Proetel U, Kohlbrenner K, Voskanyan A, Rinaldetti S, Seifarth W, Spieß B, Balleisen L, Goebeler MC, Hänel M, Ho A, Dengler J, Falge C, Kanz L, Kremers S, Burchert A, Kneba M, Stegelmann F, Köhne CA, Lindemann HW, Waller CF, Pfreundschuh M, Spiekermann K, Berdel WE, Müller L, Edinger M, Mayer J, Beelen DW, Bentz M, Link H, Hertenstein B, Fuchs R, Wernli M, Schlegel F, Schlag R, de Wit M, Trümper L, Hebart H, Hahn M, Thomalla J, Scheid C, Schafhausen P, Verbeek W, Eckart MJ, Gassmann W, Pezzutto A, Schenk M, Brossart P, Geer T, Bildat S, Schäfer E, Hochhaus A, Hasford J. Assessment of imatinib as first-line treatment of chronic myeloid leukemia: 10-year survival results of the randomized CML study IV and impact of non-CML determinants. Leukemia. 2017;31:2398–406.

[6] Hochhaus A, Baccarani M, Silver RT, Schiffer C, Apperley JF, Cervantes F, Clark RE, Cortes JE, Deininger MW, Guilhot F, Hjorth-Hansen H, Hughes TP, Janssen JJWM, Kantarjian HM, Kim DW, Larson RA, Lipton JH, Mahon FX, Mayer J, Nicolini F, Niederwieser D, Pane F, Radich JP, Rea D, Richter J, Rosti G, Rousselot P, Saglio G, Saußele S, Soverini S, Steegmann JL, Turkina A, Zaritskey A, Hehlmann R. European LeukemiaNet 2020 recommendations for treating chronic myeloid leukemia. Leukemia. 2020;34:966–84.

[7] Rea D, Cayuela JM. Treatment-free remission in patients with chronic myeloid leukemia. Int J Hematol. 2018;108:355–64.

[8] Shah NP, Kantarjian HM, Kim DW, Réa D, Dorlhiac-Llacer PE, Milone JH, Vela-Ojeda J, Silver RT, Khoury HJ, Charbonnier A, Khoroshko N, Paquette RL, Deininger M, Collins RH, Otero

I, Hughes T, Bleickardt E, Strauss L, Francis S, Hochhaus A. Intermittent target inhibition with dasatinib 100 mg once daily preserves efficacy and improves tolerability in imatinib-resistant and -intolerant chronic-phase chronic myeloid leukemia. J Clin Oncol. 2008;26:3204–12.

[9] Kantarjian H, Shah NP, Hochhaus A, Cortes J, Shah S, Ayala M, Moiraghi B, Shen Z, Mayer J, Pasquini R, Nakamae H, Huguet F, Boqué C, Chuah C, Bleickardt E, Bradley-Garelik MB, Zhu C, Szatrowski T, Shapiro D, Baccarani M. Dasatinib versus imatinib in newly diagnosed chronic-phase chronic myeloid leukemia. N Engl J Med. 2010;362:2260–70.

[10] Cortes JE, Saglio G, Kantarjian HM, Baccarani M, Mayer J, Boqué C, Shah NP, Chuah C, Casanova L, Bradley-Garelik B, Manos G, Hochhaus A. Final 5-year study results of DASISION: The dasatinib versus imatinib study in treatment-naïve chronic myeloid leukemia patients trial. J Clin Oncol. 2016;34:2333–40.

[11] Kantarjian HM, Giles FJ, Bhalla KN, Pinilla-Ibarz J, Larson RA, Gattermann N, Ottmann OG, Hochhaus A, Radich JP, Saglio G, Hughes TP, Martinelli G, Kim DW, Shou Y, Gallagher NJ, Blakesley R, Baccarani M, Cortes J, le Coutre PD. Nilotinib is effective in patients with chronic myeloid leukemia in chronic phase after imatinib resistance or intolerance: 24-month follow- up results. Blood. 2011;117:1141–5.

[12] Saglio G, Kim DW, Issaragrisil S, le Coutre P, Etienne G, Lobo C, Pasquini R, Clark RE, Hochhaus A, Hughes TP, Gallagher N, Hoenekopp A, Dong M, Haque A, Larson RA, Kantarjian HM, ENESTnd Investigators. Nilotinib versus imatinib for newly diagnosed chronic myeloid leukemia. N Engl J Med. 2010;362:2251–9.

[13] Hochhaus A, Saglio G, Hughes TP, Larson RA, Kim DW, Issaragrisil S, le Coutre PD, Etienne G, Dorlhiac-Llacer PE, Clark RE, Flinn IW, Nakamae H, Donohue B, Deng W, Dalal D, Menssen HD, Kantarjian HM. Long-term benefits and risks of frontline nilotinib vs imatinib for chronic myeloid leukemia in chronic phase: 5-year update of the randomized ENESTnd trial. Leukemia. 2016;30:1044–54.

[14] Hughes TP, Saglio G, Larson RA, Kantarjian HM, Kim D-W, Issaragrisil S, Le Coutre P, Etienne G, Boquimpani C, Clark RE, Dubruille V, Flinn IW, Kyrcz-Krzemien S, Medras E, Zanichelli M, Bendit I, Sondhi M, Titorenko K, Nourry-Boulot C, Aimone P, Hochhaus A. Long-term outcomes in patients with chronic myeloid leukemia in chronic phase receiving frontline nilotinib versus imatinib: Enestnd 10-year analysis. Blood. 2019;134(Supplement_1):2924.

[15] Gambacorti-Passerini C, Cortes JE, Lipton JH, Kantarjian HM, Kim DW, Schafhausen P, Crescenzo R, Bardy-Bouxin N, Shapiro M, Noonan K, Leip E, DeAnnuntis L, Brümmendorf TH, Khoury HJ. Safety and efficacy of second-line bosutinib for chronic phase chronic myeloid leukemia over a five-year period: final results of a phase I/II study. Haematologica. 2018;103:1298–307.

[16] Cortes JE, Gambacorti-Passerini C, Deininger MW, Mauro MJ, Chuah C, Kim DW, Dyagil I, Glushko N, Milojkovic D, le Coutre P, Garcia-Gutierrez V, Reilly L, Jeynes-Ellis A, Leip E, Bardy-Bouxin N, Hochhaus A, Brümmendorf TH. Bosutinib versus imatinib for newly diagnosed chronic myeloid leukemia: results from the randomized BFORE trial. J Clin Oncol. 2018;36:231–7.

[17] Cortes JE, Kim DW, Pinilla-Ibarz J, le Coutre P, Paquette R, Chuah C, Nicolini FE, Apperley JF, Khoury HJ, Talpaz M, Di Persio J, DeAngelo DJ, Abruzzese E, Rea D, Baccarani M, Müller MC, Gambacorti-Passerini C, Wong S, Lustgarten S, Rivera VM, Clackson T, Turner CD, Haluska FG, Guilhot F, Deininger MW, Hochhaus A, Hughes

T, Goldman JM, Shah NP, Kantarjian H, PACE Investigators. A phase 2 trial of ponatinib in Philadelphia chromosome-positive leukemias. N Engl J Med. 2013;369:1783–96.

[18] Cortes JE, Kim DW, Pinilla-Ibarz J, le Coutre PD, Paquette R, Chuah C, Nicolini FE, Apperley JF, Khoury HJ, Talpaz M, DeAngelo DJ, Abruzzese E, Rea D, Baccarani M, Müller MC, Gambacorti-Passerini C, Lustgarten S, Rivera VM, Haluska FG, Guilhot F, Deininger MW, Hochhaus A, Hughes TP, Shah NP, Kantarjian HM. Ponatinib efficacy and safety in Philadelphia chromosome-positive leukemia: final 5-year results of the phase 2 PACE trial. Blood. 2018;132:393–404.

[19] Bantscheff M, Eberhard D, Abraham Y, Bastuck S, Boesche M, Hobson S, Mathieson T, Perrin J, Raida M, Rau C, Reader V, Sweetman G, Bauer A, Bouwmeester T, Hopf C, Kruse U, Neubauer G, Ramsden N, Rick J, Kuster B, Drewes G. Quantitative chemical proteomics reveals mechanisms of action of clinical ABL kinase inhibitors. Nat Biotechnol. 2007;25:1035–44.

[20] Remsing Rix LL, Rix U, Colinge J, Hantschel O, Bennett KL, Stranzl T, Müller A, Baumgartner C, Valent P, Augustin M, Till JH, Superti-Furga G. Global target profile of the kinase inhibitor bosutinib in primary chronic myeloid leukemia cells. Leukemia. 2009;23:477–85.

[21] Huang WS, Metcalf CA, Sundaramoorthi R, Wang Y, Zou D, Thomas RM, Zhu X, Cai L, Wen D, Liu S, Romero J, Qi J, Chen I, Banda G, Lentini SP, Das S, Xu Q, Keats J, Wang F, Wardwell S, Ning Y, Snodgrass JT, Broudy MI, Russian K, Zhou T, Commodore L, Narasimhan NI, Mohemmad QK, Iuliucci J, Rivera VM, Dalgarno DC, Sawyer TK, Clackson T, Shakespeare WC. Discovery of 3-[2-(imidazo[1,2- b]pyridazin-3-yl)ethynyl]-4-methyl-N-{4-[(4-methylpiperazin- 1- yl)methyl]-3-(trifluoromethyl) phenyl}benzamide (AP24534), a potent, orally active pan-inhibitor of breakpoint

cluster region-abelson (BCR-ABL) kinase including the T315I gatekeeper mutant. J Med Chem. 2010;53:4701–19.

[22] Steegmann JL, Baccarani M, Breccia M, Casado LF, García-Gutiérrez V, Hochhaus A, Kim DW, Kim TD, Khoury HJ, Le Coutre P, Mayer J, Milojkovic D, Porkka K, Rea D, Rosti G, Saussele S, Hehlmann R, Clark RE. European LeukemiaNet recommendations for the management and avoidance of adverse events of treatment in chronic myeloid leukaemia. Leukemia. 2016;30:1648–71.

[23] Rabian F, Lengline E, Rea D. Towards a personalized treatment of chronic myeloid leukemia. Curr Hematol Malig Rep. 2019;14:492–500.

[24] Mustjoki S, Richter J, Barbany G, Ehrencrona H, Fioretos T, Gedde-Dahl T, Gjertsen BT, Hovland R, Hernesniemi S, Josefsen D, Koskenvesa P, Dybedal I, Markevärn B, Olofsson T, Olsson-Strömberg U, Rapakko K, Thunberg S, Stenke L, Simonsson B, Porkka K, Hjorth-Hansen H, Nordic CML Study Group (NCMLSG). Impact of malignant stem cell burden on therapy outcome in newly diagnosed chronic myeloid leukemia patients. Leukemia. 2013;27:1520–6.

[25] Bumm T, Müller C, Al-Ali HK, Krohn K, Shepherd P, Schmidt E, Leiblein S, Franke C, Hennig E, Friedrich T, Krahl R, Niederwieser D, Deininger MW. Emergence of clonal cytogenetic abnormalities in Ph- cells in some CML patients in cytogenetic remission to imatinib but restoration of polyclonal hematopoiesis in the majority. Blood. 2003;101:1941–9.

[26] O'Brien SG, Guilhot F, Larson RA, Gathmann I, Baccarani M, Cervantes F, Cornelissen JJ, Fischer T, Hochhaus A, Hughes T, Lechner K, Nielsen JL, Rousselot P, Reiffers J, Saglio G, Shepherd J, Simonsson B, Gratwohl A, Goldman JM, Kantarjian H, Taylor K, Verhoef G, Bolton AE, Capdeville R, Druker BJ. IRIS investigators.

Imatinib compared with interferon and low-dose cytarabine for newly diagnosed chronic-phase chronic myeloid leukemia. N Engl J Med. 2003;348:994–1004.

[27] Druker BJ, Guilhot F, O'Brien SG, Gathmann I, Kantarjian H, Gattermann N, Deininger MW, Silver RT, Goldman JM, Stone RM, Cervantes F, Hochhaus A, Powell BL, Gabrilove JL, Rousselot P, Reiffers J, Cornelissen JJ, Hughes T, Agis H, Fischer T, Verhoef G, Shepherd J, Saglio G, Gratwohl A, Nielsen JL, Radich JP, Simonsson B, Taylor K, Baccarani M, So C, Letvak L, Larson RA, IRIS Investigators. Five-year follow-up of patients receiving imatinib for chronic myeloid leukemia. N Engl J Med. 2006;355:2408–17.

[28] Sneed TB, Kantarjian HM, Talpaz M, O'Brien S, Rios MB, Bekele BN, Zhou X, Resta D, Wierda W, Faderl S, Giles F, Cortes JE. The significance of myelosuppression during therapy with imatinib mesylate in patients with chronic myelogenous leukemia in chronic phase. Cancer. 2004;100:116–21.

[29] Quintas-Cardama A, Kantarjian H, O'Brien S, Garcia-Manero G, Rios MB, Talpaz M, Cortes J. Granulocyte-colony-stimulating factor (filgrastim) may overcome imatinib-induced neutropenia in patients with chronic-phase chronic myelogenous leukemia. Cancer. 2004;100:2592–7.

[30] Cortes J, O'Brien S, Quintas A, Giles F, Shan J, Rios MB, Talpaz M, Kantarjian H. Erythropoietin is effective in improving the anemia induced by imatinib mesylate therapy in patients with chronic myeloid leukemia in chronic phase. Cancer. 2004;100:2396–402.

[31] Shoukier M, Borthakur G, Jabbour E, Ravandi F, Garcia-Manero G, Kadia T, Matthews J, Masarova L, Naqvi K, Sasaki K, Verstovsek S, Cortes J. The effect of eltrombopag in managing thrombocytopenia associated with tyrosine kinase therapy in patients with chronic myeloid leukemia and myelofibrosis. https:// doi.org/10.3324/haematol.2020.260125

[32] Amitay-Maish I, Stemmer SM, Lacouture ME. Adverse cutaneous reactions secondary to tyrosine kinase inhibitors including imatinib mesylate, nilotinib and dasatinib. Dermatol Ther. 2011;24:386–95.

[33] Brazzelli V, Grasso V, Borroni G. Imatinib, dasatinib and nilotinib: a review of adverse cutaneous reactions with emphasis on our clinical experience. J Eur Acad Dermatol Venereol. 2013;27:1471–80.

[34] Patel AB, Solomon AR, Mauro MJ, Ehst BD. Unique cutaneous reaction to second- and third-generation tyrosine kinase inhibitors for chronic myeloid leukemia. Dermatology. 2016;232:122–5.

[35] Tanaka C, Yin OQ, Sethuraman V, Smith T, Wang X, Grouss K, Kantarjian H, Giles F, Ottmann OG, Galitz L, Schran H. Clinical pharmacokinetics of the BCR-ABL tyrosine kinase inhibitor nilotinib. Clin Pharmacol Ther. 2010;87:197–203.

[36] Quintás-Cardama A, Kantarjian H, Ravandi F, O'Brien S, Thomas D, Vidal-Senmache G, Wierda W, Kornblau S, Cortes J. Bleeding diathesis in patients with chronic myelogenous leukemia receiving dasatinib therapy. Cancer. 2009;115:2482–90.

[37] Patodi N, Sagar N, Rudzki Z, Langman G, Sharma N. Haemorrhagic colitis caused by dasatinib. Case Rep Hematol. 2012;2012:417106.

[38] Quintás-Cardama A, Han X, Kantarjian H, Cortes J. Tyrosine kinase inhibitor-induced platelet dysfunction in patients with chronic myeloid leukemia. Blood. 2009;114:261–3.

[39] Ong J, Yeung D, Filshie R, Hughes TP, Nandurkar H. Imatinib-induced gastric antral vascular ectasia in three patients with chronic myeloid leukaemia. Int J Hematol. 2015;102:639–42.

[40] Deininger MW, O'Brien SG, Ford JM, Druker BJ. Practical management of patients with chronic myeloid leukemia receiving imatinib. J Clin

Oncol. 2003;21:1637–47.

[41] Singer JB, Shou Y, Giles F, Kantarjian HM, Hsu Y, Robeva AS, Rae P, Weitzman A, Meyer JM, Dugan M, Ottmann OG. UGT1A1 promoter polymorphism increases risk of nilotinib-induced hyperbilirubinemia. Leukemia. 2007;21:2311–5.

[42] Rosti G, Castagnetti F, Gugliotta G, Palandri F, Baccarani M. Physician's guide to the clinical management of adverse events on nilotinib therapy for the treatment of CML. Cancer Treat Rev. 2012;38:241–8.

[43] Cortes JE, Kantarjian H, Shah NP, Bixby D, Mauro MJ, Flinn I, O'Hare T, Hu S, Narasimhan NI, Rivera VM, Clackson T, Turner CD, Haluska FG, Druker BJ, Deininger MW, Talpaz M. Ponatinib in refractory Philadelphia chromosome-positive leukemias. N Engl J Med. 2012;367:2075–88.

[44] Hohenegger M. Drug induced rhabdomyolysis. Curr Opin Pharmacol. 2012;12:335–9.

[45] Breccia M, D'Elia GM, D'Andrea M, Latagliata R, Alimena G. Pleural-pericardic effusion as uncommon complication in CML patients treated with Imatinib. Eur J Haematol. 2005;74:89–90.

[46] Esmaeli B, Prieto VG, Butler CE, Kim SK, Ahmadi MA, Kantarjian HM, Talpaz M. Severe periorbital edema secondary to STI571 (Gleevec). Cancer. 2002;95:881–7.

[47] Moore JC, Dennehey CF, Anavim A, Kong KM, Tiong OS. Multiple joint effusions associated with high-dose imatinib therapy in a patient with chronic myelogenous leukaemia. Eur J Haematol. 2006;76:444–6.

[48] Hughes TP, Laneuville P, Rousselot P, Snyder DS, Rea D, Shah NP, Paar D, Abruzzese E, Hochhaus A, Lipton JH, Cortes JE. Incidence, outcomes, and risk factors of pleural effusion in patients receiving dasatinib therapy for Philadelphia chromosome-positive leukemia. Haematologica. 2019;104:93–101.

[49] Kantarjian HM, Cortes JE, Kim DW, Khoury HJ, Brümmendorf TH, Porkka K, Martinelli G, Durrant S, Leip E, Kelly V, Turnbull K, Besson N, Gambacorti-Passerini C. Bosutinib safety and management of toxicity in leukemia patients with resistance or intolerance to imatinib and other tyrosine kinase inhibitors. Blood. 2014;123:1309–18.

[50] Khoury HJ, Cortes JE, Kantarjian HM, Gambacorti-Passerini C, Baccarani M, Kim DW, Zaritskey A, Countouriotis A, Besson N, Leip E, Kelly V, Brümmendorf TH. Bosutinib is active in chronic phase chronic myeloid leukemia after imatinib and dasatinib and/or nilotinib therapy failure. Blood. 2012;119:3403–12.

[51] Bergeron A, Réa D, Levy V, Picard C, Meignin V, Tamburini J, Bruzzoni-Giovanelli H, Calvo F, Tazi A, Rousselot P. Lung abnormalities after dasatinib treatment for chronic myeloid leukemia: a case series. Am J Respir Crit Care Med. 2007;176:814–8.

[52] Goldblatt M, Huggins JT, Doelken P, Gurung P, Sahn SA. Dasatinib-induced pleural effusions: a lymphatic network disorder? Am J Med Sci. 2009;338:414–7.

[53] Montani D, Bergot E, Günther S, Savale L, Bergeron A, Bourdin A, Bouvaist H, Canuet M, Pison C, Macro M, Poubeau P, Girerd B, Natali D, Guignabert C, Perros F, O'Callaghan DS, Jaïs X, Tubert-Bitter P, Zalcman G, Sitbon O, Simonneau G, Humbert M. Pulmonary arterial hypertension in patients treated by dasatinib. Circulation. 2012;125:2128–37.

[54] Montani D, Seferian A, Savale L, Simonneau G, Humbert M. Drug-induced pulmonary arterial hypertension: a recent outbreak. Eur Respir Rev. 2013;22:244–50.

[55] Riou M, Seferian A, Savale L, Chaumais MC, Guignabert C, Canuet M, Magro P, Rea D, Sitbon O, Jaïs X, Humbert M, Montani D. Deterioration of pulmonary hypertension and pleural effusion with bosutinib following dasatinib lung toxicity. Eur Respir J. 2016;48:1517–9.

[56] Shah NP, Wallis N, Farber HW, Mauro MJ,

Wolf RA, Mattei D, Guha M, Rea D, Peacock A. Clinical features of pulmonary arterial hypertension in patients receiving dasatinib. Am J Hematol. 2015;90:1060–4.

[57] des Guetz G, Uzzan B, Chouahnia K, Morère JF. Cardiovascular toxicity of anti-angiogenic drugs. Target Oncol. 2011;6:197–202.

[58] Saussele S, Haverkamp W, Lang F, Koschmieder S, Kiani A, Jentsch-Ullrich K, Stegelmann F, Pfeifer H, La Rosée P, Goekbuget N, Rieger C, Waller CF, Franke GN, le Coutre P, Kirchmair R, Junghanss C. Ponatinib in the treatment of chronic myeloid leukemia and Philadelphia chromosomepositive acute leukemia: recommendations of a German expert consensus panel with focus on cardiovascular management. Acta Haematol. 2020;143:217–31.

[59] Kerkelä R, Grazette L, Yacobi R, Iliescu C, Patten R, Beahm C, Walters B, Shevtsov S, Pesant S, Clubb FJ, Rosenzweig A, Salomon RN, Van Etten RA, Alroy J, Durand JB, Force T. Cardiotoxicity of the cancer therapeutic agent imatinib mesylate. Nat Med. 2006;12:908–16.

[60] Breccia M, Cannella L, Frustaci A, Stefanizzi C, Levi A, Alimena G. Cardiac events in imatinib mesylate-treated chronic myeloid leukemia patients: a single institution experience. Leuk Res. 2008;32:835–6.

[61] Atallah E, Durand JB, Kantarjian H, Cortes J. Congestive heart failure is a rare event in patients receiving imatinib therapy. Blood. 2007;110:1233–7.

[62] Dorer DJ, Knickerbocker RK, Baccarani M, Cortes JE, Hochhaus A, Talpaz M, Haluska FG. Impact of dose intensity of ponatinib on selected adverse events: multivariate analyses from a pooled population of clinical trial patients. Leuk Res. 2016;48:84–91.

[63] Hochhaus A, Breccia M, Saglio G, García-Gutiérrez V, Réa D, Janssen J, Apperley J. Expert opinion-management of chronic myeloid leukemia

after resistance to second-generation tyrosine kinase inhibitors. Leukemia. 2020;34:1495–502.

[64] Aichberger KJ, Herndlhofer S, Schernthaner GH, Schillinger M, Mitterbauer-Hohendanner G, Sillaber C, Valent P. Progressive peripheral arterial occlusive disease and other vascular events during nilotinib therapy in CML. Am J Hematol. 2011;86:533–9.

[65] Le Coutre P, Rea D, Abruzzese E, Dombret H, Trawinska MM, Herndlhofer S, Dörken B, Valent P. Severe peripheral arterial disease during nilotinib therapy. J Natl Cancer Inst. 2011;103:1347–8.

[66] Rea D, Mirault T, Raffoux E, Boissel N, Andreoli AL, Rousselot P, Dombret H, Messas E. Usefulness of the 2012 European CVD risk assessment model to identify patients at high risk of cardiovascular events during nilotinib therapy in chronic myeloid leukemia. Leukemia. 2015;29:1206–9.

[67] Rea D, Ame S, Charbonnier A, Coiteux V, Cony-Makhoul P, Escoffre-Barbe M, Etienne G, Gardembas M, Guerci-Bresler A, Legros L, Nicolini F, Tulliez M, Hermet E, Huguet F, Johnson-Ansah H, Lapusan S, Quittet P, Rousselot P, Mahon FX, Messas E. Management of the cardiovascular disease risk during nilotinib treatment in chronic myeloid leukemia: 2015 recommendations from the France Intergroupe des Leucémies Myéloïdes Chroniques. Bull Cancer. 2016;103:180–9.

[68] Berman E, Nicolaides M, Maki RG, Fleisher M, Chanel S, Scheu K, Wilson BA, Heller G, Sauter NP. Altered bone and mineral metabolism in patients receiving imatinib mesylate. N Engl J Med. 2006;354:2006–13.

[69] O'Sullivan S, Horne A, Wattie D, Porteous F, Callon K, Gamble G, Ebeling P, Browett P, Grey A. Decreased bone turnover despite persistent secondary hyperparathyroidism during prolonged

treatment with imatinib. J Clin Endocrinol Metab. 2009;94:1131–6.

[70] Alemán JO, Farooki A, Girotra M. Effects of tyrosine kinase inhibition on bone metabolism: untargeted consequences of targeted therapies. Endocr Relat Cancer. 2014;21:R247–59.

[71] Narayanan KR, Bansal D, Walia R, Sachdeva N, Bhansali A, Varma N, Marwaha RK. Growth failure in children with chronic myeloid leukemia receiving imatinib is due to disruption of GH/IGF-1 axis. Pediatr Blood Cancer. 2013;60:1148–53.

[72] Hijiya N, Suttorp M. How I treat chronic myeloid leukemia in children and adolescents. Blood. 2019;133:2374–84.

[73] Racil Z, Koritakova E, Sacha T, Klamova H, Belohlavkova P, Faber E, Rea D, Malaskova L, Prochazkova J, Zackova D, Voglova J, Wącław J, Cetkovsky P, Zak P, Mayer J. Insulin resistance is an underlying mechanism of impaired glucose metabolism during nilotinib therapy. Am J Hematol. 2018;93:E342–5.

[74] Rea D, Mirault T, Cluzeau T, Gautier JF, Guilhot F, Dombret H, Messas E. Early onset hypercholesterolemia induced by the 2nd-generation tyrosine kinase inhibitor nilotinib in patients with chronic phase-chronic myeloid leukemia. Haematologica. 2014;99:1197–203.

[75] Veneri D, Franchini M, Bonora E. Imatinib and regression of type 2 diabetes. N Engl J Med. 2005;352:1049–50.

[76] Gottardi M, Manzato E, Gherlinzoni F. Imatinib and hyperlipidemia. N Engl J Med. 2005;353:2722–3.

[77] Kim TD, Schwarz M, Nogai H, Grille P, Westermann J, Plöckinger U, Braun D, Schweizer U, Arnold R, Dörken B, le Coutre P. Thyroid dysfunction caused by second-generation tyrosine kinase inhibitors in Philadelphia chromosome-positive chronic myeloid leukemia. Thyroid. 2010;20:1209–14.

[78] Samis J, Lee P, Zimmerman D, Arceci RJ, Suttorp M, Hijiya N. Recognizing Endocrinopathies associated with tyrosine kinase inhibitor therapy in children with chronic myelogenous leukemia. Pediatr Blood Cancer. 2016;63:1332–8.

[79] de Groot JW, Zonnenberg BA, Plukker JT, van Der Graaf WT, Links TP. Imatinib induces hypothyroidism in patients receiving levothyroxine. Clin Pharmacol Ther. 2005;78:433–8.

[80] Miranda MB, Lauseker M, Kraus M-P, Proetel U, Hanfstein B, Fabarius A, Baerlocher GM, Heim D, Hossfeld DK, Kolb H-J, Krause SW, Nerl C, Brümmendorf TH, Verbeek W, Fauser AA, Prümmer O, Neben K, Hess U, Mahlberg R, Plöger C, Flasshove M, Rendenbach B, Hofmann W-K, Müller MC, Pfirrmann M, Hochhaus A, Hasford J, Hehlmann R, Saußele S. Secondary malignancies in chronic myeloid leukemia patients after imatinib-based treatment: long-term observation in CML study IV. Leukemia. 2016;30:1255–62.

[81] Kantarjian HM, Shah NP, Cortes JE, Baccarani M, Agarwal MB, Undurraga MS, Wang J, Ipiña JJ, Kim DW, Ogura M, Pavlovsky C, Junghanss C, Milone JH, Nicolini FE, Robak T, Van Droogenbroeck J, Vellenga E, Bradley-Garelik MB, Zhu C, Hochhaus A. Dasatinib or imatinib in newly diagnosed chronic-phase chronic myeloid leukemia: 2-year follow-up from a randomized phase 3 trial (DASISION). Blood. 2012;119:1123–9.

[82] Ando T, Kojima K, Isoda H, Eguchi Y, Honda T, Ishigami M, Kimura S. Reactivation of resolved infection with the hepatitis B virus immune escape mutant G145R during dasatinib treatment for chronic myeloid leukemia. Int J Hematol. 2015;102:379–82.

[83] Ikeda K, Shiga Y, Takahashi A, Kai T, Kimura H, Takeyama K, Noji H, Ogawa K, Nakamura A, Ohira H, Sato Y, Maruyama Y. Fatal hepatitis B virus reactivation in a chronic myeloid leukemia

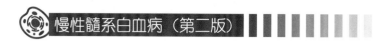

patient during imatinib mesylate treatment. Leuk Lymphoma. 2006;47:155–7.

[84] Lai G-M, Yan S-L, Chang C-S, Tsai C-Y. Hepatitis B reactivation in chronic myeloid leukemia patients receiving tyrosine kinase inhibitor. World J Gastroenterol. 2013;19:1318–21.

[85] Bernal-Bello D, Jaenes-Barrios B, Morales-Ortega A, Ruiz-Giardin JM, García-Bermúdez V, Frutos-Pérez B, Farfán-Sedano AI, de Ancos-Aracil C, Bermejo F, García-Gil M, Zapatero-Gaviria A, San Martín-López JV. Imatinib might constitute a treatment option for lung involvement in COVID-19. Autoimmun Rev. 2020;19:102565.

[86] Marcolino MS, Boersma E, Clementino NC, Macedo AV, Marx-Neto AD, Silva MH, van Gelder T, Akkerhuis KM, Ribeiro AL. Imatinib treatment duration is related to decreased estimated glomerular filtration rate in chronic myeloid leukemia patients. Ann Oncol. 2011;22:2073–9.

[87] Vidal-Petiot E, Rea D, Serrano F, Stehlé T, Gardin C, Rousselot P, Peraldi M-N, Flamant M. Imatinib increases serum creatinine by inhibiting its tubular secretion in a reversible fashion in chronic myeloid leukemia. Clin Lymphoma Myeloma Leuk. 2016;16:169–74.

[88] Cortes JE, Gambacorti-Passerini C, Kim DW, Kantarjian HM, Lipton JH, Lahoti A, Talpaz M, Matczak E, Barry E, Leip E, Brümmendorf TH, Khoury HJ. Effects of Bosutinib Treatment on Renal Function in Patients with Philadelphia Chromosome-Positive Leukemias. Clin Lymphoma Myeloma Leuk. 2017;17:684–95.

[89] Cortes JE, Apperley JF, DeAngelo DJ, Deininger MW, Kota VK, Rousselot P, Gambacorti-Passerini C. Management of adverse events associated with bosutinib treatment of chronic-phase chronic myeloid leukemia: expert panel review. J Hematol Oncol. 2018;11:143.

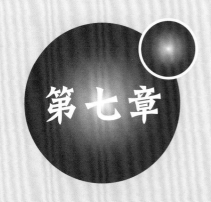

第七章

酪氨酸激酶抑制剂治疗慢性髓系白血病的药物经济学思考

Benyam Muluneh, Rena M. Conti, Joehl Nguyen, Ashley Cole, Richard A. Larson, and Stacie B. Dusetzina

7.1 引言

TKI 药物的问世和使用显著提高了慢性髓系白血病患者的总生存率和生活质量。目前，美国和欧盟批准了五种用于 CML 治疗的原研 TKI，以及一种仿制药（格列卫的仿制药，伊马替尼）。第一代 TKI 伊马替尼，是 EMA 和 FDA 于 2001 年批准的首个 CML 一线治疗用药。第二代 TKIs 达沙替尼、尼洛替尼和博舒替尼已在美国和欧盟获批用于对既往 TKI 耐药或不耐受的患者（2006 年和 2007 年），以及新诊断的 CML 患者。泊那替尼是一种高活性但毒性更大的第三代 TKI，于 2012 年被批准作为 T315I 突变 CML 患者的最后选择（表 7-1）。这些 TKI 非常有效，它们可以抑制 CML 发生致病性突变，从而促进病情缓解，显著延长患者的预期寿命。

在国际上，许多国家已将 TKI 纳入其国家医保目录中；然而，尽管 TKI 对患者有临床获益，但在美国，TKI 的经济负担仍然是一个重大问题[1]。美国 CML 患者的治疗成本远远超过其他高收入国家，主要是因为美国缺乏具有集中议价能力的国有化医疗体系[1]。在美国，原研第二代 TKI 将保持专利权至少到 2023 年的年中。2020 年，其零售出厂价格每月超过 14 000 美元（表 7-2）。虽然格列卫的仿制药（伊马替尼）在医保目录内，降低了健康计划的成本，但对许多美国 CML 患者来说，它仍然非常昂贵[2]。此外，美国很大一部分新诊断的 CML 患者一线使用第二代 TKI 治疗，这限制了伊马替尼仿制药带来的成本节约[3]。相比之下，欧洲大多数国家更倾向于将伊马替尼纳入医保，而不是第二代 TKIs。例如，在英国，国家健康和优质护理研究所建议只有不能使用伊马替尼或对伊马替尼耐药的患者[4]才可以使用达沙替尼和尼洛替尼。截至 2019 年，英国国家健康和优质护理研究所尚未对博舒替尼的使用提出建议，与大多数医保类似，泊那替尼被建议作为 CML 的最后选择或适用于 T315I 突变的 CML 患者[5-6]。

表 7-1 美国和欧盟治疗 CML 的 TKI 的批准和专利到期日[56-58]

药物[a]	TKI 代系	厂家	批准日期	专利到期日 EMA	FDA	EU
格列卫（伊马替尼）	第一代	诺华	11/2001	05/2001	12/2016	07/2015
达希纳（尼洛替尼）	第二代	诺华	11/2007	10/2007	07/2023	07/2023
施达赛（达沙替尼）	第二代	百时美施贵宝	11/2006	06/2006	04/2020	10/2025
Bosulif（博舒替尼）	第二代	辉瑞	03/2013	09/2012	09/2024	11/2026
Iclusig（泊那替尼）	第三代	武田	07/2013	12/2012	06/2028	12/2026

注：[a] 除非另有说明，否则所有药物以 30 片为单位。

表 7-2 用于慢性髓系白血病的 TKI 的当前美国价格

药物	厂家	批发收购成本（WAC）	每 30 片平均批发价[a]	每片平均批发价
格列卫（400 mg）	诺华	$10122	$12147	$405
伊马替尼仿制药（400 mg）	Apotex Corp	$575	$10932	$364
	Areva Pharmaceuticals	$302	$10942	$365
	Armas Pharmaceuticals	$130	$10932	$364
	Ascend Laboratories	$302	$10919	$364

续表

药物	厂家	批发收购成本（WAC）	每30片平均批发价[a]	每片平均批发价
伊马替尼仿制药（400 mg）	Celltrion	$110	$132	$4
	Dr. Reddy's Laboratories	$410	$10932	$364
	Hikma Pharmaceuticals USA	$1368	$10932	$364
	Lupin Pharmaceuticals	$547	$10932	$364
	Major Pharmaceuticals	$4631	$5558	$185
	Mylan Institutional	$3800	$456	$152
	Mylan Pharmaceuticals	$369	$442	$15
	Northstar Rx	$3480	$11255	$375
	Sun Pharmaceuticals	$302	$11840	$395
	Teva Pharmaceuticals	$437	$10932	$364
达希纳（150 mg）	诺华	$14,716	$17659（112 caps）	$158
达希纳（200 mg）	诺华	$14,716	$17659（112 caps）	$158
施达赛（100 mg）	百时美施贵宝	$14,508	$17410	$580
施达赛（140 mg）	百时美施贵宝	$14,508	$17410	$580
Bosulif（400 mg）	辉瑞	$15,673	$18808	$627
Bosulif（500 mg）	辉瑞	$15,673	$18808	$627
Iclusig（15 mg）	武田	$16,561	$19873	$662
Iclusig（45 mg）	武田	$16,561	$19873	$662

注：[a] 除非另有说明，所有药物以30片为单位。

国家政策鼓励仿制药与原研药竞争以提高患者和支付方对处方药的负担能力。在美国和欧盟，特别是美国，专利到期后，原研药制造商会面临多家仿制药制造商的潜在竞争[7]。有研究表明，在专利到期后，随着更多的仿制药制造商进入市场，口服药物的价格最初会快速下降，随后转为平稳下降。然而，各国各地区对使用仿制药的偏好各不相同[8]。此外，TKI专利到期时间和不同TKIs的仿制药上市时间也因国家而异。例如，格列卫仿制药在加拿大和美国上市间隔至少3年。2013年4月，加拿大卫生部批准了两种伊马替尼仿制药。相比之下，在美国，伊马替尼于2016年年初上市。延迟进入的部分原因是"延迟付费"计划。原研药制造商通常会向仿制药制造商支付费用，以推迟其进入市场，尽管这些仿制药已经在美国获得了监管部门的批准。在未来十年内达沙替尼、尼洛替尼、博舒替尼和泊那替尼的专利期将和美国全部到期（见表7-2）[9]。欧洲药品管理局正在审查几种达沙替尼仿制药[10]，印度和南美洲的几家公司已经在不同市场生产和销售达沙替尼仿制药[11]。

7.2 医疗系统的负担能力和比较成本分析

7.2.1 欧洲伊马替尼仿制药与第二代 TKIs 仿制药

由于目前 TKI 原研药和仿制药之间的价格差异，一个国家的药品使用组合是了解一个国家 CML 患者花费的重要因素。具体而言，一线治疗的选择是一个重要的考量因素，因为随着时间的推移，第二代 TKI 的适应证也发生了变化，包括适用于未经伊马替尼一线治疗的患者。

在欧洲，与第二代 TKI 相比，伊马替尼作为一线治疗的使用是不尽相同的。目前，缺乏关于专利到期后伊马替尼的仿制药消耗量的数据。一项现实世界中研究 CML 一线治疗的观察性研究的欧洲数据表明，2010 年至 2016 年年中，46% 的患者接受一线伊马替尼治疗，而 54% 的患者接受达沙替尼或尼洛替尼作为一线治疗方案[12]。然而，在 2008—2013 年的荷兰 CML 患者中，与尼洛替尼（17%）或达沙替尼（6%）相比，新确诊的患者更倾向于接受伊马替尼（77%）治疗[13]。有研究发现，与第二代 TKI 相比，2016—2018 年欧洲被诊断为 CML 的患者选择伊马替尼作为一线治疗的比例更高。欧洲 5 大市场的数据表明，62% 的患者使用第一代 TKI 作为首选治疗方案，从德国的 41% 到法国的 80% 不等[14]。第二代 TKI 广泛用于二线（88%）和三线治疗（64%）中[14]。由于成本较低，仿制药可能会提高 CML 患者的药物可及性，因此在欧洲，伊马替尼的消耗量可能会随着时间的推移而增加。

欧洲各国 TKI 治疗的年度费用也大不相同。尽管 TKI 的价格自问世以来已大幅高于通货膨胀，但使用原研伊马替尼的治疗成本通常低于第二代 TKI，甚至低于第二代 TKI 仿制药[15-17]。2013 年，伊马替尼的年度治疗成本从意大利的 31 000 美元到德国的 54 500 美元不等，而第二代 TKI 的估计成本高达 90 000 美元[15]。在法国，伊马替尼、尼洛替尼和达沙替尼治疗的年成本分别约为 40 000 美元、51 500 美元和 71 000 美元[15]。对 2012—2014 年德国保险报销数据进行分析发现，伊马替尼的年平均成本约为 80 000 美元，而尼洛替尼为 82 000 美元，达沙替尼为 110 000 美元[16]。TKI 治疗占 CML 患者每年直接医疗费用总额的 60% ~ 70%[16]。伊马替尼仿制药上市后，欧洲平均治疗成本下降，但患者之间成本减少的幅度不尽相同。在奥地利，伊马替尼仿制药的价格为原研药品价格的 52%，而在拉脱维亚，伊马替尼仿制药的成本在专利到期后比原研药下降了 96%[17-18]。这相当于伊马替尼治疗的年成本从之前的 38 000 美元降为 1500 ~ 19 000 美元[17-18]。最近，Shih 等估计伊马替尼仿制药治疗的年成本为 4000 美元，而第二代 TKI 的年成本为 40 000 美元，这进一步反映了伊马替尼仿制药在欧洲市场的价格大幅下降[19]。

2020 年欧洲白血病网的最新治疗建议证实伊马替尼是慢性期 CML 患者的一种经济的治疗策略[20]。关于欧洲伊马替尼与第二代 TKI 相比较的成本效益分析因年份、国家、模型方法和模型假设而呈现出不同的结果。特别指出，一个评估伊马替尼仿制药对 CML 患者影响的分析模型表明，鉴于第二代 TKIs 的当前定价，伊马替尼一线治疗方案更具有经济吸引力[17, 21]。奥地利的一个成本效益模型结果表明，在奥地利医疗报销的背景下，与一线使用尼洛替尼或达沙替尼治疗相比，先使用伊马替尼后二线使用尼洛替尼的性价比更高[17]。在假设伊马替尼仿制药成本降低 52% 的情景下，与以第二代 TKI 作为一线治疗策略相比，一线使用伊马替尼，在不耐受或失败后二线使用尼洛替尼，仍然是主要或更具成本效益的治疗方案。具体而言，这个研究发现，增量成本效益比（成本差值 / 效果差值）为 125 400 欧元 / 质量调整寿命年[17]。通常，欧洲国家认为一项产品 / 服务具有成本效益的门槛较低（每质量调整寿命年 20 000 ~ 30 000 欧元）[22]。荷兰一项关于伊马替尼作为一线治疗的成本效益建模研究发现，在考虑到原研药的价格、折扣率、支付意愿的变化及 2016 年专利到期的情况下，伊马替尼在 16 年间的成本效益越来越高[21]。

7.2.2 美国伊马替尼仿制药与第二代 TKIs 仿制药

伊马替尼仿制药于 2016 年进入美国市场，上市后的前两年，治疗费用仍然很高。与伊马替尼原研药相比，2016 年和 2017 年间，有商业保险的患者使用仿制药的治疗费用仅仅分别下降了 8% 和 10%[23]。根据各家仿制药厂家的数据，预计价格将下降 30%[24]，这与美国历史上其他小分子仿制药上市可节省 70% ~ 90% 成本形成了鲜明的对比[7]。随着更多的仿制药制造商进入市场，仿制伊马替尼的价格持续下降（表 7-2）。

随着时间的推移，伊马替尼仿制药在美国的使用量有所增加，2017 年 2 月仿制药占所有伊马替尼处方药的 58%，2017 年 9 月提升到 74%[23]。伊马替尼仿制药使用量增加，部分原因可能是既往使用格列卫的患者转换到伊马替尼仿制药。例如，在一项研究中，分别有 68% 的商业保险患者和 74% 的国家医保患者在接受格列卫原研药后至少接受了一次 30 天的伊马替尼仿制药治疗[25]。在商业保险和国家医保患者中，使用伊马替尼仿制药减少了每月健康计划的支出。

尽管使用伊马替尼仿制药可以大幅节省成本，这是令人鼓舞的，但随着时间的推移，在美国第一代与第二代原研 TKI（达沙替尼、尼洛替尼和博舒替尼）的使用量也发生了变化，这可能会限制支付方节省成本。例如，第二代 TKI（尼洛替尼和达沙替尼）的一线治疗使用量从 2007 年的不足 10% 增加到 2017 年的 60% 以上[23]。

7.2.3　减少支出的策略

总的来说，伊马替尼目前是 TKI 治疗药物中最具经济吸引力的治疗方案，因为它具有以下优点：优惠的价格、长期的安全性及较低的整体医疗成本。由于第二代 TKI 的专利预计在 2023—2025 年到期（美国证券交易委员会），会有更多的仿制药进入市场，临床决策的重点可能转向风险因素、不良事件和安全性评估上。

在美国，减少支付方支出的策略可能会影响患者的临床治疗结果及医保系统对 TKI 的负担能力。对于伊马替尼耐药或不耐受的患者，第二代 TKI 的报销政策会成为患者花费的重要影响因素。一项决策分析模型研究结果表明，与仅限制使用一种第二代 TKI（仅达沙替尼或尼洛替尼）相比，根据不同敏感性的遗传学反应自由选择第二代 TKI 的健康计划可以改善临床治疗效果。这项研究发现，与限制使用相比，自由选择方案导致不同临床效果的药物年度成本更低：达到完全血液学反应的药物年度成本为 120 700 美元，达到主要细胞遗传学反应的药物年度成本为 198 300 美元[26]。在限制获取一种第二代 TKI 的计划中，仅达沙替尼和仅尼洛替尼策略的成本分别高出 5%～6% 和 22%～41%[26]。

在另一项药物经济学评价中，研究人员比较了在鼓励仿制药替代原研药的模式下，6 个月内 TKI 的治疗费用（由美国医保中心研发的肿瘤治疗模型）。在新诊断的 CML 患者中，伊马替尼仿制药替代方案减少了 38 000 美元的治疗费用[27]，其中约 67% 的总成本节省归因于伊马替尼原研药替换成仿制药，33% 归因于从第二代 TKI 换成伊马替尼仿制药[27]。

与欧洲研究类似，美国采用各种市场和临床假设进行经济评估得出的结论是，与其他治疗方案相比，伊马替尼仿制药作为一线治疗更具有成本效益。2016 年，Padula 等表明，在假设伊马替尼仿制药价格只是原研价格 10% 的情况下，在 5 年时间内，伊马替尼比医师主导 TKI 选择的方案更可取且更具成本效益[7]。在这个模型中，优先选择伊马替尼的策略的年度总成本低于医师主导 TKI 选择的策略，即使后者的生命质量年改善率略有提高。伊马替尼的增量成本效益比约为 70 000 美元 / 质量调整生命年，而医师选择方案为 92 000 美元 / 质量调整生命年[7]。在概率敏感性分析中，当考虑多个模型的不确定性时，伊马替尼在 99.7% 的模拟中均具有成本效益[7]。

另一个最新的决策分析模型比较了伊马替尼、达沙替尼或尼洛替尼作为一线治疗的成本效益，同时纳入了真实世界的花费（包括不良事件和治疗模式转变，如换用第二代 TKI）。该研究表明，在联邦供应计划价格下，伊马替尼仿制药一线治疗方案第一年的成本为 55 000 美元，包括真实世界的 TKI 转换和所有医疗支出[3, 28]。伊马替尼一线治疗方案也降低了住院或急诊就诊率，但转换为二线 TKI 的患者更高概率选择异基因造血干细胞移植[28]。考虑到本研究中三种 TKI 之间的生存差异很小，优先选择伊马替尼的策略成为一种主导方案。其他最近的经济模型也得出了类似的结论，即在没有其他不适用伊马替尼治疗（如合并症或不耐受）的情况下，美国当前定价下的治疗策略倾向于选择伊马替尼作为一线治疗方案[19, 29]。另外，这些模型已进行了更新，如纳入了使用更有效且更昂贵的第二代 TKI 时，无治疗缓解和停药的可能性，下文将进一步讨论。

7.2.4　治疗选择之外的其他考虑因素：分子学监测的成本效益

最新的 ELN 指南建议每 3 个月进行 *BCR ∷ ABL1* 基因监测，并根据结果调整治疗[20]。一些经济模型分析了 CML 治疗过程中分子学监测的经济影响或成本效益。按照指南推荐的监测频次进行分子学监测可以降低医疗费用，并提高治疗依从性。在一项使用美国两个大型医疗数据库的研究中，约 36% 的患者（一线接受伊马替尼、达沙替尼或尼洛替尼治疗）第一年没有进行分子学监测，与其他研究结果相似[30]。另外一项研究表明，定期分子学监测显著降低了住院率（11.6%）、住院天数（13.0%）和急诊就诊率（8.3%）[30]。分子学监测频率高的患者也表现出更好的治疗依从性[30]。分子学监测频率对医疗资源利用率和花费的影响决定了其作为 CML 长期治疗策略的成本效益组成部分，因为分子学监测对于预测患者长期预后和治疗失败风险至关重要[31]。

7.2.5 TKI 停药时代的成本效益

尽管最初认为 TKI 需要终身治疗，但新的证据表明，对一些实现并维持 DMR 的慢性期 CML 患者，TKI 停药是安全的[32-33]。因此，治疗目标可能会发生变化，导致患者可能更倾向于使用更有效的第二代 TKI，快速实现 DMR 的可能性更高。考虑到停药和 TFR 的可能性，使用第二代 TKI 的患者也可以最大限度地减少长期治疗费用和潜在毒性。在 ENESTnd 试验中，随机分配到伊马替尼初始治疗组中的患者，5 年 MR^4（$BCR::ABL1$IS ≤ 0.01）达标率为 42%，10 年为 56%。而在尼洛替尼组的患者，5 年 MR^4 达标率为 66%，10 年为 73%[18]。

然而，ELN 指南指出，尽管符合条件的患者可以考虑停药，但 80% 的新确诊患者不太可能实现持久的 TFR[20]。在符合安全停药标准的患者中，40% ~ 60% 的患者在停药 6 个月内发生了分子学复发[32-33]。尽管近年来停药引起了广泛的关注，但最近发表的几项模型研究表明，即使是能够实现停药的患者，也可能无法完全实现通过停止第二代 TKI 治疗来抵消总体治疗成本。

在一项决策分析研究中，Shih 等得出结论，在美国目前定价的情况下，选择第二代 TKI 作为一线治疗以实现一部分患者的 TFR，并不是一种比伊马替尼仿制药更具成本效益的治疗方案。在该分析中，通过第二代 TKI 实现 TFR，在一个质量调整生命年内获得额外收益，将在 10 年内给美国带来 2200 万美元的社会成本[19]。这一估计值是根据疗效的显著改善和额外药物费用的大幅增加得到的。在假设不太可能达

到的接近完美的 DMR，以及 200 000 美元 / 每质量调整生命年的支付意愿的条件下，第二代 TKI 的最高年成本为 44 000 ~ 82 000 美元[19]，比美国当前价格对应的所需年度成本减少 45% ~ 70%[19]。这一结果与日本、欧洲和发展中国家的数据保持一致。

Yamamoto 等同样发现，考虑到 DMR 和停药的可能性后，未来 10 年，在美国和日本伊马替尼仍然是更具成本效益的治疗方案[29]。随着伊马替尼价格下降了 70% ~ 90% 后，研究人员更新了最初的成本效益模型（评估 2016 年伊马替尼仿制药进入市场后的影响）[7]。在这个更新的模型中，10 年的累计停药率分别为 20.3%（伊马替尼一线治疗）、34.2%（达沙替尼一线治疗）、38.1%（尼洛替尼一线治疗）和 30.9%（医师主导治疗选择）[29]。在美国，将第二代 TKI 和医师主导治疗选择的方案与伊马替尼进行比较：如果不停药，每质量调整生命年的收益约为 130 万美元，如果在维持 2 年的 DMR 后成功停药，则每质量调整生命年的收益为 43 万 ~ 70 万美元[29]。根据传统的支付意愿门槛，停药带来的成本节约并没有导致第二代 TKIs 治疗方案成为更具成本效益的策略。对于成本效益可接受性的敏感性分析表明，如果美国的支付意愿阈值大幅提高到每质量调整生命年 100 万美元，一线使用第二代 TKIs 也仅在 30% ~ 70% 的模拟中具有成本效益[29]。

另一个决策分析模型比较分析了使用第二代 TKI 5 年后停药，伊马替尼不停药，伊马替尼 10 年后停药，以及第二代 TKIs 7 年后停药的 TKIs 治疗成本[28, 34-35]。假设治疗期间患者全部存活和纳入持续的非 TKI 医疗成本，在 3% 的年度折扣的情况下，评估这些方案中伊马替尼和第二代 TKI 之间的总 TKI 成本差异。第二代 TKI 治疗 5 年后停药相当于持续伊马替尼仿制药治疗约 40 年[28]。假设伊马替尼治疗 10 年后停药，伊马替尼的成本约为 7 年第二代 TKI 累计折现成本的 20%[28]。考虑到 CML 的成人发病年龄，以治疗年数衡量治疗成本差异，伊马替尼和第二代 TKIs 之间的治疗年成本差异将比平均剩余预期寿命更长。此外，尽管未来有可能在诊断时根据患者停药的可能性对治疗决策进行分层，但这方面的证据不足。这些发现表明，考虑到只有部分患者有资格停药，其中大约一半的患者会复发，需要恢复治疗，因此与停药相关的任何潜在成本节约在人群总体水平上都是微乎其微的[32-33, 36-37]。

7.3 患者的负担能力、依从性和可及性

除了 CML 治疗成本对医疗系统的影响，人们还特别关注这些药物的成本如何直接影响患者。在大多数高收入国家，因其医疗保健付费市场有议价能力可以降低患者的成本，使得 TKI 的可及性很高。相比之下，TKI 对美国患者的成本仍然很高，对患者的预后有不利影响。CML 治疗的高依从性（＞90%）对患者的预后至关重要[38]，成本是依从性的已知障碍之一。一些分析表明，TKI 费用与 CML 治疗依从性之间存在负相关。据估计，由于 TKI 治疗的高自付费用（out-of-pocket，OOP），近三分之一的 CML 患者可能无法保持良好的治疗依从性[39-40]。在 Streeter 等早期的一项研究中，除多药治疗外，放弃口服抗肿瘤治疗的最重要因素是患者高自付成本。需要负担的费用大于 500 美元的患者放弃治疗的概率是负担成本≤100 美元的四倍[41]。同样，Doshi 等发现，当患者自付费用超过 500 美元时，放弃率为 41%[42]。Dusetzina 等分析医保报销数据发现，高自付费用 CML 患者的服药依从性差的可能性高达 42%，停止治疗的可能性高达 70%（服药依从性差定义为在治疗开始后的 180 天内，药物服用天数少于 80%）[39]。全民医疗保险为美国 65 岁或 65 岁以上患者提供的保险计划包括一项可选的处方药福利（"D 部分"），为 CML 患者分摊了高成本。在医疗保险"D 部分"中，依从性和 OOP 成本之间存在类似的反向关系[40, 43]。Shen 等利用 SEER 登记数据的研究结果显示，依从性差的 CML 患者平均 OOP 成本为每 30 天 829 美元，而依从性好的患者平均 OOP 成本为 567 美元（依从性差定义为在 30 天内服用药物的天数少于 80%）。Winn 等还发现，那些被诊断为 CML 且没有低收入补贴来降低 OOP 成本的医疗保险受益人，从诊断到开始使用 TKI 的时间会更长[44]。尽管美国一些保险计划要求较高的 OOP 成本，但与没有保险的 CML 患者相比，有保险仍然具有生存优势。2017 年的一项报道表明，65 岁以下未投保的 CML 患者的 5 年总生存率为 73%，而投保患者为 87%[45]。

尽管生产厂家提供了一些免费的药物援助计划，但申请过程可能给患者带来相当大的负担，且并非所有患者都符合资格[46]。这些计划的参与必须每年更新一次。

目前已经提出了几种解决方案，以提高患者的承受能力和 TKIs 可及性，从而改善依从性和临床预后，包括降低总体医疗成本[47]。提高患者承受能力的一个潜在解决方案是扩大医疗保险"D 部分"的范围，让老年人和低收入人群都能享受到该计划。2016 年 Winn 等的一项分析表明，拥有低收入补贴是更早启动 TKI 治疗的重要预测因素。具体而言，有补贴的患者比没有补贴的患者从诊断到启动 TKI 治疗的时间缩短了 35%[44]。另一个重要的方案是鼓励使用仿制药，因为这些药物对健康计划和患者都有降低成本的潜力，这理论上会增加患者的依从性。Cole 等的一项分析表明，对于新诊断的 CML 患者，与使用伊马替尼原研药（85%）相比，使用伊马替尼仿制药具有更高的依从性（92%）[48]。在商业保险患者中，仿制药和伊马替尼原研药的 OOP 成本似乎没有显著差异。Kim 等的研究显示，所有 TKI 原研药的 OOP 成本中位数为 35 美元（每次拿药价格），而伊马替尼仿制药的 OOP 成本中位数为 30 美元[49]。值得注意的是，这可能是由于生产厂家的患者援助计划将商业保险患者的自付额限制在 50 美元以下。最近，这些项目已不纳入伊马替尼仿制药[50-51]。健康计划的覆盖范围可能会随着时间的推移而改变，因为计划更倾向于仿制药，而不包括原研药。对老年人来说，医疗保险"D 部分"的设计仍令人担忧，因为与原研药相比，使用仿制药的患者可能会面临更高的保险以外的自付费用，并且更少参与援助计划[52-53]。

7.4 安全和质量成本

在评估治疗 CML 现有 TKIs 及其使用成本时，必须考虑其个体安全性和医疗成本之间的相互关系。TKI 治疗不是没有风险的，不同 TKI 间的不良事件存在严重的差异。例如，在一线 TKI 中，达沙替尼与胸腔积液风险相关，尼洛替尼与血管闭塞事件和皮疹相关，伊马替尼与液体潴留、胃肠道症状和疲劳有关。管理这些不良反应的经济负担可能是昂贵的。例如，治疗血管闭塞性事件如股动脉狭窄和外周动脉闭塞性疾病的平均费用分别为 17 015 美元和 15 154 美元[54]。此外，每位患者治疗胸腔积液的平均费用在 2062～2717 美元，如果需要进行侵入性操作，如放置胸导管，则每位患者的平均费用为 6394～9013 美元[55]。

大多数不良反应发生在 TKIs 治疗的第一年，急诊和医院入院率作为不良事件发生的统计指标，与伊马替尼相比，达沙替尼和尼洛替尼治疗相关不良事件风险率分别高 17% 和 7%（但尼洛替尼无统计学意义）。伊马替尼的不良事件发生率最低（伊马替尼 37%；达沙替尼 44%；尼洛替尼 40%）。与达沙替尼和尼洛替尼相比，伊马替尼的 1 年全因医疗支出成本更低 [中位数差异（95% CI）：达沙替尼 vs. 伊马替尼 22 393 美元（17 068 ~ 27 718 美元）；尼洛替尼 vs. 伊马替尼 19 463 美元（14 689 ~ 24 236 美元）]。即使除去门诊药房费用（中位数为 105 402 美元；四分位距：74 177 ~ 129 819 美元），尼洛替尼和达沙替尼的 1 年医疗费用中位数仍较高[3]。随着时间的推移，其他长期不良反应（如尼洛替尼相关的心血管疾病）会增加，这可能会改变与其相关的支出。

总体而言，在选择 TKIs 时需要考虑与 TKIs 不良事件相关的医疗资源使用成本。有经验的医师在诊断时会结合患者糖尿病、高血压、吸烟和血管疾病的伴随危险因素来选择 TKIs。个别患者因为合并症有可能在使用 TKIs 时引发严重的不良反应，必须以停用 TKI 可能带来的成本节约和安全效益相结合的方式来进行评估。

7.5 结论

在全球范围内，医疗系统和患者层面的成本和负担能力在 CML 患者的治疗选择中起着重要作用。伊马替尼与更有效但更昂贵的第二代 TKI 相比，它的通用性、良好的安全性、长期疗效和相似的生存益处，仍然是大多数 CML 患者的首选。在未来的 10 年里，理论上，所有现有 TKI 的专利到期会为需要这些药物的患者带来更好的经济承受能力。然而，在美国需要进行额外的政策改革，以确保 CML 患者能够充分及时地获得治疗。

（程　芳）

参考文献

[1] Wilkes JJ, Lyman GH, Doody DR, et al. Health care costs associated with contemporary chronic myelogenous Leukemia (CML) therapy compared to other hematologic malignancies (HEM). Blood. 2019;134(Supplement_1):4753. https://doi.org/10.1182/blood-2019-124106.

[2] Dusetzina SB, Jazowski S, Cole A, Nguyen J. Sending the wrong price signal: why do some brand-name drugs cost medicare beneficiaries less than generics? Health Aff (Millwood). 2019;38(7):1188–94. https:// doi.org/10.1377/hlthaff.2018.05476.

[3] Cole AL, Wood WA, Muluneh B, Lund JL, Elston Lafata J, Dusetzina SB. Comparative safety and health care expenditures among patients with chronic myeloid leukemia initiating first-line imatinib, dasatinib, or nilotinib. JCO Oncol Pract. 2020;16(5):e443–55. https://doi.org/10.1200/JOP.19.00301.

[4] 1 Recommendations | Dasatinib, nilotinib and high-dose imatinib for treating imatinib-resistant or intolerant chronic myeloid leukaemia | Guidance | NICE. https://www.nice.org.uk/guidance/ta425/chapter/1-Recommendations. Accessed August 18, 2020.

[5] Overview | Bosutinib for untreated chronic myeloid leukaemia (terminated appraisal) | Guidance | NICE. https://www.nice.org.uk/guidance/ta576. Accessed August 18, 2020.

[6] 1 Recommendations | Ponatinib for treating chronic myeloid leukaemia and acute lymphoblastic leukaemia | Guidance | NICE. https://www.nice.org.uk/guidance/ ta451/chapter/1-Recommendations. Accessed August 18, 2020.

[7] Padula WV, Larson RA, Dusetzina SB, et al. Cost-effectiveness of tyrosine kinase inhibitor treatment strategies for chronic myeloid leukemia in chronic phase after generic entry of imatinib in the United States. J Natl Cancer Inst. 2016;108:7. https://doi.org/10.1093/jnci/djw003.

[8] Wouters OJ, Kanavos PG, McKEE M. Comparing generic drug markets in Europe and the United States: prices, volumes, and spending. Milbank Q. 2017;95(3):554–601. https://doi.

org/10.1111/1468-0009.12279.

[9] Venkatesan S, Lamfers M, Leenstra S, Vulto AG. Overview of the patent expiry of (non-)tyrosine kinase inhibitors approved for clinical use in the EU and the US. GaBi J. 2017;6(2):89–96. https://doi. org/10.5639/gabij.2017.0602.016.

[10] Generics applications under review by EMA—July 2019/General / Generics / Home-GaBI Online—Generics and Biosimilars Initiative. http://www. gabionline.net/layout/set/print/Generics/General/ Generics-applications- under- review- by- EMA-July- 2019. Accessed August 18, 2020.

[11] CML Advocates Network—CML TKI Register. https://www.cmladvocates.net/generics/cml-drugs-register. Accessed August 18, 2020.

[12] Abruzzese E, Bosi A, Breccia M, et al. Treatment patterns in patients with chronic-phase chronic myeloid leukaemia in routine clinical practice: the SIMPLICITY Italian population. Mediterr J Hematol Infect Dis. 2019;11(1):e2019025. https:// doi. org/10.4084/MJHID.2019.025.

[13] Geelen IGP, Thielen N, Janssen JJWM, et al. Treatment outcome in a population-based, "real-world" cohort of patients with chronic myeloid leukemia. Haematologica. 2017;102(11):1842–9. https:// doi. org/10.3324/haematol.2017.174953.

[14] Martinez de Pinillos A, Nasuti P, Anger C, Ricote I. Pcn251—descriptive analysis of the use of tyrosine kinase inhibitors in chronic myeloid leukaemia in Europe, a real-world perspective. Value Health. 2018;21:S57. https://doi. org/10.1016/j. jval.2018.09.333.

[15] Experts in Chronic Myeloid Leukemia. The price of drugs for chronic myeloid leukemia (CML) is a reflection of the unsustainable prices of cancer drugs: from the perspective of a large group of CML experts. Blood. 2013;121(22):4439–42. https://doi. org/10.1182/blood-2013- 03- 490003.

[16] Saussele S, Kohlbrenner K, Kaworski T, Vogelmann T, Schubert T. Real-world treatment patterns, health-care costs and predictors for TKI changes in CML: results from a population representative German claims data analysis. Blood. 2019;134(Supplement_1):1645. https://doi. org/10.1182/blood-2019- 122649.

[17] Rochau U, Sroczynski G, Wolf D, et al. Cost-effectiveness of the sequential application of tyrosine kinase inhibitors for the treatment of chronic myeloid leukemia. Leuk Lymphoma. 2015;56(8):2315–25. https://doi.org/10.3109/1042 8194.2014.982635.

[18] Lejniece S, Udre I, Rivkina A. Generic imatinib in the treatment of chronic myeloid leukemia: two years' experience in Latvia. Exp Oncol. 2017;39(2):151–4.

[19] Shih Y-CT, Cortes JE, Kantarjian HM. Treatment value of second-generation BCR-ABL1 tyrosine kinase inhibitors compared with imatinib to achieve treatment-free remission in patients with chronic myeloid leukaemia: a modelling study. Lancet Haematol. 2019;6(8):e398–408. https://doi. org/10.1016/S2352-3026(19)30087-0.

[20] Hochhaus A, Baccarani M, Silver RT, et al. European LeukemiaNet 2020 recommendations for treating chronic myeloid leukemia. Leukemia. 2020;34(4):966–84. https://doi.org/10.1038/ s41375-020- 0776- 2.

[21] Wolters S, Dijkstra J, Arons A, IJzermans A, Postma M. PCN64 cost-effectiveness of Imatinib since its introduction as first-line treatment in the Netherlands. Value Health. 2019;22:S447–8.

[22] House of Commons—Health Committee: Written evidence from Karl Claxton, Steve Martin, Marta Soares, Nigel Rice, Eldon Spackman, Sebastian Hinde, Peter C Smith and Mark Sculpher (NICE 61). https:// publications.parliament.uk/pa/ cm201213/cmselect/ cmhealth/782/782vw55.htm. Accessed September 19, 2020.

[23] Cole AL, Dusetzina SB. Generic price competition for specialty drugs: too little, too late? Health

Aff (Millwood). 2018;37(5):738–42. https://doi. org/10.1377/hlthaff.2017.1684.

[24] Chen CT, Kesselheim AS. Journey of generic imatinib: a case study in oncology drug pricing. J Oncol Pract. 2017;13(6):352–5. https://doi. org/10.1200/ JOP.2016.019737.

[25] Kenzik KM, Bhatia R, Bhatia S. Expenditures for first- and second-generation tyrosine kinase inhibitors before and after transition of imatinib to generic status. JAMA Oncol. 2020; https://doi. org/10.1001/ jamaoncol.2019.6390.

[26] Jabbour E, Makenbaeva D, Lingohr-Smith M, Lin J. Impact of genetic mutations and health plan access to therapies on treatment response and drug costs related to tyrosine kinase inhibitor treatment among patients with chronic myelogenous leukemia. Am J Clin Oncol. 2015; https://doi. org/10.1097/ COC.0000000000000252.

[27] Jabbour EJ, Mendiola MF, Lingohr-Smith M, Lin J, Makenbaeva D. Economic modeling to evaluate the impact of chronic myeloid leukemia therapy management on the oncology care model in the US. J Med Econ. 2019;22(11):1113–8. https://doi. org/10.1080/1 3696998.2019.1618316.

[28] Nguyen JT, Cole AL, Leech AA, Wood WA, Dusetzina SB. Cost-effectiveness of first line tyrosine kinase inhibitor initiation strategies for chronic myeloid leukemia. Value Health. 23:1292.

[29] Yamamoto C, Nakashima H, Ikeda T, et al. Analysis of the cost-effectiveness of treatment strategies for CML with incorporation of treatment discontinuation. Blood Adv. 2019;3(21):3266–77. https://doi. org/10.1182/ bloodadvances.2019000745.

[30] Latremouille-Viau D, Guerin A, Gagnon-Sanschagrin P, Dea K, Cohen BG, Joseph GJ. Health care resource utilization and costs in patients with chronic myeloid leukemia with better adherence to tyrosine kinase inhibitors and increased molecular monitoring frequency.

J Manag Care Spec Pharm. 2017;23(2):214–24. https://doi.org/10.18553/jmcp.2017.23.2.214.

[31] Shanmuganathan N, Hughes TP. Molecular monitoring in CML: how deep? How often? How should it influence therapy? Hematology Am Soc Hematol Educ Program. 2018;2018(1):168–76. https://doi. org/10.1182/asheducation-2018.1.168.

[32] Radich JP, Deininger M, Abboud CN, et al. Chronic myeloid leukemia, version 1.2019, NCCN clinical practice guidelines in oncology. J Natl Compr Cancer Netw. 2018;16(9):1108–35. https:// doi.org/10.6004/ jnccn.2018.0071.

[33] Shah NP. NCCN guidelines updates: discontinuing TKI therapy in the treatment of chronic myeloid leukemia. J Natl Compr Cancer Netw. 2019;17(5.5):611–3. https://doi.org/10.6004/ jnccn.2019.5013.

[34] Chamoun K, Kantarjian H, Atallah R, et al. Tyrosine kinase inhibitor discontinuation in patients with chronic myeloid leukemia: a single-institution experience. J Hematol Oncol. 2019;12(1):1. https://doi. org/10.1186/s13045-018- 0686- 1.

[35] Rea D, Nicolini FE, Tulliez M, et al. Discontinuation of dasatinib or nilotinib in chronic myeloid leukemia: interim analysis of the STOP 2G-TKI study. Blood. 2017;129(7):846–54. https://doi.org/10.1182/ blood-2016- 09- 742205.

[36] Saussele S, Richter J, Guilhot J, et al. Discontinuation of tyrosine kinase inhibitor therapy in chronic myeloid leukaemia (EURO-SKI): a prespecified interim analysis of a prospective, multicentre, non-randomised, trial. Lancet Oncol. 2018;19(6):747–57. https://doi. org/10.1016/S1470-2045(18)30192-X.

[37] Hochhaus A, Masszi T, Giles FJ, et al. Treatment-free remission following frontline nilotinib in patients with chronic myeloid leukemia in chronic phase: results from the ENESTfreedom study. Leukemia. 2017;31(7):1525–31. https://doi.

org/10.1038/ leu.2017.63.

[38] Marin D, Bazeos A, Mahon F-X, et al. Adherence is the critical factor for achieving molecular responses in patients with chronic myeloid leukemia who achieve complete cytogenetic responses on imatinib. J Clin Oncol. 2010;28(14):2381–8. https://doi.org/10.1200/ JCO.2009.26.3087.

[39] Dusetzina SB, Winn AN, Abel GA, Huskamp HA, Keating NL. Cost sharing and adherence to tyrosine kinase inhibitors for patients with chronic myeloid leukemia. J Clin Oncol. 2014;32(4):306– 11. https:// doi.org/10.1200/JCO.2013.52.9123.

[40] Shen C, Zhao B, Liu L, Shih Y-CT. Adherence to tyrosine kinase inhibitors among Medicare part D beneficiaries with chronic myeloid leukemia. Cancer. 2018;124(2):364–73. https://doi. org/10.1002/ cncr.31050.

[41] Streeter SB, Schwartzberg L, Husain N, Johnsrud M. Patient and plan characteristics affecting abandonment of oral oncolytic prescriptions. J Oncol Pract. 2011;7(3 Suppl):46s–51s. https://doi. org/10.1200/ JOP.2011.000316.

[42] Doshi JA, Li P, Huo H, Pettit AR, Armstrong KA. Association of patient out-of-pocket costs with prescription abandonment and delay in fills of novel oral anticancer agents. J Clin Oncol. 2018;36(5):476–82. https://doi.org/10.1200/ JCO.2017.74.5091.

[43] Kenzik K, Bhatia R, Williams GR, Bhatia S. Health care and out-of-pocket (OOP) costs among medicare beneficiaries diagnosed with chronic myeloid leukemia (CML). Blood. 2018;132(Supplement 1):4730. https://doi. org/10.1182/blood-2018-99-110742.

[44] Winn AN, Keating NL, Dusetzina SB. Factors associated with tyrosine kinase inhibitor initiation and adherence among Medicare beneficiaries with chronic myeloid leukemia. J Clin Oncol. 2016;34(36):4323–8. https://doi.org/10.1200/

JCO.2016.67.4184.

[45] Perry AM, Brunner AM, Zou T, et al. Association between insurance status at diagnosis and overall survival in chronic myeloid leukemia: a population-based study. Cancer. 2017;123(13):2561–9. https:// doi.org/10.1002/ cncr.30639.

[46] The Price They Pay—The New York Times. https:// www.nytimes.com/2018/03/05/health/ drug-prices. html. Accessed August 7, 2020.

[47] Phuar HL, Begley CE, Chan W, Krause TM. Tyrosine kinase inhibitors initiation, cost sharing, and health care utilization in patients with newly diagnosed chronic myeloid leukemia: a retrospective claims-based study. J Manag Care Spec Pharm. 2019;25(10):1140–50. https://doi. org/10.18553/ jmcp.2019.25.10.1140.

[48] Cole AL, Jazowski SA, Dusetzina SB. Initiation of generic imatinib may improve medication adherence for patients with chronic myeloid leukemia. Pharmacoepidemiol Drug Saf. 2019;28(11):1529–33. https://doi.org/10.1002/ pds.4893.

[49] Kim R, Malhotra D, Bell T, An F, Mardekian J. Out-of- Pocket (OOP) Costs Associated with Tyrosine Kinase Inhibitors (TKIs) Used for the Treatment of US Patients Diagnosed with Chronic Myeloid Leukemia (CML): A US Retrospective Claims Analysis. Blood. December 2017.

[50] NeedyMeds. https://www.needymeds.org/ company_ list.taf?_function=name&program_ id=92af93f73faf3 cefc129b6bc55a748a9. Accessed August 7, 2020.

[51] Imatinib Mesylate Tablets, 100MG, 90 TABLET (BOTTLE). https://www1.apotex.com/products/ us/ detail.asp?m=63479. Accessed August 7, 2020.

[52] Das L, Gitlin M, Siegartel LR, Makenbaeva D. The value of open access and a patient centric approach to oral oncolytic utilization in the treatment of chronic myelogenous leukemia: a U.S.

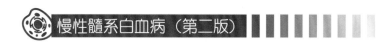

perspective. Expert Rev Pharmacoecon Outcomes Res. 2017;17(2):133–40. https://doi.org/10.1080/14737167.2017.1305892.

[53] Dusetzina S, Muluneh B, Keating N, Huskamp H. Broken promises—how medicare part D has failed to deliver savings to older adults. N Engl J Med. 383:2299.

[54] Lin J, Makenbaeva D, Lingohr-Smith M, Bilmes R. Healthcare and economic burden of adverse events among patients with chronic myelogenous leukemia treated with BCR-ABL1 tyrosine kinase inhibitors. J Med Econ. 2017;20(7):687–91. https://doi.org/10.108 0/13696998.2017.1302947.

[55] Stephens J, Carpiuc KT, Botteman M. The burden of managing pleural effusions in patients with chronic myelogenous leukemia post-imatinib failure: a literature-based economic analysis. Int J Gen Med. 2010;3:31–6.

[56] Editor GBIJ. Patent expiry dates for biologicals: 2018 update. GaBi J. 2019;8(1):24–31. https://doi.org/10.5639/gabij.2019.0801.003.

[57] www.sec.gov/Archives/edgar/data/1114448/000104746915000433/a2222787z20-f.htm. https://www.sec.gov/Archives/edgar/data/1114448/000104746915000433/a2222787z20-f. htm. Accessed September 20, 2020.

[58] BMY-2014.12.31–10-K. https://www.sec.gov/Archives/edgar/data/14272/000001427215000055/bmy-20141231x10xk. htm. Accessed September 20,2020.

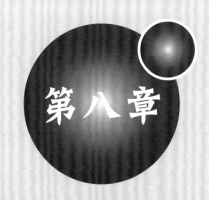

第八章

2021 年更新：慢性髓系白血病分子学监测的标准化

Matthew Salmon, Helen E. White, Nicholas C. P. Cross, and Andreas Hochhaus

8.1 背景

30 多年前就已经有研究开始探索用反转录 – 聚合酶链反应（reverse transcriptase polymerase chain reaction，RT-PCR）对慢性髓系白血病患者进行分子学监测的可能性，当时临床上的主要挑战是要开发一种技术来检测骨髓移植（bone marrow transplatation，BMT）后的早期复发。最早的研究是定性的，使用两步法巢式 RT-PCR 和标准琼脂糖凝胶电泳来确定在患者样本中是否能检测到 BCR∶ABL1 mRNA，并将一个管家基因在单步扩增后是否达到足够的 cDNA 量作为内参。当时的标准化主要集中在需要消除假阳性结果，这些假阳性结果是由进行扩增反应时存在既往扩增产物的污染而造成[1]。

尽管一些早期研究能够识别那些更容易或更不易复发的患者群体，但对个体病例的预后价值却不高[2-6]。因此，有必要开发定量 RT-PCR 方法，这种方法可以明确标本中 BCR∶ABL1 阳性细胞水平的高低，并可提供恶性克隆规模随时间变化的动力学特征。最初的定量方法是以竞争性 PCR 的应用为基础，依赖于在一系列扩增反应中加入已知数量的竞争性质粒，当 BCR∶ABL1 扩增子和竞争性质粒在琼脂糖凝胶上的荧光强度相等时即可估算样品中目标 BCR∶ABL1 的数量。使用竞争性 PCR 检测显示，在连续分析中 BCR∶ABL1 水平的上升可以预测 BMT 后的复发，并为使用干扰素 α 治疗后达到 CCyR 的患者提供有用的预后信息[7-12]竞争性 PCR 是有意义的，但非常耗费人力，仅在少数移植中心做基础研究时使用。20 世纪 90 年代末，效果显著的 CML 靶向治疗的引入和反转录实时定量 PCR 技术（reverse-transcription real-time quantitative PCR，RT-qPCR）的发展和商业化，为分子学监测的广泛应用提供了方法和需求[13]。然而，对于检测应如何操作并没有标准的方法，并且不同中心的实验室使用不同的方法，导致不同实验室之间的结果很难或无法比较。

8.2 实验室中残留病的检测

要了解标准化问题，首先要了解检测是如何进行的。实验室最好是在采集后 24 小时内收到抗凝外周血或骨髓样本。一般更倾向采集外周血，因为它的创伤性较小，而且只需要通过裂解红细胞来收集所有白细胞，其检测结果与骨髓相当[14]。与急性白血病的残留病分析不同，通过密度梯度（如 Lymphoprep® 或 Ficoll）分离单个核细胞不应该用于 CML。在 RNA 降解酶均失活的裂解液中裂解白细胞，提取 RNA，并将 RNA 反转录为 cDNA，通常使用的是随机的六聚体引物（图 8-1）。即使在技术成熟的实验室，RNA 抽提的数量、RNA 的完整性和 RNA 反转录的效率在样本之间也可能存在很大的差异。这意味着 BCR∶ABL1 被检测出或检测不出的灵敏度也有很大差异。大家普遍认为，将这种差异考虑在内的最佳方法是将 BCR∶ABL1 的拷贝数与一个内参基因的拷贝数关联起来，把它作为每个样本 cDNA 的数量和质量的内参[15]。

所有样本均需用 RT-qPCR 进行两项检测：BCR∶ABL1 转录本数量的估算和内参基因转录本数量的估算。不同的实验室使用不同的步骤来得出这些估算值，例如，有些实验室从同一个 cDNA 样本中用二复孔或三复孔来分别检测 BCR∶ABL1 和内参基因；而有些实验室则是从独立制备 cDNA 样本开始进行单孔测量。此外，根据复测的结果和技术参数，不同的实验室用不同的标准来定义检测出或未检测出。

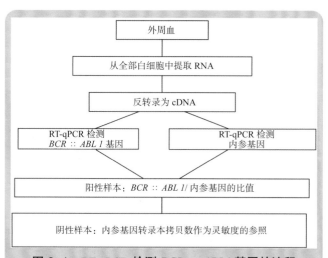

图 8-1　RT-qPCR 检测 BCR∶ABL1 基因的流程
（阳性样本是指样本中检测出 BCR∶ABL1 mRNA；阴性样本是指样本中未检测出 BCR∶ABL1 mRNA。）

BCR∶ABL1 阳性的样本，它的结果用 BCR∶ABL1 转录本的量除以同体积 cDNA 中内参基因转录本的量的值来表示。对于 BCR∶ABL1 检测阴性的样本，内参基因转录本的拷贝数则是作为一种灵敏度的参照，表明在该特定标本中可以排除存在残留病。实验室密切监测其检测的变异性，以及通过定期监测高低标准来拒绝被认为是异常值的运行是非常重要的，如定期检测作为高拷贝和低拷贝的标准品，来避免一些异常检测[16-17]。RT-qPCR的建立需要全面的验证，例如，使用美国病理学家学院分子肿瘤学资源委员会描述的方法[18]。

8.3　内参基因的选择

不同实验室之间的一个非常重要的不同是内参基因的选择。一个理想的内参基因应该在不同类型的细胞中能够恒定地表达，这种表达不受细胞增殖状态、治疗方案、个体差异的影响，并且其表达水平与 BCR ∷ ABL1 相似。不幸的是，这样一个完美的内参基因并不存在，但是研究者已经发现几个可供选择的基因。最广泛使用的是 ABL1，这在一定程度上是历史性意外事件，在竞争性定量PCR中所使用的构建质粒也能用于定量正常 ABL1 基因的表达[7]。但随后欧洲抗癌协会（the Europe Against Cancer，EAC）对候选的内参基因进行了全面的分析，并得出结论，认为 ABL1、β2-微球蛋白和 β-葡萄糖醛酸酶（β-Glucuronidase，GUSB）均适合用于RT-qPCR结果的标准化[15]。BCR 也被广泛用作CML的内部对照，由于正常的 BCR 和 BCR ∷ ABL1 都是由同一个启动子驱动的，因此它们可能在不同类型的细胞中以相似的效率转录[16]。全世界绝大多数实验室用 ABL1 作为内参，但仍有许多实验室用 BCR 或 GUSB 作为内参。不建议使用其他内参基因。这意味着至少有三种不同的检测方式被广泛用于检测 CML 的残留病：BCR ∷ ABL1/ 总 ABL1（ABL1+BCR ∷ ABL1），BCR ∷ ABL1/BCR，以及 BCR ∷ ABL1/GUSB。

尽管不同内参基因的使用曾经是限制不同实验室之间结果可比性的主要原因，但还有其他一些与实验室开发诊断试剂特别相关的重要因素。此外，实验室在设置用户定义参数的方法上可能有所不同，如阈值的设定、标准曲线斜率的可接受范围、构建标准曲线需要的最少点数、判断阳性结果的循环阈值数值（Ct）及二复孔或三复孔之间的重复性。最后，为了实现对残留病的灵敏检测，必须分析足够大的样本数量。显然，如果只分析104或更少的细胞，就不可能达到1/10^5的灵敏度。在已经发表的EAC和其他共识指南中已经对其中一些问题进行了阐述[19-20]；此外，许多市售的试剂盒为RT-qPCR的建立和分析提供了详细指导。

8.4　BCR ∷ ABL1 检测的国际标准值

干扰素和STI571的随机国际研究证实了伊马替尼的治疗明显优于以干扰素为基础的方案。在这项试验中，RT-qPCR的分析集中在三家检测中心（阿德莱德、伦敦和西雅图），这三家中心使用不同的实验方法和两种不同的内参基因。大家注意到这三家中心检测的同一时间内的 BCR ∷ ABL1 中位水平存在较大差异，这使得协调各中心的检测结果成为迫切需要。在没有任何独立参照物或校准样品的情况下，大家做出了果断的决定，即每个中心均用 BCR 作为内参基因，对同一组包含30个初发CML患者的样本中的 BCR ∷ ABL1 基因进行检测，把这些结果作为标准化的基线。对数据的重新分析显示，三个实验室之间结果的可比性得到了改善，标准化基线被用于后续临床试验结果的标准化[21]。这样举例来说，MMR被定义为比 IRIS 的标准化基线下降3个对数级，而不是比每个未治疗患者的基线下降3个对数级。

在IRIS试验中使用的标准随后成为 BCR ∷ ABL1 检测的国际标准值（International standard，IS）的基础，该标准被提议作为一种手段，使各个实验室能够继续使用自己的检测方法，但检测的结果在各个实验室之间更具有可比性[22]。尽管用于定义IRIS标准化基线的样本数量非常有限且很快被用光了，但由阿德莱德实验室积累的详细的内部质控数据提供了很好的可溯源性[16]。IS以百分比表示可检测到的 BCR ∷ ABL1 的水平。100%的 BCR ∷ ABL1^IS 定义为 IRIS 的标准化基线，0.1%的 BCR ∷ ABL1^IS 定义为 MMR（也称为 MR^3）。1%的 BCR ∷ ABL1 水平大致相当于用标准的细胞遗传学检测方法正好可以检测到一个 Ph 阳性细胞分裂象的水平，因此 BCR ∷ ABL1 < 1% 与完全细胞遗传学缓解是一致的（图8-2）[23]。

IS最初的关注点在于能检测到残留病，尤其是患者是否已经达到或还未达到规定的重要节点，如10% 或 0.1% 的 BCR ∷ ABL1^IS。与伊马替尼相比，第二代TKIs产生了更快、更深的反应，因此需要对DMR进行实用、标准和可行的定义[24]，这种定义对于可能获得无治疗缓解患者的选择尤为重要。

DMR的定义是由ELN提出的，并写入了他们2013年的CML患者诊疗推荐中[25]。这些定义已经由欧洲治疗和结局研究协作组进行了详细的阐述，以便使实验室评估的 DMR 水平具有可比性[26]，并且在 2020 年更新的 ELN 推荐中保持不变。

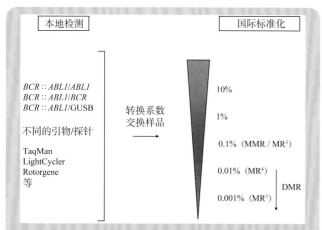

不同中心继续使用他们已经建立的方法检测 $BCR::ABL1$，并用转换因子或参比标准品把检测结果转换成 IS。MMR：主要分子学反应；MR^3、MR^4 和 MR^5 分别指从 IRIS 试验的标准基线下降 3 个、4 个和 5 个对数级。DMR：深层次分子学反应，达到 MR^4 或更低。

图 8-2 $BCR::ABL1$ RT-qPCR 检测的国际标准化

这些定义如下。

· MR^4（比 IRIS 基线下降 ≥ 4 个对数级）=（i）检测到 $BCR::ABL1$ 水平 ≤ 0.01% $BCR::ABL1^{IS}$ 或（ii）在 $ABL1$ 转录本*为 10 000 ~ 31 999 或 GUSB 转录本*为 24 000 ~ 76 999 的 cDNA 样本中未检测出 $BCR::ABL1$。

· $MR^{4.5}$（比 IRIS 基线下降 ≥ 4.5 个对数级）=（i）检测到 $BCR::ABL1$ 水平 ≤ 0.0032% $BCR::ABL1^{IS}$ 或（ii）在 $ABL1$ 转录本*为 32000 ~ 99999 或 GUSB 转录本*为 77000 ~ 239999 的 cDNA 样本中未检测出 $BCR::ABL1$。

· MR^5（比 IRIS 基线下降 ≥ 5 个对数级）=（i）检测到 $BCR::ABL1$ 水平 ≤ 0.001% $BCR::ABL1^{IS}$ 或（ii）在 $ABL1$ 转录本*为 100000 或 GUSB 转录本*为 ≥ 240000 的 cDNA 样本中未检测出 $BCR::ABL1$。

*相同体积 cDNA 中的 $ABL1$ 或 GUSB 转录本拷贝数可用于评估 $BCR::ABL1$ 水平。相对于每个 MR 水平的 BCR 内参基因转录本的拷贝数尚未确定。

此外，内参基因转录本拷贝数必须满足的质控标准见表 8-1。这些 MR 的定义严格依赖于各个实验室用可比较的方式去检测内参基因转录水平的绝对数值（见下文）。

尽管过去曾使用过"完全分子学反应"或"完全分子缓解"等术语，但很难对它们给出一个有意义的定义。相反，深层次分子学反应的定义需要以该样本所达到的灵敏度的水平来质控，尤其是对于未检测出 $BCR::ABL1$ 的样本应称为"以分子学方法未检测出白血病"，并具体标明内参基因转录本的拷贝数和（或）分子学反应水平[27]。

表 8-1　评估深层次分子学反应所需的内参基因拷贝数总结

	MR^4	$MR^{4.5}$	MR^5
内参基因转录本的最低值[a]	10 000 $ABL1$ 24 000 GUSB	32 000 $ABL1$ 77 000 GUSB	100 000 $ABL1$ 240 000 GUSB
阳性样本中 BCR-ABL^{IS} 的水平[b]	≤ 0.01%	≤ 0.0032%	≤ 0.001%

[a] 无论是否检测到 $BCR::ABL1$，相同体积 cDNA 中的内参基因转录本的拷贝数均可用于评估 $BCR::ABL1$ 水平。任何一个二复孔中的拷贝数最低值应该是 10 000 个 ABL1 或 24 000 个 GUSB。

[b] 只要内参基因最低拷贝数满足表格中上面一行的最低值即可。

8.5　国际标准化的实施

尽管 IS 的概念非常有吸引力，但国际标准化的实施却被证实是具有挑战性的。最初，实验室采纳 IS 仅仅是为了用阿德莱德实验室最早建立的检测方法来建立每个实验室专属的转换系数（conversion factor，CF）[28]。对一个想要建立 CF 的实验室来说，它需要与参比实验室交换一组样本（通常是 20 ~ 30 个），这些样本至少要包含跨越三个对数级的可检测的 $BCR::ABL1$，但不能超过 10% 的 IS。两个实验室在 2 ~ 3 个月的时间对交换样本进行分析，包括分析常见的不同实验室的室间差异，如不同的检测人员和不同批次的试剂。对参比实验室和测试实验室（分别使用 IS 和当地实验室检测值）的检测结果进行比较，通过一个简单的数学计算得出测试实验室的 CF。为了验证 CF，交换另一组样品再用相同的方法进行分析，即在一段时间内在同样的两个实验室进行分析。如果与参比实验室相比，测试实验室的转换值显示偏倚在 ±1.2 倍以内，那么这个 CF 就被认为是有效的，并且适合把测试实验室的检测结果转换为 IS。38 家采用这种方法测试的实验室中（共分别采用 19 种不同的检测方法和 5 种不同的内参基因），22（58%）个实验室成功建立了有效的 CF，证明了这一方案是可行的[28]。其他测试实验室验证失败的原因尚不清楚，但可以推断他们的检测方法是非线性的或不稳定的。

由于一个参比实验室不可能对全球所有的实验室进行标准化，地区或国家参比实验室的概念就出现了。例如，欧洲是通过 EUTOS 系统实现的。通过与阿德莱德实验室比对得到 CF，曼海姆实验室又与 50 多家中心的实验室进行了样本交换，并进一步得出了这些实验室的 CF，这些实验室又可以进一步作为他们国家或地区的参比实验室[29]。尽管这个方法运作得很好，至少对拥有稳定检测方法的实验室来说是如此，但可以说它是有内在缺陷的，因为任何检测错误都会沿着这条线传播。进一步地，还有其他一些明显的问题，例如，①得到 CF 费时费力；②由于需要一个已知参比实验室的参与，在规定的时间内，这种方法只能对少数实验室开放；③许多实验室需要努力积累足够的合适的样本数；④多长时间需要对 CFs 进行重新验证尚不清楚；⑤不清楚那 50% 没有达到规定检测标准的实验室发生了什么情况；⑥不清楚是什么造成了稳定或不稳定的 CF，以及实验室应如何应对随时间变化的 CF。

8.6　参考标准品和校准试剂盒的发展

虽然 CF 的建立是向前迈出的一大步，并提供了一个重要的对检测方法的证明，但很明显，这种方法是不能长期持续的。在理想情况下，任何实验室都应该能够获得参比标准品，或者能够使用一种试剂盒使他们将患者的结果直接转换为 IS。要开发标准品和试剂盒最开始就需要建立一种方法，通过这种方法把检测结果校准为 IS。这种方法的重要里程碑是在 2010 年用于 *BCR∶ABL1*mRNA 定量的首个世界卫生组织国际基因参比模板的建立[30]。该参比模板包括四种不同稀释水平的 K562 细胞冻干制剂，用 HL60 细胞稀释这些 K562 细胞，获得按国际校准方法与 IS 相对应的固定 *BCR∶ABL1*/ 内参基因的百分比。鉴于分子学监测的庞大临床应用规模，实际上不可能制造和验证足够数量的参比样品来满足全球的需求，因此这些初级参考品的主要功能仅限于校准二级参考品。这些二级参考品可由公司、参比实验室或其他机构来制

造和校准，并以商业方式或作为特定国家或地区标准化计划的一部分提供给实验室（图 8-3）。

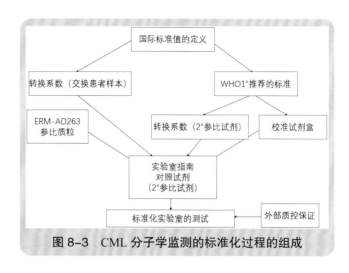

图 8-3　CML 分子学监测的标准化过程的组成

一项针对这些二级参考品的国际评估研究证实，这些试剂可以使采用多种不同 *BCR∶ABL1* 检测方案的实验室得出各自的 CF，同时减轻样本交换方案的一些物流上的困难[31]。这项研究也指出，许多当地 RT-qPCR 的检测表现出优化差的现象，各个实验室需要自行决定他们的检测方案中的最佳条件，对照已校准的参考品来改进是最合适的检测过程。在拉丁美洲[32] 和中国[33]，也已经生产出当地的二级参考品来使分子学监测结果标准化。最近，AcroMetrix™ *BCR∶ABL1* Panel（ThermoFisher）已成为首个可获得的细胞冻干制剂形式的包含二级参考品的商业试剂盒。这将有望使实验室能够对 *BCR∶ABL1* 的检测进行结果分析的验证和实施过程的监测，包括从 RNA 提取到 IS 结果的生成，以及按需获得 CF。

如上所述，DMR 的标准化要求实验室能够定量内参基因转录本的绝对拷贝数，把它作为样本质量的保证使检测结果具有可比性。定量 *BCR∶ABL1* 和内参基因转录本的拷贝数通常是通过使用外部质粒标准品进行的；然而，直到 2015 年，世界各地都在使用不同的质粒标准品（内部开发的或商业购买的），并没有统一的共同参考品。为此，一个国际公认的参比质粒 ERM-AD623 被开发出来了，它包括了 *BCR∶ABL1* 和三个最常用的内参基因（*ABL1*、*BCR* 和 *GUSB*）[34]。直接或间接地使用该质粒有助于提高转换前结果的准确性（图 8-4），并在未检测出 *BCR∶ABL1* 的样本中提高内参基因拷贝数定量的准确性。

许多不同的试剂盒、检测体系和二级参考品，可以使实验室得出患者的 IS 结果[35-37]。一项大宗的 EQA 项目的比较数据显示，使用不同检测方法的实验室，一般来说，其所使用的每种 IS 转换方法都是可以接受的，但检测方法间存在明显的系统差异。目前，还不清楚这些方法中的哪些方法能提供"正确"的结果。

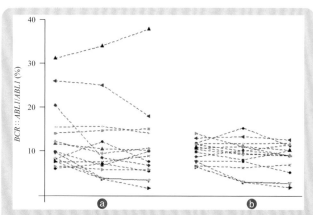

a. 或同一种质粒标准品 ERM-AD623；b. 三复孔检测相同的样本。当使用同一种质粒标准品时结果分布显然更紧密。

图 8-4　14 个不同的实验室用当地的质粒标准品

8.7　标准化的意义是什么？

CF、校准试剂和 ERM-AD623 的联合应用有助于实验室产生更多的标准化结果。事实上，IS 的广泛采用似乎已经减少了实验室间的差异[37]。然而，如上所述，使用不同方法和内参基因的不同实验室之间的结果仍然缺乏一致性，尤其是当 BCR∷ABL1 处于较低水平时[37]。这种仍然存在的不一致是否可被接受，取决于它对临床解读的影响。在评价一种方法的性能时，应考虑两个因素：正确度（平均测量量值与真实量值的接近程度）和精密度（在条件不变的情况下重复测量得出相同结果的程度）。方法的正确度可以通过将多次重复测量参比样本获得的平均值与已建立的 IS 值进行比较来确定。精密度可以通过所有参比样品单份的定量结果的 95% 一致性界限来估算。现有建立和验证 CF 的经验表明，最好的检测方法能使平均差值在既定值的 ±1.2 倍以内，95% 一致性界限在既定值的 ±5 倍以内[28]。这使 MMR 一致率达到了 91%，这一水平可能代表了用目前的 RT-qPCR 技术所能达到的最大一致性水平。然而，这个 91% 的

数字关键取决于所使用的样本组，如果这组样本都是非常接近 MMR 的样本，这个一致性水平就会非常低。因此，当评估患者的疗效与 ELN 推荐的特定的节点不符合时，考虑是否存在检测的内部分析变异是非常重要的[25]。此外，在 BCR∷ABL1 处于很低的水平时，复测发生变异的可能性肯定要比 BCR∷ABL1 水平较高时的大，因为样本中的分子拷贝数较少。在解读后续随访的 BCR∷ABL1 水平的变化时应考虑到这一点。例如，从 0.002%IS 到 0.008%IS 的四倍增长可以考虑在下一次预约随访时进行再次复查，而从 0.07% 增加到 0.28% 则应被认为必须尽快进行复查和突变检测[38]。

分子学监测的标准化是一个持续的过程，关键是需要实验室实施强有力的内部质控，以监测检测的漂移和重现性[16]。在原则上，如果一个实验室能够证明检测的稳定性，那么他们只需要得出一次 CF。不过如果检测方法或设备发生变化，则必须从内部或外部得出新的 CF[28]。使用校准试剂盒的实验室需要验证或证实该试剂盒在他们手中操作正确，并且所有的结果分析前的步骤都得到了优化。

值得注意的是，有 1%~2% 的 CML 患者的 BCR∷ABL1 mRNA 融合基因转录本是非典型的，不能用标准的 BCR∷ABL1 RT-qPCR 检测来监测。在疾病早期就检测出这些融合是很重要的，可以避免 MRD 评估的假阴性，非典型 BCR∷ABL1 可以用特殊定制的 RT-qPCR 的检测来监测。然而不能用 IS 表示其检测结果，因此很难用常见的分子学节点来评估疗效和启动停药。

8.8　深层次分子学反应的标准化

目前，TFR 是 CML 研究的一个热点：大约有半数的已经达到长期和稳定的 DMR 患者在停止治疗后仍能保持持续缓解。考虑终止治疗的基本要求是达到 DMR（MR^4 或更好）至少持续 2 年，最好达到 $MR^{4.5}$ 至少持续 2 年或达到 MR^4 至少持续 3 年[27, 39-40]。因此，这种深层次反应水平的分子学监测的标准化尤其重要，不仅要满足推荐的尝试 TFR 的标准，而且要尽早发现复发的患者，因为 DMR 通常在及时恢复治疗后就能达到[41]。

在 EUTOS 协作组中进行的一项质控项目旨在解决整个欧洲实验室 DMR 的标准化问题，他们反复审

核当地日常检测的结果及标准品的分发和检测结果，包括 IS 校准过的二级参考品。对这些数据的深入分析正在进行，但令人鼓舞的是，几乎所有参与的实验室都能可靠地检测出达 $MR^{4.5}$ 水平的 *BCR :: ABL1*。这项工作也能对实验室的 CF 进行长期监测，对大多数实验室来说，CF 一般是稳定的。

鉴于对技术灵敏度的要求越来越高，更好地理解一种检测性能的极限是非常重要的，建立或验证一种检测中定性的极限（limitof detection，LoD）、定量的极限（limit of Quantitation，LoQ）和空白的极限（limit of blank，LoB）是很重要的[42]。LoD/LoQ 值取决于背景信号（LoB），在理想的 *BCR :: ABL1* 检测中，背景信号为零（在一个明确是阴性的样本中出现假阳性的可能性 ≤ 5%）。然而，EUTOS 协作组的分析发现，某些实验室的 LoB 超过了可接受的水平，从而可能影响他们报告 DMR 的准确性[43]。

另外，不能做到很好优化 LoD 的检测方法可能无法检测到极低水平的 *BCR :: ABL1* 转录本，有可能导致高估分子学反应的深度，和（或）产生假阴性的结果。例如，假设一个 CF 为 0.8 的实验室，可能对一个样本进行二次检测，检测出 *ABL1* 的总拷贝数为 34500。如果 LoD 优化得好，它也可能在第一次的复孔中各检测到 2 个 *BCR :: ABL1* 拷贝，而在第二次的复孔中各检测到 1 个 *BCR :: ABL1* 拷贝。根据指南推荐的 DMR 的评分准则[26]，这个样本的结果是：总 *BCR :: ABL1* = 6）/（总 *ABL1* = 34500）× 0.8 × 100 = 0.014% = MMR。然而，如果实验室的 LoD 优化得不好，那么它可能在样本的两次检测中都检测不到 *BCR :: ABL1*，导致在 34500 个 *ABL1* 的拷贝中未检测出 *BCR :: ABL1*1 = $MR^{4.5}$。在后一种情况下，由于无法可靠地检测出极低水平的 *BCR :: ABL1*，会导致假阴性结果，从而错误地将分子学反应从 MMR 判定为 $MR^{4.5}$。

8.9 *BCR :: ABL1* 转录本类型的影响

一个新出现的问题是，多项研究描述了携带 e13a2 *BCR :: ABL1* 转录本的患者与携带 e14a2 的患者相比对治疗的分子学反应更差的事实[44-46]。某些证据表明，这种差异至少可以部分解释为使用 EAC RT-qPCR 检测时，扩增偏倚朝向 e13a2 转录本[47, 48]，如果这得到证实，就有必要仔细评估患者的转录本类型，

并且这将是分子学监测标准化中需要考虑的一个附加因素。事实上，我们的初步分析显示，考虑每个转录本的扩增效率可能会减少 *BCR :: ABL1* 和内参基因相对扩增的差异。此外，个体化的分子学监测方法（测 *BCR :: ABL1* 相对于患者在诊断或治疗开始时基线水平的下降）似乎也缩小了 e13a2 和 e14a2 转录本患者间分子学反应的差异[49]。

8.10 微滴式数字 PCR

微滴式数字 PCR（droplet digital PCR，ddPCR）已被提议作为 RT-qPCR 所面临的某些困难的解决方案。ddPCR 的主要优点是对目标基因拷贝数的检测不依赖于外源性的校准曲线，使实验室间结果的比较可能更直接。目前，一些研究显示，ddPCR 产生的结果与 RT-qPCR 相当，并且它可以提高检测的精密度[50-52]。ddPCR 也带来了灵敏度的提高（主要是通过它能更有效地检测多复孔的能力），这可能允许对处于或低于 MR^4 的患者进行更精细的分层，从而有可能识别出停止治疗后复发风险更高的患者[53-54]。此外，用于监测 *BCR :: ABL1* IS 水平的 CE-IVD 认证的 ddPCR 检测试剂（QxDX *BCR :: ABL1* %IS Ki，BioRad）已上市，与 RT-qPCR 相比，其灵敏度和精密度似乎有所提高[51]。ddPCR 与 RT-qPCR 相比，其结果变异性降低了，原因可能是 ddPCR 的方法单一而 RT-qPCR 有多种操作方法。在将 ddPCR 方法广泛用于常规的 *BCR :: ABL1* 监测之前，可能还需要进一步建立标准化的 ddPCR 方法，而且这种技术对许多人来说仍然是非常昂贵的。

8.11 其他方法

广受关注的现象是 *BCR :: ABL1* mRNA 水平在不同 CML 患者确诊时实际上是不同的，检测每个患者的 *BCR :: ABL1* 比治疗前水平的下降程度，可能提供附加的预后信息[55-56]。Hanfstein 等确定了每位患者在确诊时的 *BCR :: ABL1* 转录水平，并将其与治疗 3 个月后的水平进行比较，以 GUSB 作为内参基因，发现中位 *BCR :: ABL1* 的水平下降了 1.4 个对数级。那些治疗 3 个月时 *BCR :: ABL1* 转录本水平下降达 0.46 个对数级的患者比未达到 0.46 个对数级下降的患者明显有更好的总生存率和无进展生存率[55]。

Branford 等指出，如果用一种略有不同的方法（使用 *BCR* 作为内参基因）来检测，尽管一些患者在治疗 3 个月后未能达到低于 10% 的 *BCR∷ABL1*IS 的节点，但这些患者中存在一个亚组，他们也能够达到好的疗效。作者计算了这个亚组 *BCR∷ABL1* 水平下降至确诊时水平的一半所需的时间，发现 *BCR∷ABL1* 下降达半数时间在 76 天内的患者比超过 76 天的患者有更好的预后[56]，从而确定了 3 个月后未能达到 10% 节点的患者的一个额外风险因素。进一步的研究表明，当使用 *ABL1* 作为内参基因[57-58] 和使用第二代 TKIs 时[59]，*BCR∷ABL1* 下降达半数的时间是疗效的预后因素。然而，应该注意的是，到目前为止，这是一个还完全没有标准化的指标，并没有包含在目前 CML 常规监测的指南中。

一些可供选择的方法如扩增患者自身的基因组 DNA *BCR∷ABL1* 融合基因可能有助于更深入地了解恶性克隆的动态变化[60-62]。最近的工作表明，相对于确诊时的样本，治疗 3 个月后，基因组 *BCR∷ABL1* 水平的快速下降可能预示着最佳分子学反应[63]。*BCR∷ABL1* gDNA 和 mRNA 水平较治疗前基线的下降似乎也有很好的一致性。有趣的是，在尝试 TFR 时，在 mRNA 阴性的样本中发现 gDNA 可能预示着 DMR 的丧失，这表明存在一群 *BCR∷ABL1* mRNA 表达不活跃的 CML 干细胞[64]。

基于 GeneXpert 检测技术（Cepheid，赛沛）的试剂盒为 *BCR∷ABL1* 监测提供了一种更自动化的方法。该产品检测技术是基于 RT-qPCR 的，但不需要使用标准曲线。相反，每个生产批次的试剂都经过预先校准，可以测量 *ABL1* 和 *BCR∷ABL1* 之间的 Δ-Ct，然后用来计算 *BCR∷ABL1* 与 *ABL1* 的比值[65]。最新一代的这种检测方法（Xpert *BCR∷ABL1*Ultra）是用与 WHO *BCR∷ABL1* 基因参比模板校准后的二级参考品进行校准的，允许结果直接用 IS 报告，其灵敏度足以用于监测 DMR[66]。

单细胞测序在 CML 的应用也开始被研究。最初的研究已经证实了 CML 干细胞的异质性并揭示了不同亚群在 TKI 治疗中始终存在[67-68]。单细胞方法已被用于增强对急性髓性白血病的分子学监测[69]，并有可能为 CML 提供相似的获益。

目前，尚不清楚治疗前 *BCR∷ABL1* mRNA 水平的检测和（或）使用检测 DNA 的方法是否真的会成为常规检测，但两者都需要进一步的标准化，因为当使用不同的内参基因时，IS 超过 10% 会失去准确性[6]，并且如何将检测 DNA 的结果与 IS 联系起来也还不清楚。尽管数字 PCR 如果更便宜的话可能会产生重大影响，但是在可预见的未来，用 IS 报告的 RT-qPCR 可能仍将是大多数中心监测 CML 患者继续使用的方法。

（周　励）

参考文献

[1] Hughes T, et al. False-positive results with PCR to detect leukaemia-specific transcript. Lancet. 1990;335(8696):1037–8.

[2] Sawyers CL, et al. Molecular relapse in chronic myelogenous leukemia patients after bone marrow transplantation detected by polymerase chain reaction. Proc Natl Acad Sci U S A. 1990;87(2):563–7.

[3] Gabert J, et al. Detection of residual bcr/abl translocation by polymerase chain reaction in chronic myeloid leukaemia patients after bone-marrow transplantation. Lancet. 1989;2(8672):1125–8.

[4] Hughes TP, Goldman JM. Biological importance of residual leukaemic cells after BMT for CML: does the polymerase chain reaction help? Bone Marrow Transplant. 1990;5(1):3–6.

[5] Cross NC, et al. Minimal residual disease after allogeneic bone marrow transplantation for chronic myeloid leukaemia in first chronic phase: correlations with acute graft-versus-host disease and relapse. Br J Haematol. 1993;84(1):67–74.

[6] Cross NC. Standardisation of molecular monitoring for chronic myeloid leukaemia. Best Pract Res Clin Haematol. 2009;22(3):355–65.

[7] Cross NC, et al. Competitive polymerase chain reaction to estimate the number of BCR-ABL transcripts in chronic myeloid leukemia patients after bone marrow transplantation. Blood. 1993;82(6):1929–36.

[8] Lion T, et al. Early detection of relapse after bone marrow transplantation in patients with chronic myelogenous leukaemia. Lancet. 1993;341(8840):275–6.

[9] Malinge MC, et al. Quantitative determination of the hybrid Bcr-Abl RNA in patients with chronic myelogenous leukaemia under interferon therapy. Br J Haematol. 1992;82(4):701–7.

[10] Hochhaus A, et al. Variable numbers of BCR-ABL transcripts persist in CML patients who achieve complete cytogenetic remission with interferon-alpha. Br J Haematol. 1995;91(1):126–31.

[11] Hochhaus A, et al. Quantification of residual disease in chronic myelogenous leukemia patients on interferon-alpha therapy by competitive polymerase chain reaction. Blood. 1996;87(4):1549–55.

[12] Aguiar RC, et al. Abnormalities of chromosome band 8p11 in leukemia: two clinical syndromes can be distinguished on the basis of MOZ involvement. Blood. 1997;90(8):3130–5.

[13] Heid CA, et al. Real time quantitative PCR. Genome Res. 1996;6(10):986–94.

[14] Lin F, et al. Correlation between the proportion of Philadelphia chromosome-positive metaphase cells and levels of BCR-ABL mRNA in chronic myeloid leukaemia. Genes Chromosomes Cancer. 1995;13(2):110–4.

[15] Beillard E, et al. Evaluation of candidate control genes for diagnosis and residual disease detection in leukemic patients using 'real-time' quantitative reverse-transcriptase polymerase chain reaction (RQ-PCR)—a Europe against cancer program. Leukemia. 2003;17(12):2474–86.

[16] Branford S, Hughes T. Diagnosis and monitoring of chronic myeloid leukemia by qualitative and quantitative RT-PCR. Methods Mol Med. 2006;125:69–92.

[17] Branford S, et al. Rationale for the recommendations for harmonizing current methodology for detecting BCR-ABL transcripts in patients with chronic myeloid leukaemia. Leukemia. 2006;20(11):1925–30.

[18] Jennings LJ, et al. Design and analytic validation of BCR-ABL1 quantitative reverse transcription polymerase chain reaction assay for monitoring minimal residual disease. Arch Pathol Lab Med. 2012;136(1):33–40.

[19] Gabert J, et al. Standardization and quality control studies of 'real-time' quantitative reverse transcriptase polymerase chain reaction of fusion gene transcripts for residual disease detection in leukemia—a Europe Against Cancer program. Leukemia. 2003;17(12):2318–57.

[20] Foroni L, et al. Guidelines for the measurement of BCR-ABL1 transcripts in chronic myeloid leukaemia. Br J Haematol. 2011;153(2):179–90.

[21] Hughes TP, et al. Frequency of major molecular responses to imatinib or interferon alfa plus cytarabine in newly diagnosed chronic myeloid leukemia. N Engl J Med. 2003;349(15):1423–32.

[22] Hughes T, et al. Monitoring CML patients responding to treatment with tyrosine kinase inhibitors: review and recommendations for harmonizing current methodology for detecting BCR-ABL transcripts and kinase domain mutations and for expressing results. Blood. 2006;108(1):28–37.

[23] Lauseker M, et al. Equivalence of BCR-ABL transcript levels with complete cytogenetic remission in patients with chronic myeloid leukemia in chronic phase. J Cancer Res Clin Oncol. 2014;140: 1965.

[24] Cross NC, et al. Standardized definitions of molecular response in chronic myeloid leukemia. Leukemia. 2012;26(10):2172–5.

[25] Baccarani M, et al. European LeukemiaNet recommendations for the management of chronic myeloid leukemia: 2013. Blood. 2013;122(6):872–84.

[26] Cross NC, et al. Laboratory recommendations

for scoring deep molecular responses following treatment for chronic myeloid leukemia. Leukemia. 2015;29(5):999–1003.

[27] Hochhaus A, et al. European LeukemiaNet 2020 recommendations for treating chronic myeloid leukemia. Leukemia. 2020;34(4):966–84.

[28] Branford S, et al. Desirable performance characteristics for BCR-ABL measurement on an international reporting scale to allow consistent interpretation of individual patient response and comparison of response rates between clinical trials. Blood. 2008;112(8):3330–8.

[29] Muller MC, et al. Harmonization of molecular monitoring of CML therapy in Europe. Leukemia. 2009;23(11):1957–63.

[30] White HE, et al. Establishment of the first World Health Organization International Genetic Reference Panel for quantitation of BCR-ABL mRNA. Blood. 2010;116(22):e111–7.

[31] Cross NCP, et al. Development and evaluation of a secondary reference panel for BCR-ABL1 quantification on the international scale. Leukemia. 2016; 30 (9):1844–52.

[32] Ruiz MS, et al. Programme for Harmonization to the International Scale in Latin America for BCR-ABL1 quantification in CML patients: findings and recommendations. Clin Chem Lab Med (CCLM). 2020:20191283.

[33] Zhang J-W, et al. Standardization of BCR-ABL1 quantification on the international scale in China using locally developed secondary reference panels. Exp Hematol. 2020;81:42–9.e3

[34] White H, et al. A certified plasmid reference material for the standardisation of BCR-ABL1 mRNA quantification by real-time quantitative PCR. Leukemia. 2015;29(2):369–76.

[35] White HE, et al. Establishment and validation of analytical reference panels for the standardization of quantitative BCR-ABL1 measurements on the international scale. Clin Chem. 2013;59(6):938–48.

[36] Cayuela JM, et al. Cartridge-based automated BCR-ABL1 mRNA quantification: solving the issues of standardization, at what cost? Haematologica. 2011;96(5):664–71.

[37] Scott S, et al. Measurement of BCR-ABL1 by RT-qPCR in chronic myeloid leukaemia: findings from an International EQA Programme. Br J Haematol. 2017;177(3):414–22.

[38] Soverini S, et al. BCR-ABL kinase domain mutation analysis in chronic myeloid leukemia patients treated with tyrosine kinase inhibitors: recommendations from an expert panel on behalf of European LeukemiaNet. Blood. 2011;118(5):1208–15.

[39] Smith G, et al. A British Society for Haematology Guideline on the diagnosis and management of chronic myeloid leukaemia. Br J Haematol. 2020;191:171.

[40] National Comprehensive Cancer Network Guidelines in Oncology: Chronic Myeloid Leukemia. Version 3.2020. 2020.

[41] Rea D, Cayuela J-M. Treatment-free remission in patients with chronic myeloid leukemia. Int J Hematol. 2018;108(4):355–64.

[42] *CLSI, Evaluation of Detection Capability for Clinical Laboratory Measurement Procedures; Approved Guideline—Second Edition. CLSI document EP17-A2.* 2012:Clinical and Laboratory Standards Institute.

[43] White HE, et al. Variation in limit of blank for BCR-ABL1 detection between laboratories impacts on scoring of deep molecular response. HemaSphere. 2018;2(S1):140.

[44] Hanfstein B, et al. Distinct characteristics of e13a2 versus e14a2 BCR-ABL1 driven chronic myeloid leukemia under first-line therapy with imatinib. Haematologica. 2014;99(9):1441–7.

[45] Castagnetti F, et al. The BCR-ABL1 transcript type influences response and outcome in Philadelphia chromosome-positive chronic myeloid leukemia

patients treated frontline with imatinib. Am J Hematol. 2017;92(8):797–805.

[46] Jain P, et al. Impact of BCR-ABL transcript type on outcome in patients with chronic-phase CML treated with tyrosine kinase inhibitors. Blood. 2016;127(10):1269–75.

[47] Kjaer L, et al. Variant-specific discrepancy when quantitating BCR-ABL1 e13a2 and e14a2 transcripts using the Europe Against Cancer qPCR assay. Eur J Haematol. 2019;103(1):26–34.

[48] Bernardi S, et al. "Variant-specific discrepancy when quantitating BCR-ABL1 e13a2 and e14a2 transcripts using the Europe Against Cancer qPCR assay." is dPCR the key? Eur J Haematol. 2019;103(3): 272–3.

[49] Polakova, K.M., et al., Individual molecular response evaluation on both DNA and mRNA BCR-ABL1 level diminished differences in time to molecular response achievement between CML patients with e13a2 vs e14a2 transcript type. 25th Congress of EHA, 2020. EP742.

[50] Fava C, et al. A comparison of droplet digital PCR and RT-qPCR for BCR-ABL1 monitoring in chronic myeloid leukemia. Blood. 2019;134 (Supplement_1):2092.

[51] Scott S, et al., Digital PCR for the measurement of BCR-ABL1 in CML: A new dawn?, in 25th Congress of EHA. 2020.

[52] Franke G-N, et al. Comparison of real-time quantitative PCR and digital droplet PCR for BCR-ABL1 monitoring in patients with chronic myeloid leukemia. J Mol Diagn: JMD. 2020;22(1):81–9.

[53] Nicolini FE, et al. Evaluation of residual disease and TKI duration are critical predictive factors for molecular recurrence after stopping Imatinib first-line in chronic phase CML patients. Clin Cancer Res. 2019;25(22):6606.

[54] Bernardi S, et al. Digital PCR improves the quantitation of DMR and the selection of CML

candidates to TKIs discontinuation. Cancer Med. 2019;8(5):2041–55.

[55] Hanfstein B, et al. Velocity of early BCR-ABL transcript elimination as an optimized predictor of outcome in chronic myeloid leukemia (CML) patients in chronic phase on treatment with imatinib. Leukemia. 2014;28(10):1988–92.

[56] Branford S, et al. Prognosis for patients with CML and >10% BCR-ABL1 after 3 months of imatinib depends on the rate of BCR-ABL1 decline. Blood. 2014;124(4):511–8.

[57] Fava C, et al. Early BCR-ABL1 reduction is predictive of better event-free survival in patients with newly diagnosed chronic myeloid leukemia treated with any tyrosine kinase inhibitor. Clin Lymphoma Myeloma Leuk. 2016;16:S96–S100.

[58] Huet S, et al. Major molecular response achievement in CML patients can be predicted by BCR-ABL1/ABL1 or BCR-ABL1/GUS ratio at an earlier time point of follow-up than currently recommended. PLoS One. 2014;9(9):e106250.

[59] Iriyama N, et al. Shorter halving time of BCRABL1 transcripts is a novel predictor for achievement of molecular responses in newly diagnosed chronic-phase chronic myeloid leukemia treated with dasatinib: results of the D-first study of Kanto CML study group. Am J Hematol. 2015;90(4): 282–7.

[60] Ross DM, et al. Patients with chronic myeloid leukemia who maintain a complete molecular response after stopping imatinib treatment have evidence of persistent leukemia by DNA PCR. Leukemia. 2010;24(10):1719–24.

[61] Bartley PA, et al. Sensitive detection and quantification of minimal residual disease in chronic myeloid leukaemia using nested quantitative PCR for BCR-ABL DNA. Int J Lab Hematol. 2010;32(6 Pt 1):e222–8.

[62] Sobrinho-Simoes M, et al. In search of the original leukemic clone in chronic myeloid leukemia

patients in complete molecular remission after stem cell transplantation or imatinib. Blood. 2010;116(8):1329–35.

[63] Pagani IS, et al. BCR-ABL1 genomic DNA PCR response kinetics during first-line imatinib treatment of chronic myeloid leukemia. Haematologica. 2018;103(12):2026.

[64] Machova Polakova K, et al. Analysis of chronic myeloid leukaemia during deep molecular response by genomic PCR: a traffic light stratification model with impact on treatment-free remission. Leukemia. 2020;34(8):2113–24.

[65] Winn-Deen ES, et al. Development of an integrated assay for detection of BCR-ABL RNA. Clin Chem. 2007;53(9):1593–600.

[66] Day G-J, et al. Development of Xpert® BCR-ABL ultra, an automated and standardized multiplex assay with required performance characteristics for BCR-ABL1 quantitative measurement on an international reporting scale. Blood. 2015;126(23):2793.

[67] Giustacchini A, et al. Single-cell transcriptomics uncovers distinct molecular signatures of stem cells in chronic myeloid leukemia. Nat Med. 2017;23(6):692–702.

[68] Warfvinge R, et al. Single-cell molecular analysis defines therapy response and immunophenotype of stem cell subpopulations in CML. Blood. 2017;129(17):2384–94.

[69] Ediriwickrema A, et al. Single-cell mutational profiling enhances the clinical evaluation of AML MRD. Blood Adv. 2020;4(5):943–52.

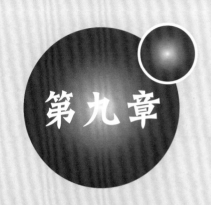

评估慢性髓系白血病患者疾病相关死亡的预后评分系统

Markus Pfrrmann, Michael Lauseker, Verena S. Hofmann, and Joerg Hasford

9.1 什么是预后评分？

在医学中，患者的有统计学差异且在临床上明确与疾病结局相关的特征被称为预后因素。一个预后评分可以由几个预后因素组合而成，这种组合通常由公式计算完成，其中不同的因素具有不同的权重，并且可能需要先进行某种转换才能参与计算。最终，将得到的预后积分根据一个明确的规则归类至两个或更多个预后组。有意义的预后分组应体现出所有组间的临床差异性。预后积分和分组规则的组合统称为预后模型。然而，在 CML 领域中，"评分"一词的使用更加普遍，因此我们将在下文中把"模型""评分"作等同使用[1]。

通常，预后评分是根据接受过类似治疗的同一组疾病样本的某一结局制定的，这一结局被前瞻性地确定为主要终点。如果未观察到临床结局的差异，并且治疗的作用模式是相似的，那么可以认为这些治疗方法效果相似。根据 Sargent 等[2]的定义，如果根据不同治疗结果把接受相似治疗的患者分组，"评分"实际上可以被称为一种或多种治疗下患者的"预后"；如果在同一预后组内不同治疗方法获得的结局不同，则该组的评分可称为"预测"[2]。

9.2 预后评分的现实意义

预后评分在现代医学中具有多种重要作用，其中最重要的是通过预测某个特定患者的治疗结局，选择最佳治疗方案，开发基于危险分层的治疗方案，调整临床试验中治疗组间的不平衡，以及比较不同临床研究的结局[3-4]。例如，为了防止不同治疗组间可能存在的不平衡，评价第二代 TKIs 尼洛替尼和达沙替尼治疗 CML 的两项临床试验，其试验设计和结果分析阶段都根据预后评分对患者进行了分层[5-6]。因此，预后评分一直都是 ELN 对 CML 的治疗建议中的一个组成部分[7]。

9.3 基线预后评分系统

Sokal 评分[8]、Euro 评分[4]、EUTOS[9] 评分及 EUTOS 长期生存（EUTOS long-term survival，ELTS）[10] 评分是 ELN 治疗建议中提及的基线评分系统[7]，这四种评分系统将患者初诊时的特征作为"基线"

（表 9-1）。开始治疗前，根据患者的基线特征计算的评分旨在预测处于非急变期[8]或慢性期（chronic phases，CP）[4, 9-10]费城染色体阳性（Ph 阳性）患者的治疗结局。慢性期表示疾病处于稳定期，加速期（accelerated phases，AP）和急变期（blasticphases，BC）则表示疾病处于进展期[11]。

9.3.1 Sokal 评分系统

Sokal 评分系统发布于 1984 年，是基于接受化疗的患者数据建立的评分系统（表 9-1）。该评分系统将患者分为三个预后组来预测其接受化疗后的总生存（overall survival，OS）率[8]。评分计算见以下网址：https://www.leukemia-net.org/content/leukemias/cml/euro__and_sokal_score/。

9.3.2 Euro 评分系统

在一项 1201 例患者接受干扰素 α 治疗的大样本研究中，Sokal 评分不能很好地区分中危和高危组的 OS 率[4]，因此，Hasford 等在 1998 年为接受干扰素治疗的患者提出了一套新的预后评分系统（表 9-1）[4]。在由 493 例患者组成的独立验证样本集中，这个新的评分系统显著地区分了三个风险组的 OS 率，其预测能力得到了很好验证[12]。Euro 评分系统也是羟基脲（hydroxyurea，HU）治疗患者的预后指标，在低危和中危组中，干扰素治疗的患者 OS 率明显高于羟基脲治疗的患者[12]。评分计算见以下网址：https://www.leukemia-net.org/content/leukemias/ cml/euro__and_sokal_score/。

9.3.3 EUTOS 评分系统

随着 IRIS 临床试验结果的发表，由于伊马替尼显著延长了患者的生存，很显然在很长的一段时间内，接受伊马替尼治疗的患者组与将来可能接受更好治疗的患者组的组间 OS 率不太可能出现显著差异。然而研究者希望能够尽早确认新疗法的优势，因此在使尼洛替尼和达沙替尼获批的 III 期临床试验中用缓解率代替 OS 作为主要终点[5-6]。所以 Hasford 等引入了 EUTOS 评分系统[9]，选择治疗 18 个月后获得完全细胞遗传学缓解（骨髓 Ph 阳性细胞为 0，CCyR）作为主要终点。EUTOS 评分系统能够显著区分两个不同危险组治疗 18 个月后的 CCyR 率和无进展生存率，这两种预测能力分别在 616 例患者和 1190 例患者的独立验证样本集中得到了证实[14]。评分计算见以下网址：https://www.leukemia-net.org/content/leukemias/cml/eutos_score/。

表 9-1　目前已建立的慢性髓系白血病基线预后评分系统

	患者群体[a]	公式	危险度分组
Sokal 评分[b]	678 例接受化疗的患者；1962—1981 年诊断	$= 16 \times [$ 年龄（岁）$-43.4] + 0.0345 \times [$ 脾脏大小（肋下厘米数）$-7.51]$ $+ 0.1880 \times \{[$ 血小板计数（$\times 10^9$/L）/700$]^2 - 0.563$ $+ 0.0887 \times [$ 原始细胞（%，外周血）$- 2.10]\}$	低危：< 0.80 中危：≥ 0.80 且 ≤ 1.20 高危：> 1.20
Euro 评分[c]	908 例接受干扰素治疗的患者；1983—1994 年诊断	$= 0.6666 \times$ 年龄（年龄 < 50 为 0，否则为 1） $+ 0.0420 \times$ 脾脏大小（肋下厘米数） $+ 0.0584 \times$ 原始细胞（%，外周血） $+ 0.0413 \times$ 嗜酸性粒细胞（%，外周血） $+ 0.2039 \times$ 嗜碱性粒细胞（当外周血分类百分数 $< 3\%$ 时为 0，否则为 1） $+ 1.0956 \times$ 血小板（当血小板计数小于 1500×10^9/L 时为 0，否则为 1）$\times 1000$	低危：≤ 780 中危：> 780 且 ≤ 1480 高危：> 1480
EUTOS 评分[d]	926 例接受伊马替尼治疗的患者；2002—2006 年诊断	$= 7 \times$ 嗜碱性粒细胞（%，外周血）$+ 4 \times$ 脾脏大小（肋下厘米数）	低危：≤ 87 高危：> 87
ELTS 评分[e]	2205 例接受伊马替尼治疗；2002—2006 年诊断	$= 0.0025 \times [$ 年龄（完整年）/10$]^3$ $+ 0.0615 \times$ 脾脏大小（肋下厘米数） $+ 0.1052 \times$ 原始细胞（%，外周血） $+ 0.4104 \times [$ 血小板计数（10^9/L）/1000$]^{-0.5}$	低危：≤ 1.5680 中危：> 1.5680 且 ≤ 2.2185 高危：> 2.2185

[a] 最终用于估计回归系数的病例数；[b] Ref. Sokal, Cox, Baccarani, Tura, Gomez, Robertson, Tso, Braun, Clarkson, Cervantes, Rozman, and the Italian Cooperative CML Study Group[8]；[c] Ref. Hasford, Pfrrmann, Hehlmann, Allan, Baccarani, Kluin-Nelemans, Alimena, Steegmann, Ansari[4]；[d] Ref. Hasford, Baccarani, Hoffmann, Guilhot, Saussele, Rosti, Guilhot, Porkka, Ossenkoppele, Lindoerfer, Simonsson, Pfrrmann, Hehlmann[9]；[e] Ref. Pfrrmann, Baccarani, Saussele, Guilhot, Cervantes, Ossenkoppele, Hoffmann, Castagnetti, Hasford, Hehlmann, Simonsson[10]。

9.3.4　EUTOS 长期生存（ELTS）评分系统

至少在临床试验中，当 CML 的治疗从干扰素转换到 TKIs 后，患者的 OS 从中位生存期约 6 年[4]提高到 10 年，生存率约 80%[15-17]。TKIs 使 CML 疾病相关死亡率下降，从而使 OS 率显著提高。根据 Hehlmann 等[15] 和 Molica 等[17] 的报道，10 年 CML 相关死亡率分别为 6% 和 8%，而 10 年其他原因相关死亡率分别为 12% 和 16%。由于 2/3 的死亡并非与 CML 直接相关，研究者想知道 OS 率在哪方面仍与 CML 的治疗有关。降低白血病相关的死亡率是 CML 治疗的重点。因此，在进行关于 TKI 治疗的预后危险分组时，ELTS 评分提出用 "CML 相关死亡" 作为主要终点而将所有其他死亡原因作为竞争风险。在一线接受伊马替尼治疗的 2205 例患者中，ELTS 评分的三个预后组组间的 CML 相关死亡率具有明显差异。包含 1120 例患者的验证样本集证实了三组间的显著差异[10]。评分计算见以下网址：https://www.leukemia-net.org/content/leukemias/cml/elts_score/，也可以像之

前几种评分系统一样通过 Hematology 软件 App 计算。

9.4　竞争风险带来的方法学挑战

根据研究目的不同，需要使用不同的方法学途径分析特定死因对生存率的影响。

9.4.1　相对生存率

通过收集人群数据（该数据可以从人群死亡率数据库下载）[18]（www.mortality.org），就可以提取与拟进行研究的病例样本相匹配的人群的生存率。匹配的标准包括研究发起者的国家、患者性别及开始 CML 治疗时患者的年龄和年份。这样，对全因死亡（参考人群数据生存率）进行调整，然后估算出的相对生存率仅受所观察的患者样本中 CML 相关的 "超额死亡率" 的影响。根据 Pohar-Perme 等的方法[19]，相对生存率是基于 "净生存率" 的估计，而 "净生存率" 可以通过死于 CML 的超额危险来计算。理论上，死于 CML 的风险也是人群死亡风险的一部

分，然而在总体人群中，与其他所有死因相比，死于 CML 的病例数微不足道，这与在 CML 患者样本中预期 CML 有额外风险相反。EUTOS 登记研究中在研的 2290 例患者的 8 年相对生存率为 96%［95% CI，93% ~ 97%］[10]。

9.4.2　CML 相关死亡率

在不涉及外部人群数据的情况下，仅从病例样本就可以计算出死亡率，此时死因必须出研究人员自己区分。在 ELTS 评分系统中，只有记录为疾病进展的死亡才被认为是 "CML 相关死亡"[10]，疾病进展指出现了 ELN 指南[11] 中定义的加速期或急变期。仅将记录为疾病进展的死亡视为 "CML 相关死亡" 必定低估了实际可归因于 CML 的死亡数量，疾病进展以外的其他死因也可能归因于 CML，如感染或可能发生的药物相关毒性。然而使用 "进展前提" 几乎可以避免死因模棱两可的情况，并且与 ELTS 评分一样，死亡的累积发生率（cumulative incidence probability，CIPs）回归模型的建立应当基于 "真正的" 死于 CML 的病例，CML 相关的 CIPs 被低估及随之带来的统计效能的降低仍是有待解决的问题。

估计 CML 相关的死亡率时，与 CML 无关的死因应当被视为竞争风险，因为它们导致了潜在的 CML 相关死亡无法被观察到。当竞争风险存在时，使用 Kaplan-Meier 法会导致结果偏倚，而应使用累积发生函数（cumulative incidence function，CIF）来估计 CIPs[20-21]。在 CML 领域，早些时候就已发表了一个简单易懂的例子来解释错误使用 Kaplan-Meier 法与正确使用 CIF 法之间的区别[22]。计算置信区间则可使用 Choudhury 法[23]。

9.4.3　考虑竞争风险的预后模型

当竞争风险存在时，对于所有竞争事件，应考虑两种风险：原因别风险（cause-specific hazard，CSH）和部分分布风险（subdistributionhazard，SH）[24-25]。

在比例 CSHs 中，可使用已熟知的标准 Cox 比例风险模型来评估特定研究事件，如 CML 相关死亡的风险比（HR）[26]。从技术上讲，对所有其他原因的死亡时间都应进行删失，就像随访结束时删失的病例一样。对于想要研究的死因，用 t 表示某一时间点，CSHs 给出存活个体在 t 之前每个单位时间（例如每天）的失效率[24]。相应地，在排除患者存在任何竞争风险事件的可能性的情况下，CSH 可以被解释为研究事件的流行率。然而，CML 相关死亡的累积发生率也取决于所有竞争事件的 CSHs[24]。因而，比例 CSHs 的假设排除了比例 CIPs。因此，某一事件的 CSH 和 CIPs 之间并不存在简单关联，与没有任何竞争事件的标准生存分析不同，CSH 模型可以理解为一种风险模型，而这种模型并不能提供协变量与 CIPs 之间的直接相关性[24]。

相反，SH 模型将已发生竞争事件的病例保留在风险集中，因此对于想要研究的事件，用 t 表示某一时间点，SH 给的是在 t 之前仍然存活或已经因为其他原因死亡的病例在每个单位时间的失效率[24]。在满足比例风险假定的情况下，部分分布风险比（subdistribution hazard ratio，SHR）可以通过 Fine-Gray 模型来评估[27]。比例 SHs 意味着比例 CIPs，因此 Fine-Gray 模型为研究因素对事件 CIPs 的影响提供了直接的解释[27]。但当事件 "A" 的 CSH 仅受直接作用于该事件的操控效应影响时，其 SH 也被竞争事件 "B" 的操控效应影响，这意味着即使对事件 A 没有直接影响，事件 B 的强正向预测因子也会对事件 A 的 SH 产生影响（具有负系数），但对事件 "A" 的 CSH 没有影响[24, 28]。与 CSH 不同，经历过竞争事件的患者仍处于研究事件的风险集中，SH 不是标准流行病学意义上的比率[24]。为了更好地描述解释变量，应综合使用 CSH 和 SH[24-25]。

由于 ELTS 评分倾向于直接解释预后因素对事件概率的影响，因此使用了 Fine-Gray 模型。为了使结果更具示范性，［年龄（年）/10］³ 及脾脏大小（肋下 cm 数）被纳为指标。当特别关注事件为 "CML 相关死亡" 时，脾脏大小的 SHR 为 1.063（95% CI，1.029 ~ 1.099），年龄的 SH 为 1.003（95% CI，1.001 ~ 1.005）[10]。因此，脾脏每增大 1 cm，CML 相关死亡发生的风险约增加 6.3%。由于年龄模型不是线性的，两个患者的年龄差一定时，风险增加并不恒定。例如，30 岁使用 "［年龄（年）/10］³" 公式计算的结果为 "27"，40 岁为 "64"，60 岁为 "216"，而 70 岁为 "343"，在其余项目得分相同的情况下，40 岁与 30 岁的 SHR 为：$(1.003)^{(64-27)} = 1.003^{37} = 1.117$，因此从 30 岁到 40 岁，CML 相关死亡的风险因年龄增加 11.7%，而从 60 岁与 70 岁的 SHR 为：$(1.003)^{(343-216)} = 1.463$，死亡风险增加了 46.3%。

当应用 Fine-Gray 模型时，死因与 CML 无关的病例仍在风险集中，而在应用 CSH 模型时，死因与 CML 无关的病例会被删失，但是对于脾脏大小 1.065，（95% *CI*，1.029 ~ 1.104）和年龄 1.003，（95% *CI*，1.001 ~ 1.005），所得到的原因别风险比和部分分布风险比相近[10]。

除外其他因素，年龄因素也显著影响"与 CML 无关的死亡"事件，SHR ：1.008（95% *CI*，1.006 ~ 1.009），而脾脏大小对其基本没有影响[10]。同样，CSH 模型得出的结果与 Fine-Gray 模型得出的结果很相似；对于年龄，CSH 模型的结果甚至相同[10]。

既然使用 CSH 和 SH 模型估算出的两种风险比几乎一致，可以认为脾脏大小并不存在对竞争事件"与 CML 无关的死亡"的间接影响，而是对 CML 相关死亡 CIPs 有实际影响，同样的解释也适用于年龄对 CML 相关或无关死亡的影响。"CML 相关死亡"和"与 CML 无关的死亡"似乎是两个独立的事件，在这种情况下，一个事件可以被解释为另一个事件的独立删失。从统计学上验证这种独立性是不可能的。一般来说，用两种模型进行估算与合理实现比例性假定很难取得一致，相反，研究者应当清楚（通常）只有一种比例性假定（成比例的 CSH 或成比例的 SH）能够实现[24-25]。分析登记研究中在研部分的数据可大大增加观察显著独立性的可能性[10]。在研部分由随机临床试验中的患者组成。此时，纳入和排除标准防止了大量纳入严重伴随疾病的患者，因此对很多初诊高危的患者来说，CML 是治疗初期主要威胁生存的疾病。脾脏大小、原始细胞百分比等 CML 的典型预后因素被认为与 CML 死亡相关，但与其他原因的死亡无关。在 CML 治疗过程中发生的其他疾病需与 CML "无关"。

当主要关注疾病病因时，原因别风险模型或许更可取，因为它可以解释为真正高危患者的流行病学比例[24]。部分分布风险模型对于事件的累积发生率有直接影响，这种发生率更容易解释，因此当关注点为预后模型时，部分风险模型更适合[24]，但模型的选择还应考虑到比例风险假定的有效性。

9.5　预后评分的验证

9.5.1　先决条件：病例样本和终点事件

当准备应用和验证一个预后评分系统时，必须要记住这个病例样本最初就是为建立此评分系统而收集的。ELTS 积分系统最初是在 Ph 阳性或 *BCR ∷ ABL1* 阳性、一线接受伊马替尼治疗的成人慢性期患者中建立的[10]，所以当它被应用于相似的病例样本时预后评价结果会更加准确。

此外，对预后评分系统的验证，应当首先在制定评分系统的作者宣称的该预后模型有效终点事件中进行验证。由于 ELTS 评分系统是用来区分"CML 相关死亡"率的，所以应该在合适的病例样本中以这一事件为终点，区分不同危险分组险间的统计学和临床差异。另外，ELTS 评分系统的制定者表示，尽管不是最佳的，但它也可用于考虑了全因死亡的 OS 率。对于任何其他终点，没有进行合理的风险组划定，其结果也不能保证。

最后，"合适的验证样本"一词不仅是对纳入和排除标准的充分定义，而且一般也包括病例数量。对于死亡或生存率等事件发生时间终点，事件数量更为重要。显然，较少的患者样本数和较短的随访时间是不足以观察到充足的事件数的。如果风险组中的事件数太少，则由此产生的预后模型验证失败说服力不足。风险率和风险比可以在评分系统最初发布的资料中追溯到。不存在竞争风险时，可以使用免费的程序"PS: Power and Sample Size Calculation"来估算验证样本的样本量，网址：http://biostat.mc.vanderbilt.edu/wiki/Main/PowerSampleSize。样本量的估算基于 Schoenfeld 和 Richter 的方法[29]。当竞争风险存在时，部分分布风险比率与竞争风险相关，这时可以用 Latouche 和 Porcher[30] 的方法估算必要的样本量。

为了提高研究质量，当做出与研究终点事件相关的新的估计时，推荐使用 95% 置信区间。如果各危险分组间的差异真实存在，置信区间有助于读者了解研究的检验效能。

值得注意的是，即使没有被应用在其初始设定的样本和终点事件中，预后评分系统的预测能力可能也是"充分的"，在事件发生很少的样本中也可能发现显著差异，ELTS 评分系统的验证就提供了例子。但评估针对某一终点的预测效能时使用正确的方法仍是必需的，竞争风险的存在不容忽视。

9.5.2　验证的重要性

预后模型的验证是不可或缺的。在学习样本中建立预后模型是一种探索过程，可以认为该评分系统在相似的样本比如 ELTS 评分系统的 2205 例病例中也具有评估能力。因此，预测效力应在不同于学习样本，且与模型建立无关的数据中进行评价。如果预后系统在发布时就已在独立的病例样本中进行验证，它的实用性可能大大提高。如果一个预后模型之后能够被不同的研究者验证，最理想的是选取来自不同国家、尽可能代表全体 CML 患者的人群，它会更具说服力。来自基于人群的登记病例样本比来自随机临床试验的样本更能代表所有 CML 患者，因为前者几乎没有任何排除标准，而后者许多 CML 患者会被排除，如有严重合并症的患者。

成功验证评分系统的首要条件在于模型建立过程，Wyatt 和 Altman 制定了标准来检验预后模型的使用，以便更好地完成临床决策[31]，主要标准是临床可信度、准确性证据和普适性证据。从方法论角度来看，上述关于样本量的要求和报道所有相关估计值的（如风险比）95% CI 的要求也适用于模型建立阶段。分析可能影响预后的因素时选择正确的统计学模型是很重要的。在多元回归模型中，作为经验法则，建议对每个候选的预后变量，至少观察 10 个相关因变量的事件[32]。在早期建模阶段不应该将连续变量转为二分类变量[33]，在不同的学习样本中可能得出不同的分界点。可以考虑使用分数多项式作为连续变量线性建模的替代方案[34]。变量选择和多重模型稳定性的评估可以使用自举重采样验证[35]。所有最终选择的变量对预后的共同影响汇总在实际预后评分中，根据患者的（连续）预后评分数值将患者分入不同危险分组（如低、中、高危），以指导临床决策。当最小的危险分组仍包括了 10% 左右的患者时，更能说明该分组是有临床意义的。针对多重检验进行调整在寻找统计学上的"最佳"分界点中是很重要的[36]。虽然在没有调整的情况下，发现某些临界值的概率相对较高，但在另一个病例样本中同样的临界值仍有统计学意义的可能性就会很低。一个预后模型如果无法满意地重复和普适于独立的患者群体，它将毫无用处。

由于严重程度不同、难以在另一样本中重复，应尽量避免使用难以解释且常有偏倚的复合终点[22]。缺乏可重复性往往由定义、计算及终点测量偏差等原因综合导致。

尝试验证时，应注意以上先决条件的要点。验证区分生存终点的预后模型时可以使用各种检验方法：

两危险分组间和学习样本中的（部分分布）风险比应当是同向的，比如高危组有更高的风险比[10, 37]。理想情况下，当有足够样本量时，（S）HR 估计值的 95% CI 不应包括"1"，即拒绝接受风险组之间"无显著差异"，或使用 Log-rank 检验或 Gray 检验[38]可以得出显著不同的生存或累积事件发生率。尤其是比较不同预测模型之间的区分能力时，可以使用 Wolbers 等的截断一致性指数[39]等方法。一致性指数越高，对生存结果的预测能力越好，当指数大于 50 时，预测模型能够为临床提供高于随机概率的有价值的信息，指数越接近 100，模型的预测效果越好[37]。

9.5.3 ELTS 评分在 2949 例 EUTOS 评分登记患者中的验证

2007 年，欧洲白血病网建立了 CML 患者登记系统，并在 EUTOS 评分框架内进行维护。登记的前两部分由 2002—2006 年前瞻性入组的成人慢性期患者的数据组成，包括正处于或不处于临床试验中的患者（试验中和已出组患者）。登记中全人群的部分收集了 2008—2013 年被诊断为 Ph 阳性和（或）BCR :: ABL1 阳性 CML 的数据，目标包括当时明确定义的欧洲地区所有的初诊 CML 患者[40]。1831 例基于人群的病例加上 1118 例临床试验出组的病例（在更新中有 2 例患者被认为是重复录入）组成的 2949 例患者的样本与之前任何评分系统建立时的数据都不同[37]。这 2949 例患者的中位年龄为 52 岁（范围：18 ~ 91 岁），52% 为男性。生存时间指从开始 TKI 治疗起至死亡或最后随访时间。

9.5.3.1 生存率的计算

患者第一次慢性期行异基因造血干细胞移植后的数据将删失。疾病进展是通过加速期或急变期来定义的，加速期和急变期根据 ELN 指南确定[11]，慢性期即为无疾病进展。只有疾病进展后的死亡才被视为"CML 相关死亡"，未进展的死亡被认为是"与 CML 无关的死亡"[37]。OS 率用 Kaplan-Meier 法估算，全因死亡风险比用 Cox 回归模型计算[41]。当区分竞争风险原因导致的死亡时，使用 Aalen-Johansen 法估计 CML 相关死亡的累积发生概率[21, 23]，使用 Fine-Gray 法估计 CML 相关死亡的部分分布风险比（SHRs）[27]。中位随访时间为 3.3 年（范围：0.01 ~ 12.6 年），以有记录的疾病进展为先决条件，236 例中 89

例（38%）的死因为 CML。

2949 例患者的 10 年 OS 率为 82%（95% CI：79% ~ 85%），10 年 CML 相关死亡率为 6%（95% CI：4% ~ 7%）。为了使各亚组中也有足够大的样本量来观察描述生存率，生存率的观察时间选择为 6 年，6 年的 OS 率为 88%（95% CI：86% ~ 89%），6 年的 CML 相关死亡率为 5%（95% CI：4% ~ 6%）。

9.5.3.2　CML 相关死亡率的成功验证

累积发生率通过 Fine-Gray 模型用 SHRs 进行比较，双侧 P 值的显著水平为 0.05。ELTS 评分能够区分 CML 相关死亡的累积发生率（图 9-1）。中危组（$n = 853$，29%；$P = 0.0031$）和高危组（$n = 408$，14%；$P < 0.0001$）的死亡率显著高于低危组（$n = 1688$，57%），其相应的 SHRS 分别为 2.203（95% CI：1.306 ~ 3.718）和 5.646（95% CI：3.397 ~ 9.387），1 年、5 年和 10 年的一致性指数分别为 68.0、66.0 和 68.1[37]。中危组和高危组间的死亡率也有显著差异（$P = 0.0002$）。

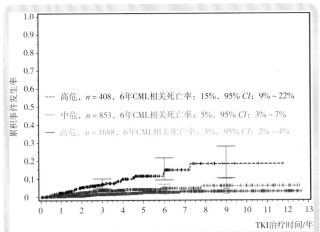

观察不同年份各危险组的人数

年份	0 年	3 年	6 年	9 年
低危，n	1688	935	302	86
中危，n	853	427	115	34
高危，n	408	177	43	6

图 9-1　CML 相关死亡的累积发生率与 CML 无关的死亡作为竞争风险事件，根据 ELTS 评分将 2949 例来自非临床试验与基于人群登记的患者进行危险度分层。图中 3 年、6 年、9 年的水平横线表示估算的 CML 相关死亡累积发生率的 95% 置信区间的上限和下限

Lauseker 和 Zu Eulenburg[42] 表示，当不同疾病状态的删失机制存在差异时（如慢性期和和进展期的患者），使用竞争风险模型会导致累积发生率的估算出现偏倚。考虑到存在不同的删失机制，使用进展性疾病 – 死亡模型比竞争风险模型更优。在临床试验出组患者及基于人群登记的联合样本中，2949 例患者中有 153 例（5%）发生了疾病进展。对于进展期的患者，删失的累积风险明显更高（$P < 0.0001$），导致与"金标准"进展性疾病 – 死亡模型相比，进展后死亡累积发生率出现轻微偏倚。在 2949 例患者中，使用进展性疾病 – 死亡模型计算 8 年后的进展后死亡率为 7.3%，使用竞争风险模型则为 5.7%。使用进展性疾病 – 死亡模型评估，CP 至进展、CP 至死亡的风险有明显不同，这也证实了 ELTS 评分系统能够满意地区分不同组间的危险度[37]。

9.5.3.3　总死亡率的成功验证

ELTS 评分的中危组（$P < 0.000\ 1$）和高危组（$P < 0.0001$）的 OS 率显著低于低危组（图 9-2），相应的 HR 为 2.479（95% CI：1.836 ~ 3.345）和 4.012（95% CI：2.884 ~ 5.582），1 年、5 年和 10 年的一致性指数分别为 65.6、64.0 和 64.0[37]。中危组和高危组的差异同样显著（$P = 0.0031$）。

ELTS 评分已多次成功区分不同危险分组间的 OS 率差异[37, 43-45]，但 ELTS 评分最初是为了区分 CML 相关的死亡率，因此它不是"最佳"区分 OS 率的方法，在 2205 例患者的学习样本中一定能设计更好的评分系统来估计 OS 率。如 9.4.3 中所说，在"与 CML 无关死亡"的累积发生率的最佳多重模型中，年龄（年 /10）3 的 SHR 为 1.008，显著高于 ELTS 模型"CML 相关死亡"的 SHR（SHR = 1.003）。当 SHR 为 1.003 时，70 岁和 60 岁死于 CML 的 SHR 为 $(1.003)^{(343-216)} = 1.463$，但同样的年龄差下与 CML 无关的死亡的 SHR 为 $(1.008)^{(343-216)} = 2.751$，风险比高出近一倍。两种模型的计算方法都是基于患者只有年龄差异，其他变量值相同的假设，虽然两种模型没有直接对比，还是可以得出结论：在较高的年龄中，与 CML 无关的死亡风险的增加程度高于 CML 相关死亡。基于两种死亡建立的 OS 率是"最佳"OS 模型，年龄在其中起着比 ELTS 评分更重要的作用。

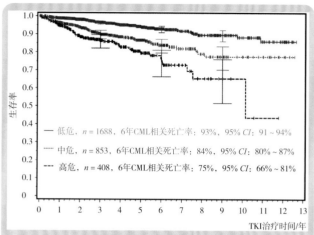

观察不同年份各危险组的人数

年份	0年	3年	6年	9年
低危，n	1688	935	302	86
中危，n	853	427	115	34
高危，n	408	177	43	6

图 9-2 根据 ELTS 评分将 2949 例来自非临床试验与基于人群登记的患者进行危险度分层的全因死亡总生存率。图中 3 年、6 年、9 年的水平横线表示估算生存率的 95% 置信区间的上限和下限

9.5.3.4 不同学习集的成功验证

也有几名不同研究者报道了 ELTS 评分系统的成功验证。在有些研究中，尽管风险组的事件数很少、病例样本与 ELTS 评分的原始学习样本差别很大，或使用了该评分本不适用的终点，验证仍能够获得成功，结果将在下文展示，但统计方法错误或使用复杂的复合终点时验证结果没有参考价值。

Geelen 等[44]将 ELTS 评分系统用于 709 例一线使用伊马替尼治疗的患者，结果能够区分出三组配对的、OS 和第一次主要分子学反应有显著区别的危险组。即使只有 23 例发生进展后死亡，ELTS 评分依然很好地区分出了低危组和高危组患者的 CML 相关死亡率差异，但因病例数太少，无法得出可靠的预测能力评估结果。

Yang 等[45]将 ELTS 评分应用于 462 例伊马替尼治疗的中国患者，结果发现高危组与其他两组的 OS 率有显著差异，其中位随访时间为 69 个月，总事件数未见报道。

Millot 等[46]发现在 350 例一线伊马替尼治疗的儿童中，即使只有 23 个总事件（进展或死亡），ELTS 风险组间的无进展生存也有显著差异。

在 202 例年龄 ≥ 65 岁，使用伊马替尼或尼洛替尼治疗的意大利患者中，ELTS 评分能够显著区分出三个危险分组间的主要分子学反应[MMR，$BCR :: ABL1 \leq 0.1\%$，国际标准（IS）]、DMR（MR^4，$BCR :: ABL1 \leq 0.01\%$，IS）、OS 率和白血病相关死亡率差异[43]。中位随访时间为 77 个月。

在 258 例诊断时即为进展期的患者中，使用 ELTS 评分也能明显区分出高危组与其他两组的 OS 率差异，但在低危组与中危组间未见统计学差异[47]。

值得注意的是，如果没有报告失败的验证尝试，结果可能存在发表偏倚，但这只有在病例样本和终点事件的先决条件都满足的条件下才能确认。

9.6 四种预后评分系统的比较评价

9.6.1 评分系统在 2949 例独立 EUTOS 注册患者中的比较评价

不仅仅是 ELTS 评分，其他三种评分系统也在 2949 例临床试验出组和以人群为基础的注册病例样本中进行了探究。

9.6.1.1 CML 相关死亡率的比较评价

与 ELTS 评分系统相反，Sokal 评分不能区分中危组与低危组 CML 相关死亡率的显著差异（图 9-3），但高危组（$n = 698$，24%）的 CML 相关死亡率明显高于中危组（$n = 1177$，40%；$P = 0.0014$）与低危组（$n = 1074$，36%；$P < 0.0001$）。高危组与低危组组间的 SHR 为 3.559（95% CI：2.030 ~ 6.240），中危组与低危组组间的 SHR 为 1.668（95% CI：0.934 ~ 2.978）。1 年、5 年和 10 年的一致性指数分别为 59.7、62.4 和 63.3[37]。

Euro 和 EUTOS 评分的区分能力同样不如 ELTS 评分，Euro 评分无法区分出中危组和低危组的差异，EUTOS 评分则无法区分出低危组和高危组的差异[37]。

应用进展性疾病 - 死亡模型时，其他评分系统在区分转化率方面均不如 ELTS 评分系统[37]。

9.6.1.2 总生存率的比较评价

与 ELTS 评分一样，Sokal 评分系统的中危组（$P < 0.0001$）和高危组（$P < 0.0001$）的 OS 率显著低于低危组（图 9-4），相应的 HR 分别为 2.256（95% CI：1.590 ~ 3.201）和 3.384（95% CI：2.359 ~ 4.852），1 年、5 年和 10 年的一致性指数分别为 62.9、62 和 61.3[37]。中危组和高危组间的差异也有显著性（$P = 0.0053$）。ELTS 评分区分各组 OS 率的效果稍优于

Sokal 评分和 Euro 评分，其风险比和一致性指数略高于 Sokal 评分和 Euro 评分[37]，EUTOS 评分则不能区分各危险组的 OS 率[37]。

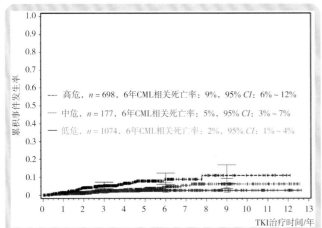

观察不同年份各危险组的人数				
年份	0 年	3 年	6 年	9 年
低危，n	1074	600	203	57
中危，n	1177	598	175	50
高危，n	698	341	82	19

图 9-3 CML 相关死亡的累积发生率与 CML 无关的死亡作为竞争风险事件，根据 Sokal 评分将 2949 例来自非临床试验与基于人群登记的患者进行危险度分层。图中 3 年、6 年、9 年的水平横线表示估计的 CML 相关死亡累积发生率的 95% 置信区间的上限和下限

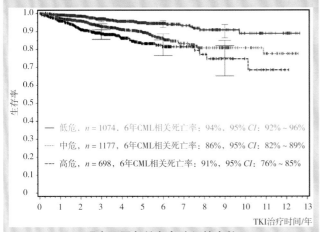

观察不同年份各危险组的人数				
年份	0 年	3 年	6 年	9 年
低危，n	1074	600	203	57
中危，n	1177	598	175	50
高危，n	698	341	82	19

图 9-4 根据 Sokal 评分将 2949 例来自非临床试验与基于人群登记的患者进行危险度分层的全因死亡总生存率。图中 3 年、6 年、9 年的水平横线表示估计的生存率的 95% 置信区间的上限和下限

9.6.2 在三项联合登记的 5154 例病例样本中的比较评价

在 2949 例非临床试验和以人群为基础的注册病例样本中，10 年 CML 相关死亡率为 6%。结果表明，如今疾病进展后死亡已相当少见，这是一个很好的消息，但也意味着想要评价一个系统的预后评估效能（尤其在大样本中）并非易事。要比较两预后评分系统间的危险组分类更加困难，只有在学习样本中添加了 2205 例患者后才可能实现。

三项联合登记的 5154 例患者的中位年龄仍为 52 岁（范围：18 ~ 91 岁），52% 为男性（范围：18 ~ 91 岁）。在 5.3 年（范围：0.01 ~ 12 年）的中位随访时间中，175 例患者死于 CML（在 429 例死亡中占 41%），10 年 OS 率为 85%（95% CI：82% ~ 87%），10 年 CML 相关死亡率为 5%（95% CI：4% ~ 6%）。在第 6 年，OS 率为 90%（95% CI：89% ~ 91%），6 年 CML 相关死亡率为 4%（95% CI：4% ~ 5%[37]）。

9.6.2.1 许多患者被 Sokal 评分归为高危组

Sokal 评分的中危组（n = 1975，38%；P = 0.0088）和高危组（n = 1197，23%；P < 0.0001）的 CML 相关死亡率显著高于低危组（n = 1982，38%；图 9-5）。中危组和低危组间的 SHR 为 1.695（95% CI：1.142 ~ 2.515），高危组和低危组间的 SHR 为 3.161（95% CI：2.146 ~ 4.655），1 年、5 年和 10 年的一致性指数分别为 58.8、62.1 和 62.2[37]。

但在 Sokal 评分中被归为高危组的 1197 例患者中，671 例（56%）在 ELTS 评分中被归入非高危组，且长期生存预后显著优于同时被两种评分系统归入高危组的 526 例患者（P = 0.00003，图 9-6）。ELTS 评分中非高危组的 671 例患者与均在高危组的 526 例患者间的 SHR 为 0.415（95% CI：0.256 ~ 0.671）。1 年、5 年和 10 年的一致性指数分别为 63.3、60.8 和 59.9。所以这 1197 例患者中有 56% 被定为高危组是不合适的[37]。

9.6.2.2 ELTS 评分合理地将更多患者纳入低危组

ELTS 评分的中危组（n = 1449，28%，P < 0.0001）和高危组（n = 668，13%，P < 0.0001）的 CML 相关死亡率显著高于低危组（n = 3037，59%；图 9-7），SHR 分别为 2.584（95% CI：1.795 ~ 3.721）和 5.667（95% CI：3.912 ~ 8.209），1 年、5 年和 10 年的一

致性指数分别为69.6、66.8和67.3[37]。

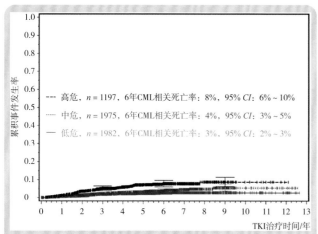

年份	0 年	3 年	6 年	9 年
低危，n	1982	1432	741	79
中危，n	1975	1328	621	74
高危，n	1197	768	320	32

图 9-5　CML 相关死亡的累积发生率与 CML 无关的死亡作为竞争风险事件，根据 Sokal 评分将 5154 例来自三项联合登记的患者进行危险度分层。图中 3 年、6 年、9 年的水平横线表示估计的 CML 相关死亡累积发生率的 95% 置信区间的上限和下限

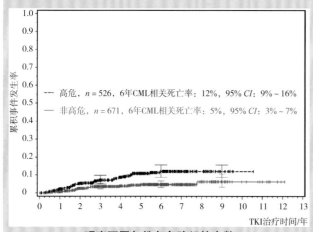

年份	0 年	3 年	6 年	9 年
非高危，n	671	452	192	20
高危，n	526	316	128	12

图 9-6　CML 相关死亡的累积发生率与 CML 无关的死亡作为竞争风险事件，根据 ELTS 评分将 1197 例 Sokal 评分高危患者再进行危险度分层。图中 3 年、6 年、9 年的水平横线表示估计的 CML 相关死亡累积发生率的 95% 置信区间的上限和下限

ELTS 评分的 3037 例低危组患者中，1200 例

（40%）在 Sokal 评分中被分入非低危组，尽管非低危组与低危组的 SHR 为 1.129（95% CI：0.653 ～ 1.951，$P = 0.6635$，图 9-8），CML 相关的累积死亡率与同时被两种评分系统归入低危组的 1837 例患者几乎没有差异。此结果展示了 Sokal 评分的另一种不恰当分组情形。

在三项联合登记的 5154 例患者中，未观察到疾病状态相关的删失机制，因此也无偏倚的累积事件发生率。但值得注意的是比起其他评分系统，ELTS 评分系统建立时加入了这 2205 例临床研究入组病例，为 ELTS 评分提供了优越性。即使这种局限性无法量化程度，但结果特异性展示了 Sokal 评分系统不恰当分组的风险明显更高[37]。

Pfirrmann 等[37] 根据 OS 率对四种预后评分系统进行了相应的对比研究，结果显示，ELTS 评分对比其他三种评分系统，对 CML 相关死亡的累积发生率区分效果最佳（细节见第 37 篇参考文献[37]）。

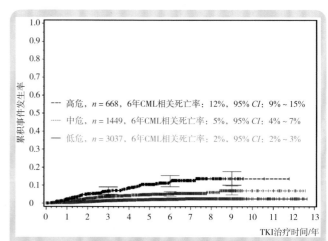

年份	0 年	3 年	6 年	9 年
低危，n	3037	2180	1084	120
中危，n	1449	955	431	51
高危，n	668	393	167	14

图 9-7　CML 相关死亡的累积发生率与 CML 无关的死亡作为竞争风险事件，根据 ELTS 评分将 5154 例来自三项联合登记的患者进行危险度分层。图中 3 年、6 年、9 年的水平横线表示估计的 CML 相关死亡累积发生率的 95% 置信区间的上限和下限

在上文提到的分析中，ELTS 评分区分 CML 相关死亡的累积发生率和 OS 率的能力优于其他三种评分，但 ELTS 评分系统的设计是为了区分危险分组间的 CML 相关死亡的累积发生率，而 Sokal 评

分和 Euro 评分则是为了区分危险分组间的 OS 率，EUTOS 评分则是为了区分 18 个月时的 CCyR 率。因此，期望 ELTS 评分系统在区分长期生存方面与其他三项评分系统有相同的效力是不公平的。EUTOS 评分系统对治疗反应（CCyR 或分子学反应）的预测效果能够通过几个独立的研究验证[14]，但由于治疗反应结果只是生存结局的一个潜在替代指标，且检测的精确性较低（如区间删失），所以重点仍应该是长期生存。

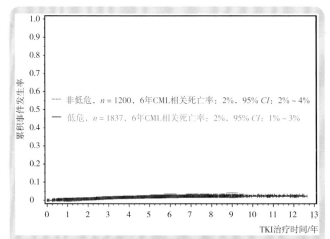

观察不同年份各危险组的人数				
年份	0 年	3 年	6 年	9 年
低危，n	1837	1338	694	75
非低危，n	1200	842	390	45

图 9-8　CML 相关死亡的累积发生率与 CML 无关的死亡作为竞争风险事件，根据 Sokal 评分将 3037 例 ELTS 评分低危患者进行危险度分层。图中 3 年、6 年、9 年的水平横线表示估计的 CML 相关死亡累积发生率的 95% 置信区间的上限和下限

9.6.3　评分系统在其他研究组中的比较评价

随着验证取得成功，ELTS 评分与其他预后评分系统比较的优越性被报道。在 Geelen 等[44]对接受伊马替尼治疗的 CML 患者进行的研究中，只有 ELTS 评分能够区分出三个成对的 OS 和第一次获得主要分子学反应有显著差异的分组。在这个研究中，ELTS 评分能够区分低危组和高危组 CML 相关死亡的累积发生率的差异，但其他三种评分系统都无法区分。研究者总结 ELTS 评分系统"优于 Sokal 评分、Hasford（Euro）评分和 EUTOS 评分"，并认为它是"当代伊马替尼治疗患者极佳的危险分层工具"[44]。

在 462 例中国患者中，ELTS 评分系统能够明显区分高危组与其他两组的 OS 率，相反，Sokal 评分与 Euro 评分无法区分出任意两组间的 OS 率，但 EUTOS 评分的低危组和高危组 OS 率有显著差异[45]。

在 Millot 等研究的 350 例儿童患者中[46]，Euro 评分和 Sokal 评分都不能够区分出各风险组间的无进展生存。在此研究中，与传统的 Sokal 评分不同，Millot 等使用了专为年轻患者制作的 Sokal 评分[48]。ELTS 评分和 EUTOS 评分都能够区分 PFS 的显著差异，ELTS 评分低危组和高危组的 5 年 PFS 率相差 26%（93% 和 67%），EUTOS 评分为 12%（93% 和 81%）。这或许说明 ELTS 评分对比包括 EUTOS 评分在内的其他评分能够"更好地区分 PFS"[46]。

在 202 例 ≥ 65 岁的意大利患者中，与 ELTS 评分不同，Sokal 评分不能区分出主要或 DMR 或白血病相关死亡率的差异[43]。

在 258 例进展期的病例中，四种评分系统中只有 ELTS 评分能够显著区分高危组和低危组患者的 OS 率差异，由于高危组和中危组的差异同样明显，但低危组和中危组没有明显差异，所以建议将 ELTS 评分系统用于评估进展期患者的长期生存期时仅分高危组和非高危组，直到在加速期和（或）急变期患者中建立更好的模型[47]。

9.7　ELTS 评分与年龄

有很多证据表明 TKI 在任何年龄的治疗中都能取得成功。在 Kalmanti 等[49]进行的一项德国 CML Ⅳ 期研究中，超过 400 例大于 60 岁的患者和超过 800 例年轻患者的 MMR 率、MR^4 率和累积进展率均无差异。在一项包含 263 例中位年龄 79 岁的（范围：75 ～ 94 岁）伊马替尼治疗患者的研究中，Crugnola 等[50]报道的 MMR 率为 56%，MR^4 率为 24%。中位随访 45 个月后，5 年 OS 率为 71%。93 例死亡中有 84 例与 CML 无关。最初设计 ELTS 评分系统时采用的终点事件是"CML 相关死亡"，因此可以预想到年龄因素在 ELTS 中的作用将小于在其他为评估 OS 率建立的评分系统中的作用。

表 9-2 展示了 EUTOS 登记的 5154 例患者 4 个年龄组的分布，45% 的患者年龄在 40 ～ 59 岁，占近一半。值得注意的是，大多数 60 ～ 74 岁的患者（$n = 580$，45%）根据 ELTS 评分被分入低危组。与 ELTS 评分相比，Sokal 评分各年龄组分入低危组

中的患者都较少，60～74岁的患者中只有18%被分入低危组。当然，当考虑到特殊样本时，评分系统间危险分组的差异也取决于原始细胞比例、脾脏大小和血小板计数，但很明显年龄对ELTS评分影响较小。

如之前所说，ELTS评分中年龄的非线性模型调整使在年轻患者中年龄增加带来的风险增高小于高龄患者（9.4.3），当其他几项因素得分相同时，年龄从36岁增加至60岁与从70岁增加至80岁所导致的SHR相同，均为66%。

从另一个角度，分析一个各项都是中位数值的患者会如何。在5154例样本中，中位脾脏增大数值为1 cm，中位外周血原始细胞比例为1%，中位血小板计数为385×10⁹/L。根据表9-1中的公式计算"中位患者"的ELTS评分，在患者年龄低于66岁时，评分均低于低危组的临界值1.5680，如果患者年龄在67～82岁，则属于中危组，年龄上升至83岁以上则属于高危组。需要注意的是，这个结果并不代表任何治疗建议。大部分高危组患者，无论年轻或年老，都将从TKI治疗中获益。这个例子只是说明在一定年龄范围内，ELTS评分中，高年龄与高危人群并不一定相关。

在ELTS评分的三个危险分组中，四个年龄组间的SHR均无明显差异，这暗示年龄可能存在其他的交互作用。

另外，并未发现性别与CML相关死亡的累积发生率有关，女性患者10年CML相关的累积死亡率为4.9%（95% CI：3.8%～6.2%），男性为5.1%（95% CI：3.9%～6.6%）。

9.8 软件

大多数分析采用SAS（版本9.4）。其他分析基于编程软件R——截断一致性指数的计算采用pec函数，竞争风险和进展性疾病-死亡模型的计算采用etm函数，危险组和转化率关联的估算使用mstate函数。Scrucca等[51]提供了计算和比较CIPs[51]，以及使用Fine-Gray模型估计SHs[52]的详细方法。可以用Schoenfeld残差法判断两种回归模型是否满足比例风险假定[41, 52]。

表9-2 将5154例患者使用ELTS评分和Sokal评分系统按照年龄和危险度分层

年龄组	按照ELTS评分系统进行危险度分层		按照Sokal评分系统进行危险度分层	
岁 n % 总人数	年龄组	n, %	年龄组	n, %
18～39 1250 24.3%	低危组 中危组 高危组	888, 71% 241, 19% 121, 10%	低危组 中危组 高危组	716, 57% 307, 25% 227, 18%
40～59 2340 45.4%	低危组 中危组 高危组	1561, 67% 541, 23% 238, 10%	低危组 中危组 高危组	1028, 44% 769, 33% 543, 23%
60～74 1290 25%	低危组 中危组 高危组	580, 45% 498, 39% 212, 16%	低危组 中危组 高危组	238, 18% 718, 56% 334, 26%
≥75 274 5.3%	低危组 中危组 高危组	8, 3% 169, 62% 97, 35%	低危组 中危组 高危组	181, 66% 0 93, 34%

9.9 总结和结论

一个预后模型的意义取决于它的临床功能。如今，多于半数的患者的死亡与 CML 无直接相关，CML 治疗与 OS 率的关联性大幅下降，CML 治疗的目标是降低白血病相关的死亡率。ELTS 评分是第一个在接受 TKI 治疗的患者中建立的预后系统，最适合预测患者的长期终点事件——"CML 相关死亡"（进展后死亡）。

ELTS 评分已成功在 EUTOS 登记的 2949 例独立患者中进行了验证，针对 CML 相关死亡的累积发生率和 OS 率，该评分区分了 3 个显著不同的风险组（图 9-1，图 9-2）。同时，也有一些独立的研究报道了 ELTS 评分的成功验证，即使其病例样本与最初建立评分系统的样本差异很大，或是验证的目标终点事件与原先设计的根本不一致 [43-47]。

总而言之，相对高的生存率和限定于 CML 相关的死亡率使各危险组间的长期生存结局的统计学差异不易识别。为了正确评估预后评分系统的质量，验证样本应当足够大且有足够多的事件发生，过小的样本可能缺乏充分评估的检验效能，研究者可能会得出关于所验证评分质量的误导性结论。

在 2949 例独立患者与 5154 例来自三项联合登记的患者中比较评估危险组间的差异，ELTS 评分的表现优于 Sokal 评分、Euro 评分和 EUTOS 评分，其优势在于区分 CML 相关死亡的累积发生率和 OS 率。在低危组中，ELTS 评分的 SHR 与 HR 始终高于其他 3 种评分。

ELTS 评分的截断一致性指数为 64 ~ 70[37]，这为临床治疗提供了有效信息，支持了伊马替尼治疗决定。与其他评分相比，ELTS 评分的一致性指数更高，说明其具有更好的预后鉴别能力。指数的绝对数值需要放在疾病的背景下看待，CML 慢性期的患者的 10 年 CML 相关死亡率小于 10%[15, 17]，因此想要用 10 年 CML 相关死亡率差异 > 30% 的评分系统区分危险组，或是建立一种一致性指数大于 80 的评分系统都是不太可能的。

成功验证的同时，其他研究者也报告了 ELTS 评分与其他评分相比的优越性 [43-47]。

1197 例被 Sokal 积分纳入高危组的患者（图 9-5）大部分在 ELTS 评分中被分入低危组（$n = 671$，56%）。与 526 例被两种评分系统共同分为高危组的患者相比，671 例被 ELTS 评分纳入非高危组患者的累积 CML 相关死亡率明显更低（图 9-6），Sokal 评分将这 1197 例患者中的 56% 纳入高危组并不合适 [37]。

Sokal 评分的分界点原本是想让 3 个危险组的人数大致相等 [8]，与此相反，Euro 评分、EUTOS 评分和 ELTS 评分的分界点是想让其组间的终点事件有最大的统计学差异 [4, 9-10]，这导致后者的高危组比例明显低于前者，最多占全部患者的 10% ~ 15%。早在干扰素治疗时代就已经有研究表明，被 Sokal 评分归入高危组的患者数量太多 [12, 53]，使用干扰素，尤其是 TKI 治疗后真正属于高危组的患者更是大幅减少。10 年 CML 相关总死亡率低于 10%，高危组死亡率为 10% ~ 15%，而不是像 Sokal 评分宣称的高于 20%。

由于病例数量的限制，样本数量少的高危组不利于区分与其他危险组的统计学差异，这个弊端有时可以被其实际包含更多与其他危险组有统计学差异的病例弥补，因为在样本数量更多的高危组中包含了实际属于中低危组的患者。在根据风险决策治疗的时代，最重要的是将患者分入正确的危险组，而不是使各风险组人数相等。

3037 例被 ELTS 评分纳入低危组的患者中（图 9-7），有 1200 例（40%）被 Sokal 评分纳入非低危组，但其 CML 相关累积死亡率仅与其余 1837 例低危组患者有轻微差异（图 9-8）。这展示了 Sokal 评分危险分组的另一不合理之处 [37]。在 CML 相关死亡率相近的情况下，ELTS 评分能够比 Sokal 评分和 Euro 评分多区分出绝对比例 20% 的低危组患者 [37]。

ELTS 评分具有优势的原因是它建立于伊马替尼治疗的患者群体和采用 CML 相关死亡率（疾病进展后死亡），而不是全因 OS 率。这使得四个预后因素权重不同，且患者的危险组分布在 TKI 治疗后生存前景良好的时代背景下显得更加合理，低危组、中危组、高危组大约为 60%、30%、10%，而不是 Sokal 评分的 40%、40%、20%。很多证据表明 TKI 在任何年龄段中都可以提供有效的治疗 [49-50]，在 ELTS 评分中年龄因素对结局影响减少正符合这一特征。

ELTS 评分评估危险组间长期生存结果的能力已多次得到验证，但主要是在一线接受伊马替尼治疗的患者中 [37, 43-47]。尽管第二代 TKI 能够使患者更快获得分子学反应 [5-6, 54-57]，但伊马替尼及其仿制药物作为一线治疗药物仍应用广泛。根据患者的年龄、合并症、激酶区突变、治疗目标、花费及伊马替尼仿制药的可用性，大多数医师认为伊马替尼仍有一线治疗的空间[7, 16, 54, 58-60]。

一线使用伊马替尼治疗时，ELTS评分提供了最合适的预后分组依据。60%的患者为低危，这些患者如果一线使用伊马替尼治疗就可以获得极佳的长期生存，这种疗效即使使用其他种类的TKI也很难再有提高[10]。有趣的是，伊马替尼较第二代TKI相比不良反应更小，伊马替尼治疗后患者具有统计学意义的长期生存获益已被广泛认可，而这些获益尚未在其他TKI中被证实[7, 54, 58-59]。

有迹象表明，在一线使用第二代TKI的患者中，ELTS评分也能够区分危险组间的长期生存[44]，但这仍需更多的证据。在高危组和中危组患者中，如果能预先比较不同TKI治疗的结果将更为理想。但如果想要识别特定风险组中不同TKI治疗之间长期生存的显著差异，必须要有很大的样本量才行。

ELTS评分能够对一线伊马替尼治疗的长期疗效进行前瞻性评估，有助于改进临床试验的危险分层规划、分析方法和结局解释，以及建立根据风险决策治疗的方法[10]。合适的评分系统及其广泛应用有利于研究者对不同治疗方法进行效果和安全性的比较。

2020年发表的ELN建议提倡将ELTS评分作为评估CML基线风险的首选模型[7]，最近，Pfirrmann等[37]用统计学证据支持了这一观点。

（朱　雨）

参考文献

[1] Pfirrmann M, Lauseker M, Hoffmann VS, Hasford J. Prognostic scores for patients with chronic myeloid leukemia under particular consideration of competing causes of death. Ann Hematol. 2015;94(Suppl 2):S209–18. https://doi.org/10.1007/ s00277-015- 2316- 0.

[2] Sargent DJ, Conley BA, Allegra C, Collette L. Clinical trial designs for predictive marker validation in cancer treatment trials. J Clin Oncol. 2005;23(9):2020–7. 23/9/2020 [pii]. doi: https:// doi.org/10.1200/ JCO.2005.01.112

[3] Byar DP. Identification of prognostic factors. In: Buyse ME, Staquet MJ, Sylvester RJ, editors.

[4] Cancer clinical trials—methods and practice. Oxford: Oxford University Press; 1984. p. 423–41.

Hasford J, Pfirrmann M, Hehlmann R, Allan NC, Baccarani M, Kluin-Nelemans JC, Alimena G, Steegmann JL, Ansari H. A new prognostic score for survival of patients with chronic myeloid leukemia treated with interferon alfa. Writing Committee for the Collaborative CML Prognostic Factors Project Group. J Natl Cancer Inst. 1998;90(11):850–8.

[5] Kantarjian H, Shah NP, Hochhaus A, Cortes J, Shah S, Ayala M, Moiraghi B, Shen Z, Mayer J, Pasquini R, Nakamae H, Huguet F, Boque C, Chuah C, Bleickardt E, Bradley-Garelik MB, Zhu C, Szatrowski T, Shapiro D, Baccarani M. Dasatinib versus imatinib in newly diagnosed chronic-phase chronic myeloid leukemia. N Engl J Med. 2010;362(24):2260–70. NEJMoa1002315 [pii]. https://doi.org/10.1056/ NEJMoa1002315.

[6] Saglio G, Kim DW, Issaragrisil S, le Coutre P, Etienne G, Lobo C, Pasquini R, Clark RE, Hochhaus A, Hughes TP, Gallagher N, Hoenekopp A, Dong M, Haque A, Larson RA, Kantarjian HM. Nilotinib versus imatinib for newly diagnosed chronic myeloid leukemia. N Engl J Med. 2010;362(24):2251–9. NEJMoa0912614 [pii]. https://doi.org/10.1056/NEJMoa0912614.

[7] Hochhaus A, Baccarani M, Silver RT, Schiffer C, Apperley JF, Cervantes F, Clark RE, Cortes JE, Deininger MW, Guilhot F, Hjorth-Hansen H, Hughes TP, Janssen J, Kantarjian HM, Kim DW, Larson RA, Lipton JH, Mahon FX, Mayer J, Nicolini F, Niederwieser D, Pane F, Radich JP, Rea D, Richter J, Rosti G, Rousselot P, Saglio G, Saussele S, Soverini S, Steegmann JL, Turkina A, Zaritskey A, Hehlmann R. European LeukemiaNet 2020 recommendations for treating chronic myeloid leukemia. Leukemia. 2020;34(4): 966–84.

[8] Sokal JE, Cox EB, Baccarani M, Tura S,

Gomez GA, Robertson JE, Tso CY, Braun TJ, Clarkson BD, Cervantes F, Rozman C, the Italian Cooperative CML Study Group. Prognostic discrimination in "good-risk" chronic granulocytic leukemia. Blood. 1984;63(4):789–99.

[9]　Hasford J, Baccarani M, Hoffmann V, Guilhot J, Saussele S, Rosti G, Guilhot F, Porkka K, Ossenkoppele G, Lindoerfer D, Simonsson B, Pfirrmann M, Hehlmann R. Predicting complete cytogenetic response and subsequent progression-free survival in 2060 patients with CML on imatinib treatment: the EUTOS score. Blood. 2011;118(3):686–92. https://doi.org/10.1182/blood-2010-12-319038.

[10]　Pfirrmann M, Baccarani M, Saussele S, Guilhot J, Cervantes F, Ossenkoppele G, Hoffmann VS, Castagnetti F, Hasford J, Hehlmann R, Simonsson B. Prognosis of long-term survival considering diseasespecific death in patients with chronic myeloid leukemia. Leukemia. 2016;30(1):48–56.

[11]　Baccarani M, Deininger MW, Rosti G, Hochhaus A, Soverini S, Apperley JF, Cervantes F, Clark RE, Cortes JE, Guilhot F, Hjorth-Hansen H, Hughes TP, Kantarjian HM, Kim D-W, Larson RA, Lipton JH, Mahon F-X, Martinelli G, Mayer J, Müller MC, Niederwieser D, Pane F, Radich JP, Rousselot P, Saglio G, Saußele S, Schiffer C, Silver R, Simonsson B, Steegmann J-L, Goldman JM, Hehlmann R. European LeukemiaNet recommendations for the management of chronic myeloid leukemia: 2013. Blood. 2013;122(6):872–84. https://doi.org/10.1182/ blood-2013-05-501569.

[12]　Hasford J, Pfirrmann M, Hehlmann R, Shepherd P, Guilhot F, Mahon FX, Thaler J, Steegmann JL, Kluin-Nelemans HC, Louwagie A, Ohnishi K, Kloke O. Prognostic factors. In: Carella AM, Daley G, Eaves C, Goldman J, Hehlmann R, editors. Chronic myeloid leukemia—biology and treatment. London: Martin Dunitz; 2001. p. 205–23.

[13]　O'Brien SG, Guilhot F, Larson RA, Gathmann I, Baccarani M, Cervantes F, Cornelissen JJ, Fischer T, Hochhaus A, Hughes T, Lechner K, Nielsen JL, Rousselot P, Reiffers J, Saglio G, Shepherd J, Simonsson B, Gratwohl A, Goldman JM, Kantarjian H, Taylor K, Verhoef G, Bolton AE, Capdeville R, Druker BJ. Imatinib compared with interferon and low-dose cytarabine for newly diagnosed chronic-phase chronic myeloid leukemia. N Engl J Med. 2003;348(11):994–1004.

[14]　Hoffmann VS, Baccarani M, Lindoerfer D, Castagnetti F, Turkina A, Zaritsky A, Hellmann A, Prejzner W, Steegmann JL, Mayer J, Indrak K, Colita A, Rosti G, Pfirrmann M. The EUTOS prognostic score: review and validation in 1288 patients with CML treated frontline with imatinib. Leukemia. 2013;27(10):2016–22. https://doi. org/10.1038/leu.2013.171.

[15]　Hehlmann R, Lauseker M, Saussele S, Pfirrmann M, Krause S, Kolb HJ, Neubauer A, Hossfeld DK, Nerl C, Gratwohl A, Baerlocher GM, Heim D, Brummendorf TH, Fabarius A, Haferlach C, Schlegelberger B, Muller MC, Jeromin S, Proetel U, Kohlbrenner K, Voskanyan A, Rinaldetti S, Seifarth W, Spiess B, Balleisen L, Goebeler MC, Hanel M, Ho A, Dengler J, Falge C, Kanz L, Kremers S, Burchert A, Kneba M, Stegelmann F, Kohne CA, Lindemann HW, Waller CF, Pfreundschuh M, Spiekermann K, Berdel WE, Muller L, Edinger M, Mayer J, Beelen DW, Bentz M, Link H, Hertenstein B, Fuchs R, Wernli M, Schlegel F, Schlag R, de Wit M, Trumper L, Hebart H, Hahn M, Thomalla J, Scheid C, Schafhausen P, Verbeek W, Eckart MJ, Gassmann W, Pezzutto A, Schenk M, Brossart P, Geer T, Bildat S, Schafer E, Hochhaus A, Hasford J. Assessment of imatinib as first-line treatment of chronic myeloid leukemia: 10-year survival results of the randomized CML study IV and impact of non-CML determinants. Leukemia. 2017;31(11):2398–406.

[16] Hochhaus A, Larson RA, Guilhot F, Radich JP, Branford S, Hughes TP, Baccarani M, Deininger MW, Cervantes F, Fujihara S, Ortmann CE, Menssen HD, Kantarjian H, O' Brien SG, Druker BJ. Long-term outcomes of Imatinib treatment for chronic myeloid Leukemia. N Engl J Med. 2017;376(10):917–27.

[17] Molica M, Colafigli G, Scalzulli E, Alunni Fegatelli D, Chiatamone Ranieri S, Rizzo L, Diverio D, Efficace F, Latagliata R, Foà R, Breccia M. Ten-year outcome of chronic-phase chronic myeloid leukemia patients treated with imatinib in real life. Ann Hematol. 2019;98(8):1891–904.

[18] Human Mortality Database: University of California, Berkeley (USA), and Max Planck Institute of Demographic Research (Germany): the Human Mortality Database provides mortality and population data on various countries. http://www.mortality.org/ or, http://www.humanmortality.de/

[19] Pohar-Perme M, Stare J, Estève J. On estimation in relative survival. Biometrics. 2012;68(1):113–20. https://doi.org/10.1111/j.1541-0420.2011.01640. x.

[20] Gooley TA, Leisenring W, Crowley J, Storer BE. Estimation of failure probabilities in the presence of competing risks: new representations of old estimators. Stat Med. 1999;18(6):695–706.

[21] Kalbfleisch JD, Prentice RL. The statistical analysis of failure time data. New York: Wiley; 1980.

[22] Pfirrmann M, Hochhaus A, Lauseker M, Saussele S, Hehlmann R, Hasford J. Recommendations to meet statistical challenges arising from endpoints beyond overall survival in clinical trials on chronic myeloid leukemia. Leukemia. 2011;25(9):1433–8.

[23] Choudhury JB. Non-parametric confidence interval estimation for competing risks analysis: application to contraceptive data. Stat Med. 2002;21:1129–44.

[24] Andersen PK, Geskus RB, de Witte T, Putter H. Competing risks in epidemiology: possibilities and pitfalls. Int J Epidemiol. 2012;41(3):861–70. https:// doi.org/10.1093/ije/dyr213.

[25] Latouche A, Allignol A, Beyersmann J, Labopin M, Fine JP. A competing risks analysis should report results on all cause-specific hazards and cumulative incidence functions. J Clin Epidemiol. 2013;66(6):648–53. https://doi.org/10.1016/j.jclinepi.2012.09.017.

[26] Putter H, Fiocco M, Geskus RB. Tutorial in biostatistics: competing risks and multi-state models. Stat Med. 2007;26(11):2389–430.

[27] Fine JP, Gray RJ. A proportional hazards model for the subdistribution of a competing risk. J Am Stat Assoc. 1999;94(446):496–509.

[28] Allignol A, Schumacher M, Wanner C, Drechsler C, Beyersmann J. Understanding competing risks: a simulation point of view. BMC Med Res Methodol. 2011;11:86. https://doi. org/10.1186/1471-2288- 11- 86.

[29] Schoenfeld DA, Richter JR. Nomograms for calculating the number of patients needed for a clinical trial with survival as an endpoint. Biometrics. 1982;38(1):163–70.

[30] Latouche A, Porcher R. Sample size calculations in the presence of competing risks. Stat Med. 2007;26(30):5370–80.

[31] Wyatt JC, Altman DG. Commentary: prognostic models: clinically useful or quickly forgotten? BMJ. 1995;311(7019):1539–41. https://doi. org/10.1136/ bmj.311.7019.1539.

[32] Simon R, Altman DG. Statistical aspects of prognostic factor studies in oncology. Br J Cancer. 1994;69(6):979–85.

[33] Royston P, Altman DG, Sauerbrei W. Dichotomizing continuous predictors in multiple regression: a bad idea. Stat Med. 2006;25(1):127–41.

[34] Royston P, Sauerbrei W. Multivariable model-building: a pragmatic approach to regression analysis based on fractional polynomials for

continuous variables. Chichester: John Wiley & Sons; 2008.

[35] Davison AC, Hinkley DV. Bootstrap methods and their application: Cambridge Cambridge University Press; 1997.

[36] Altman DG, Lausen B, Sauerbrei W, Schumacher M. Dangers of using "optimal" Cutpoints in the evaluation of prognostic factors. J Natl Cancer Inst. 1994;86(11):829–35.

[37] Pfirrmann M, Clark RE, Prejzner W, Lauseker M, Baccarani M, Saussele S, Guilhot F, Heibl S, Hehlmann R, Faber E, Turkina A, Ossenkoppele G, Hoglund M, Zaritskey A, Griskevicius L, Olsson-Stromberg U, Everaus H, Koskenvesa P, Labar B, Sacha T, Zackova D, Cervantes F, Colita A, Zupan I, Bogdanovic A, Castagnetti F, Guilhot J, Hasford J, Hochhaus A, Hoffmann VS. The EUTOS long-term survival (ELTS) score is superior to the Sokal score for predicting survival in chronic myeloid leukemia. Leukemia. 2020;34(8):2138–49.

[38] Gray RJ. A class of k-sample tests for comparing the cumulative incidence of a competing risk. Ann Stat. 1988;16(3):1141–54.

[39] Wolbers M, Blanche P, Koller MT, Witteman JC, Gerds TA. Concordance for prognostic models with competing risks. Biostatistics. 2014;15(3):526–39.

[40] Hoffmann VS, Baccarani M, Hasford J, Castagnetti F, Di Raimondo F, Casado LF, Turkina A, Zackova D, Ossenkoppele G, Zaritskey A, Hoglund M, Simonsson B, Indrak K, Sninska Z, Sacha T, Clark R, Bogdanovic A, Hellmann A, Griskevicius L, Schubert-Fritschle G, Sertic D, Guilhot J, Lejniece S, Zupan I, Burgstaller S, Koskenvesa P, Everaus H, Costeas P, Lindoerfer D, Rosti G, Saussele S, Hochhaus A, Hehlmann R. Treatment and outcome of 2904 CML patients from the EUTOS population-based registry. Leukemia. 2017;31(3):593–601. https://doi.org/10.1038/leu.2016.246.

[41] Therneau TM, Grambsch PM. Modeling survival data: extending the Cox model. New York: Springer; 2000.

[42] Lauseker M, Zu Eulenburg C. Analysis of cause of death: competing risks or progressive illness-death model? Biom J. 2019;61(2):264–74.

[43] Castagnetti F, Gugliotta G, Breccia M, Stagno F, Specchia G, Levato L, Martino B, D'Adda M, Abruzzese E, Pregno P, Tiribelli M, Iurlo A, Intermesoli T, Scortechini AR, Cavazzini F, Fava C, Bonifacio M, Salvucci M, Bocchia M, Caocci G, Gozzini A, Bergamaschi M, Soverini S, Foà R, Martinelli G, Cavo M, Saglio G, Pane F, Baccarani M, Rosti G. The use of EUTOS long-term survival score instead of Sokal score is strongly advised in elderly chronic myeloid Leukemia patients. Blood. 2018;132(Supplement 1):44.

[44] Geelen IGP, Sandin F, Thielen N, Janssen J, Hoogendoorn M, Visser O, Cornelissen JJ, Hoglund M, Westerweel PE. Validation of the EUTOS long-term survival score in a recent independent cohort of "real world" CML patients. Leukemia. 2018;32(10):2299–303.

[45] Yang X, Bai Y, Shi M, Zhang W, Niu J, Wu C, Zhang L, Xu Z, Liu X, Chen Y, Sun K. Validation of the EUTOS long-term survival score in Chinese chronic myeloid leukemia patients treated with Imatinib: a Multicenter Real-World Study. Cancer Manag Res. 2020;12:1293–301.

[46] Millot F, Guilhot J, Suttorp M, Gunes AM, Sedlacek P, De Bont E, Li CK, Kalwak K, Lausen B, Culic S, Dworzak M, Kaiserova E, De Moerloose B, Roula F, Biondi A, Baruchel A. Prognostic discrimination based on the EUTOS long-term survival score within the international registry for chronic myeloid Leukemia in children and adolescents. Haematologica. 2017;102(10):1704–8.

[47] Lauseker M, Bachl K, Turkina A, Faber E, Prejzner W, Olsson-Stromberg U, Baccarani

M, Lomaia E, Zackova D, Ossenkoppele G, Griskevicius L, Schubert-Fritschle G, Sacha T, Heibl S, Koskenvesa P, Bogdanovic A, Clark RE, Guilhot J, Hoffmann VS, Hasford J, Hochhaus A, Pfirrmann M. Prognosis of patients with chronic myeloid leukemia presenting in advanced phase is defined mainly by blast count, but also by age, chromosomal aberrations and hemoglobin. Am J Hematol. 2019;94(11):1236–43.

[48] Sokal JE, Baccarani M, Tura S, Fiacchini M, Cervantes F, Rozman C, Gomez GA, Galton DA, Canellos GP, Braun TJ, et al. Prognostic discrimination among younger patients with chronic granulocytic leukemia: relevance to bone marrow transplantation. Blood. 1985;66(6):1352–7.

[49] Kalmanti L, Saussele S, Lauseker M, Proetel U, Muller MC, Hanfstein B, Schreiber A, Fabarius A, Pfirrmann M, Schnittger S, Dengler J, Falge C, Kanz L, Neubauer A, Stegelmann F, Pfreundschuh M, Waller CF, Spiekermann K, Krause SW, Heim D, Nerl C, Hossfeld DK, Kolb HJ, Hochhaus A, Hasford J, Hehlmann R, German Chronic Myeloid Leukemia Study Group, Schweizerische Arbeitsgemeinschaft für Klinische Krebsforschung (SAKK). Younger patients with chronic myeloid leukemia do well in spite of poor prognostic indicators: results from the randomized CML study IV. Ann Hematol. 2014;93(1):71–80.

[50] Crugnola M, Castagnetti F, Breccia M, Ferrero D, Trawinska MM, Abruzzese E, Annunziata M, Stagno F, Tiribelli M, Binotto G, Bonifacio M, Fava C, Iurlo A, Bucelli C, Mansueto G, Gozzini A, Falzetti F, Montefusco E, Crisa E, Gugliotta G, Russo S, Cedrone M, RussoRossi A, Pregno P, Isidori A, Mauro E, Atelda R, Giglio G, Celesti F, Sora F, Storti S, D'Addosio A, Galimberti S, Orlandi E, Calistri E, Bocchia M, Cavazzini F, Rege Cambrin G, Orofino N, Luciano L, Sgherza N, Rosti G, Latagliata R, Capodanno I. Outcome of very elderly chronic myeloid leukaemia patients

treated with imatinib frontline. Ann Hematol. 2019;98(10):2329–38.

[51] Scrucca L, Santucci A, Aversa F. Competing risk analysis using R: an easy guide for clinicians. Bone Marrow Transpl. 2007;40(4):381–7. 1705727 [pii]. https://doi.org/10.1038/sj.bmt. 1705727.

[52] Scrucca L, Santucci A, Aversa F. Regression modeling of competing risk using R: an in depth guide for clinicians. Bone Marrow Transpl. 2010;45(9):1388–95.

[53] Pfirrmann M, Hasford J. Testing Sokal's and the new prognostic score for chronic myeloid leukaemia treated with alpha-interferon: comments. Br J Haematol. 2001;114(1):241–3. bjh2873 [pii]

[54] Baccarani M, Abruzzese E, Accurso V, Albano F, Annunziata M, Barulli S, Beltrami G, Bergamaschi M, Binotto G, Bocchia M, Caocci G, Capodanno I, Cavazzini F, Cedrone M, Cerrano M, Crugnola M, D'Adda M, Elena C, Fava C, Fazi P, Fozza C, Galimberti S, Giai V, Gozzini A, Gugliotta G, Iurlo A, La Barba G, Levato L, Lucchesi A, Luciano L, Lunghi F, Lunghi M, Malagola M, Marasca R, Martino B, Melpignano A, Miggiano MC, Montefusco E, Musolino C, Palmieri F, Pregno P, Rapezzi D, Rege-Cambrin G, Rupoli S, Salvucci M, Sancetta R, Sica S, Spadano R, Stagno F, Tiribelli M, Tomassetti S, Trabacchi E, Bonifacio M, Breccia M, Castagnetti F, Pane F, Russo D, Saglio G, Soverini S, Vigneri P, Rosti G. Managing chronic myeloid leukemia for treatment-free remission: a proposal from the GIMEMA CML WP. Blood Adv. 2019;3(24):4280–90.

[55] Cortes JE, Saglio G, Kantarjian HM, Baccarani M, Mayer J, Boque C, Shah NP, Chuah C, Casanova L, Bradley-Garelik B, Manos G, Hochhaus A. Final 5-year study results of DASISION: the Dasatinib versus Imatinib study in treatment-naive chronic myeloid Leukemia patients trial. J Clin Oncol.

2016;34(20):2333–40.

[56] Cortes JE, Gambacorti-Passerini C, Deininger MW, Mauro MJ, Chuah C, Kim DW, Dyagil I, Glushko N, Milojkovic D, le Coutre P, Garcia-Gutierrez V, Reilly L, Jeynes-Ellis A, Leip E, Bardy-Bouxin N, Hochhaus A, Brummendorf TH. Bosutinib versus Imatinib for newly diagnosed chronic myeloid Leukemia: results from the randomized BFORE trial. J Clin Oncol. 2018;36(3):231–7.

[57] Hochhaus A, Saglio G, Hughes TP, Larson RA, Kim DW, Issaragrisil S, le Coutre PD, Etienne G, Dorlhiac-Llacer PE, Clark RE, Flinn IW, Nakamae H, Donohue B, Deng W, Dalal D, Menssen HD, Kantarjian HM. Long-term benefits and risks of frontline nilotinib vs imatinib for chronic myeloid leukemia in chronic phase: 5-year update of the randomized ENESTnd trial. Leukemia.

2016;30(5):1044–54.

[58] Claudiani S, Apperley JF. The argument for using imatinib in CML. Hematology Am Soc Hematol Educ Program. 2018;2018(1):161–7.

[59] Hantel A, Larson RA. Imatinib is still recommended for frontline therapy for CML. Blood Adv. 2018;2(24):3648–52.

[60] Radich JP, Deininger M, Abboud CN, Altman JK, Berman E, Bhatia R, Bhatnagar B, Curtin P, DeAngelo DJ, Gotlib J, Hobbs G, Jagasia M, Kantarjian HM, Maness L, Metheny L, Moore JO, Pallera A, Pancari P, Patnaik M, Purev E, Rose MG, Shah NP, Smith BD, Snyder DS, Sweet KL, Talpaz M, Thompson J, Yang DT, Gregory KM, Sundar H. Chronic myeloid leukemia, version 1.2019, NCCN Clinical Practice Guidelines in Oncology. J Natl Compr Cancer Netw. 2018;16(9):1108–35.

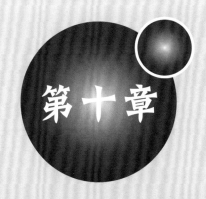

第十章

慢性髓系白血病ELN
指南综述及更新

Gabriele Gugliotta, Fausto Castagnetti, Simona Soverini, Gianantonio Rosti, Michele Baccarani

10.1 引言

ELN 于 2006 年发表第一版慢性髓系白血病（CML）诊断及治疗指南[1]，2009 年和 2013 年更新发表第二版及第三版[2-3]。ELN 的 CML 指南为全球 CML 治疗及监测提供基本建议，对全球 CML 治疗成功做出巨大贡献。基于高效低毒 TKI 靶向药物治疗的成功，CML 患者已经获得几乎和普通人群相似的长期生存[4-5]，同时具有良好的生活质量。ELN 关于 *BCR :: ABL1* 激酶点突变、TKI 不良反应和毒性的管理的推荐建议分别于 2011 年和 2016 年发表[6-7]。目前，最新 ELN 2020 CML 指南已更新并发表[8]。在本章中，我们将分析和讨论 15 年间 ELN 指南的演变过程，进一步讨论比较 ELN 与欧洲肿瘤医学协会（European Society for Medical Oncology，ESMO）[9]、意大利成年人血液疾病协作组（Italian Group of Hematologic Disease of Adults，GIMEMA）[10]、英国血液学会（British Society fo Haematology，BSH）[11]、美国国家综合癌症网（National Comprehensive Cancer Cencer Network，NCCN）[12] 等最新版指南的差异。

10.2 CML 分期

初诊 CML 慢性期（CP）患者超过 95%，加速期（AP）及急变期（BP）各占 2% ~ 3%[1-3, 8-9]。各期 CML 均需接受 TKI 治疗，但 AP 及 BP 的患者在多数情况下需要异基因干细胞移植（allo-SCT）[8]。在化疗时代，几乎所有的 CP 患者都将进展至 BP，部分直接进入 BP，部分患者经过短暂 AP 进入 BP。在 TKI 时代，CML 进展率 < 10%，远低于化疗时代[8]，但对于疾病分期依旧相当重要。值得注意的是，尽管分子生物学取得了巨大进步，CML 分期依然沿用多年前制定的临床和血液学标准[13-14]。

ELN 2013 版指南[3] 推荐 CML 分期标准如下。存在以下任一指标可诊断为 AP 期：原始细胞 15% ~ 29%；骨髓或外周血中原始细胞加早幼粒细胞 > 30% 且原始细胞 < 30%；非治疗相关的血小板计数 < 100×10⁹/L；费城染色体基础上合并其他染色体异常（ACA/Ph 阳性）。存在以下任一指标可诊断为 BP 期：血液或骨髓中的原始细胞 ≥ 30%；肝脏及脾脏以外其他非造血组织器官原始细胞聚集浸润。

2020 版 ELN 最新的 CML 指南[8] 未就 CP 与 AP

定义进行详述，可依照 2013 版 ELN 指南[3] 标准进行 CML 分期，同时也可参照其他指南标准定义进行分期，如 2017 年世界卫生组织分类[15] 中 AP 的暂定标准包括了对 TKI 治疗反应的标准。AP 定义的不确定性显示尽管 "AP" 分期应用多年，但在 TKI 治疗时代是否继续保留 AP 分期并应用于临床研究存在争议。在 TKI 治疗时代，单纯采用临床和血液学指标对病情进行评估意义有限，基于分子学反应对于疾病状态能够进行更早评估。对四种 TKIs（伊马替尼、尼洛替尼、达沙替尼、博舒替尼）耐药或不耐药的 "失败" 患者，实际上进入因白血病死亡风险显著增加的疾病高危状态[10]，无须考虑血细胞计数和分化情况，更无须等待原始细胞增高以及脾脏肿大的出现定义疾病高危状态。此外，TKI 治疗期间 Ph 阳性细胞基础上出现其他高危染色体异常（ACA/Ph 阳性）是另一个确认的疾病进展的信号[16-22]，ABL 外其他体细胞突变可能亦是疾病进展的重要信号[23]。基于上述原因，ELN 2020 指南建议使用 "终末期 CML" 概念，其中包括 "出现高危 ACA 的早期进展" "伴造血衰竭和原始细胞增殖的晚期进展"。BP 是 CML 进展的晚期特征，依据 ELN 定义急变标准仅有血液或骨髓原始细胞计数 ≥ 30%。相比之下，在 2017 年世界卫生组织分类[15] 中 BP 的定义仍然是血液或骨髓原始细胞计数 ≥ 20% 或造血组织或器官出现原始细胞浸润。需要明确的是，并非所有死于 CML 的患者均达到 "BP" 定义的阶段。

10.3 预后因素

10.3.1 基线预后因素

化疗时代 CML 为一种致命性疾病，生存期从数年到多年不等。早在 36 年前就提出了 Sokal 预后评分系统[13]，依据是常规化疗条件下患者的生存率，后期发现同样可以预测接受干扰素治疗或 TKI 尤其是伊马替尼治疗的 CML 患者的生存期。依据 Sokal 预后评分，低危组及中危组患者大概各占 40%，高危组患者大约占 20%。基于干扰素治疗的 EURO（或 Hasford）积分系统[24]、基于伊马替尼治疗的 EUTOS 评分系统[25] 相继出现，同样均可预测伊马替尼治疗反应及患者生存。TKI 治疗时代，CML 死亡原因发生显著改变，大约 50% 的 CML 患者缓解期非白血病死亡。因此，提出新的预后评分系统：Eutos Long-Term 生存评分（ELTS）[26]。ELTS 评分系统显著的优势在于预测 CML 患者白血病死亡风险，ELTS 评分系统中约 60% 的患者属于低危组，白血病相关死亡率为 1%～2%；30% 的患者为中危组，白血病相关死亡率为 5%～10%；仅 10% 的患者为高危组，白血病相关死亡率为 10%～20%。ELN 最新版 CML 指南[8]、GIMEMA[10] 和 BSH[11] 均推荐使用 ELTS 预后分层系统。ELTS 与 Sokal 预后评分系统均以年龄、脾脏大小、血小板计数和外周血中原始细胞百分比为参数计算。尽管历经 20 年的分子学研究进展，CML 预后的基线评分依然依据临床和血液学参数，脾脏大小依然是通过人工触诊肋缘下最大距离评估。

Sokal 和 ELTS 的计算评分见表 10-1。两个系统可以为预测长期生存提供有价值的信息，同时二者均可用于指导初诊患者 TKI 选择。目前，认为低危患者一线伊马替尼治疗获益最大，并且得到确凿的临床数据支持；中高危患者更获益于早期及一线采用"更有力"的第二代（2G）TKIs 治疗，但尚缺乏确凿证据证实[8-11]。事实上，目前高危患者的治疗策略各个方面缺乏专门设计和验证，如 TKI 的选择，TKI 剂量，allo-SCT 的地位，里程碑分子学反应程度的意义等。

Sokal 和 ELTS 分层并非唯一确定的预后参数，多个研究显示 ACA/Ph + { 包括 +8，+Ph，等臂 17 [i（17q10）]，+19，-7/-7q，或 3q26.2 异常和复杂异常[16-22, 27]} 具有重要的预后意义，因此目前认为无论 Sokal 和 ELTS 分层，ACA/Ph 阳性为基线高危因素[8, 10]。目前，尚提出其他预后相关因素[28-41]，包括低表达有机阳离子转运蛋白（OCT1，阻碍伊马替尼进入细胞），高表达和多态性的 MDR1（ABCB1，蛋白增加细胞内 TKI 泵出），高表达癌性 PP2A 抑制剂（CIP2A），亚洲国家更频繁发现的促凋亡蛋白多态性或缺失，与伊马替尼耐药有关的 KIR2DS1 基因型，高血清胰蛋白酶水平，骨髓活检显示纤维化，免疫表型检测原始细胞表达淋巴母细胞标记等。尽管上述因素理论上可指导伊马替尼与第二代 TKIs 的选择，但均未进入临床应用，至今无指南推荐使用。

BCR∷ABL1 转录本类型在一定程度上影响 TKIs 敏感性，与 e14a2（b3a2）型相比，e13a2（b2a2）型对 TKIs 敏感降低，相应地实现 DMR 和无治疗持续缓解（TFR）概率降低[42]。到目前为止，BCR∷ABL1 转录本类型未被纳入 ELN 2020 指南预后参数。

近年来，研究发现不同基因表达谱（GEP）与 CML 进展及伊马替尼耐药相关[43]。最近，随着新一代的分子生物技术发展，附加体细胞基因异常引发关注[44]，这些附加体细胞基因异常与在急性白血病、骨髓增生异常综合征发现的体细胞基因异常相似，同时可能在健康人群及老年人中被检测到[45]。这些研究可能促进新的靶向疗法。

表 10-1　新诊断患者预后评分系统	
Sokal	Exp 0.0116 ×（年龄 -43.4）+ 0.0345 ×（脾脏 - 7.51）+ 0.188 ×（（血小板 /700）^{2} - 0.563）+ 0.0887 ×（原始细胞 -2.10）
	低危 < 0.80；中危 0.80～1.20；高危 > 1.20
	http://www.leukemia-net.org/content/leukemias/cml/cml_score index_eng.Html.
ELTS	0.0025 ×（年龄 /10）^{3} +（0.0615 × 脾脏）+（0.1052 × 原始细胞）+ [0.4104 ×（血小板 /1000）$^{-0.5}$]
	低危 ≤ 1.5680；中危 1.5680～2.2185；高危 > 2.2185
	http://www.leukemianet.org/content/leukemias/cml/eutos_score/index_eng.html.

10.3.2　TKI 治疗中预后因素

对 TKIs 治疗反应的速度和深度，比所有基线预后因素更为重要。细胞遗传学反应评估依然存在价值，但符合国际标准（IS）的 BCR∷ABL1 水平检测评估比细胞遗传学更灵敏、更准确。近期多个指南[8, 10-12] 对 TKI 治疗期间分子学反应给予明确定义，将在下一节详细讨论。临床上以指导治疗为目的的治疗反应定义和解读常常以单次检测数据为基础，若数值处于临界状态的情况下可能以连续 2 次检测为基础进行评估更为合理。然而，从治疗反应的评估角度而言，达到治疗反应的时间以及 BCR∷ABL1 转录本下降动力学特点比单次定量 qPCR 绝对值的判断更好反应预后[46-47]。在实践中采用这些动态标准指导预后并未受到广泛欢迎，但动态标准对于一些至关重要的决策具有指导意义，如早期或晚期的 TKI 转换、提高 TFR 率等。

10.4　治疗反应定义：CML 治疗演变

伊马替尼于 2003 年获批 CML 治疗的一线适应证，在不长的一段时间内一直是唯一可获得的

第十章

TKI[1]。随着 2G TKIs 尼洛替尼、达沙替尼的出现，2G TKIs 很快作为二线治疗应用于伊马替尼耐药或不耐受的 CML 患者[2]，后迅速成为 CML 的一线治疗选择[3]。对于 TKI 治疗反应的定义亦逐步修订，采用更灵活多样的反应定义：最佳反应、失败、次优（警告），形成里程碑治疗反应评估标准。获得最佳反应患者建议继续现有 TKI 现有剂量治疗；治疗失败患者建议更换其他 TKI 治疗；警告患者在充分考虑其他因素基础上可更换其他 TKI 治疗。参考因素包括患者的年龄、健康状况、合并症、TKI 耐受性及治疗目标。治疗目标追求包括长期生存、良好生活质量及 TFR。

从 2006 年第一版到 2020 年最新的第四版 ELN 指南的更新充分体现了治疗反应定义和治疗建议的演变（表 10-2）[1, 8]。在 2006 年和 2009 年版本中早期（3 个月，6 个月，12 个月）的反应是基于血液学和细胞遗传学数据[1-2]。2013 年治疗反应以细胞遗传学或分子学数据为基础[3]。2020 年，治疗反应仅考虑比细胞遗传学数据更敏感的分子学数据[8]。而且分子学监测采用外周血样本，从而避免采用骨髓穿刺。在治疗失败的患者中依然推荐细胞遗传学评估，ACA/Ph+ 的检出强烈提示疾病的进展。

表 10-2　ELN 疗效定义

最佳治疗反应（继续现有 TKI 治疗）				
年份	3 个月	6 个月	12 个月	18 个月	18 个月后
2006	CHR	PCyR	CCyR	BCR-ABL ≤ 0.1%	NS
2009	CHR 并且 Ph + ≤ 65%	Ph + ≤ 35%	CCyR	BCR-ABL ≤ 0.1%	稳定 MMR
2013	PCyR 或 BCR-ABL ≤ 10%	CCyR 或 BCR-ABL ≤ 1%	BCR-ABL ≤ 0.1%	NS	至少 MMR
2020[a]	BCR-ABL ≤ 10%	BCR-ABL ≤ 1%	BCR-ABL ≤ 0.1%	NS	BCR-ABL ≤ 0.1%
次佳或警告反应（考虑更换其他 TKI）				
2006	CHR	Ph + > 35%	Ph + 1% ~ 35%	BCR-ABL > 0.1%	ACA/Ph +，疗效丧失，突变
2009	Ph + > 95%	Ph + 35% ~ 95%	Ph + 1% ~ 35%	BCR-ABL > 0.1-1%	丧失 MMR，突变
2013	Ph + 36% ~ 95% 或 BCR-ABL > 10 %	Ph + 1% ~ 35% 或 BCR-ABL > 1% ~ 10 %	Ph + ≥ 1% 或 BCR-ABL > 0.1% ~ 1%	NS	ACA/Ph+
2020	BCR-ABL > 10%	BCR-ABL > 1% ~ 10%	BCR-ABL > 0.1% ~ 1%	NS	BCR-ABL > 0.1% ~ 1%
失败（更换其他 TKI）				
2006	无 HR	无 CHR 或 Ph + > 95%	Ph + > 35%	Ph + ≥ 1%	丧失既往反应
2009	< CHR	Ph+ 95%	Ph + > 35%	Ph + ≥ 1%	疗效丧失，突变，ACA/Ph +，
2013	< CHR or Ph+ > 95%	Ph+ > 35% 或 BCR-ABL > 10%	Ph+ ≥ 1% or BCR-ABL > 1%	NS	疗效丧失，ACA/Ph +，突变
2020	确认 BCR-ABL > 10%,	BCR-ABL > 10%	BCR-ABL > 1%	NS	BCR-ABL > 1%，高危 ACA/Ph +，耐药突变

注：NS 为无特殊，HR 为高危，ELN 为欧洲白血病网，CHR 为完全血液学反应（白细胞 < 10,000/μL，分类无未成熟粒细胞，嗜碱粒细胞 < 5%，血小板 < 450,000/μL，触诊无脾大），ACA/Ph+：Ph+ 细胞基础上其他异常，PCyR：为细胞遗传学反应，Ph + > 95%（无 CyR），Ph + 66% ~ 95%（微小 CyR），Ph + 36% ~ 65%（次要 CyR），Ph + 1% ~ 35%（部分 CyR），Ph + 0（完全 CCyR），分子学反应（MR）：BCR-ABL > 10%（无 MR），BCR-ABL > 1% ~ 10%（MR 1.0），BCR-ABL > 0.1% ~ 1%（MR 2.0），BCR-ABL ≤ 0.1%（MMR or MR 3.0），BCR-ABL ≤ 0.01%（MR 4.0）。
[a] 为治疗目标为 TFR 患者，最佳反应是任何时间多的 MR[4] 或以上反应。

在最新版 ELN 指南推荐中[8]，TKI 治疗 3 个月最佳反应标准为 $BCR::ABL1 \leqslant 10\%$，治疗 3 个月单次检测 $BCR::ABL1 > 10\%$ 为警告，1 ~ 3 个月复测依然 $BCR::ABL1 > 10\%$ 定义为治疗失败；TKI 治疗 6 个月，$BCR::ABL1 \leqslant 1\%$ 为最佳治疗反应，$1\% < BCR::ABL1 \leqslant 10\%$ 为警告，$BCR::ABL1 > 10\%$ 为失败；TKI 治疗 12 个月，$BCR\text{-}BL1 \leqslant 0.1\%$（MMR 或 MR 3.0）为最佳反应，$0.1\% < BCR::ABL1 \leqslant 1\%$ 为警告，$BCR::ABL1 > 1\%$ 为治疗失败。TKI 治疗期间出现突变定义为治疗失败。TKI 治疗 12 个月后，$BCR::ABL1 \leqslant 0.1\%$ 为最佳治疗反应，可继续现有方案治疗；$0.1\% < BCR::ABL1 \leqslant 1\%$ 为警告，可继续选择现有 TKI 或更换其他 TKI 治疗；$BCR::ABL1 > 1\%$ 为治疗失败，建议更换 TKI 治疗。ELN 指南 2020 版与 2013 版治疗反应定义相同。

表 10-3 展示了 ELN 2020 版指南[8]与最新 ESMO（2017）[9]、NCCN（2021.02）[12]、GIMEMA（2019）[10]和 BSH（2020）[11]关于 CML 的指南建议比较。在所有指南中，TKI 治疗 3 个月 $BCR::ABL1 \leqslant 10\%$ 定义为最佳反应；若连续 2 次确认 $BCR::ABL1 > 10\%$，ESMO、GIMEMA 和 ELN 2020 指南均定义为治疗失败。在 TKI 治疗 3 个月节点，BSH 和 NCCN 2021 无治疗失败定义。TKI 治疗 6 个月如果 $BCR::ABL1 \leqslant 1\%$，ESMO、GIMEMA、BSH 和 ELN 2020 指南评估为最佳反应，NCCN（2021.02）

指南认为 $1\% < BCR::ABL1 < 10\%$ 可评估为最佳反应；所有指南均认为 TKI 治疗 6 个月 $BCR::ABL1$ 为 $> 10\%$ 定义为治疗失败。TKI 治疗 12 个月若 $BCR::ABL1 \leqslant 0.1\%$（MMR），所有指南均定义为最佳反应，若 $BCR::ABL1$ 为 $> 1\%$，除 NCCN（2021.02）指南外均定义为治疗失败，NCCN（2021.02）指南认为治疗 12 个月 $BCR::ABL1 > 10\%$ 定义为治疗失败。12 个月以后评估中，ESMO、BSH 和 NCCN（2021.02）定义 $BCR::ABL1 \leqslant 0.1\%$ 为最佳反应，GIMEMA 则建议 $BCR::ABL1 \leqslant 0.01\%$ 为最佳反应；如果 $BCR::ABL1$ 为 $> 1\%$，ELN2020 定义为失败，GIMEMA 定义 $BCR::ABL1 > 0.1\%$ 为失败。ESMO、BSH 和 NCCN（2021.02）对后期治疗反应评估未进行特别说明。

总之，TKI 治疗 6 个月时失败的定义所有指南是统一的，主要区别在于 TKI 治疗 12 个月失败的定义。除 GIMEMA 指南外所有欧洲指南建议 $BCR::ABL1 > 1\%$ 定义为治疗失败，GIMEMA 定义了一个更低的失败标准，即治疗 12 个月未达 MMR（$BCR::ABL1 > 0.1\%$）定义为治疗失败，美国指南则建议一个更高的失败标准，$BCR::ABL1 > 10\%$。上述标准的差异难以清晰解读，尽管目前几乎公认获得主要分子学反应（MMR）预示长期"正常"生存，但对界值的确认目前尚未形成共识，获得 MMR 时间亦缺乏共识。

表 10-3　ELN，NCCN，BSH，GIMEMA，ESMO 最新疗效定义

最佳治疗反应（继续现有 TKI 治疗）			
	3 个月	6 个月	12 个月	12 个月后
ESMO 2017	Ph + ≤ 35% or BCR-ABL < 10%	Ph + 0% or BCR-ABL < 1%	BCR-ABL < 0.1%	BCR-ABL < 0.01%[a]
GIMEMA 2019	BCR-ABL ≤ 10%	BCR-ABL ≤ 1%	BCR-ABL ≤ 0.1%	BCR-ABL ≤ 0.01%
BSH 2020	BCR-ABL ≤ 10%	BCR-ABL ≤ 1%	BCR-ABL ≤ 0.1%	BCR-ABL ≤ 0.1%
ELN 2020b	BCR-ABL ≤ 10%	BCR-ABL ≤ 1%	BCR-ABL ≤ 0.1%	BCR-ABL ≤ 0.1%
NCCN 2.2021	BCR-ABL ≤ 10%	BCR-ABL ≤ 1%	BCR-ABL ≤ 0.1%[a] BCR-ABL > 0.1% ~ 1%[c]	NS
次佳或警告反应（考虑更换其他 TKI）			
ESMO 2017	Ph + 36% ~ 95% or BCR-ABL > 10%	Ph + 1% ~ 65% or BCR-ABL ≥ 1% ~ 10%	Ph + 0 or BCR-ABL > 0.1% ~ 1%	BCR-ABL ≥ 0.1% ~ 1%
GIMEMA 2019	NS	BCR-ABL > 1% ~ 10%	BCR-ABL 0.1% ~ 1%	BCR-ABL > 0.01% ~ 0.1%
BSH 2020	BCR-ABL > 10%	BCR-ABL > 1% ~ 10%	BCR-ABL > 0.1% ~ 1%	BCR-ABL 0.1% ~ 1%
ELN 2020b	BCR-ABL > 10%	BCR-ABL > 1% ~ 10%	BCR-ABL > 0.1% ~ 1%	BCR-ABL > 0.1%
NCCN 2.2021	BCR-ABL > 10%	NS	BCR-ABL > 1% ~ 10%	NS

		失败（更换其他 TKI）		
ESMO 2017	< CHR 或 Ph+ > 95%	Ph+ > 35% 或 BCR-ABL > 10%	Ph + ≥ 1% 或 BCR-ABL > 1%	复发，丧失 MMR
GIMEMA 2019	< CHR 或确认 BCR-ABL > 10%	BCR-ABL > 10%	BCR-ABL > 1%	BCR-ABL > 0.1%，突变
BSH 2020	NS	BCR-ABL > 10%	BCR-ABL > 1%	BCR-ABL > 1%
ELN 2020[b]	确认 BCR-ABL > 10%,	BCR-ABL > 10%	BCR-ABL > 1%	BCR-ABL > 1%，HR ACA/Ph +，耐药突变
NCCN 2.2021	NS	BCR-ABL > 10%	BCR-ABL > 10%	NS

注：NS：无特殊，HR：高危，ELN：欧洲白血病网，ESMO：欧洲肿瘤学会，NCCN：美国国家综合癌症网，GIMEMA：意大利成人血液协作组，BSH：英国血液学会，CHR：完全血液学反应（白细胞 < 10,000/μL，分类中无未成熟粒细胞，嗜碱粒细胞 < 5%，血小板 < 450,000/μL，触诊无脾大），ACA/Ph+：Ph+ 细胞基础上其他异常，CyR：细胞遗传学反应：Ph+ > 95%（无 CyR），Ph + 66% ~ 95%（微小 CyR），Ph + 36% ~ 65%（次要 CyR），Ph + 1% ~ 35%（部分 CyR），Ph + 0（完全 CCyR），分子学反应（MR）：BCR-ABL > 10%（无 MR），BCR-ABL > 1% ~ 10%（MR 1.0），BCR-ABL > 0.1% ~ 1%（MR 2.0），BCR-ABL ≤ 0.1%（MMR or MR 3.0），BCR-ABL ≤ 0.01%（MR 4.0）。

[a] 治疗目标为 TFR。

[b] 治疗目标为 TFR 患者，最佳反应是任何时间多的 MR[4] 或以上反应。

[c] 治疗目标为长期生存。

在上述欧洲指南中，TKI 治疗 1 年后如何依据 BCR∷ABL1 转录本水平评估治疗反应成为最主要差异。ELN 2020 指南、ESMO 和 BHS 指南认为 BCR∷ABL1 ≤ 0.1%（MMR）为最佳反应，GIMEMA 指南则认为 BCR∷ABL1 ≤ 0.01%（MR[4]）为最佳反应。前文已经提到，ELN 2020 指南和 BSH 指南定义 TKI 治疗 12 个月后 BCR∷ABL1 > 1% 为治疗失败，GIMEMA 则定义 BCR∷ABL1 > 0.1%（未达 MMR）为失败。造成这些差异的原因在于治疗目标指导治疗策略选择与调整。尽管对特定的患者而言，实现 TFR 可能是一个有效的治疗目标，但 ELN 2020 指南和 BSH 指南更强调长期的生存，GIMEMA 指南则强调获得 DMR 驱动 TFR。不同指南里程碑反应定义的差异提示当 BCR∷ABL1 转录本处于临界状态时，推荐进行重复检测指导后续治疗方案的调整。

10.5　治疗

10.5.1　一线治疗

目前，有 4 个 TKI 被批准用于新诊断的 CP-CML 患者一线治疗：伊马替尼 400 mg 每日 1 次，尼洛替尼 300 mg 每日 2 次，达沙替尼 100 mg 每日 1 次和博舒替尼 400 mg 每日 1 次。ELN 2020、ESMO、

BSH 和 NCCN 2021[8-9, 11-12] 对一线治疗药物选择均未做优先推荐。在药企申办的随机对照研究中比较了伊马替尼与 2G TKI 达沙替尼、尼洛替尼和博舒替尼的疗效及安全性[48-56]。研究结果均支持 2G TKI 作为一线治疗选择。目前，缺乏达沙替尼、尼洛替尼和博舒替尼相互比较的随机对照临床研究。在不同药企抑或学会主导的临床研究中，患者选择、研究终点及评估反应各不相同，不同研究结果的比较和解读存在巨大挑战。无论如何，应当依据治疗目标及患者的共病进行一线治疗药物的选择。伊马替尼目前依然为重要的参考药物，因为大多数医师具有长期使用伊马替尼的经验，目前为止尚无伊马替尼相关的临床相关或危及生命的并发症的报道。因此，伊马替尼可能仍然是最安全的药物。在过去的 20 年里，无论是药企赞助的临床试验，还是重要的学会主导的试验中，对伊马替尼疗效和安全性进行了充分的研究[57-58]。此外，伊马替尼目前比达沙替尼、尼洛替尼和博舒替尼更经济。在大多数国家和地区原研伊马替尼 – 格列卫已被仿制产品取代，更具有价格优势。与每日 400 mg 伊马替尼相比，达沙替尼和尼洛替尼诱导更快更深治疗反应，但 5 年无进展生存和总生存仅有微弱获益[51, 53]。仅有 2 年观察随访数据的博舒替尼和伊马替尼的对照研究显示类似的结果[56]。目前统一的观点认为，老年人、具有合并症及低危患者（5 年无白血病死亡生存高于

95%）优先使用伊马替尼一线治疗，高危患者优先考虑 2G TKI 一线治疗。此外，尼洛替尼、达沙替尼和博舒替尼之间的选择受到合并症（心血管风险、肺部疾病）和治疗成本的影响，各国不同药物成本存在差异。然而，治疗目标依然是治疗选择最重要的影响因素。如果治疗目标是长期生存，伊马替尼也许足够了。如果治疗目标是 TFR，2G TKI 的一线使用推测可能更具有优势，但这种推测需要更多研究证实。

10.5.2 二线及后线治疗

伊马替尼、尼洛替尼、达沙替尼和博舒替尼均可作为二线治疗选择，剂量选择有所不同，伊马替尼和尼洛替尼可达 400 mg BID，达沙替尼可达 140 mg QD，博舒替尼最高可达 600 mg QD[3、59-61]。45 mg QD 泊那替尼获批用于既往 TKIs 失败患者（美国）的二线治疗[62-63]；在欧盟国家获批用于尼洛替尼或达沙替尼无效患者的二线治疗，或者存在 *T315I* 突变的患者。

二线治疗主要有 4 种模式：①一线 TKI 治疗不耐受（毒性），类似于一线治疗选择，优先更换为尼洛替尼、达沙替尼、博舒替尼，而非泊那替尼。②一线治疗失败（耐药），参照 *BCR∶∶ABL1* 突变状态和类型、年龄、共病、一线治疗的不良反应、医师经验、TKI 可及性和经济情况选择二线 TKI。遗憾的是目前缺乏上述 5 个药物二线治疗的对比研究，泊那替尼始终是 *T315I* 突变患者的首选药物[62-63]。③早期里程碑反应（3 ～ 6 个月）"警告"患者，特别是 3 个月时 *BCR∶∶ABL1* > 10%IS（缺乏早期分子学反应，EMR）患者。EMR 预测后期分子学反应的速度和深度，以及 PFS 率和 OS 率，2G TKI 一线治疗 EMR 显著高于伊马替尼[51、53]。伊马替尼一线未获得 EMR 患者建议考虑早期更换 2G TKI；2G TKI 一线未能获得 EMR 更令人担忧，应强制性进行密切监测，并考虑更换泊那替尼治疗。④患者疗效满意但从未达到 DMR，出于追求 TFR 目标，患者可考虑进行晚期 TKI 转换[64-65]。慎重考虑未来 TFR 的可能与更换 TKI 后潜在的新的毒性的平衡，仔细选择患者进行 TKI 更换。总之，①和②模式下考虑 TKI 必须更换；③和④模式下 TKI 应该或可以更换，但需要前瞻性研究评估更换 TKI 的获益和成本。

TKI 剂量优化是一个重要但未明确的问题。所有 5 个 TKI 二线适应证均有特定剂量：伊马替尼

400 mg QD ～ 400 mg BID，尼洛替尼 400 mg BID，达沙替尼 100 ～ 140 mg QD，博舒替尼 500 ～ 600 mg QD，泊那替尼 45 mg QD。遗憾的是，关于 TKI 不同剂量的疗效及安全性缺乏可靠数据，但普遍认为在多数患者中 TKI 剂量偏大。时至今日，尼洛替尼和达沙替尼二线常用剂量分别为 300 mg BID 和 100 mg QD，博舒替尼的剂量可能偏高并导致不必要的毒性。最近的数据建议在二线治疗中降低博舒替尼起始剂量，参照治疗反应驱动剂量递增至 400 mg QD 有效且耐受性良好，至少在老年患者中得以验证[66]。泊那替尼起始剂量 45 mg QD 适用于少数病例（*T315I* 突变或对既往 TKIs 高度耐药）；大多数情况下起始剂量首选 30 mg QD[8]。有研究显示，30 mg QD 或 15 mg QD 泊那替尼剂量能更好地平衡疗效与心血管毒性[67]。一旦达到 MMR，密切监测的前提下泊那替尼可以减少到 15 mg QD。

三线治疗的情况具有高度异质性，部分患者挽救治疗达到最佳反应，部分患者处于进展和死亡高风险状态[68-72]。三线治疗反应对生存具有重要影响，亦作为 allo-SCT 桥接治疗。基于上述原因，两种或两种以上 TKI 治疗失败的患者应转诊更有 CML 治疗经验的医学中心，同时应考虑 allo-SCT 的可行性[8]。

比较不同 TKI 的三线治疗情况目前无数据发表，泊那替尼可能是第一个，或是最后一个选择，因为它几乎涵盖了所有已知的 ABL 突变。Asciminib 为诺华公司研发的一种新型 *BCR∶∶ABL1* 变构抑制剂，对 *T315I* 突变也有效，目前正在进行进一步的临床研究[73]，Asciminib 与博舒替尼三线治疗的随机对照临床试验正在进行，不久的将来 Asciminib 可能成为一种后续治疗的有效选择。

10.6 继续治疗或中止治疗，TFR，治愈

在 2013 年 ELN 指南中，CML 标准治疗策略为持续标准剂量 TKI 治疗[3]。事实上持续 TKI 治疗使新诊断的 CML 患者与年龄匹配的一般人群预期寿命相似[4、74]。TKI 可诱导稳定的 DMR，反应深度至少可下降 5-log *BCR∶∶ABL1* 转录本水平。基础和临床研究数据强烈提示 TKI 无法消除所有 *BCR∶∶ABL1*+ 干细胞[75-89]。然而，一些证据临床研究显示，接受 TKI 治疗至少 3 ～ 5 年并获得稳定的 DMR（至少 MR⁴ 或更好，至少 2 年）患者，40% ～ 60% 患者停药后处

于持续缓解状态[90-100]。监测基因组可测量的残留病可能有助于确定真正的治愈或非常持久的 TFR[101]。停药后 6 ～ 12 个月分子学复发的风险较高，后期复发风险逐渐降低。长期停药后是否复发尚不得而知，但目前认为停药并不会增加进展风险：几乎所有分子复发患者恢复使用停药前 TKI 可再次获得分子学缓解。

基于近年关于 TFR 的临床研究数据和大量实战经验，ELN 2020 指南[8] 认可 TFR 是 CML 新的重要的治疗目标，并首次提出一系列停用 TKI 的标准，区分为必须达到的标准，最低（允许）和最佳（建议）停药标准。然而如何定义最佳的一线及后线治疗策略，如何促使患者走向成功的 TFR，ELN 2020 指南无法提供具体的建议。事实上，目前仅少数以 TFR 作为主要研究终点的临床试验正在进行，包括 GIMEMA、SUSTRENIM 试验和德国 CML TIGER 研究。比较尼洛替尼与尼洛替尼联合干扰素 α 的 TFR 情况。GIMEMA 于 2019 年发布了一系列建议，指导设计基于优化 TFR 治疗策略的临床研究。

TFR 的生物学机制目前并不清楚，但 TFR 可能代表"功能性治愈"，而非"真正的治愈"（疾病根除）。事实上，残留 BCR∷ABL1+ 干细胞处于静止状态，生存不再唯一依赖 BCR∷ABL1，并且对 TKIs 不敏感[76, 80-81, 83, 85, 88-89]。其他靶向干细胞药物可能有助于 CML 根除[75, 78]。在过去的 20 年里，有很多致力寻找鉴定干细胞靶点的研究[102]，部分基础研究显示 TKI 联合抗干细胞药物可消除 BCR∷ABL1+ 干细胞[103]。但遗憾的是，目前这些组合均未获得体内试验成功。研究人员始终担忧，对于具有正常预期寿命和生活质量的 CML 患者体内微小残留白血病，使用具有潜在毒性的药物是否值得。就目前而言，寻求治愈依然处于理论层面，采用免疫控制微小残留病在逐步发展[104-108]，主要着眼于 TKI 与干扰素的联合[109-111]。

当然，TFR 是一个非常重要的临床治疗目标，影响患者的幸福感和心理行为。TFR 的成功降低了 TKI 长期治疗的毒性，节省了终身 TKI 治疗需要的经济资源。

就目前的治疗方法而言，所有新确诊的 CML 患者能够达到稳定的 TFR 比例不超过 20% ～ 30%，其余 70% ～ 80% 的患者需要终身接受目前各类指南推荐的"标准"剂量的 TKI 治疗。这部分患者的主要目标是提高生活质量[112] 和最小化长期治疗毒性。基

于此，优化 TKI 剂量，持久性剂量减低甚至是间歇性 TKI 治疗的相关研究取得积极成果[113-114]。

10.7 结论

在过去的 15 年里，ELN 指南为 CML 治疗和管理的进步做出持久贡献。时至今日，CML 患者的存活率与普通人群相当，下一步是实现无须持续治疗的正常生存。ELN 2020 指南将 TFR 确认为 CML 重要的治疗目标，并确定了一系列停用 TKI 的标准。然而，目前尚不可能就如何提高 TFR 治疗比例来推荐一线及后线的具体治疗策略。基于这些原因，下一步的前瞻性研究设计应考虑 TFR 作为主要终点（而不是某一时点的反应率）。希望下一个版本的 ELN 指南能够依据此类临床试验证据提出通往 TFR 的治疗路径。

（刘兵城）

参考文献

[1] Baccarani M, Saglio G, Goldman J, et al. Evolving concepts in the management of chronic myeloid leukemia: recommendations from an expert panel on behalf of the European LeukemiaNet. Blood. 2006;108(6):1809–20.

[2] Baccarani M, Cortes J, Pane F, et al. Chronic myeloid leukemia: an update of concepts and management recommendations of European LeukemiaNet. J Clin Oncol. 2009;27(35):6041–51.

[3] Baccarani M, Deininger MW, Rosti G, et al. European LeukemiaNet recommendations for the management of chronic myeloid leukemia: 2013. Blood. 2013;122(6):872–84.

[4] Bower H, Bjorkholm M, Dickman PW, Hoglund M, Lambert PC, Andersson TM. Life expectancy of patients with chronic myeloid Leukemia approaches the life expectancy of the general population. J Clin Oncol. 2016;34(24):2851–7.

[5] Hehlmann R, Lauseker M, Saussele S, et al. Assessment of imatinib as first-line treatment of chronic myeloid leukemia: 10-year survival results of the randomized CML study IV and impact of

non-CML determinants. Leukemia. 2017;31(11): 2398–406.

[6] Soverini S, Hochhaus A, Nicolini FE, et al. BCR-ABL kinase domain mutation analysis in chronic myeloid leukemia patients treated with tyrosine kinase inhibitors: recommendations from an expert panel on behalf of European LeukemiaNet. Blood. 2011;118(5):1208–15.

[7] Steegmann JL, Baccarani M, Breccia M, et al. European LeukemiaNet recommendations for the management and avoidance of adverse events of treatment in chronic myeloid leukaemia. Leukemia. 2016;30(8):1648–71.

[8] Hochhaus A, Baccarani M, Silver RT, et al. European LeukemiaNet 2020 recommendations for treating chronic myeloid leukemia. Leukemia. 2020;34(4):966–84.

[9] Hochhaus A, Saussele S, Rosti G, et al. Chronic myeloid leukaemia: ESMO clinical practice guidelines for diagnosis, treatment and follow-up. Ann Oncol. 2017;28(Suppl 4):iv41–51.

[10] Baccarani M, Abruzzese E, Accurso V, et al. Managing chronic myeloid leukemia for treatment-free remission: a proposal from the GIMEMA CML WP. Blood Adv. 2019;3(24):4280–90.

[11] Smith G, Apperley J, Milojkovic D, et al. A British Society for Haematology guideline on the diagnosis and management of chronic myeloid leukaemia. Br J Haematol. 2020;191:171.

[12] Deininger MW, Shah NP, Altman JK, et al. Chronic myeloid Leukemia, version 2.2021, NCCN Clinical Practice Guidelines in Oncology. J Natl Compr Cancer Netw. 2020;18(10):1385–415.

[13] Sokal JE, Cox EB, Baccarani M, et al. Prognostic discrimination in "good-risk" chronic granulocytic leukemia. Blood. 1984;63(4):789–99.

[14] Spiers AS. Metamorphosis of chronic granulocytic leukaemia: diagnosis, classification, and management. Br J Haematol. 1979;41(1):1–7.

[15] Barbui T, Thiele J, Gisslinger H, Finazzi G, Vannucchi AM, Tefferi A. The 2016 revision of WHO classification of myeloproliferative neoplasms: clinical and molecular advances. Blood Rev. 2016;30(6):453–9.

[16] Hehlmann R, Voskanyan A, Lauseker M, et al. High-risk additional chromosomal abnormalities at low blast counts herald death by CML. Leukemia. 2020;34(8):2074–86.

[17] Fabarius A, Leitner A, Hochhaus A, et al. Impact of additional cytogenetic aberrations at diagnosis on prognosis of CML: long-term observation of 1151 patients from the randomized CML study IV. Blood. 2011;118(26):6760–8.

[18] Luatti S, Castagnetti F, Marzocchi G, et al. Additional chromosomal abnormalities in Philadelphia-positive clone: adverse prognostic influence on frontline imatinib therapy: a GIMEMA Working Party on CML analysis. Blood. 2012;120(4):761–7.

[19] Fabarius A, Kalmanti L, Dietz CT, et al. Impact of unbalanced minor route versus major route karyotypes at diagnosis on prognosis of CML. Ann Hematol. 2015;94(12):2015–24.

[20] Wang W, Cortes JE, Lin P, et al. Clinical and prognostic significance of 3q26.2 and other chromosome 3 abnormalities in CML in the era of tyrosine kinase inhibitors. Blood. 2015; 126(14):1699–706.

[21] Wang W, Cortes JE, Tang G, et al. Risk stratification of chromosomal abnormalities in chronic myelogenous leukemia in the era of tyrosine kinase inhibitor therapy. Blood. 2016; 127(22):2742–50.

[22] Alhuraiji A, Kantarjian H, Boddu P, et al. Prognostic significance of additional chromosomal abnormalities at the time of diagnosis in patients with chronic myeloid leukemia treated with frontline tyrosine kinase inhibitors. Am J Hematol. 2018;93(1):84–90.

[23] Branford S, Wang P, Yeung DT, et al. Integrative

genomic analysis reveals cancer-associated mutations at diagnosis of CML in patients with high-risk disease. Blood. 2018;132(9):948–61.

[24] Hasford J, Pfirrmann M, Hehlmann R, et al. A new prognostic score for survival of patients with chronic myeloid leukemia treated with interferon alfa. Writing Committee for the Collaborative CML Prognostic Factors Project Group. J Natl Cancer Inst. 1998;90(11):850–8.

[25] Hasford J, Baccarani M, Hoffmann V, et al. Predicting complete cytogenetic response and subsequent progression-free survival in 2060 patients with CML on imatinib treatment: the EUTOS score. Blood. 2011;118(3):686–92.

[26] Pfirrmann M, Baccarani M, Saussele S, et al. Prognosis of long-term survival considering disease-specific death in patients with chronic myeloid leukemia. Leukemia. 2016;30(1):48–56.

[27] Wang W, Cortes JE, Lin P, et al. Impact of trisomy 8 on treatment response and survival of patients with chronic myelogenous leukemia in the era of tyrosine kinase inhibitors. Leukemia. 2015;29(11):2263–6.

[28] White DL, Saunders VA, Dang P, et al. OCT-1-mediated influx is a key determinant of the intracellular uptake of imatinib but not nilotinib (AMN107): reduced OCT-1 activity is the cause of low in vitro sensitivity to imatinib. Blood. 2006;108(2):697–704.

[29] White DL, Saunders VA, Dang P, et al. Most CML patients who have a suboptimal response to imatinib have low OCT-1 activity: higher doses of imatinib may overcome the negative impact of low OCT-1 activity. Blood. 2007;110(12):4064–72.

[30] White DL, Dang P, Engler J, et al. Functional activity of the OCT-1 protein is predictive of long-term outcome in patients with chronic-phase chronic myeloid leukemia treated with imatinib. J Clin Oncol. 2010;28(16):2761–7.

[31] Engler JR, Frede A, Saunders VA, Zannettino AC,

Hughes TP, White DL. Chronic myeloid leukemia CD34+ cells have reduced uptake of imatinib due to low OCT-1 activity. Leukemia. 2010;24(4):765–70.

[32] Watkins DB, Hughes TP, White DL. OCT1 and imatinib transport in CML: is it clinically relevant? Leukemia. 2015;29(10):1960–9.

[33] Augis V, Airiau K, Josselin M, Turcq B, Mahon FX, Belloc F. A single nucleotide polymorphism in cBIM is associated with a slower achievement of major molecular response in chronic myeloid leukaemia treated with imatinib. PLoS One. 2013;8(11):e78582.

[34] Thomas J, Wang L, Clark RE, Pirmohamed M. Active transport of imatinib into and out of cells: implications for drug resistance. Blood. 2004;104(12):3739–45.

[35] Katagiri S, Tauchi T, Saito Y, et al. BCL2L11 (BIM) deletion polymorphism is associated with molecular relapse after ABL tyrosine kinase inhibitor discontinuation in patients with chronic myeloid Leukemia with complete molecular response. Blood. 2014;124(21):1797.

[36] Sperr WR, Pfeiffer T, Kundi M, Sillaber C, Herndlhofer S, Valent P. Serum Tryptase is a strong predictive biomarker that improves prognostication in Ph+ chronic myeloid Leukemia. Blood. 2012;120(21):2783.

[37] Mahon FX, Belloc F, Lagarde V, et al. MDR1 gene overexpression confers resistance to imatinib mesylate in leukemia cell line models. Blood. 2003;101(6):2368–73.

[38] Lucas CM, Harris RJ, Giannoudis A, Copland M, Slupsky JR, Clark RE. Cancerous inhibitor of PP2A (CIP2A) at diagnosis of chronic myeloid leukemia is a critical determinant of disease progression. Blood. 2011;117(24):6660–8.

[39] Marin D, Gabriel IH, Ahmad S, et al. KIR2DS1 genotype predicts for complete cytogenetic response and survival in newly diagnosed chronic myeloid leukemia patients treated with imatinib.

Leukemia. 2012;26(2):296–302.

[40] El Rassi F, Bergsagel JD, Arellano M, et al. Predicting early blast transformation in chronic-phase chronic myeloid leukemia: is immunophenotyping the missing link? Cancer. 2015;121(6):872–5.

[41] Hidalgo-Lopez JE, Kanagal-Shamanna R, Quesada AE, et al. Bone marrow core biopsy in 508 consecutive patients with chronic myeloid leukemia: assessment of potential value. Cancer. 2018;124(19):3849–55.

[42] Baccarani M, Castagnetti F, Gugliotta G, et al. The proportion of different BCR-ABL1 transcript types in chronic myeloid leukemia. An international overview. Leukemia. 2019;33(5):1173–83.

[43] Radich JP, Dai H, Mao M, et al. Gene expression changes associated with progression and response in chronic myeloid leukemia. Proc Natl Acad Sci U S A. 2006;103(8):2794–9.

[44] Branford S, Kim DDH, Apperley JF, et al. Laying the foundation for genomically-based risk assessment in chronic myeloid leukemia. Leukemia. 2019;33(8):1835–50.

[45] Ashley EA. Towards precision medicine. Nat Rev Genet. 2016;17(9):507–22.

[46] Branford S, Yeung DT, Parker WT, et al. Prognosis for patients with CML and >10% BCR-ABL1 after 3 months of imatinib depends on the rate of BCR-ABL1 decline. Blood. 2014;124(4):511–8.

[47] Hanfstein B, Shlyakhto V, Lauseker M, et al. Velocity of early BCR-ABL transcript elimination as an optimized predictor of outcome in chronic myeloid leukemia (CML) patients in chronic phase on treatment with imatinib. Leukemia. 2014;28(10):1988–92.

[48] Kantarjian H, Shah NP, Hochhaus A, et al. Dasatinib versus imatinib in newly diagnosed chronic-phase chronic myeloid leukemia. N Engl J Med. 2010;362(24):2260–70.

[49] Kantarjian HM, Hochhaus A, Saglio G, et al. Nilotinib versus imatinib for the treatment of patients with newly diagnosed chronic phase, Philadelphia chromosome-positive, chronic myeloid leukaemia: 24-month minimum follow-up of the phase 3 randomised ENESTnd trial. Lancet Oncol. 2011;12(9):841–51.

[50] Kantarjian HM, Shah NP, Cortes JE, et al. Dasatinib or imatinib in newly diagnosed chronic-phase chronic myeloid leukemia: 2-year follow-up from a randomized phase 3 trial (DASISION). Blood. 2012;119(5):1123–9.

[51] Cortes JE, Saglio G, Kantarjian HM, et al. Final 5-year study results of DASISION: the Dasatinib versus Imatinib study in treatment-naive chronic myeloid Leukemia patients trial. J Clin Oncol. 2016;34(20):2333–40.

[52] Saglio G, Kim DW, Issaragrisil S, et al. Nilotinib versus imatinib for newly diagnosed chronic myeloid leukemia. N Engl J Med. 2010;362(24):2251–9.

[53] Hochhaus A, Saglio G, Hughes TP, et al. Long-term benefits and risks of frontline nilotinib vs imatinib for chronic myeloid leukemia in chronic phase: 5-year update of the randomized ENESTnd trial. Leukemia. 2016;30:1044.

[54] Wang J, Shen ZX, Saglio G, et al. Phase 3 study of nilotinib vs imatinib in Chinese patients with newly diagnosed chronic myeloid leukemia in chronic phase: ENESTchina. Blood. 2015;125(18):2771–8.

[55] Cortes JE, Kim DW, Kantarjian HM, et al. Bosutinib versus imatinib in newly diagnosed chronic-phase chronic myeloid leukemia: results from the BELA trial. J Clin Oncol. 2012;30(28):3486–92.

[56] Cortes JE, Gambacorti-Passerini C, Deininger MW, et al. Bosutinib versus Imatinib for newly diagnosed chronic myeloid leukemia: results from the randomized BFORE trial. J Clin Oncol. 2018;36(3):231–7.

[57] Castagnetti F, Gugliotta G, Breccia M, et al. Long-term outcome of chronic myeloid leukemia patients treated frontline with imatinib. Leukemia. 2015;29(9):1823–31.

[58] Hehlmann R, Muller MC, Lauseker M, et al. Deep molecular response is reached by the majority of patients treated with imatinib, predicts survival, and is achieved more quickly by optimized high-dose imatinib: results from the randomized CML-study IV. J Clin Oncol. 2014;32(5):415–23.

[59] Shah NP, Guilhot F, Cortes JE, et al. Long-term outcome with dasatinib after imatinib failure in chronic-phase chronic myeloid leukemia: follow-up of a phase 3 study. Blood. 2014;123(15):2317–24.

[60] Giles FJ, le Coutre PD, Pinilla-Ibarz J, et al. Nilotinib in imatinib-resistant or imatinib-intolerant patients with chronic myeloid leukemia in chronic phase: 48-month follow-up results of a phase II study. Leukemia. 2013;27(1):107–12.

[61] Kantarjian HM, Cortes JE, Kim DW, et al. Bosutinib safety and management of toxicity in leukemia patients with resistance or intolerance to imatinib and other tyrosine kinase inhibitors. Blood. 2014;123(9):1309–18.

[62] Cortes JE, Kantarjian H, Shah NP, et al. Ponatinib in refractory Philadelphia chromosome-positive leukemias. N Engl J Med. 2012;367(22):2075–88.

[63] Cortes JE, Kim DW, Pinilla-Ibarz J, et al. A phase 2 trial of ponatinib in Philadelphia chromosome-positive leukemias. N Engl J Med. 2013;369(19):1783–96.

[64] Hughes TP, Hochhaus A, Kantarjian HM, et al. Safety and efficacy of switching to nilotinib 400 mg twice daily for patients with chronic myeloid leukemia in chronic phase with suboptimal response or failure on front-line imatinib or nilotinib 300 mg twice daily. Haematologica. 2014;99(7):1204–11.

[65] Hughes TP, Lipton JH, Spector N, et al. Deep molecular responses achieved in patients with CML-CP who are switched to nilotinib after long-term imatinib. Blood. 2014;124(5):729–36.

[66] Castagnetti F, Gugliotta G, Bocchia M, et al. Dose optimization in elderly CML patients treated with Bosutinib after intolerance or failure of first-line tyrosine kinase inhibitors. Blood. 2019;134(Supplement_1):496.

[67] Cortes JE, Lomaia E, Turkina A, et al. Interim analysis (IA) of OPTIC: a dose-ranging study of three ponatinib (PON) starting doses. J Clin Oncol. 2020;38(15_suppl):7502.

[68] Quintas-Cardama A, Kantarjian H, Jones D, et al. Dasatinib (BMS-354825) is active in Philadelphia chromosome-positive chronic myelogenous leukemia after imatinib and nilotinib (AMN107) therapy failure. Blood. 2007;109(2):497–9.

[69] Garg RJ, Kantarjian H, O'Brien S, et al. The use of nilotinib or dasatinib after failure to 2 prior tyrosine kinase inhibitors: long-term follow-up. Blood. 2009;114(20):4361–8.

[70] Khoury HJ, Cortes JE, Kantarjian HM, et al. Bosutinib is active in chronic phase chronic myeloid leukemia after imatinib and dasatinib and/or nilotinib therapy failure. Blood. 2012;119(15):3403–12.

[71] Russo Rossi A, Breccia M, Abruzzese E, et al. Outcome of 82 chronic myeloid leukemia patients treated with nilotinib or dasatinib after failure of two prior tyrosine kinase inhibitors. Haematologica. 2013;98(3):399–403.

[72] Lipton JH, Bryden P, Sidhu MK, et al. Comparative efficacy of tyrosine kinase inhibitor treatments in the third-line setting, for chronic-phase chronic myelogenous leukemia after failure of second-generation tyrosine kinase inhibitors. Leuk Res. 2015;39(1):58–64.

[73] Hughes TP, Mauro MJ, Cortes JE, et al. Asciminib in chronic myeloid leukemia after ABL kinase inhibitor failure. N Engl J Med. 2019;381(24):2315–26.

[74] Sasaki K, Strom SS, O'Brien S, et al. Relative survival in patients with chronic-phase chronic myeloid leukaemia in the tyrosine-kinase inhibitor era: analysis of patient data from six prospective clinical trials. Lancet Haematol. 2015;2(5):e186–93.

[75] Elrick LJ, Jorgensen HG, Mountford JC, Holyoake TL. Punish the parent not the progeny. Blood. 2005;105(5):1862–6.

[76] Kavalerchik E, Goff D, Jamieson CH. Chronic myeloid leukemia stem cells. J Clin Oncol. 2008;26(17):2911–5.

[77] Chen Y, Peng C, Sullivan C, Li D, Li S. Critical molecular pathways in cancer stem cells of chronic myeloid leukemia. Leukemia. 2010;24(9): 1545–54.

[78] Ross DM, Hughes TP, Melo JV. Do we have to kill the last CML cell? Leukemia. 2011;25(2):193–200.

[79] Egan JM. Targeting stem cells in chronic myeloid Leukemia with a PPAR-gamma agonist. N Engl J Med. 2015;373(20):1973–5.

[80] Graham SM, Jorgensen HG, Allan E, et al. Primitive, quiescent, Philadelphia-positive stem cells from patients with chronic myeloid leukemia are insensitive to STI571 in vitro. Blood. 2002;99(1):319–25.

[81] Copland M, Hamilton A, Elrick LJ, et al. Dasatinib (BMS-354825) targets an earlier progenitor population than imatinib in primary CML but does not eliminate the quiescent fraction. Blood. 2006;107(11):4532–9.

[82] Jorgensen HG, Copland M, Allan EK, et al. Intermittent exposure of primitive quiescent chronic myeloid leukemia cells to granulocyte-colony stimulating factor in vitro promotes their elimination by imatinib mesylate. Clin Cancer Res. 2006;12(2):626–33.

[83] Jiang X, Zhao Y, Smith C, et al. Chronic myeloid leukemia stem cells possess multiple unique features of resistance to BCR-ABL targeted therapies. Leukemia. 2007;21(5):926–35.

[84] Jiang X, Forrest D, Nicolini F, et al. Properties of CD34+ CML stem/progenitor cells that correlate with different clinical responses to imatinib mesylate. Blood. 2010;116(12):2112–21.

[85] Lemoli RM, Salvestrini V, Bianchi E, et al. Molecular and functional analysis of the stem cell compartment of chronic myelogenous leukemia reveals the presence of a CD34- cell population with intrinsic resistance to imatinib. Blood. 2009;114(25):5191–200.

[86] Chomel JC, Bonnet ML, Sorel N, et al. Leukemic stem cell persistence in chronic myeloid leukemia patients with sustained undetectable molecular residual disease. Blood. 2011;118(13):3657–60.

[87] Chu S, McDonald T, Lin A, et al. Persistence of leukemia stem cells in chronic myelogenous leukemia patients in prolonged remission with imatinib treatment. Blood. 2011;118(20):5565–72.

[88] Corbin AS, Agarwal A, Loriaux M, Cortes J, Deininger MW, Druker BJ. Human chronic myeloid leukemia stem cells are insensitive to imatinib despite inhibition of BCR-ABL activity. J Clin Invest. 2011;121(1):396–409.

[89] Hamilton A, Helgason GV, Schemionek M, et al. Chronic myeloid leukemia stem cells are not dependent on Bcr-Abl kinase activity for their survival. Blood. 2012;119(6):1501–10.

[90] Rousselot P, Huguet F, Rea D, et al. Imatinib mesylate discontinuation in patients with chronic myelogenous leukemia in complete molecular remission for more than 2 years. Blood. 2007;109(1):58–60.

[91] Mahon FX, Rea D, Guilhot J, et al. Discontinuation of imatinib in patients with chronic myeloid leukaemia who have maintained complete molecular remission for at least 2 years: the prospective, multicentre stop imatinib (STIM) trial. Lancet Oncol. 2010;11(11):1029–35.

[92] Takahashi N, Kyo T, Maeda Y, et al. Discontinuation of imatinib in Japanese patients with chronic myeloid

leukemia. Haematologica. 2012;97(6):903–6.

[93] Tang M, Foo J, Gonen M, Guilhot J, Mahon FX, Michor F. Selection pressure exerted by imatinib therapy leads to disparate outcomes of imatinib discontinuation trials. Haematologica. 2012;97(10):1553–61.

[94] Mori S, Vagge E, le Coutre P, et al. Age and dPCR can predict relapse in CML patients who discontinued imatinib: the ISAV study. Am J Hematol. 2015;90(10):910–4.

[95] Etienne G, Guilhot J, Rea D, et al. Long-term follow- up of the French stop imatinib (STIM1) study in patients with chronic myeloid leukemia. J Clin Oncol. 2017;35(3):298–305.

[96] Saussele S, Richter J, Guilhot J, et al. Discontinuation of tyrosine kinase inhibitor therapy in chronic myeloid leukaemia (EURO-SKI): a prespecified interim analysis of a prospective, multicentre, non-randomised, trial. Lancet Oncol. 2018;19(6):747–57.

[97] Fava C, Rege-Cambrin G, Dogliotti I, et al. Observational study of chronic myeloid leukemia Italian patients who discontinued tyrosine kinase inhibitors in clinical practice. Haematologica. 2019;104(8):1589–96.

[98] Ross DM, Masszi T, Gomez Casares MT, et al. Durable treatment-free remission in patients with chronic myeloid leukemia in chronic phase following frontline nilotinib: 96-week update of the ENESTfreedom study. J Cancer Res Clin Oncol. 2018;144(5):945–54.

[99] Shah NP, Garcia-Gutierrez V, Jimenez-Velasco A, et al. Dasatinib discontinuation in patients with chronic-phase chronic myeloid leukemia and stable deep molecular response: the DASFREE study. Leuk Lymphoma. 2020;61(3):650–9.

[100] Kimura S, Imagawa J, Murai K, et al. Treatment-free remission after first-line dasatinib discontinuation in patients with chronic myeloid leukaemia (first-line DADI trial): a single-arm,

multicentre, phase 2 trial. Lancet Haematol. 2020;7(3):e218–25.

[101] Machova Polakova K, Zizkova H, Zuna J, et al. Analysis of chronic myeloid leukaemia during deep molecular response by genomic PCR: a traffic light stratification model with impact on treatment-free remission. Leukemia. 2020;34(8):2113–24.

[102] Houshmand M, Simonetti G, Circosta P, et al. Chronic myeloid leukemia stem cells. Leukemia. 2019;33(7):1543–56.

[103] Bhatia R. Novel approaches to therapy in CML. Hematology Am Soc Hematol Educ Program. 2017;2017(1):115–20.

[104] Butt NM, Rojas JM, Wang L, Christmas SE, Abu-Eisha HM, Clark RE. Circulating bcr-abl-specific CD8+ T cells in chronic myeloid leukemia patients and healthy subjects. Haematologica. 2005;90(10):1315–23.

[105] Quintarelli C, Dotti G, De Angelis B, et al. Cytotoxic T lymphocytes directed to the preferentially expressed antigen of melanoma (PRAME) target chronic myeloid leukemia. Blood. 2008;112(5):1876–85.

[106] Kreutzman A, Juvonen V, Kairisto V, et al. Mono/oligoclonal T and NK cells are common in chronic myeloid leukemia patients at diagnosis and expand during dasatinib therapy. Blood. 2010;116(5):772–82.

[107] Clapp GD, Lepoutre T, El Cheikh R, et al. Implication of the autologous immune system in BCR-ABL transcript variations in chronic myelogenous leukemia patients treated with imatinib. Cancer Res. 2015;75(19):4053–62.

[108] Hughes A, Yong ASM. Immune effector recovery in chronic myeloid Leukemia and treatment-free remission. Front Immunol. 2017;8:469.

[109] Hjorth-Hansen H, Stentoft J, Richter J, et al. Safety and efficacy of the combination of pegylated interferon-alpha2b and dasatinib in newly diagnosed chronic-phase chronic myeloid leukemia patients.

Leukemia. 2016;30(9):1853–60.

[110] Nicolini FE, Etienne G, Dubruille V, et al. Nilotinib and peginterferon alfa-2a for newly diagnosed chronic-phase chronic myeloid leukaemia (NiloPeg): a multicentre, non-randomised, open-label phase 2 study. Lancet Haematol. 2015;2(1):e37–46.

[111] Simonsson B, Gedde-Dahl T, Markevarn B, et al. Combination of pegylated IFN-alpha2b with imatinib increases molecular response rates in patients with low- or intermediate-risk chronic myeloid leukemia. Blood. 2011;118(12):3228–35.

[112] Efficace F, Cannella L. The value of quality of life assessment in chronic myeloid leukemia patients receiving tyrosine kinase inhibitors. Hematology Am Soc Hematol Educ Program. 2016;2016(1):170–9.

[113] Clark RE, Polydoros F, Apperley JF, et al. De-escalation of tyrosine kinase inhibitor therapy before complete treatment discontinuation in patients with chronic myeloid leukaemia (DESTINY): a non-randomised, phase 2 trial. Lancet Haematol. 2019;6(7):e375–83.

[114] Russo D, Martinelli G, Malagola M, et al. Effects and outcome of a policy of intermittent imatinib treatment in elderly patients with chronic myeloid leukemia. Blood. 2013;121(26): 5138–44.

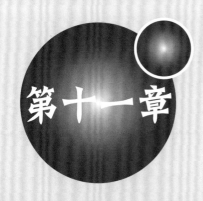

第十一章

造血干细胞移植在慢性髓系白血病中的作用

Jane F. Apperley, A. Gratwohl

11.1 引言

CML 曾被认为是一种致命性疾病，TKI 的发现改变了疾病预后，并由此开始了 CML 和其他恶性疾病的"精准医学"研究进程[1-13]。造血干细胞移植（hematopoietic stem cell transplantation，HSCT）在 CML 中的应用显著下降，证明 TKI 的成功不仅改变了疾病的进程，且在短时间内改变了其治疗原则（图 11-1）。现在 HSCT 不再像原来一样，被当作"唯一治愈的手段"[14-17]，而是被认为只有当其他一切治疗方法无效，且通常是在疾病发生进展时才使用的挽救性治疗方案。然而，因其具有"治愈"的特质，HSCT 仍被认为是一种有力的干预措施。在过去的 20 年里，TKI 的应用得到了优化，同时由于各方面的优化，包括更为完善的供受者筛选方案、更低强度的预处理方案、更好的支持治疗和更高规格的移植设施[18-20]，HSCT 的预后也得到了显著改善。在此基础上小部分在 TKI 治疗早期阶段反应不佳的患者可及时采用 HSCT，从而获得长期生存的可能。

HSCT 在 CML 中的应用可作为其他需要移植疾病的模板，由此吸取经验与教训，并推断该技术在未来的应用。

11.2 CML 应用 HSCT 的发展历程

11.2.1 历史回顾

在 50 多年前，首次成功采用同基因供者对 CML 患者进行 HSCT 的病例报道，为该病的治疗引入了新的概念[21]。在此之后，随着外周血中白血病祖细胞的发现，开启了自体移植的时代。针对大剂量化疗或放化疗后的急变期患者，回输慢性期时冷冻保存的骨髓[22]或外周血中收集的祖细胞[23]，从而达到恢复至慢性期并延长生存的目的。虽然该疗法是否能够延长生存并不能下定论，但重要的是大多数患者恢复了 Ph 阴性（或可能正常）的造血并持续了不同时间。随后发现，使用与 AML 类似的大剂量联合化疗后的 CML 患者，可短暂恢复正常的造血功能[24]。在同一年，第一批接受同卵双胞胎骨髓移植的患者在移植后随诊 22 ～ 31 个月，临床观察均表现良好，提示与既往其他治疗手段相比已能实现长期持续的 Ph 阴性[25]，随即从 HLA 相合的同胞供者移植也得到了快速发展[26-29]。

1979—1980 年，在法国开展了首例 CML 自体移植并发表于欧洲血液和骨髓移植组织（European Group for Blood and Marrow Transplantation，EBMT）数据库，到了 20 世纪 90 年代，自体移植是适合移植患者提高长期生存最常用的治疗策略。随后欧洲设计了一系列的前瞻性随机试验，但由于同时期 TKI 的发现导致相关临床试验均未能完成[30-31]。一项针对欧洲和美国的 6 个中心的回顾性 Meta 分析显示，自体移植与同期药物治疗相比并没有优势[32]。由于这一研究结果和同时期 TKI 的成功，导致自 2006 年以来自体移植数量迅速减少。但就公平来说，自体移植对于 CML 的潜在作用尚不明确[16]（图 11-1）。

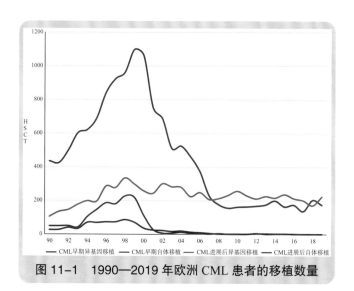

图 11-1　1990—2019 年欧洲 CML 患者的移植数量

1975 年首例行异基因造血干细胞移植的 CML 患者由法国向 EMBT 数据库进行报道，之后陆续在 1978 年有 1 例来自瑞士的患者，1979 年有 10 例来自法国、意大利和英国的患者也完成了异基因骨髓移植（个人通信；EBMT 数据库，莱顿 NL）。在欧洲和世界范围内，CML 很快成为异基因 HSCT 最常见的适应证（图 11-1）[16, 33]。

11.2.2 异基因 HSCT 治疗 CML 的经验总结

在 HSCT 治疗 CML 获得的经验具有多方面的指导意义，其中大多数适用于所有血液系统恶性肿瘤[34]。

11.2.2.1 疾病分期

早期观察研究发现，疾病分期较肿瘤负荷对移植的临床结局是更为重要的决定因素。最初普遍认为移植前脾切除是必要的，但后来发现并没有临床优势，脾区放疗也同样如此[35]。来自血液和骨髓移植研究中心（CIBMTR）的数据显示，1978—1982 年接受治疗的 138 例患者中，在慢性期、加速期和急变期移植后患者的 3 年存活率分别为 63%、56% 和 16%，其中慢性期移植的复发率非常低，仅为 7%[17]。

11.2.2.2　非亲缘供者 HSCT 的推广

只有 30% ~ 35% 的患者有 HLA 全相合的亲缘供者，为了让更多患者能够进行移植，下一步的技术发展是采用相合的非亲缘供者。1980 年首次报道成功使用非亲缘供者治疗成人急性白血病的患者病例，随后该技术应用于 CML[36-37]。在 20 世纪 80 年代，随着非亲缘供者登记的日益扩大，由此在世界范围内认为当时移植最常见的适应证是 CML[38]。随着高分辨率 HLA 分型的引入，使用全相合非血缘供体的干细胞进行同种异体移植与 HLA 相合的同胞供者的临床结局相似。在临床中儿童使用脐带血作为供者来源的应用是成功的，但在成年人中经验有限。最大系列的一项研究来自日本脐血库网络，报道了 86 例患者的移植结果：中位年龄 39 岁，慢性期（$n = 38$）、加速期（$n = 13$）和急变期（$n = 35$）患者的 2 年生存率分别为 71%、59% 和 32%（$P = 0.0004$）。多因素分析结果表明，老年患者（> 50 岁）与较高的移植相关死亡率相关，而疾病处于进展期、回输低剂量的有核细胞数则与无白血病生存率（LFS）的下降显著相关[39]。Valencia 小组报告了 26 例成人 CML 患者应用单份脐血移植后的 LFS 为 41%，其中只有 7 例在移植时处于第一次慢性期，8 例进展期患者移植后全部死亡[40]。

11.2.2.3　GVHD 和 GVL

一直以来，移植物抗宿主病（graft versus host disease，GVHD）是决定 HSCT 是否成功的主要障碍。在 20 世纪 80 年代，T 细胞去除技术的应用有效地降低了 GVHD 的严重程度和发病率，但伴随而来的是植入失败和复发率的升高。使用 T 细胞去除后，CML 慢性期复发率的升高较其他恶性疾病更为明显[41]，这也为 HSCT 过程中 T 细胞介导的 GVL 效应提供了直接证据。观察发现，同卵双胞胎供者来源的移植复发率较 HLA 相合的同胞供者更高，这进一步支持了移植物抗白血病（graft versus leukemia，GVL）的假说[42]。CML 慢性期患者移植复发后应用供者淋巴细胞输注（donor lymphocyte infusions，DLI）后可获得 60% ~ 90% 的再次缓解率[43-44]，这最终证明同种免疫效应的作用。DLI 通过剂量递增的优化应用可最大限度地降低 GVHD 风险[45-46]。

11.2.2.4　减低强度预处理方案的出现

自同种免疫在异基因 HSCT 的作用被认识后，减低强度预处理方案（reduced intensity conditioning，RIC）扩展应用到了老年患者和（或）具有合并症的患者。尽管抢先（根据嵌合度）或早期（根据 MRD 分子学监测）应用 DLI 联合 RIC 方案对 CML 患者进行治疗曾被认为是最有效的手段[47]，但由于 TKI 的临床使用，RIC 和清髓方案的随机对照研究不再具有迫切需要，因此 CML 慢性期采用何种预处理方案为最佳仍未明确。一项将 RIC、免疫治疗和 TKI 联合应用的早期临床研究的尝试，共纳入了 22 例患者，研究采用 RIC 预处理方案和体内去 T 来最大限度地降低非复发死亡率，并在干细胞植入后持续应用伊马替尼 12 个月来降低复发率，之后若监测到具有微小残留阳性或疾病复发的患者都接受 DLI 治疗，第 36 个月时有 19 例患者存活，其中 15 例处于分子学缓解[48]。

回顾性对比分析清髓性预处理方案和降低强度预处理方案的临床结局，总是由于两组患者在年龄、疾病分期、供者类型或合并症等直接与移植预后相关的因素不匹配而导致结果无法比较。早期回顾性研究显示，对 EBMT 评分为 0 ~ 2 分的患者可以减低早期治疗相关死亡率，但 3 年生存率没有明显改善。尽管随访时间相对较短，但研究提示对 EBMT 评分为 3 ~ 6 分的患者而言，RIC 移植较传统移植的生存率更高[49]。

11.2.2.5　MRD 监测的引入

供者淋巴细胞输注在疾病处于微小残留病（minimal residual disease，MRD）阶段时治疗最有效，因此需要一种技术来识别早期复发，这直接推动了应用 RT-PCR 技术检测 BCR :: ABL1 检测 MRD 的发展[50]。随后，这一技术在 TKI 治疗反应监测方面创造了不可低估的价值。

11.2.2.6　HSCT 的风险评估

CML 是首个使用 EBMT 风险评分来进行预后评估的疾病[51-52]，EBMT 积分基于 5 个变量：供者类型、疾病阶段、受者年龄、供受者性别和诊断至移植的间隔时间，并由此来预测无复发死亡率和总生存率。

EBMT 评分后来在其他各种血液病患者中进行了验证，证实其可以在异基因 HCT 后的死亡率做出风险分层。但经过 20 余年的应用后其局限性被发现，包括当时 HLA 配型还没有使用高分辨率技术，HSCT 很少应用于 50 岁以上的患者，当时也还未引入减低强度预处理方案。危险分层主要根据疾病分期，而不考虑预后相关的细胞遗传学或分子学标记，尽管这些风险因素在 CML 中的相关性可能并不如在急性白血病中重要。特别是对于 CML，在 TKI 时代，推迟移植不再是一个风险因素。任何慢性期 CML 患者在确诊后 12 个月内都很少进行移植，因为大多数患者移植之前都至少接受过三种 TKI。EBMT 的一项分析证明，既往使用过伊马替尼治疗的患者，诊断到接受 HSCT 的时间不再是危险因素 [53]。

在对 17 种移植相关并发症对移植结局的影响进行风险评分后，发现部分相关因素可以用来预测移植后的存活率 [54]。HCT-CI 评分系统可以预测患者对移植过程的耐受性，并可以评估非复发死亡的风险。尽管该评分在 CML 以外的血液系统恶性肿瘤中具有广泛的适用性，但结合 EBMT 评分，也可以帮助 TKI 未获得最佳治疗反应的患者在没有或者很少并发症时评估 HSCT 的价值（关于更全面总结的目前应用的风险评估工具，请参见参考文献 [55]）。

11.2.2.7 宏观经济学的影响

最后，在其他疾病中，宏观经济因素对 HSCT 使用的影响没有 CML 那么明显。早在伊马替尼在高收入国家广泛使用的 2 年前，2000 年 CML 的 HSCT 率已经下降，充分说明了新药疗效的期盼是如何推动医学决策的。直到最近，在中低收入国家中，由于药物治疗的费用仍高于移植的费用，仍有部分数量稳定的患者因此选择移植 [33, 56-59]。

11.3　2021 年 HSCT 治疗 CML 情况

来自 EBMT 在 2018 年完成并验证的数据，报道了 372 例异基因 HSCT 病例，202 例慢性期，170 例进展期，无自体造血干细胞移植病例 [60]。在参与 EBMT 调查的 51 个国家中，其中 35 个进行了异基因造血干细胞移植。在表 11-1 中详细列举了该调查患者所处的疾病阶段，供者类型，干细胞来源，包括 2019 年的最新数据。近几年来，移植人数基本保持稳定。各国之间的移植率（每千万居民中 HSCT 的数量）虽然存在一些差异，但近年来这些差异有所缩小。值得注意的是，尽管骨髓来源的干细胞在生存率上具有优势，但在 150 例 HLA 相合的同胞和无关供者的移植中，只有 25 例在首次慢性期使用了骨髓来源的干细胞。

近 10 年来 CML 患者移植人数大致不变，只占 20 世纪 90 年代末（正好是 TKI 进入临床应用前夕，CML 作为 HSCT 最常见适应证的时候）行移植 CML 患者的 10% ~ 15%。事实上，这部分患者人数也刚好对应了使用第一代或第二代 TKI 效果不佳的这部分患者的预测数量（图 11-2）。

表 11-1　2018 年 EBMT 报道 CML 行 HSCT 患者数量（完整数据）及 2019 年数据（近完整数据）

疾病	患者数量（2018 年欧洲根据适应证、供者类型及干细胞来源所列举 HCT 数量）												总计
	亲缘									无关			
	HLA 全合			同卵双生	单倍体（≥2 个位点不合）		其他家庭成员						
	骨髓	外周血	脐带血	总计	骨髓	外周血	骨髓	外周血	脐带血	骨髓	外周血	脐带血	
2018													
CML	12	107	0	0	13	34		1	0	21	176	8	372
CML CP1	8	60			6	15		1		17	90	5	202
CML > CP1	4	47			7	19				4	86	3	170
2019													
CML	7	103	1	1	6	46				20	209	2	395
CML CP1	3	54	1		2	13				7	91	2	173
CML > CP1	4	49	0	1	4	33				13	118	0	222

注：数据由 HelenBaldomero 代表 EBMT 提供。

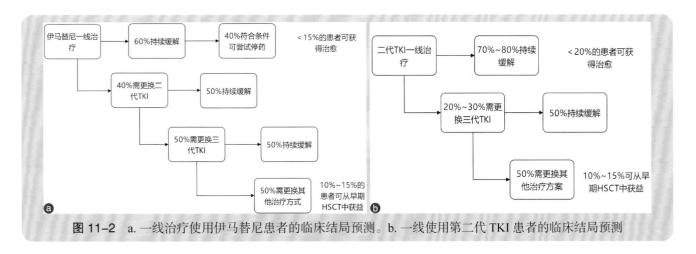

图 11-2 a. 一线治疗使用伊马替尼患者的临床结局预测。b. 一线使用第二代 TKI 患者的临床结局预测

一项基于瑞典人群的所有肿瘤中心的研究进一步证实了 CML 患者仍需进行 HSCT[62]。所有确诊患者中的 98% 来自 CML 注册中心，其中 97% 具有细胞遗传学的诊断证据。截至 2017 年 8 月，2002—2016 年确诊的 118 例 CML 患者接受了异基因造血干细胞移植，几乎所有患者（114/118）曾在移植前使用 TKI。每 5 年有 34 ~ 43 例患者接受 HSCT，并且这个数字连续 5 年保持稳定。预估新诊断的 65 岁以下的患者接受移植的概率为 9.7%。慢性期移植和进展期移植的患者数量大致相等，但绝大部分进展期移植的患者是由慢性期进展而来的，因此提示其中一些患者可能在疾病进展前就已经意识到需要移植的可能性。事实上，TKI 耐药是慢性期移植最常见的适应证。移植时处于第二个或再次进入慢性期的 48 例患者中，31 例接受过化疗，15 例仅单独使用 TKI。

可以预见的是，在疾病早期行移植的 5 年生存率更高，在首次慢性期（CP1）为 96.2%（91.4% ~ 100%），第二次或再次进入慢性期（CP > 1）为 70.1%（57.4% ~ 85.5%）和进展期（包括加速期和急变期）再移植的生存率为 36.9%（17.7% ~ 76.8%）。在慢性期 HSCT 取得的良好疗效提示了对 TKI 无应答患者而言，HSCT 具有重要价值。56 例首次慢性期移植的患者中，有 12 例复发，主要通过细胞遗传学或分子学监测发现，其中 66.7% 的患者在 2 年内复发。值得注意的是，这 12 例复发患者中有 10 例可在 TKI 和（或）DLI 治疗下达到 MR3。7 例急变期移植的患者在 6 个月内均复发，复发高危因素包括 EBMT 评分 > 2 分和减低强度预处理。

11.3.1 与临床结局相关的因素

HSCT 的风险评估非常复杂。移植相关死亡率和复发率是影响复合终点、总存活率和无复发生存率的关键因素。一些危险因素对移植相关死亡率和复发率有一致的影响，从而共同影响总生存率，如疾病分期。其他因素也有影响，结果取决于所有因素的总和。T 细胞去除减低了 GVHD 风险，但增加了复发风险。移植时处于疾病早期和晚期不同，总生存率方面的获益也有所不同。减低预处理方案强度对于老年、具有合并症的疾病早期患者可能获益，但是对于无合并症或者疾病晚期的患者则不能获益[51-52]。总的来说，风险因素的作用是相叠加的，但不是平均对等的。CMV 血清学阴性可能会使低风险患者预后受益，但对高风险患者并不能。另外，Karnofsky 评分偏低对低风险患者的影响可能很小，但对高风险患者却是不利的。因此，对于 CML 进行异基因 HSCT 后 5 年生存率笼统地认为是 60% 的说法是有一定限制的，因为具体来说生存率可能是从 90% 以上到 5% 以下不等。

在 TKI 时代评估 HSCT 在 CML 的风险和预测临床结局还存在一些其他的困难。由于移植的数量急剧下降，在过去的 15 年里绝大多数发表的文章都无法采用一组同质化的患者，则结果可能仅对个别患者的讨论有价值。有些研究曾经试图针对性解决一些重要的问题，例如，在移植前、后应用 TKI 治疗的影响，减低强度预处理方案与清髓方案的对比，干细胞来源等。然而，为了数据能达到统计分析的数量要求，他们倾向于将数据库中所有患者危险因素进行合并后分析临床结局的影响，而不是逐个分析，如疾病分期、供者类型、GVHD 预防方案、预处理方案、干细胞来源等。国际移植登记中心拥有的患者量更大，但经常缺乏重要信息，如并发症、移植前的治疗方案、移植指征、移植后 TKI 的使用及选择减低强度预处理方案而不是清髓方案的原因等。因此，对于个体患者如何选择最佳治疗方案仍有许多未解决的问题。

11.3.2 移植前治疗的影响

绝大部分 CML 患者在接受 HSCT 前都接受过 TKI 治疗。迄今为止，没有证据表明移植前应用 TKI 会对 HSCT 产生不良结局[63-64]。最近，土耳其报道了在 2002 年以后的后 TKI 时代，65 例移植患者中 48 例（73%）在移植前接受了 TKI，但他们并无任何不良影响[65]。

来自中国的一项临床研究报告显示，在移植前是否使用 TKI 通常是基于经济方面的决策而非医疗方面的决策。研究中报道的 106 例患者中，其中 36 例在 HSCT 前接受过伊马替尼治疗，83 例在移植时处于首次慢性期。伊马替尼治疗组和未接受伊马替尼治疗组之间评估的 10 年 PFS 率和 OS 率没有统计学意义，（79.6% vs.62.4%，P = 0.432，68.9% vs.55.5%，P = 0.086）。伊马替尼治疗组的早期无复发死亡率较高，但对长期生存并无影响。有趣的是，伊马替尼暴露组中，处于疾病进展期的患者比例更高，从诊断到 HSCT 的时间也更长，导致 EBMT 评分更高。这反过来又影响了预处理方案的选择[66]。

早期文献的主要关注点在于 TKI 治疗对移植的潜在影响，但只针对接受伊马替尼的患者。但目前接受 HSCT 的患者通常接受过三种或更多的 TKI。在具有不良生物学因素并应用 TKI 效果不佳的患者中，难以区分各个因素可能造成的不良影响。一项 28 例患者的研究表明，他们在不同的疾病分期都接受了至少两种 TKI 治疗，但与历史对照组相比未发现不良影响[67]。而日本的一个移植中心报告了 237 例患者，在 HSCT 之前分别接受了一种、两种或三种 TKI 的患者数量分别为 153 例、49 例和 35 例。移植时处于首次慢性期的有 97 例，第二次或第三次慢性期 57 例，加速期 32 例，急变期 51 例。在移植前接受少于 3 种 TKI 的患者中，OS 率和 PFS 率分别为 67%、54%；而接受过至少 3 种 TKI 的患者中，OS 率和 PFS 率分别为 61%、54%，接受过 3 种 TKI 的患者复发率（34%）是少于 3 种 TKI 患者的 2 倍（17%），这不太可能与 TKI 暴露数量相关，而更可能反映的是疾病的耐药性[68]。

11.3.3 HSCT 方式的影响

尽管 HSCT 在 CML 治疗中已经应用了超过 40 年，但最佳的预处理方案及 GVHD 预防方案仍不明确。

目前，没有比环磷酰胺联合全身放疗或白消安联合环磷酰胺能取得更好的长期总生存率的预处理方案，也没有其他预防 GVHD 的方法被证明可以优于环孢素联合甲氨蝶呤。血液及骨髓移植研究中心的一项大型回顾性研究发现，在老年患者中 RIC 比非清髓预处理可获得更好 OS，但未与标准预处理方案做对比[69]。

外周血造血干细胞在很大程度上取代了骨髓，成为成人同胞、非血缘和单倍体移植的干细胞来源。早期研究显示外周血造血干细胞在早期植入更快，但移植物抗宿主病的发生率略高，存活率大体相似。现在，部分研究表明骨髓作为干细胞来源在疾病早期具有优势，而外周血造血干细胞在疾病进展期有优势[70-71]。在血液及骨髓移植研究中心的一项大型研究中，分析了在首次慢性期进行无关供者外周血干细胞 HSCT 的 5 年生存率为 35%，而应用骨髓的为 56%，两种移植物的复发率均较低，应用外周血干细胞移植后较高的慢性 GVHD 发生率对于降低复发率并无优势。与此相反，在第二次慢性期、加速期或急变期接受外周血干细胞来源移植的进展期 CML 患者在总生存率、无复发死亡率或复发率均无显著差异，这与 HLA 相合同胞移植不同，后者在进展期 CML 患者中使用外周血造血干细胞移植时死亡率较低[72]。尽管存在上述差异，但欧洲国家在干细胞来源选择上并不统一，各有不同。

11.3.4 移植后 TKI 维持治疗的影响

TKI 在移植后的使用价值还不明确，并且时至今日，在移植前至少有 5 种 TKI 可供选择，使得局面更为复杂。在 2021 年，绝大多数患者在第二代和第三代 TKI（2G TKI，3G TKI）治疗失败后会在处于首次慢性期时进行移植，而对既往耐药或者不耐受 TKI 治疗的患者移植后是否继续应用 TKI 的证据还尚不明确。对于疾病进展期移植的患者的情况可能不同，如在通过 AML 样化疗回到第二次慢性期的患者，或者在检测到 T315I 突变后即行移植，或是使用泊那替尼恢复到不同程度的缓解后进行移植，这些患者可能因上述情况从而仅使用过 1 种甚至未曾使用 TKI。

此外，移植后使用 TKI 的管理可能并不简单。最近一项 I／II 期研究报告：针对高危 Ph 阳性白血病患者在 HSCT 后应用尼洛替尼维持治疗，2 年 OS 率和 PFS 率分别为 69% 和 56%。在这项只有 16 例患者的小型研究中，38% 的患者因为胃肠道和（或）肝脏毒性停止了治疗[73]。在一项独立的研究 I／II 期研究中，采用尼洛替尼维持治疗的患者中只有 1/3 完成了 1 年的预期治疗[74]。

最近，CIBMTR 研究对比了 89 例移植后使用 TKI 维持治疗和 301 例移植后未维持治疗的患者。所有患者在移植前都接受 TKI 治疗，主要从以下几个关键指标进行分析：从移植后 + 100 天来估算 5 年复发率（维持组 35%，未维持组 26%；$P = 0.11$），PFS 率（维持组 42%，未维持组 44%；$P = 0.65$），OS 率（维持组 61%，未维持组 57%；$P = 0.61$），均提示是否接受 TKI 维持治疗这两组患者并无明显差异，移植时的疾病状态对结果亦无影响[75]。然而，这两组患者并不具有可比性，因此难以解释上述研究结果：如接受维持治疗组中处于第二或再次慢性期的患者比例更高（$P < 0.001$），也缺少具体患者移植前使用 TKI 的治疗疗效或维持治疗组的适应证等信息。

11.3.5　移植后复发的管理

对于移植后复发最合适的处理方案也是存在争议的。近 30 年来，移植后复发仍处于慢性期的患者常用 DLI 以再次获得缓解，且肿瘤负荷低时，如仅发现细胞遗传学或分子学残留病证据时效果最好[44, 45]。但 DLI 并不是没有并发症，其可导致全血细胞减少和潜在性致命 GVHD，后者在移植后 12 个月内回输时更常见。相比而言，TKI 相对容易给药，如果出现不良反应时停药后是可逆的。在早些年，TKI 在移植后复发患者中使用有良好疗效，但何时应该停药仍是一个难题。而对于多种 TKI 耐药的患者移植后复发，TKI 的选择和使用更是困难。

来自 EBMT 的一项研究回顾性分析了 500 例 CML 在 HSCT 后复发接受 DLI 的患者（16% 分子学复发，30% 细胞遗传学复发，54% 血液学复发），在中位时间 7.5 个月时，341 例患者（71%）获得了完全的细胞遗传学缓解。首次 DLI 回输后中位时间 3 个月时，222 例患者（44%）患者发生了继发的急性 GVHD，其中 1 级、2 级、3 级、4 级分别为 61 例、70 例、40 例和 20 例患者；继发的慢性 GVHD 共 87 例（17%）。DLI 治疗后预估的 5 年和 10 年生存率分别为 64% 和 59%。然而，5 年和 10 年治疗无失败率和无 GVHD 存活率（FGFS）较预期更低，分别为 29% 和 27%。在移植后超过 1 年因分子和（或）细胞遗传学复发进行 DLI 治疗，没有继发 GVHD 的患者生存率最高（5 年时 > 50%）[76]。上述相关因素有助于个体化指导患者选择 DLI 或 TKI，特别是那些在

移植后不久就复发，并且以前发生过 GVHD，和（或）现在合并 GVHD 的患者。

11.4　TKI 时代 HSCT 治疗 CML 的临床结局

11.4.1　疾病慢性期

在 TKI 进入临床的早期，仍有许多患者继续接受移植。原因多种多样，包括缺乏获取 TKI 的途径、患者和医师的选择、TKI 治疗尚无长期随访数据、EBMT 风险评分预后良好伴或不伴 Sokal/Euro 评分高分、对仅能获得的 TKI 伊马替尼耐药和（或）不耐受，以及对终身使用 TKI 的长期费用的担忧。这种情况使得对比移植和 TKI 的回顾性队列研究数量较少。在 2021 年，由于新诊断的慢性期患者的首选治疗药物是 TKIs，大多数患者在移植前曾接受过多种 TKIs 治疗，所以慢性期采用移植或 TKI 的疗效对比的临床试验价值有限。

在 TKIs 广泛应用之前，德国一项 CML Ⅲ 期临床研究验证了一项假说：HSCT 虽在早期有高死亡率，但会伴随生存期延长的获益来补偿这"早期的生存损失"。找到能够匹配的亲缘相合供者被认为是"遗传随机化"结果。在这项对 349 例患者的研究中，中位观察期 8 年，单纯使用药物治疗组存活率明显升高，是因为这其中大部分患者在后期能获得 TKI 治疗。结论很明确：HSCT 已不再建议作为 CML 慢性期的一线治疗选择[77]。以这些结果为基础，第四版 ELN 指南中提出经过 TKI 治疗后患者采取 HSCT 的适应证[78]：异基因 HSCT 被认为是慢性期的三线或更后线治疗选择，也可作为进展期患者的首选治疗方法。

一项来自德国和瑞士的 CML Ⅳ 期临床试验是首次基于 TKI 治疗后允许早期进行 HSCT 的临床研究[79]，共有 84 例患者（中位年龄 37 岁）接受 HSCT 治疗，包括一线 HSCT（19 例）或伊马替尼治疗失败后（慢性期 37 例，加速期 28 例）。总生存率为 88%，其中，慢性期移植组为 94%，加速期移植组为 59%。移植相关死亡率为 8%；慢性移植物抗宿主病发生率为 46%。值得注意的是，在慢性期移植的患者的总生存率与同时接受伊马替尼治疗的患者没有差异。这项研究提醒我们选择特定的患者进行 HSCT 可以取得良好疗效。

最近，来自中国的研究组报告了伊马替尼治疗组

（n = 292）和 HSCT 治疗组（n = 141）治疗 CML 的临床结局，促使患者选择 HSCT 而非伊马替尼的原因可能是经济限制而不是治疗建议。在 CP1 中，伊马替尼治疗组的患者（n = 278）5 年 EFS 率和 OS 率分别为 84% 和 92%，而移植组患者分别为 75% 和 79%（P < 0.05），伊马替尼治疗组均更佳，但这一结果并不能证实加速期或急变期患者采用这两种治疗手段的临床结局差异[80]。

11.4.2 进展期疾病

已进展至加速期或即将进展至加速期的这部分患者在疾病生物学及治疗反应上具有异质性，常使人疑惑加速期是独立且清晰定义的阶段，还是只是慢性期中具有类似于 Sokal 评分系统中用以判断疾病高危的因素（如原始细胞计数）的一个阶段而已。加速期患者 HSCT 的相关数据有限，一项北京的临床研究对比了 132 例应用 HSCT 和伊马替尼的加速期患者，其中 87 例应用伊马替尼，45 例应用异基因 HSCT。多因素分析发现，病程 ≥ 12 个月、血红蛋白 < 100 g/L、外周血原始细胞比例 ≥ 5% 是影响 CML 总生存率和无进展生存率的独立不良预后因素。无危险因素为低危组，具有 1 项为中危组，2 项或更多为高危组，HSCT 在中危、高危组中 OS 率和（或）PFS 率明显获益，低危组患者的疗效极佳，且伊马替尼与 HSCT 效果相似[81]。

同时，来自同一中心的研究包含了 83 例急变期的患者，45 例仅接受 TKI 治疗，38 例在 TKI 后接受了移植。结果显示，TKI-HSCT 组较单用 TKI 组显著提高了 4 年 OS 率（46.7% vs.9.7%，P = 0.001）和 EFS 率（47.1% vs.6.7%，P = 0.001）。血红蛋白 < 100 g/L、TKI 治疗后未能恢复到慢性期和仅接受 TKI 治疗是影响 OS 率和 EFS 率的独立不良预后因素。在 HSCT 组中，对比观察了 27 例初治即为急变期和 11 例 TKI 治疗中进展的患者。所有 27 例初治急变患者接受 TKI 治疗后，21 例达到第二次慢性期。11 例 TKI 治疗过程中进展的患者更换成其他 TKI 治疗或者化疗，9 例回到慢性期。所以，这 38 例接受移植的患者中，移植时有 30 例处于第二次慢性期。18 例患者存活，12 例患者无复发死亡，8 例复发后死亡。相比较而言，45 例仅接受 TKI 治疗组用药后回到慢性期的患者比例与 HSCT 组相似，但仅有 4 例长期存活。在未进行 HSCT 组中，23 名患者未能回到第二个慢

性期并均死亡[82]。

EBMT 最近报道了一项对 171 例患者接受 TKI 治疗后出现急变的患者进行异基因移植的回顾性研究。在移植时，95 例患者处于第二次或再次慢性期，75 例患者处于急变期。多因素分析发现，移植时处于急变期是让 OS 率和 PFS 率下降的最主要的相关因素。而对移植时处于第二次或再次慢性期的患者而言，与较低生存率相关的危险因素包括年龄 > 45 岁、Karnofsky < 80%、急变至 HSCT 时间 > 12 个月、清髓性预处理方案和无血缘关系供者[83]。

11.4.3 具有 T315I 突变的患者

在 22 例发生 T315I 突变且由于无法使用泊那替尼从而接受 HSCT（绝大部分为单倍型）患者的临床研究中，有 7 例处于首次慢性期，8 例处于加速期或第二次慢性期，7 例处于急变。三组患者 2 年 LFS 率分别为 80%，72.9% 和 0，该结果证实了在急变期移植预后差，具有 T315I 突变等不良预后因素的患者应在疾病进展前进行移植[84]。

在 184 例具有 T315I 突变的患者中，128 例使用泊那替尼治疗，56 例接受了异基因 HSCT，在慢性期接受泊那替尼治疗组的 2 年和 4 年的 OS 率为 84%，明显高于接受移植组的 60.5%。而在加速期患者中，两组生存率没有明显差异。在急变期，应用泊那替尼组比 HSCT 组生存期更短。作者认为，泊那替尼对处在慢性期的 T315I 突变患者有明显获益，但在疾病进展阶段，HSCT 是首选治疗手段[85]。但完全有可能的是，随着随访时间的延长，即使在慢性期应用泊那替尼的长期治疗反应也不及 HSCT。

11.5 2021 年 HSCT 的时机选择

ASBMT 和 EBMT 在最新的共识中均推荐将 HSCT 作为 TKI 治疗失败和进展期患者的标准治疗[86-87]。他们强调在决定是否行 HSCT 的治疗时，除了疾病分期和对 TKI 的治疗反应，还要考虑其他风险因素。

11.5.1 进展期 CML

初治即为加速期的患者对 TKI 的治疗反应具有高度的异质性，多数患者能获得深度和持久的分子学反应，少数患者表现为 TKI 早期耐药和出现其他的染色体异常。普遍的共识是将这部分患者当成慢性期来治疗，但若治疗未达最佳反应则降低门槛尽快进行

移植。目前，更为困难的争论是对于在 HSCT 前再次让患者进入慢性期的必要性，这个问题的结论尚不明朗。在前 TKI 时代，HSCT 在加速期的疗效与第二次慢性期类似。然而，如果当时入组加速期的这部分患者和现在一样，包含了一组疾病生物学特性更类似于慢性期的患者，那么移植效果可能过于乐观，在这种情况下，更推荐患者使用药物让其再次进入慢性期。但目前还没有数据支持这一假设。

相反，人们普遍认为，对于初治即为急变期或者进展为急变期的患者，无论是接受 TKI 或 HSCT 治疗或同时接受两类治疗，其预后都是非常差的。幸运的是，CML 急变现已较为罕见。在前 TKI 时代，每年的急变率为 1.5% ~ 4%，且逐年恒定。IRIS 研究表明，10 年 CML 急变的累积发生率估计为 7.9%，但大多数进展发生在疾病的前 4 年。在随机的 Enestnd 和 Dasision 研究中显示在一线治疗中使用第二代 TKI 似乎可以进一步降低这种风险，患者接受尼洛替尼治疗组的 5 年进展率为 0.7% ~ 1.3%，达沙替尼组为 3.0%，而伊马替尼组为 4.8% ~ 5.7%[10, 12]。

一旦患者发生急变，唯一可能提供长期生存的治疗方法是异基因 HSCT，最好是再次进入第二个慢性期之后进行，可以通过单独使用 TKI 或联合 AML 样化疗来实现第二个慢性期，尽管共识一致认为联合治疗提供了更高的反应可能性。近期一组使用第三代 TKI 泊那替尼的小部分患者的数据表明，将泊那替尼与 FLAG-Ida 联合的这个方案具有可行性，并且能顺利进行 HSCT 的患者显示了令人鼓舞的临床疗效[88]。实际的治疗方案选择可能取决于年龄、合并症和表现评分等因素，但获得的缓解持续时间很短，患者应尽快进行 HSCT。近年来，随着移植后环磷酰胺的应用，单倍型 HSCT 的疗效有了很大的改善，其优点是几乎所有患者都有合适的供者。如果不能及时找到完全匹配的亲缘或无关供者，单倍型 HSCT 现在是一个非常现实的选择。

MD Anderson 癌症中心报告了他们对 477 例发病时已经是急变期或进展为急变期患者的诊治经验。治疗方式有：单独 TKI（n = 149；35%）、TKI + 化疗（n = 195；46%）和不基于 TKI 的治疗（n = 82；19%）。与其他治疗方法相比，TKI 联合化疗显示出更高的主要血液学、完全细胞遗传学和主要分子缓解率。104 例患者（22%）序贯 HSCT 治疗，接受 TKI 联合治疗的患者中进行 HSCT 的患者比例（21%）高

于单独接受 TKI 或不基于 TKI 治疗的患者（分别为 3% 和 10%）。在 CML-BP 初始治疗后接受 HSCT 治疗的患者比未接受 HSCT 的患者生存期明显延长[89]。

11.5.2　慢性期 CML

由于疾病发生和进展后的治疗策略有限，所以重点是预防 CML 急变：包括通过 ELTS 和 Sokal 评分来识别高危患者，以及其他附加的染色体异常，乃至以后可通过第二代测序来筛查其他体细胞基因的预后相关突变基因，严格的分子学监测，及时根据最新国际治疗指南的修改来提高对疾病的管理水平。

有极少数患者虽然对 TKI 有治疗反应，但不能长期耐受药物，这类患者可能受益于 HSCT，虽然他们不能耐受 TKI 的原因通常也可能与妨碍进行移植的并发症有关。另外，依从性差和疾病进展风险高的年轻患者也可能是另一小部分需要早期进行 HSCT 的重要群体。

加拿大的一项研究描述了 51 例接受 HSCT 治疗的 CML 患者，其中 15 例诊断时处于进展期，30 例具有 ELN 指南定义的 TKI 耐药，2 例 TKI 不耐受以及 4 例是因为医师的治疗决策。51 例患者中有 33 例在诊断时处于首次慢性期，但其中 16 例在使用伊马替尼治疗至 HSCT 时已出现疾病进展。8 年 OS 率和 EFS 率分别为 68% 和 46%。OS 的预测因素包括 HSCT 时处于首次慢性期、EBMT 评分为 1 ~ 4 分和 HSCT 后的完全分子学缓解[90]。

随着 TKI 使用经验的增加，越来越多的证据表明，除非与依从性差有关和（或）存在对其他药物敏感的激酶结构域突变，第二代 TKI 的耐药就是一个不良的预后因素。即使将患者转换为其他的第二代 TKI 治疗，也会因为很难获得主要分子缓解而无法达到长期生存，那么此时无论第二代 TKI 是用于一线还是二线治疗，患者都应改用第三代药物，病情允许的情况下积极考虑至移植中心做配型准备后行 HSCT（图 11-3）。刚开始使用第三代 TKI 时很难预测治疗反应，但一项研究显示，所有停用泊那替尼治疗的患者中位生存期为 16.6 个月（在慢性、加速期和急变期的停止使用的患者生存期分别为 31 个月、9 个月和 13 个月），由此可以看出因耐药或不耐受而停用泊那替尼的患者预后不良。可以推测的是，因药物毒性不耐受而停用泊那替尼比因耐药停用的患者有更好的生存趋势[91]。

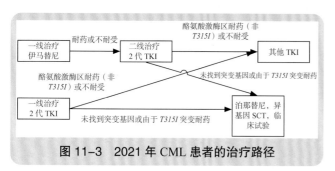

图 11-3 　2021 年 CML 患者的治疗路径

11.6 　结束语

TKI 作为靶向治疗的引入，以前所未有的方式缓解和提高了 CML 的治疗效果。它提高了我们对于 CML 的认知，从而改变了我们对疾病的态度，但同时使得治疗决策变得更为复杂。TKI 的惊人结果中断了许多对比的临床试验，并将多中心的临床研究兴趣集中在不同药物的对比上。与此同时，人们对 HSCT 的兴趣已经转向了新的移植技术研究，而不是与非 HSCT 治疗进行比较。无论 CML 处于何期，今后已基本不可能会有比较 HSCT 和非 HSCT 的比较研究。因此，上述所有的建议都是基于对过去结论的个人解释。

由于用药的便利性使患病人群从集中在大学附属的大型医疗中心转向了分布在各地的社区医疗机构，这对大多数患者来说是合适的。然而，存在的风险是，忙碌的全科医师可能会错过治疗反应不佳的迹象，延迟或推迟对治疗方案的改变和（或）转诊患者进行 HSCT。与社区诊所相比，在大学附属中心接受药物治疗的进展期的患者有更好的生存率 [61]。

在 TKI 时代，HSCT 的疗效也有了显著的改善；全球行 HLA 配型的无关供者数量已增加到 2200 多万，单倍体移植技术的改进更意味着可以及时找到合适的捐赠者。在疾病治疗经验丰富和患者数量较高的医疗中心，HSCT 的效果明显更好。为了保证最佳的生存率，在并发症和疾病管理方面的经验是尤为重要的。在早期 TKI 治疗失败的情况下，对于移植风险极小的患者应尽早考虑 HSCT，对于评估后不太适合移植的患者，则应及时改变药物治疗方案。这同样适用于在任何时候疾病正在转化的患者，以及那些对二线或三线治疗无效的患者。相反，移植风险和疾病侵袭程度高的患者，在成功可能性较小的情况下不应推荐进行 HSCT。继续药物治疗、新的试验性方法或缓解症状的治疗可能是更佳的选择。为了贯彻这样的治疗策略，需要做好患者教育，在当地医疗机构和移植中心之间建立合作，专业组织机构仍需继续酌情调整其医学建议。这样，更多的患者将从安全有效的移植中获益；而更少的患者会接受获益不大的移植治疗。

（杜　新　范憬超）

━━━━━━━━━━ 参考文献 ━━━━━━━━━━

[1] Abrams J, Conley B, Mooney M, Zwiebel J, Chen A, Welch JJ, Takebe N, Malik S, McShane L, Korn E, Williams M, Staudt L, Doroshow J. National Cancer Institute's precision medicine initiatives for the new National Clinical Trials Network. Am Soc Clin Oncol Educ Book. 2014:71–6. https://doi.org/10.14694/ EdBook_AM.2014.34.71.

[2] Cortes JE, Kantarjian HM, Brümmendorf TH, Kim DW, Turkina AG, Shen ZX, Pasquini R, Khoury HJ, Arkin S, Volkert A, Besson N, Abbas R, Wang J, Leip E, Gambacorti-Passerini C. Safety and efficacy of bosutinib (SKI-606) in chronic phase Philadelphia chromosome-positive chronic myeloid leukemia patients with resistance or intolerance to imatinib. Blood. 2011;118:4567–76. https://doi.org/10.1182/blood-2011-05-355594.

[3] Cortes JE, Kim DW, Pinilla-Ibarz J, le Coutre P, Paquette R, Chuah C, Nicolini FE, Apperley JF, Khoury HJ, Talpaz M, Di Persio J, DJ DA, Abruzzese E, Rea D, Baccarani M, Müller MC, Gambacorti-Passerini C, Wong S, Lustgarten S, Rivera VM, Clackson T, Turner CD, Haluska FG, Guilhot F, Deininger MW, Hochhaus A, Hughes T, Goldman JM, Shah NP, Kantarjian H, PACE Investigators. A phase 2 trial of ponatinib in Philadelphia chromosome-J positive leukemias. N Engl J Med. 2013;369:1783–96. https://doi.org/10.1056/NEJMoa1306494.

[4] Cortes JE, Gambacorti-Passerini C, Deininger MW, Mauro MJ, Chuah C, Kim DW, Dyagil I, Glushko N, Milojkovic D, le Coutre P, Garcia-Gutierrez V, Reilly L, Jeynes-Ellis A, Leip E,

Bardy-Bouxin N, Hochhaus A, Brümmendorf TH. Bosutinib versus Imatinib for newly diagnosed chronic myeloid leukemia: results from the randomized BFORE trial. J Clin Oncol. 2018;36:231–7. https://doi.org/10.1200/JCO.2017.74.7162.

[5] Druker BJ, Tamura S, Buchdunger E, Ohno S, Segal GM, Fanning S, Zimmermann J, Lydon NB. Effects of a selective inhibitor of the Abl tyrosine kinase on the growth of Bcr-Abl positive cells. Nat Med. 1996;2:561–6. https://doi.org/10.1038/nm0596-561.

[6] Druker BJ, Talpaz M, Resta DJ, Peng B, Buchdunger E, Ford JM, Lydon NB, Kantarjian H, Capdeville R, Ohno-Jones S, Sawyers CL. Efficacy and safety of a specific inhibitor of the BCR-ABL tyrosine kinase in chronic myeloid leukemia. N Engl J Med. 2001;344:1031–7. https://doi.org/10.1056/ NEJM200104053441401.

[7] Hughes TP, Hochhaus A, Branford S, Müller MC, Kaeda JS, Foroni L, Druker BJ, Guilhot F, Larson RA, O'Brien SG, Rudoltz MS, Mone M, Wehrle E, Modur V, Goldman JM, Radich JP, IRIS investigators. Long-term prognostic significance of early molecular response to imatinib in newly diagnosed chronic myeloid leukemia: an analysis from the international randomized study of interferon and STI571 (IRIS). Blood. 2010;116:3758–65. https://doi.org/10.1182/blood-2010- 03- 273979.

[8] Hughes TP, Mauro MJ, Cortes JE, Minami H, Rea D, DeAngelo DJ, Breccia M, Goh YT, Talpaz M, Hochhaus A, le Coutre P, Ottmann O, Heinrich MC, Steegmann JL, Deininger MWN, Janssen JJWM, Mahon FX, Minami Y, Yeung D, Ross DM, Tallman MS, Park JH, Druker BJ, Hynds D, Duan Y, Meille C, Hourcade-Potelleret F, Vanasse KG, Lang F, Kim DW. Asciminib in chronic myeloid leukemia after ABL kinase inhibitor failure. N Engl J Med. 2019;381:2315–26. https://

doi.org/10.1056/NEJMoa1902328.

[9] Kantarjian H, Giles F, Wunderle L, Bhalla K, O'Brien S, Wassmann B, Tanaka C, Manley P, Rae P, Mietlowski W, Bochinski K, Hochhaus A, Griffin JD, Hoelzer D, Albitar M, Dugan M, Cortes J, Alland L, Ottmann OG. Nilotinib in imatinib-resistant CML and Philadelphia chromosome-positive ALL. N Engl J Med. 2006;354:2542–51. https://doi.org/10.1056/ NEJMoa055104.

[10] Kantarjian H, Shah NP, Hochhaus A, et al. Dasatinib versus imatinib in newly diagnosed chronic-phase chronic myeloid leukemia. N Engl J Med. 2010;362:2260–70. https://doi.org/10.1056/NEJMoa1002315.

[11] O'Brien SG, Guilhot F, Larson RA, Gathmann I, Baccarani M, Cervantes F, Cornelissen JJ, Fischer T, Hochhaus A, Hughes T, Lechner K, Nielsen JL, Rousselot P, Reiffers J, Saglio G, Shepherd J, Simonsson B, Gratwohl A, Goldman JM, Kantarjian H, Taylor K, Verhoef G, Bolton AE, Capdeville R, Druker BJ, Investigators IRIS. Imatinib compared with interferon and low-dose cytarabine for newly diagnosed chronic-phase chronic myeloid leukemia. N Engl J Med. 2003;348:994–1004.

[12] Saglio G, Kim DW, Issaragrisil S, le Coutre P, Etienne G, Lobo C, Pasquini R, Clark RE, Hochhaus A, Hughes TP, Gallagher N, Hoenekopp A, Dong M, Haque A, Larson RA, Kantarjian HM, ENESTnd Investigators. Nilotinib versus imatinib for newly diagnosed chronic myeloid leukemia. N Engl J Med. 2010;362:2251–9. https://doi.org/10.1056/NEJMoa0912614.

[13] Talpaz M, Shah NP, Kantarjian H, Donato N, Nicoll J, Paquette R, Cortes J, O'Brien S, Nicaise C, Bleickardt E, Blackwood-Chirchir MA, Iyer V, Chen TT, Huang F, Decillis AP, Sawyers CL. Dasatinib in imatinib-resistant Philadelphia chromosome-positive leukemias. N Engl J Med. 2006;354:2531–41. https://doi. org/10.1056/

NEJMoa055229.

[14] Appelbaum FR. Hematopoietic-cell transplantation at 50. N Engl J Med. 2007;357:1472–5.

[15] Goldman JM, Apperley JF, Jones L, Marcus R, Goolden AW, Batchelor R, Hale G, Waldmann H, Reid CD, Hows J, et al. Bone marrow transplantation for patients with chronic myeloid leukemia. N Engl J Med. 1986;314:202–7. https://doi.org/10.1056/ NEJM198601233140403.

[16] Passweg JR, Baldomero H, Bader P, Bonini C, Cesaro S, Dreger P, Duarte RF, Dufour C, Falkenburg JH, Farge-Bancel D, Gennery A, Kröger N, Lanza F, Nagler A, Sureda A, Mohty M, European Society for Blood and Marrow Transplantation (EBMT). Hematopoietic SCT in Europe 2013: recent trends in the use of alternative donors showing more haploidentical donors but fewer cord blood transplants. Bone Marrow Transplant. 2015;50:476–82. https:// doi. org/10.1038/bmt.2014.312.

[17] Speck B, Bortin MM, Champlin R, Goldman JM, Herzig RH, McGlave PB, Messner HA, Weiner RS, Rimm AA. Allogeneic bone-marrow transplantation for chronic myelogenous leukaemia. Lancet. 1984;1(8378):665–8.

[18] Gooley TA, Chien JW, Pergam SA, Hingorani S, Sorror ML, Boeckh M, Martin PJ, Sandmaier BM, Marr KA, Appelbaum FR, Storb R, McDonald GB. Reduced mortality after allogeneic hematopoietic-cell transplantation. N Engl J Med. 2010;363:2091–101. https://doi.org/10.1056/ NEJMoa1004383.

[19] Sorror ML Comorbidities and hematopoietic cell transplantation outcomes. Hematology Am Soc Hematol Educ Program. 2010:237–47.

[20] Gratwohl A, Brand R, McGrath E, van Biezen A, Sureda A, Ljungman P, Baldomero H, Chabannon C, Apperley J, Joint Accreditation Committee (JACIE) of the International Society for Cellular Therapy and the European Group for Blood and Marrow Transplantation, and the European Leukemia Net. Use of the quality management system "JACIE" and outcome after hematopoietic stem cell transplantation. Haematologica. 2014;99:908–15.

[21] Holt JA, Woodliff HJ, Davis RE, Neal JR. Radiation and marrow infusion in leukaemia. Observations on a patient with chronic granulocytic leukaemia treated with whole-body radiation and infusion of isogenic marrow. Australas Radiol. 1967;11:63–6.

[22] Buckner CD, Clift RA, Fefer A, Neiman PE, Storb R, Thomas ED. Treatment of blastic transformation of chronic granulocytic leukemia by high dose cyclophosphamide, total body irradiation and infusion of cryopreserved autologous marrow. Exp Hematol. 1974;2:138–46.

[23] Goldman JM, Catovsky D, Galton DA. Reversal of blast-cell crisis in C.G.L. by transfusion of stored autologous buffy-coat cells. Lancet. 1978;1:437–8. https://doi.org/10.1016/s0140-6736(78)91221-7.

[24] Cunningham I, Gee T, Dowling M, Chaganti R, Bailey R, Hopfan S, Bowden L, Turnbull A, Knapper W, Clarkson B. Results of treatment of Ph'+ chronic myelogenous leukemia with an intensive treatment regimen (L-5 protocol). Blood. 1979;53:375–95.

[25] Fefer A, Cheever MA, Thomas ED, Boyd C, Ramberg R, Glucksberg H, Buckner CD, Storb R. Disappearance of Ph1-positive cells in four patients with chronic granulocytic leukemia after chemotherapy, irradiation and marrow transplantation from an identical twin. N Engl J Med. 1979;300:333–7. https://doi.org/10.1056/ NEJM197902153000702.

[26] Champlin R, Ho W, Arenson E, Gale RP. Allogeneic bone marrow transplantation for chronic myelogenous leukemia in chronic or accelerated phase. Blood. 1982;60:1038–41.

[27] Clift RA, Buckner CD, Thomas ED, Doney K,

Fefer A, Neiman PE, Singer J, Sanders J, Stewart P, Sullivan KM, Deeg J, Storb R. Treatment of chronic granulocytic leukaemia in chronic phase by allogeneic marrow transplantation. Lancet. 1982;2:621–3. https:// doi.org/10.1016/s0140-6736(82)92735-0.

[28] Goldman JM, Baughan ASJ, McCarthy DM, Worsley AM, Hows JM, Gordon-Smith EC, Catovsky D, Batchelor JR, Goolden AW, Galton DA. Marrow transplantation for patients in the chronic phase of chronic granulocytic leukaemia. Lancet. 1982;2:623–5. https://doi.org/10.1016/ s0140-6736(82)92736-2.

[29] Speck B, Gratwohl A, Nissen C, Osterwalder B, Müller M, Bannert P, Müller H, Jeannet M. Allogeneic marrow transplantation for chronic granulocytic leukemia. Blut. 1982;45:237–42. https://doi.org/10.1007/ BF00320190.

[30] Butturini A, Keating A, Goldman J, Gale RP. Autotransplants in chronic myelogenous leukaemia: strategies and results. Lancet. 1990;335(8700):1255–8.

[31] Reiffers J, Goldman J, Meloni G, Cahn JY, Gratwohl A. Autologous stem cell transplantation in chronic myelogenous leukemia: a retrospective analysis of the European Group for Bone Marrow Transplantation Chronic Leukemia Working Party of the EBMT. Bone Marrow Transplant. 1994;14:407–10.

[32] Autograft Trials Collaboration. CML autologous stem cell transplantation in chronic myeloid leukaemia: a meta-analysis of six randomized trials. Cancer Treat Rev. 2007;33:39–47.

[33] Gratwohl A, Schwendener A, Baldomero H, et al. Changes in the use of hematopoietic stem cell transplantation: a model for diffusion of medical technology. Haematologica. 2010a;95:637–43.

[34] Pavlu J, Szydlo RM, Goldman JM, Apperley JF. Three decades of transplantation for chronic myeloid leukemia: what have we learned? Blood. 2011;117(3):755–63. https://doi.org/10.1182/ blood-2010-08-301341.

[35] Gratwohl A, Goldman J, Gluckman E, Zwaan F. Effect of splenectomy before bone-marrow transplantation on survival in chronic granulocytic leukaemia. Lancet. 1985;2(8467):1290–1.

[36] Hansen JA, Clift RA, Thomas ED, Buckner CD, Storb R, Giblett ER. Transplantation of marrow from an unrelated donor to a patient with acute leukemia. N Engl J Med. 1980;303:565–7. https:// doi.org/10.1056/ NEJM198009043031007.

[37] Mackinnon S, Hows JM, Goldman JM, Arthur CK, Hughes T, Apperley JF, Jones L, Batchelor JR, Brookes P, Catovsky D, et al. Bone marrow transplantation for chronic myeloid leukemia: the use of histocompatible unrelated volunteer donors. Exp Hematol. 1990;18:421–5.

[38] Gratwohl A, Baldomero H, Horisberger B, Schmid C, Passweg J, Urbano-Ispizua A. Accreditation Committee of the European Group for blood and marrow transplantation (EBMT). Current trends in hematopoietic stem cell transplantation in Europe. Blood. 2002;100:2374–86. https://doi.org/10.1182/ blood-2002- 03- 0675.

[39] Nagamura-Inoue T, Kai S, Azuma H, Takanashi M, Isoyama K, Kato K, Takahashi S, Taniguchi S, Miyamura K, Aoki K, Hidaka M, Nagamura F, Tojo A, Fang X, Kato S, Japan Cord Blood Bank Network. Unrelated cord blood transplantation in CML: Japan cord blood Bank network analysis. Bone Marrow Transplant. 2008;42:241–51. https:// doi.org/10.1038/ bmt.2008.164.

[40] Sanz J, Montesinos P, Saavedra S, Lorenzo I, Senent L, Planelles D, Larrea L, Martín G, Palau J, Jarque I, Martínez J, de la Rubia J, Moscardó F, Martinez D, Gómez I, López M, Sanz MA, Sanz GF. Single-unit umbilical cord blood transplantation from unrelated donors in adult patients with chronic myeloid leukemia. Biol Blood Marrow Transplant. 2010;16:1589–95.

https://doi. org/10.1016/j.bbmt.2010.05.014.

[41] Apperley JF, Jones L, Hale G, Waldmann H, Hows J, Rombos Y, Tsatalas C, Marcus RE, Goolden AW, Gordon-Smith EC, Goldman JM. Bone marrow transplantation for patients with chronic myeloid leukaemia: T-cell depletion with Campath-1 reduces the incidence of graft-versus-host disease but may increase the risk of leukaemic relapse. Bone Marrow Transplant. 1986;1:53–66.

[42] Horowitz MM, Gale RP, Sondel PM, Goldman JM, Kersey J, Kolb HJ, Rimm AA, Ringdén O, Rozman C, Speck B, Truitt RL, Zwaan FE, Bortin MM. Graft-versus- leukemia reactions after bone marrow transplantation. Blood. 1990;75:555–62.

[43] Chalandon Y, Passweg JR, Guglielmi C, Iacobelli S, Apperley J, Schaap NP, Finke J, Robin M, Fedele R, Bron D, Yakoub-Agha I, van Biezen A, de Witte T, Kröger N, Olavarria E, Chronic Malignancies Working Party of the European Group for Blood and Marrow Transplantation (EBMT). Early administration of donor lymphocyte infusions upon molecular relapse after allogeneic hematopoietic stem cell transplantation for chronic myeloid leukemia: a study by the chronic malignancies working party of the EBMT. Haematologica. 2014;99:1492–8. https://doi. org/10.3324/haematol.2013.100198.

[44] Kolb HJ, Mittermüller J, Clemm C, Holler E, Ledderose G, Brehm G, Heim M, Wilmanns W. Donor leukocyte transfusions for treatment of recurrent chronic myelogenous leukemia in marrow transplant patients. Blood. 1990;76:2462–5.

[45] Dazzi F, Szydlo RM, Craddock C, Cross NCP, Kaeda J, Chase A, Olavarria E, van Rhee F, Kanfer E, Apperley JF, Goldman JM. Comparison of single-dose and escalating-dose regimens of donor lymphocyte infusion for relapse after allografting for chronic myeloid leukemia. Blood. 2000;95:67–71. https://doi. org/10.1182/blood.V95.1.67.

[46] Mackinnon S, Papadopoulos EB, Carabasi MH, Reich L, Collins NH, Boulad F, Castro-Malaspina H, Childs BH, Gillio AP, Kernan NA, Small TN, Young JW, O'Reilly RJ. Adoptive immunotherapy evaluating escalating doses of donor leukocytes for relapse of chronic myeloid leukemia after bone marrow transplantation: separation of graft-versus-leukemia responses from graft-versus-host disease. Blood. 1995;86:1261–8.

[47] Niederwieser D, Maris M, Shizuru JA, Petersdorf E, Hegenbart U, Sandmaier BM, Maloney DG, Storer B, Lange T, Chauncey T, Deininger M, Pönisch W, Anasetti C, Woolfrey A, Little MT, Blume KG, McSweeney PA, Storb RF. Low-dose total body irradiation (TBI) and fludarabine followed by hematopoietic cell transplantation (HCT) from HLA-matched or mismatched unrelated donors and postgrafting immunosuppression with cyclosporine and mycophenolatemofetil (MMF) can induce durable complete chimerism and sustained remissions in patients with hematological diseases. Blood. 2003;101:1620–9.

[48] Olavarria E, Siddique S, Griffiths MJ, Avery S, Byrne JL, Piper K, Lennard A, Pallan L, Arrazi K, Perz J, O' Shea D, Goldman J, Apperley JF, Craddock C. Post-transplant imatinib as a strategy to postpone the requirement for immunotherapy in patients undergoing reduced intensity allografts for chronic myeloid leukemia. Blood. 2007;110:4614–7. https:// doi.org/10.1182/blood-2007- 04-082990.

[49] Crawley C, Szydlo R, Lalancette M, Bacigalupo A, Lange A, Brune M, Juliusson G, Nagler A, Gratwohl A, Passweg J, Komarnicki M, Vitek A, Mayer J, Zander A, Sierra J, Rambaldi A, Ringden O, Niederwieser D, Apperley JF. Outcomes of reduced intensity transplantation for chronic myeloid leukaemia: an analysis of prognostic factors from the chronic leukemia working party of the EBMT. Blood. 2005;106:2969–76. https://

doi.org/10.1182/blood-2004- 09- 3544.

[50] Cross NC, Feng L, Chase A, Bungey J, Hughes TP, Goldman JM. Competitive polymerase chain reaction to estimate the number of BCR-ABL transcripts in chronic myeloid leukemia patients after bone marrow transplantation. Blood. 1993;82:1929–36.

[51] Gratwohl A, Hermans J, Goldman JM, Arcese W, Carreras E, Devergie A, Frassoni F, Gahrton G, Kolb HJ, Niederwieser D, Ruutu T, Vernant JP, de Witte T, Apperley J. Risk assessment for patients with chronic myeloid leukaemia before allogeneic blood or marrow transplantation. Chronic Leukemia Working Party of the European Group for Blood and Marrow Transplantation. Lancet. 1998;352:1087–92.

[52] Gratwohl A, Stern M, Brand R, Apperley J, Baldomero H, de Witte T, Dini G, Rocha V, Passweg J, Sureda A, Tichelli A, Niederwieser D. Risk score for outcome after allogeneic hematopoietic stem cell transplantation: a retrospective analysis. Cancer. 2009;115:4715–26. https://doi.org/10.1002/cncr.24531.

[53] Milojkovic D, Szydlo R, Hoek J, Beelen D, Hamladji R, Kyrcz-Krzemien S, Bacigalupo A, Niederwieser D, Tischer J, Schwerdtfeger R, Volin L, Gurman G, Greinix H, Chalandon Y, Kroeger N, Olavarria E. Prognostic significance of EBML score for CML patients in the era of tyrosine kinase inhibitor therapy: a retrospective study from the Chronic Malignancies Working Party of the European Group for Blood and Marrow Transplantation, 2014, 40th Annual Meeting of the European Group for Blood and Marrow Transplantation, Publisher: Nature Publishing Group, S34-S35, ISSN: 0268–3369.

[54] Sorror ML, Maris MB, Storb R, Baron F, Sandmaier BM, Maloney DG, Storer B. Hematopoietic cell transplantation (HCT)-specific comorbidity index: a new tool for risk assessment before allogeneic HCT. Blood. 2005;106:2912–9. https://doi. org/10.1182/blood-2005- 05- 2004.

[55] Elsawy M, Sorror ML. Up-to-date tools for risk assessment before allogeneic hematopoietic cell transplantation. Bone Marrow Transplant. 2016;51:1283–300. https://doi.org/10.1038/bmt.2016.141.

[56] Gratwohl A, Baldomero H, Aljurf M, et al. Hematopoietic stem cell transplantation: a global perspective. JAMA. 2010b;303:1617–24.

[57] Gratwohl A, Baldomero H, Gratwohl M, Aljurf M, Bouzas LF, Horowitz M, Kodera Y, Lipton J, Iida M, Pasquini MC, Passweg J, Szer J, Madrigal A, Frauendorfer K, Niederwieser D. Worldwide Network of Blood and Marrow Transplantation (WBMT)/ Quantitative and qualitative differences in use and trends of hematopoietic stem cell transplantation: a global observational study. Haematologica. 2013;98:1282–90. https://doi.org/10.3324/haematol.2012.076349.

[58] Gratwohl A, Pasquini MC, Aljurf M, For the Worldwide Network of Blood and Marrow Transplantation WBMT, et al. One million haemopoietic stem- cell transplants: a retrospective observational study. Lancet Haematol. 2015a; 2:e91–100.

[59] Pasquini MC. Hematopoietic cell transplantation for chronic myeloid leukemia in developing countries: perspectives from Latin America in the post-tyrosine kinase inhibitor era. Hematology. 2012;17(Suppl 1):S79–82.

[60] Passweg JR, Baldomero H, Chabannon C, Basak GW, Corbacioglu S, Duarte R, Dolstra H, Lankester AC, Mohty M, Montoto S, Peffault de Latour R, Snowden JA, Styczynski J, Yakoub-Agha I, Kröger N, European Society for Blood and Marrow Transplantation (EBMT). The EBMT activity survey on hematopoietic-cell transplantation and cellular therapy 2018: CAR-Ts come into focus. Bone Marrow Transplant.

2020;55:1604–13. https://doi. org/10.1038/s41409-020- 0826- 4.

[61] Gratwohl A, Baldomero H, Passweg J. The role of hematopoietic stem cell transplantation in chronic myeloid leukemia. Ann Hematol. 2015b;94(Suppl 2):S177–86. https://doi.org/10.1007/ s00277-015-2313- 3.

[62] Lubking A, Dreimane A, Sandin F, Isaksson C, Märkevärn B, Brune M, Ljungman P, Lenhoff S, Stenke L, Höglund M, Richter J, Olsson-Strömberg U. Allogeneic stem cell transplantation for chronic myeloid leukemia in the TKI era: population-based data from the Swedish CML registry. Bone Marrow Transplant. 2019;54:1764–74.

[63] Khoury HJ, Kukreja M, Goldman JM, Wang T, Halter J, Arora M, Gupta V, Rizzieri DA, George B, Keating A, Gale RP, Marks DI, McCarthy PL, Woolfrey A, Szer J, Giralt SA, Maziarz RT, Cortes J, Horowitz MM, Lee SJ. Prognostic factors for outcomes in allogeneic transplantation for CML in the imatinib era: a CIBMTR analysis. Bone Marrow Transplant. 2012;47:810–6.

[64] Lee SJ, Kukreja M, WT LSJ, Kukreja M, Wang T, Giralt SA, Szer J, Arora M, Woolfrey AE, Cervantes F, Champlin RE, Gale RP, Halter J, Keating A, Marks DI, McCarthy PL, Olavarria E, Stadtmauer EA, Abecasis M, Gupta V, Khoury HJ, George B, Hale GA, Liesveld JL, Rizzieri DA, Antin JH, Bolwell BJ, Carabasi MH, Copelan E, Ilhan O, Litzow MR, Schouten HC, Zander AR, Horowitz MM, Maziarz RT. Impact of prior imatinib mesylate on the outcome of hematopoietic cell transplantation for chronic myeloid leukemia. Blood. 2008:3500–7.

[65] Özen M, Üstün C, Öztürk B, Topçuoğlu P, Arat M, Gündüz M, Atilla E, Bolat G, Arslan Ö, Demirer T, Akan H, İlhan O, Beksaç M, Gürman G, Özcan M. Allogeneic transplantation in chronic myeloid Leukemia and the effect of tyrosine kinase inhibitors on survival: a quasi-experimental study. Turk J Haematol. 2017;34:16–26. https://doi. org/10.4274/tjh.2015.0346.

[66] Shen K, Liu O, Sun J, Jiang Q, Ye Y, Huang H, Meng F, Zhou Y, Yang M. Prior exposure to imatinib does not impact outcome of allogeneic hematopoietic transplantation for chronic myeloid leukemia patients: a single-center experience in China. Int J Clin Exp Med. 2015;8:2495–505.

[67] Piekarska A, Gil L, Prejzner W, Wiśniewski P, Leszczyńska A, Gniot M, Komarnicki M, Hellmann A. Pretransplantation use of the second-generation tyrosine kinase inhibitors has no negative impact on the HCT outcome. Ann Hematol. 2015;94:1891–7.

[68] Kondo T, Nagamura-Inoue T, Tojo A, Nagamura F, Uchida N, Nakamae H, Fukuda T, Mori T, Yano S, Kurokawa M, Ueno H, Kanamori H, Hashimoto H, Onizuka M, Takanashi M, Ichinohe T, Atsuta Y, Ohashi K. Clinical impact of pre-transplant TKI. Am J Hematol. 2017;92:902–8. https://doi.org/10.1002/ ajh.24793.

[69] Warlick E, Ahn KW, Pedersen TL, Artz A, de Lima M, Pulsipher M, Akpek G, Aljurf M, Cahn JY, Cairo M, Chen YB, Cooper B, Deol A, Giralt S, Gupta V, Khoury HJ, Kohrt H, Lazarus HM, Lewis I, Olsson R, Pidala J, Savani BN, Seftel M, Socié G, Tallman M, Ustun C, Vij R, Vindeløv L, Weisdorf D. Reduced intensity conditioning is superior to nonmyeloablative conditioning for older chronic myelogenous leukemia patients undergoing hematopoietic cell transplant during the tyrosine kinase inhibitor era. Blood. 2012;119:4083–90.

[70] Holtick U, Albrecht M, Chemnitz JM, Theurich S, Skoetz N, Scheid C, von Bergwelt-Baildon M. Bone marrow versus peripheral blood allogeneic haematopoietic stem cell transplantation for haematological malignancies in adults. Cochrane Database Syst Rev. 2014;4:CD010189. https://doi.org/10.1002/14651858.CD010189.pub2.

[71] Ohashi K, Nagamura-Inoue T, Nagamura F, Tojo A, Miyamura K, Mori T, Kurokawa M, Taniguchi S, Ishikawa J, Morishima Y, Atsuta Y, Sakamaki H. Effect of graft sources on allogeneic hematopoietic stem cell transplantation outcome in adults with chronic myeloid leukemia in the era of tyrosine kinase inhibitors: a Japanese Society of Hematopoietic Cell Transplantation retrospective analysis. Int J Hematol. 2014;100:296–306. https://doi.org/10.1007/ s12185-014- 1632- 9.

[72] Eapen M, Logan BR, Appelbaum FR, Antin JH, Anasetti C, Couriel DR, Chen J, Maziarz RT, McCarthy PL, Nakamura R, Ratanatharathorn V, Vij R, Champlin RE. Long-term survival after transplantation of unrelated donor peripheral blood or bone marrow hematopoietic cells for hematologic malignancy. Biol Blood Marrow Transplant. 2015;21:55–9. https://doi.org/10.1016/ j.bbmt.2014.09.006.

[73] Shimoni A, Volchek Y, Koren-Michowitz M, Varda-Bloom N, Somech R, Shem-Tov N, Yerushalmi R, Nagler A. Phase 1/2 study of nilotinib prophylaxis after allogeneic stem cell transplantation in patients with advanced chronic myeloid leukemia or Philadelphia chromosome-positive acute lymphoblastic leukemia. Cancer. 2015;121:863–71. https://doi. org/10.1002/ cncr.29141.

[74] Carpenter PA, Johnston L, Fernandez HF, Radich JP, Mauro MJ, Flowers MED, Martin PJ, Gooley TA. Posttransplant feasibility study of nilotinib prophylaxis for high-risk Philadelphia chromosome positive leukemia. Blood. 2017;130:1170–2. https://doi. org/10.1182/ blood-2017- 03- 771121.

[75] DeFilipp Z, Ancheta R, Liu Y, Hu ZH, Gale RP, Snyder D, Schouten HC, Kalaycio M, Hildebrandt GC, Ustun C, Daly A, Ganguly S, Inamoto Y, Litzow M, Szer J, Savoie ML, Hossain N, Kharfan-Dabaja MA, Hamadani M, Reshef R, Bajel A, Schultz KR, Gadalla S, Gerds A, Liesveld J, Juckett MB, Kamble R, Hashmi S, Abdel-Azim H, Solh M, Bacher U, Lazarus H, Olsson R, Cahn JY, Grunwald MR, Savani BN, Yared J, Rowe JM, Cerny J, Chaudhri NA, Aljurf M, Beitinjaneh A, Seo S, Nishihori T, Hsu JW, Ramanathan M, Alyea E, Popat U, Sobecks R, Saber W. Maintenance tyrosine kinase inhibitors following allogeneic hematopoietic stem cell transplantation for chronic myelogenous leukemia: a Center for International Blood and Marrow Transplant Research Study. Biol Blood Marrow Transplant. 2020;26:472–9. https://doi.org/10.1016/j.bbmt.2019.10.017.

[76] Radujkovic A, Guglielmi C, Bergantini S, Iacobelli S, van Biezen A, Milojkovic D, Gratwohl A, Schattenberg AV, Verdonck LF, Niederwieser DW, de Witte T, Kröger N, Olavarria E, Chronic Malignancies Working Party of the European Society for Blood and Marrow Transplantation. Donor lymphocyte infusions for chronic myeloid leukemia relapsing after allogeneic stem cell transplantation: may we predict graft-versus-leukemia without graft-versus-host disease? Biol Blood Marrow Transplant. 2015;21:1230–6. https://doi.org/10.1016/j.bbmt.2015.03.012.

[77] Hehlmann R, Berger U, Pfirrmann M, Heimpel H, Hochhaus A, Hasford J, Kolb HJ, Lahaye T, Maywald O, Reiter A, Hossfeld DK, Huber C, Loffler H, Pralle H, Queisser W, Tobler A, Nerl C, Solenthaler M, Goebeler ME, Griesshammer M, Fischer T, Kremers S, Eimermacher H, Pfreundschuh M, Hirschmann WD, Lechner K, Wassmann B, Falge C, Kirchner HH, Gratwohl A. Drug treatment is superior to allografting as first-line therapy in chronic myeloid leukemia. Blood. 2007;109:4686–92. https://doi.org/10.1182/ blood-2006- 11- 055186.

[78] Hochhaus A, Baccarani M, Silver RT, Schiffer C, Apperley JF, Cervantes F, Clark RE, Cortes JE, Deininger MW, Guilhot F, Hjorth-Hansen

H, Hughes TP, JJWM J, Kantarjian HM, Kim DW, Larson RA, Lipton JH, Mahon FX, Mayer J, Nicolini F, Niederwieser D, Pane F, Radich JP, Rea D, Richter J, Rosti G, Rousselot P, Saglio G, Saußele S, Soverini S, Steegmann JL, Turkina A, Zaritskey A, Hehlmann R. European LeukemiaNet 2020 recommendations for treating chronic mycloid lcukcmia. Lcukcmia. 2020;34:966–84. https://doi.org/10.1038/ s41375-020- 0776- 2.

[79] Saussele S, Lauseker M, Gratwohl A, Beelen DW, Bunjes D, Schwerdtfeger R, Kolb HJ, Ho AD, Falge C, Holler E, Schlimok G, Zander AR, Arnold R, Kanz L, Dengler R, Haferlach C, Schlegelberger B, Pfirrmann M, Muller MC, Schnittger S, Leitner A, Pletsch N, Hochhaus A, Hasford J, Hehlmann R. Allogeneic hematopoietic stem cell transplantation (Allo SCT) for chronic myeloid leukemia in the imatinib era: evaluation of its impact within a subgroup of the randomized German CML study IV. Blood. 2010;115:1880–5. https://doi.org/10.1182/ blood-2009- 08- 237115.

[80] Zhang GF, Zhou M, Bao XB, Qiu HY, Li Z, Xue SL. Imatinib mesylate versus allogeneic hematopoietic stem cell transplantation for patients with chronic myelogenous Leukemia. Asian Pac J Cancer Prev. 2016;17:4477–81.

[81] Jiang Q, Xu LP, Liu DH, Liu KY, Chen SS, Jiang B, Jiang H, Chen H, Chen YH, Han W, Zhang XH, Wang Y, Qin YZ, Liu YR, Lai YY, Huang XJ. Imatinib mesylate versus allogeneic hematopoietic stem cell transplantation for patients with chronic myelogenous leukemia in the accelerated phase. Blood. 2011;117:3032–40.

[82] Jiang H, Xu LP, Liu DH, Liu KY, Chen SS, Jiang B, Jiang Q, Chen H, Chen YH, Han W, Zhang XH, Wang Y, Wang JZ, Wang FR, Qin YZ, Lai YY, Huang XJ. Allogeneic hematopoietic SCT in combination with tyrosine kinase inhibitor treatment compared with TKI treatment alone

in CML blast crisis. Bone Marrow Transplant. 2014;49:1146–54. https://doi. org/10.1038/ bmt.2014.

[83] Radujkovic A, Dietrich S, Blok HJ, Nagler A, Ayuk F, Finke J, Tischer J, Mayer J, Koc Y, Sorà F, Passweg J, Byrne JL, Jindra P, Veelken JH, Socié G, Maertens J, Schaap N, Stadler M, Itälä-Remes M, Tholouli E, Arat M, Rocha V, Ljungman P, Yakoub-Agha I, Kröger N, Chalandon Y. Allogeneic stem cell transplantation for blast crisis chronic myeloid leukemia in the era of tyrosine kinase inhibitors: a retrospective study by the EBMT Chronic Malignancies Working Party. Biol Blood Marrow Transplant. 2019;25:2008–16. https:// doi.org/10.1016/j.bbmt.2019.06.028.

[84] Xu LP, Xu ZL, Zhang XH, Chen H, Chen YH, Han W, Chen Y, Wang FR, Wang JZ, Wang Y, Yan CH, Mo XD, Liu KY, Huang XJ. Allogeneic stem cell transplantation for patients with T315I BCR-ABL mutated chronic myeloid leukemia. Biol Blood Marrow Transplant. 2016;22:1080–6. https://doi. org/10.1016/j.bbmt.2016.03.012.

[85] Nicolini FE, Basak GW, Kim DW, Olavarria E, Pinilla-Ibarz J, Apperley JF, Hughes T, Niederwieser D, Mauro MJ, Chuah C, Hochhaus A, Martinelli G, DerSarkissian M, Duh MS, McGarry LJ, Kantarjian HM, Cortes JE. Overall survival with ponatinib versus allogeneic stem cell transplantation in Philadelphia chromosome-positive leukemias with the T315I mutation. Cancer. 2017;123:2875–80. https://doi. org/10.1002/cncr.30558.

[86] Majhail NS, Farnia SH, Carpenter PA, Champlin RE, Crawford S, Marks DI, Omel JL, Orchard PJ, Palmer J, Saber W, Savani BN, Veys PA, Bredeson CN, Giralt SA, LeMaistre CF. Indications for autolo-gous and allogeneic hematopoietic cell transplantation: guidelines from the American Society for Blood and Marrow Transplantation. Biol Blood Marrow Transplant. 2015;21:1863–9.

https://doi. org/10.1016/j.bbmt.2015.07.032.

[87] Sureda A, Bader P, Cesaro S, Dreger P, Duarte RF, Dufour C, Falkenburg JH, Farge-Bancel D, Gennery A, Kröger N, Lanza F, Marsh JC, Nagler A, Peters C, Velardi A, Mohty M, Madrigal A. Indications for allo- and auto-SCT for haematological diseases, solid tumours and immune disorders: current practice in Europe. Bone Marrow Transplant. 2015;50:1037–56. https://doi.org/10.1038/bmt.2015.6.

[88] Copland M, Slade D, Byrne J, Brock K, De Lavallade H, Craddock C, Clark R, Smith M, Bishop R, Milojkovic D, Yap C. FLAG-IDA and Ponatinib in patients with blast phase chronic myeloid leukaemia: results from the phase I/II UK trials acceleration programme Matchpoint trial. Blood. 2019;134(Supplt1):497. https://doi.org/10.1182/ blood-2019- 125591.

[89] Jain P, Kantarjian HM, Ghorab A, Sasaki K, Jabbour EJ, Nogueras Gonzalez G, Kanagal-Shamanna R, Issa GC, Garcia-Manero G, Kc D, Dellasala S, Pierce S, Konopleva M, Wierda WG, Verstovsek S, Daver NG, Kadia TM, Borthakur G, O'Brien S, Estrov Z, Ravandi F, Cortes JE. Prognostic factors and survival outcomes in patients with chronic myeloid leukemia in blast phase in the tyrosine kinase inhibitor era: cohort study of 477 patients. Cancer. 2017;123:4391–402. https://doi.org/10.1002/cncr.30864.

[90] Nair AP, Barnett MJ, Broady RC, Hogge DE, Song KW, Toze CL, Nantel SH, Power MM, Sutherland HJ, Nevill TJ, Abou Mourad Y, Narayanan S, Gerrie AS, Forrest DL. Allogeneic hematopoietic stem cell transplantation is an effective salvage therapy for patients with chronic myeloid leukemia presenting with advanced disease or failing treatment with tyrosine kinase inhibitors. Biol Blood Marrow Transplant. 2015;21:1437–44. https://doi.org/10.1016/j. bbmt.2015.04.005.

[91] Boddu P, Shah AR, Borthakur G, Verstovsek S, Garcia-Manero G, Daver N, Kadia T, Ravandi F, Jain N, Alhuraiji A, Burger J, Kornblau S, Pierce S, Dellasala S, Jabbour E, Kantarjian H, Cortes J. Life after ponatinib failure: outcomes of chronic and accelerated phase CML patients who discontinued ponatinib in the salvage setting. Leuk Lymphoma.2018;59:1312–22. https://doi.org/10.1080/10428194.2017.1379076.

第
十
一
章

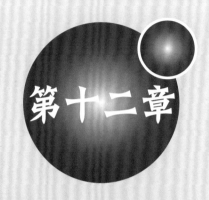

第十二章

慢性髓系白血病终末期和急变期：影响和管理

Rüdiger Hehlmann, Susanne Saußele, Astghik Voskanyan, Richard T. Silver

12.1 引言

CML 急变一直是 CML 管理的挑战之一。尽管在 20 世纪初已经提出了 CML 急性期或终末期的概念[1]，直到 20 世纪 60 年代，CML 终末期的定义才初步明确。Morrow Jr 等[2]将终末期定义为从出现预示疾病进入晚期的临床改变到死亡的整个过程。这些改变包括以下症状和体征：发热、左上腹不适、乏力和非心力衰竭所致的呼吸困难。Karanas 和 Silver[3]明确了实验室检查的价值，认为外周血中超过 30% 的原始粒细胞和早幼粒细胞比外周血出现 20% ~ 30% 的原始粒细胞和早幼粒细胞、血红蛋白 < 90 g/L、血小板 < 100×10^9/L、治疗 2 周后白细胞增加，或原因不明的发热更能准确地预测患者生存期小于 6 个月。1971 年 Canellos 等[4]报道了一组对长春新碱和泼尼松有治疗反应的急变患者，随后检测到原始细胞表达末端脱氧核苷酰转移酶（terminal deoxynucleotidyl transferase，TdT）[5-6]，将其定义为不同于急髓变的另一个亚型急淋变。

慢粒急变期常常就在医师进行治疗的过程中发生，急变指征包括高达 90% 的附加染色体（ACA）克隆演变和 80% 的 TKI 耐药相关基因突变[7-8]。慢粒终末期包括出现高危 ACA 的早期进展和以造血衰竭及原始细胞增殖为表现的晚期进展（图 12-1）。BC 是进展的最终阶段。TKI 的应用大大降低了 BC 的发生率，表明有效的治疗可以预防 BC 的发生。一旦发生 BC，迄今为止没有有效的治疗方法，仅少数患者化疗后再次返回慢性期（CP2）后接受移植[9]。如果后续不进行移植，存活时间通常不到 1 年，往往死于感染或出血。仔细监测治疗反应、对未达到最佳治疗反应的患者及时调整治疗策略，仍然是预防 BC 的主要策略。

对于预防和治疗 BC 的进展，还有几个悬而未决的问题需要解决：

（1）根据反应里程碑和遗传标记（ACA，突变），通过早期强化治疗，我们是否能更好地预防 BC 的进展？

可能的答案：精心设计的早期强化治疗的临床试验可以提供答案（第二代 TKI 的临床研究如 ENESTnd、Dasision）。

（2）我们能否在疾病过程中定义一个点，在这个点之后药物治疗不能逆转克隆演变（不可逆点）？

可能的答案：将基因改变与血液学和临床指标系统性整合。

（3）什么指标预示着患者的原始细胞在增加？

可能的答案：在出现预示性基因标志物时，仔细剖析疾病过程，并以此为原则性证据，随后进行靶向药物的干预。

（4）克隆演变或疾病进展是因为 *BCR* :: *ABL1* 基因不稳定这一单基因因素还是有其他可预测的因素？

可能的答案：综合分析临床过程和通过全基因组测序检测到相关基因标志物能帮助预判。

这篇综述探讨了急变期的诊断、治疗、克隆演变、疾病进展的早期预测、急变的预防，并且包含我们对于一些开放性问题的观点。

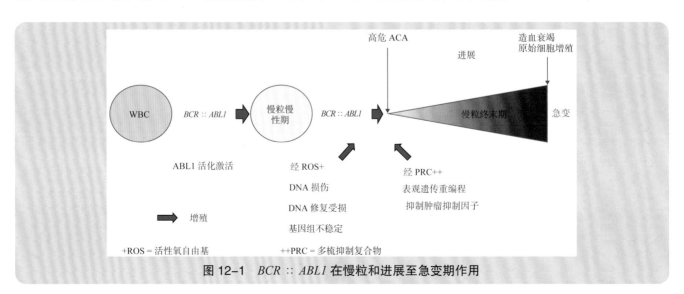

图 12-1 *BCR* :: *ABL1* 在慢粒和进展至急变期作用

12.2 诊断

诊断急变期，需要进行全血细胞分类和计数，骨髓细胞学和细胞遗传学检测。而细胞遗传学克隆演变是原始细胞增多强有力的预测因素。流式细胞术和细胞化学染色用于判断急变的类型（淋系还是髓系）。分子生物学技术检测 ABL 激酶区突变指导 TKI 选择[8]。如何实施突变检测在 ELN 上有共识推荐。在诊断和随访期间需要进行的检测可参照表 12-1。

表 12-1 BC 诊断和治疗的检查项目

检查	合理性检查
诊断时	
全血细胞计数和分类、骨髓细胞学形态学	原始细胞、早幼粒细胞、嗜碱性粒细胞的比例
流式细胞术和（或）细胞化学染色	髓系或淋系免疫分型
细胞遗传学	基线及随访，高危附加染色体异常
分子生物学	激酶区突变 体细胞突变
供者找寻（如果可能）	异基因造血干细胞移植准备
治疗监测	
全血细胞计数和分类	再次返回 CP2
细胞形态学和细胞遗传学	CP2 或者缓解的确定
分子生物学	监测 TKI 治疗下或者异基因 HSCT 后的 *BCR ∷ ABL1* 转录本
在急淋变：CSF 细胞学检查	鞘注化疗药预防中枢白血病

目前，诊断 CML 急变主要依据外周血或骨髓里面的原始细胞数量（20% 或 30%）[10-12]，但是并不是所有死于 CML 的患者都达到了 BC 定义所要求的原始细胞水平[13]。早期识别 CML 终末期有助于早期干预从而改善 BC 的预后。

临床表现上，急变期患者可能会出现盗汗、体重下降、发烧、骨痛、贫血相关症状，感染和出血的风险增加。最常见的实验室特征包括白细胞升高和原始细胞增多，造血功能衰竭，除费城染色体以外的附加染色体[14-22]，以及体细胞突变[23-24]。

急变期患者除费城染色体外，高达 90% 的患者会出现附加染色体异常（Mitelman 依据附加染色体异常的频率分为主要和次要途径）[7, 25]。高达 80% 患

者出现 ABL 激酶区突变[8]。多种体细胞突变在急变期也被发现，同时在诊断初期也发现了多种与预后不良相关的体细胞突变[23-24]。外周血或骨髓中原始细胞增加预示着疾病进展到最后阶段。

12.3 基于基因的危险度评估

对附加染色体和体细胞突变进行基于基因的危险度评估被认为能更早地识别患者进展到终末期和急变期的风险[26-29]。Wang 等通过对单个细胞遗传学改变的分析，将最常见的 6 个 ACA 分成了两个不同预后亚组：+ 8、+ Ph 和 -Y 是预后良好组，i17(q10)、-7/7q- 和 3q26.2 重排是预后不良组[29]。根据每种 ACA 与 BC- 危险度的相关性，Gong 等分析了从 CML 诊断到出现 ACA，从出现 ACA 到急变的时间及进入急变期的生存情况，并将 ACA 分成了三组 [高危组：3q26.2、-7/7q-、i17(q10)，复杂核型伴高危 ACA；中危 -1 组：+ 8、+ Ph、其他的单一 ACA；中危 -2 组：其他的复杂核型 ACA][27]。Hehlmann 等建议将 ACA 分成两个亚组：对生存有不良影响的高危组和对生存没有影响或影响较小的低危组。高危组 ACA 定义为主要途径 ACA：+ 8、+ Ph、i(17q)、+ 19、+ 21 和 + 17（这些 ACA 常常在急变期出现）[7]；次要途径 ACA：-7/7q- 和 3q26.2 和 11q23 重排（这些 ACA 虽然在急变期出现较少，但对预后有不良影响）[27, 29] 及复杂核型（表 12-2）。而其他的 ACA 均为低危组。即使原始细胞计数较低，但合并高危 ACA 仍提示 CML 有导致死亡的风险[28]。

在急变期及预后差的患者中可以观察到体细胞突变[30]，其中某些突变在其他肿瘤中也提示预后较差，能够帮助早期识别有疾病进展风险的 CML 患者。常见的突变基因包括 RUNX1、ASXL1 和 IKZF1[23-24]（表 12-2）。

表 12-2 基于遗传学的危险度评估

染色体异常		体细胞突变	
高危，ACA	突变基因，选择	BC 突变发生的频率（%）	
		$n = 39$[24]	$n = 46$[23]
+8	RUNX1	33.3	28
+Ph	ASXL1	20.5	23
i(17q)	IKZF1	17.9	33

续表

染色体异常	体细胞突变		
高危，ACA	突变基因，选择	BC 突变发生的频率（%）	
		$n = 39$[24]	$n = 46$[23]
+19	WT 1	15.4	NA
+21	TET 2	7.7	NA
+17	IDH 1/2	7.7	8
−7/7q-	CBFB/MYH11	NA	6
3q26.2	TP 53	2.6	3
11q23 复杂核型	ABL1-KD	33.3	58

ABL 激酶区突变在 80% 进展期患者中能够检测到[8]，在初始伊马替尼耐药的慢性期晚期，ABL 激酶区突变与疾病进展至急变期有关[31]。其他和急变期相关的突变如 P53 突变在急髓变患者中的发生率约为 24%，P16 突变在急淋变患者中的发生率约为 50%[32-33]；体细胞突变如 RUNX-1、IKZF1（Ikaros）、ASXL1、WT1、TET2、IDH1、NRAS、KRAS、和 CBL 出现在 3%～33% 的急髓变 / 急淋变患者中[23-24, 34-35]。另外，据报道，急变期 CD34+ 原始细胞较慢性期细胞的基因表达谱发生了非常大的变化[36, 37]。包括 SOCS2、CD52、HLA 基因、PRAME、JunB、Fos、FosB、IL-8 和 Wnt/β-catenin 通路相关的基因在急变期细胞中出现过表达、上调或下调[38]。此外，出现基因表达谱演变可能也可以诊断疾病进展[39-40]。

12.4 基于发病机制的治疗

我们对 BC 发病机制的理解指导了对 BC 的治疗。关于 BC 的生物学特点已经发表了很深入的综述[41-43]。根据目前的证据，急变期是 BCR∶∶ABL1 持续活化的结果[41-42]，可能是因为氧化应激和活性氧自由基导致 DNA 损伤和 DNA 修复受损[44-46]；而且，越来越多的基因突变、基因倍增、基因易位和染色体断裂也会引起基因组进一步的不稳定，形成恶性循环[47]。BCR∶∶ABL1 的后续效应可以解释在克隆演变和进展到急变期的变化。BCR/ABL 也被证实在造血细胞中产生氧自由基[48]。

另一种模式[49-50]是使用观察到的多梳抑制复合体（polycomb repressive complexes，PRC）基因 BMI1

作为预测 CML 预后的标志[51]。一个多组学联合分析报道，该模式提出了由 PRC 驱动的通路网，通过对急变期祖细胞的表观遗传重编程，造成急变期的基因异质性。包括 EZH2 在内的 PRC2 相关基因集介导急变期 DNA 超甲基化使髓系分化停止，而包括 BMI1 的 PRC1 抑制肿瘤抑制因子并维持急变期原始细胞转录。由于 BMI1 抑制剂（如 PTC596）可抑制参与细胞凋亡、增殖和分化的基因，并且去甲基化制剂（地西他滨）可恢复 EZH2 介导的超甲基化，所以该模型预测 PTC596 和地西他滨的组合可能对治疗 BC 有效。

图 12-1 总结了我们目前对慢性期和急变期发病机制的认识。

12.5 大剂量化疗

一旦诊断为急变期，治疗取决于既往治疗和急变的类型（髓系或淋系）。20 世纪 60 年代末期 /70 年代初期，人们尝试用针对急性白血病的治疗方案来治疗 CML 急变。据观察，30% 的患者对治疗急性淋巴细胞白血病（acute lymphoblastic leukemia，ALL）的联合方案长春新碱和泼尼松有反应[4, 52]。应答的急变期细胞通常表现出淋巴细胞的形态学特征，且为 TdT +[5]。这些结果提示需要对急变期进行急髓变和急淋变的区分。长春新碱和泼尼松及其他用于 ALL 的药物，如 6- 硫鸟嘌呤、6- 巯基嘌呤、阿糖胞苷和甲氨蝶呤的应答率为 15%～50%，反应时间很短。有反应的患者中位生存期为 3～10 个月，无反应的患者仅为 1～5 个月。

1980—1990 年，应用了 AML 的诱导化疗方案，包括蒽环类药物、阿糖胞苷、阿扎胞苷、依托泊苷、卡铂、氟达拉滨和地西他滨的各种组合[53]。大约 10% 的患者可再次回到慢性期（CP2），也为移植创造了机会。在没有干细胞移植的情况下，没有观察到治愈的患者。总而言之，尽管强度（和毒性）相当大，急变期的治疗仍不如初诊急性白血病成功，但在异基因造血干细胞移植之前让患者再次回到慢性期所带来的获益是得到公认的。重新返回 CP 并成功移植的患者可能会获得最佳结局。

12.6 TKI 治疗

由图 12-2 所示，更有效的治疗带来了极大的临床改善（与 25 年前 70% 的 BC 发生率相比，CML IV 研究[54] 和 IRIS 试验[55] 中 10 年 BC 发生率仅为 5.8% ~ 6.9%）。BC 发生率的降低与 *BCR∶∶ABL1* 转录本的降低同时发生，表明可以通过有效的治疗预防 BC。治疗结果支持 *BCR∶∶ABL1* 是疾病进展驱动因素的结论（图 12–1）。目前，大多数 BC 病例发生在治疗开始后的早期（图 12–3），表明尽管其表现为早期，但实际该疾病已发展到晚期。少数患者在病程后期进展为 BC，这表明一些患者存在持续的疾病活动。基于真实世界的进展率与临床试验中的进展率相似[56]。

急变期细胞对 TKI 仍有短暂性的反应，这一性质表明，大多数细胞对 *BCR∶∶ABL1* 抑制仍然敏感，但一些具有生长优势的细胞已经不依赖 *BCR∶∶ABL1*。因此，最有效的急变期治疗是通过早期减轻肿瘤负荷和消除 *BCR∶∶ABL1* 来预防急变。

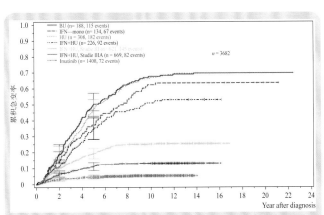

通过更有效的方法来治疗预防 BC。更新至参考文献[58]。Bu：白消安；HU：羟基脲；IFN：干扰素 α。

图 12–2 1983—2016 年慢粒急变的累计发病率
（资料来源：德国 CML 研究组，2016 年更新）

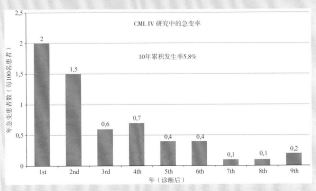

慢粒急变的 10 年累积发病率为 5.8%（Hehlmann et al, 2017）

图 12–3 慢粒急变随时间的发病率
（资料来源：Hehlmann et al, Leukemia 2017; 31,2398-2406）

12.7 伊马替尼

（1）对于初诊时即为急变期的患者，可以口服伊马替尼 600 ~ 800 mg/d 治疗。如果疗效不佳，可根据 ABL 激酶区突变谱（表 12–3）换为达沙替尼 140 mg，每日 1 次或，尼洛替尼 400 mg，每日 2 次口服。NGS 对 *BCR∶∶ABL1* 突变检测敏感性更高[57]。如果显示 *T315I* 突变，则应口服泊那替尼 45 mg，每日 1 次。还应尽早考虑后续进行异基因造血干细胞移植术[9]。伊马替尼、达沙替尼、博舒替尼和泊那替尼已经被 FDA 和 EMA 批准用于包括急变期在内的 CML 各个阶段。

表 12–3 依据突变类型选择 TKI

F317L/V/I/C，T315A	尼洛替尼或泊那替尼
V299L	尼洛替尼或泊那替尼
Y253H，E255V/K，	达沙替尼，
F359V/I/C	博舒替尼[a] 或泊那替尼
T315I	泊那替尼

[a] 体外数据提示，E255K 和 E255V（较小程度的）对博舒替尼的敏感性可能较差。

五项针对 484 例接受伊马替尼的 BC 患者进行的研究显示，血液学缓解率为 50% ~ 70%（急淋变患者为 70%），细胞遗传学应答率为 12% ~ 17%（所有应答），1 年生存率为 22% ~ 36%，中位生存期为 6.5 ~ 10 个月[59-63]。

（2）如果在伊马替尼治疗期间发生 BC，则应给予第二代或第三代 TKI（达沙替尼 140 mg，每日 1 次；尼洛替尼 400 mg，每日 2 次；博舒替尼 500 mg，每日 1 次；或泊那替尼 45 mg，每日 1 次；根据突变情况选择 TKI）。必要时联合强化化疗，如达沙替尼或泊那替尼 + FLAG-IDA[64-65]，或大剂量阿糖胞苷和柔红霉素（"7 加 3"[66]）治疗急髓变；伊马替尼或达沙替尼联合 Hyper-CVAD 治疗急淋变[67]，并且后续应尽快行异基因造血干细胞移植。血细胞减少可能需要 TKI 减量或中断治疗，并加强输注红细胞和血小板，如果出现中性粒细胞减少，可使用 G-CSF 治疗。

12.8 达沙替尼

三项针对 400 例既往接受伊马替尼治疗的 BC 患者（包括 119 例急淋变患者）的研究显示，达沙替尼治疗的血液学缓解率为 33% ~ 61%（急淋变为 36% ~ 80%），主要细胞遗传学反应（MCyR）为 35% ~ 56%，1 年生存率为 42% ~ 50%，2 年生存率为 20% ~ 30%，中位生存期为 8 ~ 11 个月 [68-70]。

其中最大的一项研究是对 214 名 BC 患者进行的随机开放标签 3 期研究，将急变期患者按急变类型分为急髓变和急淋变两组，该研究试图优化达沙替尼的给药方法和剂量，比较了达沙替尼 140 mg，每日 1 次和 70 mg，每日 2 次的疗效和安全性。研究结果显示，两组取得了相似的疗效，但每日 1 次组患者的耐受性更佳 [69]。在三分之一的患者中可以观察到胸腔积液，需要减少药物剂量、使用利尿剂，某些情况下，还需要使用激素。

达沙替尼能穿过血 - 脑屏障，在 Ph 阳性 CNS 疾病中表现出持久的反应 [71]。据推测，这些不同于伊马替尼的作用是达沙替尼对 SRC/BCR :: ABL1 双重抑制的结果。对于有反应且不适合进行异基因造血干细胞移植的患者，推荐使用达沙替尼持续维持治疗。

12.9 尼洛替尼

两项对 169 例患者（包括 40 例急淋变患者）的研究显示 [72-73]，所有患者的血液学应答率为 60%（急淋变为 59%），急髓变和急淋变的主要细胞遗传学应答率分别为 38% 和 52%，1 年生存率为 42%，2 年生存率为 27%，中位生存率为 10 个月（急淋变 7.9 个月）。在高达 40% 的应用尼洛替尼治疗的患者中观察到了高血糖症状，患者需要密切监测，可能需要适当调整剂量。尼洛替尼已被批准用于治疗 CP 和加速期（AP）CML，但无 BC 适应证。

达沙替尼和尼洛替尼与伊马替尼的疗效相似。

12.10 伊马替尼联合用药

很多小型研究聚焦于探索伊马替尼 600 ~ 800 mg 每日一次联合化疗或者其他药物。在一个纳入 16 例急变期患者的 I / II 期研究中，伊马替尼每日 600 mg 与米托蒽醌 / 依托泊苷联合应用 [74]。血液学应答率为

81%，1 年生存率约为 50%，其中包括了 6 例后续进行异基因造血干细胞移植的患者。另一项研究将伊马替尼 600 mg 与地西他滨联合应用于 10 例患者，中位生存期为 15 周 [75]。在 19 名急髓变患者中，伊马替尼 600 mg 与小剂量阿糖胞苷和伊达比星联合治疗，显示血液学缓解率为 47%。中位生存期为 5 个月 [76]。在一项联合法尼基转移酶抑制剂洛纳法尼和伊马替尼的 I 期研究中，3 例 BC 患者中有 2 例有血液学改善 [77]。一项对 12 例患者采用伊马替尼联合高三尖杉酯碱及 G-CSF 预激方案的研究中，所有患者均获得了血液学和细胞遗传学反应 [78]。Rea 等 [79] 报道了 31 例 Ph 阳性 ALL 或急淋变患者接受伊马替尼 800 mg/d 联合长春新碱和地塞米松治疗的结果，30 例可评估患者中有 28 例患者达到了 CCyR 和 MMR 及以上，其中有 19 例患者年龄 < 55 岁，9 例进行了异基因造血干细胞移植术，术后 8 例患者在 7 ~ 23 个月后仍存活。Deau 等 [80] 评估了 36 例采用伊马替尼 600 mg/d、阿糖胞苷 7d、柔红霉素 45 mg/（m² · d）共 3 天治疗的急髓变患者，完全血液学应答率为 55.5%，所有患者的中位生存期为 16 个月，有应答者为 35.4 个月，移植患者的中位生存期尚未达到。

这些研究都没有提供令人信服的证据证明各种类型的组合优于单独使用伊马替尼。

12.11 达沙替尼或尼洛替尼联合用药

Milojkovic 等 [65] 报道了 4 例在服用伊马替尼期间进展为 BC 的患者，采用达沙替尼 + FLAG-IDA 方案治疗成功，达沙替尼 100 mg/d；福达拉滨 30 mg/m²，第 1 ~ 5 天；阿糖胞苷 2g/m²，第 1 ~ 5 天；伊达比星 12 mg/m²，第 1 ~ 3 天；G-CSF 300 mg/d，第 0 ~ 6 天（FLAG-IDA）。所有患者均存活，目前 3 例进行了 SCT，1 例在做 SCT 前准备。Strati 等用 Hyper-CVAD（环磷酰胺、长春新碱、阿霉素、地塞米松）联合伊马替尼或达沙替尼治疗 42 例 BC 患者，58% 的患者实现了 CCyR，25% 的患者实现完全分子学缓解，18 例患者在血液学缓解时接受了异基因 SCT，患者的中位生存期为 17 个月，SCT 患者更长 [67]。Ghez 等报道，采用阿扎胞苷和达沙替尼或尼洛替尼联合治疗的 5 例 BC 患者，2 例患者后续进行了异基因造血干细胞移植，一人死于复发，其他患者在 11 ~ 33 个月后均存活并处于血液学缓解状态 [81]。

12.12　博舒替尼和泊那替尼

博舒替尼是第 3 个第二代 TKI，在对 48 例 BC 患者的初步分析中显示，其活性与达沙替尼和尼洛替尼相似（CCyR，29%；MMR，28%；PFS，7.8 个月）[58, 82]。

第三代泛 BCR :: ABL1 抑制剂泊那替尼除了可克服 T315I 突变，在急变期和 Ph + ALL 中也有效。一项纳入 449 例患者进行泊那替尼治疗的 II 期研究，其中包括 62 例 BC 患者，对 BC 患者进行 6 个月的中位随访，观察到的主要细胞遗传学缓解率为 18%[83]。12 个月时的 OS 率为 20%。

最近的一项纳入 17 例 BC 患者的英国研究中，泊那替尼以 30 mg/d 的剂量与 FLAG-IDA 联合使用，随后进行异基因 SCT 和移植后泊那替尼维持治疗[64]。根据 Kaplan-Meier 方法统计，一年 OS 率为 45.8%。

泊那替尼的缺点是其具有血管毒性，需要进行彻底的风险 – 获益评估[84-85]。血管事件可通过将剂量从 45 mg/d 减少到较小剂量（15 mg/d、30 mg/d）来改善。

12.13　预后因素

一项纳入 477 例 BC 患者[86] 的队列研究显示，这些患者接受了任何经批准用于 CML 的 TKI 治疗（伊马替尼、达沙替尼、尼洛替尼、博舒替尼、泊那替尼），部分患者还联合化疗（46%）和异基因 SCT（22%），结果显示中位 OS 为 12 个月。通过多变量分析死亡风险的预后因素，急髓变、既往 TKI 治疗史、年龄 ≥ 58 岁、高 LDH、低血小板、无 SCT 史、继发 BC、15 号染色体异常可导致死亡风险增加。但结果还有待进一步验证。

12.14　整体治疗策略

如果 TKI 失败，常规方法仍然是一种选择，如急髓变患者使用阿糖胞苷联合蒽环类药物的 AML 诱导方案，或在急淋变患者中采用长春新碱和泼尼松（联合达沙替尼）的 ALL 诱导方案。

根据 ELN 标准[87]，未达最佳反应且 2 ~ 3 年后不能达到 DMR（低于 MR^4）的患者应该重新进行遗传学评估。高危 ACA 患者可能需要更高强度的治疗，如异基因 SCT。目前，对于 CML 终末期的治疗方法总结见图 12-4。

治疗策略取决于疾病的发展阶段，通过有效的 TKI 治疗消除 BCR :: ABL1 有望防止进展。当出现高危 ACA 时，应考虑加强治疗。此外，有证据表明在高危 ACA 患者中早期进行异基因 SCT 更容易获得成功。改变治疗的适当时机应该是在高危 ACA 出现时，而不是等到原始细胞出现或增加才开始。当对治疗的反应不满意时，需要进行细胞遗传学监测。AP 应被视为高危 CML。如果药物治疗效果不理想，建议进行异基因 SCT。BC 的治疗包括针对急髓变的髓系 AML 联合化疗方案，以及针对急淋变的 ALL 方案，联合或者不联合 TKI，并且如果可能的话，准备立即进行 allo-SCT。急淋变比急髓变有更多的治疗选择和更好的结局。

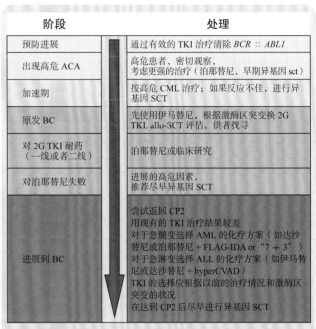

阶段	处理
预防进展	通过有效的 TKI 治疗清除 BCR :: ABL1
出现高危 ACA	高危患者，密切观察，考虑更强的治疗（泊那替尼，早期异基因 sct）
加速期	按高危 CML 治疗；如果反应不佳，进行异基因 SCT
原发 BC	先使用伊马替尼，根据激酶区突变换 2G TKI. allo-3CT 评估，供者找寻
对 2G TKI 耐药（一线或者二线）	泊那替尼或临床研究
对泊那替尼失败	进展的高危因素，推荐尽早异基因 SCT
进展到 BC	尝试返回 CP2 用现有的 TKI 治疗结果较差 对于急髓变选择 AML 的化疗方案（如达沙替尼或泊那替尼 + FLAG-IDA or "7 + 3"）对于急淋变选择 ALL 的化疗方案（如伊马替尼或达沙替尼 + hyperCVAD）TKI 的选择应根据以前的治疗情况和激酶区突变的状况 在达到 CP2 后尽早进行异基因 SCT

箭头表示病情向预后不良进展；CP2：第二次慢性期。

图 12-4　CML 终末期的管理策略

对于不能耐受强化疗方案的患者，应考虑根据免疫表型采用更缓和的方法，如长春新碱和泼尼松治疗急淋变。

有新的证据表明，高危 ACA 是更及时改变治疗的指征，可能带来更好的结果[28]。比较在 CML 终末期的早期和晚期进行异基因 SCT 的结局，2 年生存率有 30% 的临床差异（但无统计学意义），表明高风险 ACA 移植患者结局依赖疾病分期，这与无 ACA 移植患者相似[88]。

总之，发生急变后经 TKI 治疗的生存率优于常规治疗，但中位生存期不足 1 年，结果仍不理想。

TKI 治疗的 10 年生存率为 19%，而常规治疗为 3%。图 12-5 描述了德国 CML 研究组的经历，大多数急变期的幸存者都接受了异基因造血干细胞移植。

12.15　异基因造血干细胞移植术

在化疗诱导缓解后，异基因 SCT 仅在少数急变期患者中取得成功。尽管如此，如果患者能够耐受，且有供者，则仍可能在急变后获得最佳结果（图 12-5）。供者应该尽早开始寻找。欧洲血液和骨髓移植协作组总结了 1980—2003 年进行了异基因造血干细胞移植的患者的生存情况，2 年生存率为 16% ~ 22%[89]。大多数患者是在接受伊马替尼治疗前移植的。在 2014 年更新的德国 CML 研究小组的一份报告中，28 例进展期患者（25 例系急变期）在移植前用伊马替尼预治疗，移植后 6 年生存率为 49%[9, 90]。中国一组 83 例 BC 患者的回顾性分析报告了类似的数据[91]，其中 38 例 BC 患者在 TKI 后接受异基因 SCT，45 例仅接受 TKI 治疗，随访 30 ~ 126 个月，异基因 SCT 组的 4 年 OS 率明显优于仅 TKI 组（47% vs.10%）。另一个德国小组分析了 40 例进展期患者，报告 3 ~ 5 年后的 OS 率为 43%[92]。数据表明，如果急变后再次回到慢性期，进行异基因 SCT 有望获得更长期生存的机会。对于原发的急变期患者，目前的经验建议根据突变谱选择合适的 TKI，并根据需要联合化疗，以回到 CP。在急淋变中，达沙替尼应与长春新碱、泼尼松和 HCVAD 联合使用。

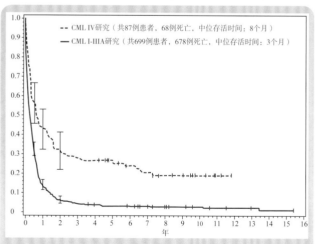

来自德国 CML 研究组的经验与更新（M. Lauseker，2020 年未发表）。TKI 治疗后 10 年生存率为 19%，常规化疗后 10 年生存率为 3%。20 例存活患者中有 15 例（75%）进行了移植。

图 12-5　常规化疗和 TKI 治疗下慢粒急变患者的生存曲线

移植应选择亲缘间 HLA 全相合或非血缘全相合供者，若均不能获得，可以选择单倍体供者，EBMT 评分为 0 ~ 4 分[93]。预处理方案应使用经典方案白消安和环磷酰胺或全身照射，除非临床研究，否则不建议进行减低剂量的预处理。伊马替尼治疗期间突发 BC 是一种罕见事件，应用异基因 SCT 以完全根除疾病可能是成功的[94]。移植后 TKI 维持治疗是合理的，建议在急淋变患者中使用达沙替尼进行维持，以预防中枢神经系统白血病，因为达沙替尼可透过血脑屏障。应定期监测 BCR∷ABL1 转录本水平，最初每 3 个月一次，如果转录本检测不到或比较稳定，则每 6 个月一次。

根据这些意见和建议，更多的 CML 患者是在第二个慢性期或进展期进行移植，而不是第一个慢性期[95]。

12.16　临床研究

很多新的治疗方法都在研究中，详见表 12-4。这些方法包括激活肿瘤抑制蛋白磷酸酶 2A（protein phosphatase，PP2A），PP2A 在 BC 中活性降低，可能机制包括上调杂色抑制因子、zeste 和 Trithorax 增强子、癌抑制蛋白磷酸酶 2A（CIP2A）[98-99]，激活 PP2A 并联合应用 TKI[100-111]；通过药物抑制 BCL6 并联合抑制 BCR∷ABL1[101]、抑制低氧诱导因子 1α[102]；抑制 smoothened 蛋白（在 hedgehog 通路中发挥作用，对维持白血病干细胞至关重要）来抑制白血病干细胞(LSC)的自我更新[112]及诱导细胞凋亡[106-107]。针对磷脂酰肌醇 -3 激酶 /AKT/ 哺乳动物靶点西罗莫司（mTOR）的激活，Xie 等报道了西罗莫司联合伊马替尼成功治疗了 1 例急髓变患者[113]。另一种方法是重新利用已经批准的药物，如阿西替尼是一种治疗肾细胞癌的抗血管生成药物，它也能抑制 T315I 突变的 BCR∷ABL1[108]。还有一种新观点是通过高通量检验寻找对 BC 有效的候选药物。候选药物包括血管内皮生长因子受体（vascular endothelial growth factor receptor，VEGFR）和烟酰胺磷酸核糖转移酶（nicotinamide phosphoribosyltransferase，NAMPT）抑制剂[109]。免疫检查点抑制剂已被证明可改善多种癌症的预后[114-115]，也被认为对髓系抗原[116]和高危 CML 有希望。在至少两种 TKI 治疗失败后，BCR∷ABL1 变构抑制剂 aciminib 在一些 T315I 突变患者或 AP 患者中显示出有效性[117]。Venetoclax 联合 TKI 已在 16 例经过多种治疗的 Ph + AML（7 例）和急髓变（9 例）患者中进行了研究，急髓变患者的平均 OS 为 10.9 个月，表明考虑到即使既往接受过多重治疗，该组合仍具有一定的疗效[118]。由于原始细胞基因型的多样性及不稳定性，没有一种单一的治疗方法能够快速在所有患者中获得成功。

12.17 预防

通过更有效的治疗可降低急变的发生率表明急变是可以预防的（图 12-2）。众所周知，异基因 SCT 后 BCR :: ABL1 转录本非常低或无法检测到与低复发率相关[119]。此外，已实现 DMR 的伊马替尼治疗患者可获得持久的缓解，目前几乎没有进展到 AP 或

BC 的病例报道[120]。在没有维持治疗的情况下，达到稳定的完全分子学缓解的患者可能约有 40% 获得持续缓解[121]。因此，我们面临的挑战是识别那些有早期发展为 BC 风险的患者，并能够为这一特殊患者群体提供更有效的治疗。

12.18 进展的早期预测因素

在诊断时，风险评分可提供进展可能性的有关信息[122-125]。EUTOS 评分[123] 来自接受伊马替尼治疗的患者，可预测 18 个月未达到 CCyR 的 34%。它还可以识别一小部分进展风险明显较高的高危患者（大约为 12%）。不同的标记物，如高危 ACA[28]、p190 BCR :: ABL1[126] 和加速迹象也可能用于早期预测进展。据报道，诊断时的 CIP2A 水平可预测 BC[98-99]。

表 12-4 实验用药（选择）		
研究原则 / 模式	新药	Target（s）
PP2A 激动剂	Fingolimod（FTY720）[96]	PP2A
	SET 拮抗剂 OP449[97]	SET
	CIP2A 抑制剂[98-99]	CIP2A
PP2A 抑制剂	LSC 对 TKI 的增敏剂[100]	LSC 增敏药
LSC 生存	BCL6 + TK 抑制剂[101]	BCL6 + BCR :: ABL1
	HIF1α 抑制剂[102]	HIF1α
	Smoothened 抑制剂联合 TKI（达沙替尼，尼洛替尼）[103]	Smoothened（hedgehog 通路）+ BCR :: ABL1
	Jak2 抑制剂 SAR 302503 + 达沙替尼[104]	Jak2 + BCR :: ABL1, LSC
	Jak2/STAT 5 抑制剂 通过尼洛替尼 + 芦可替尼[105]	CMLCD34 + 细胞
凋亡激活	BCL2 抑制剂 ABT-737[106]	抗凋亡蛋白
	雷公藤甲素[106] 维奈克拉[118]	抗凋亡蛋白
	MEK 抑制剂 PD184352 + 法尼基转移酶抑制剂 BMS-214662[107]	MEK1，MEK2，RAS
再利用	Axitinib（支持用于肾细胞癌）[108]	BCR :: ABL1, T315I, BC
高通量高灵敏度的耐药检测（DSRT）	295 抗肿瘤物质分泌 VEGFR，NAMPT 抑制剂[109]	BC-CML
诱导分化	尼洛替尼 + 三氧化二砷[110]	BC-CML
肿瘤抑制因子的表观遗传重编程和抑制	BMI1 抑制剂 PTC596 + 去甲基化药物地西他滨[50]	BMI1 EZH2

克隆演变的重要性在伊马替尼时代仍没有改变[14-15]。进展相关的染色体异常类型不因 TKI 治疗而改变[16]。ELN 2020 建议将存在高危 ACA 的患者定义为高风险患者[87]，如果在治疗中出现，则表明治疗失败[127]。在诊断后 3 ~ 12 个月未能达到相应的治疗反应标志可帮助识别出高危患者[128-131]。这些治疗反应标志包括监测所有患者的细胞遗传学和分子学反应。测量 BCR∶ABL1 转录本早期下降的速度或减半时间可能会增加反应评估的敏感性和特异性[132-133]。未达最佳反应且被归类为高风险的患者可能需要更换治疗策略，如早期使用第二代 TKI、强化治疗或早期异基因 SCT[127]。如果患者有合适供者且无医学禁忌证，则必须权衡进展为 BC 的风险与早期移植和慢性 GVHD 的风险。随着目前供者选择和移植后管理的发展，与 BC 风险相比，移植的风险似乎更能接受。如果患者年龄太大或有其他医学禁忌证不能进行异基因 SCT 或没有合适供者，可以尝试加入药物临床试验。

12.19　结论

图 12-4 中列举的策略概括了 BC 患者的管理方法。治疗目标是诱导以细胞遗传学或分子学反应为特征的第二慢性期（CP2）。主要的治疗形式应该是 TKI，有条件者后续立即进行异基因 SCT。如果单用 TKI 疗效不充分，对于急髓变，应考虑将阿糖胞苷和蒽环类药物与达沙替尼或泊那替尼联合应用；对于急淋变，可使用 Hyper-CVAD 联合伊马替尼或达沙替尼（或泼尼松和长春新碱）。除了应该首先尝试使用伊马替尼，初诊急变期的管理应遵循同样的原则。治疗方案要根据每个患者的需要和情况而定。治疗过程中必须进行血液学、细胞遗传学和分子学监测（表 12-1）。血细胞减少可能需要适当调整剂量和 G-CSF 治疗。对于急淋变，需要进行中枢神经系统白血病的预防。只有在其他选择都失败后，才建议采用临床研究的方法。

鉴于一旦发生 BC，治疗选择有限，最好的预防手段是在早期进行严格的治疗反应监测，尽快减少或消除 BCR∶ABL1 基因。诊断时具有高风险特征、对治疗反应不满意（如治疗 3 个月无主要细胞遗传学反应或 BCR∶ABL1 减少率低于 90%）、或在治疗中有进展迹象（如克隆演变和高风险 ACA）的患者应接受更密集的治疗。随着第二代、第三代

BCR∶ABL1 抑制剂和异基因 SCT 的出现，应尽一切努力尽早消除 BCR∶ABL1。对具有高风险特征或反应不理想的患者进行更有效的治疗和早期强化治疗，可能会进一步减少进展为 BC 的概率。

12.20　总结

TKIs 能在一定程度上延长急变期患者的生存期，在获得 CP2 的患者中观察到了最佳预后。异基因 SCT 可进一步改善 CP2 患者的预后。TKI 的选择应基于患者的突变检测结果。如果使用泊那替尼，考虑到其血管不良反应，应仔细权衡风险和收益。急变是有可能被预防的，因此需要仔细分析进展的危险因素。对有进展风险的患者加强治疗可能改善其预后，但尚无相关对照研究。众所周知，遗传不稳定性和克隆演变是导致急变的原因，但还缺乏成功的干预研究作为该理论的证据。

12.21　实践要点

（1）BC 的初步诊断应包括免疫表型和 ABL 激酶区突变，以指导治疗的选择。

（2）细胞遗传学具有预测价值（高风险 ACA），鼓励对高风险核型患者进行更强的治疗。

（3）治疗方案包括强化化疗、TKI 和异基因 SCT。治疗虽然可以改善生存，但总的来说，结果仍然难以令人满意。

（4）预防 BC 似乎是可能的。尽管仍缺乏支持这一概念的前瞻性试验，但需要仔细评估患者是否有进展风险，并对有风险的患者进行强化治疗。

（5）更好地理解克隆演变和 BC 进展的病理生理学机制，有助于改善预后。

（文　钦）

参考文献

[1] Minot GR, Buckman TE, Isaacs R. CML: age, incidence, duration and benefit derived from irradiation. JAMA. 1924;82:1489–94.

[2] Morrow GW Jr, Pease GL, Stroebel CF, Bennett WA. Terminal phase of chronic myelogenous leukemia. Cancer. 1965;18(3):369–74.

[3] Karanas A, Silver RT. Characteristics of the terminal phase of chronic granulocytic leukemia. Blood. 1968;32(3):445–59.

[4] Canellos GP, Devita VT, Whang-Peng J, Carbone PP. Hematologic and cytogenetic remission of blastic transformation in chronic granulocytic leukemia. Blood. 1971;38(6):671–9.

[5] Marks SM, Baltimore D, McCaffrey R. Terminal transferase as a predictor of initial responsiveness to vincristine and prednisone in blastic chronic myelogenous leukemia. N Engl J Med. 1978; 298:812–4.

[6] McCaffrey R, Harrison TA, Parkman R, Baltimore D. Terminal deoxynucleotidyl transferase activity in human leukemic cells and in normal human thymocytes. N Engl J Med. 1975;292(15):775–80.

[7] Johansson B, Fioretos T, Mitelman F. Cytogenetic and molecular genetic evolution of chronic myeloid leukemia. Acta Haematol. 2002;107: 76–94.

[8] Soverini S, Hochhaus A, Nicolini FE, et al. BCR-ABL kinase domain mutation analysis in chronic myeloid leukemia patients treated with tyrosine kinase inhibitors: recommendations from an expert panel on behalf of European LeukemiaNet. Blood. 2011;118:1208–15.

[9] Saussele S, Lauseker M, Gratwohl A, et al. Allogeneic hematopoietic stem cell transplantation (Allo SCT) for chronic myeloid leukemia in the imatinib era: evaluation of its impact within a subgroup of the randomized German CML study IV. Blood. 2010;115:1880–5.

[10] Arber DA, Orazi A, Hasserjian R, et al. The 2016 revision to the World Health Organization classification of myeloid neoplasms and acute leukemia. Blood. 2016;127(20):2391–405.

[11] Baccarani M, Saglio G, Goldman J, et al. Evolving concepts in the management of chronic myeloid leukemia: recommendations from an expert panel on behalf of the European LeukemiaNet. Blood.

2006;108(6):1809–20.

[12] Radich JP, Deininger M, Abboud CN, et al. Chronic myeloid leukemia, version 1.2019, NCCN clinical practice guidelines in oncology. J Natl Compr Cancer Netw. 2018;16(9):1108–35.

[13] Spiers AS. Metamorphosis of chronic granulocytic leukaemia: diagnosis, classification, and management. Br J Haematol. 1979;41:1–7.

[14] Cortes JE, Talpaz M, Giles F, et al. Prognostic significance of cytogenetic clonal evolution in patients with chronic myelogenous leukemia on imatinib mesylate therapy. Blood. 2003;101: 3794–800.

[15] Schoch C, Haferlach T, Kern W, et al. Occurrence of additional chromosome aberrations in chronic myeloid leukemia patients treated with imatinib mesylate. Leukemia. 2003;17:461–3.

[16] Haferlach C, Bacher U, Schnittger S, et al. Similar patterns of chromosome abnormalities in CML occur in addition to the Philadelphia chromosome with or without tyrosine kinase inhibitor treatment. Leukemia. 2010;24:638–40.

[17] Alimena G, De Cuia MR, Diverio D, et al. The karyotype of blastic crisis. Cancer Genet Cytogenet. 1987;26:39–50.

[18] Fabarius A, Leitner A, Hochhaus A, et al. Impact of additional cytogenetic aberrations at diagnosis on prognosis of CML: long-term observation of 1151 patients from the randomized CML Study IV. Blood. 2011;118:6760–8.

[19] Fabarius A, Kalmanti L, Dietz CT, et al. Impact of unbalanced minor route versus major route karyotypes at diagnosis on prognosis of CML. Ann Hematol. 2015;94:2015–24.

[20] Hehlmann R, Saußele S, Voskanyan A, Silver RT. Management of CML-blast crisis. Best Pract Res Clin Haematol. 2016;29(3):295–307.

[21] Krulik M, Smadja N, Degramont A, et al. Sequential karyotype study on Ph-positive chronic myelocytic leukemia. Significance of additional

chromosomal abnormalities during disease evolution. Cancer. 1987;60:974–9.

[22] Verma D, Kantarjian H, Shan J, et al. Survival outcomes for clonal evolution in chronic myeloid leukemia patients on second generation tyrosine kinase inhibitor therapy. Cancer. 2010;116: 2673–81.

[23] Branford S, Wang P, Yeung DT, et al. Integrative genomic analysis reveals cancer-associated mutations at diagnosis of CML in patients with high-risk disease. Blood. 2018;132(9):948–61.

[24] Grossmann V, Kohlmann A, Zenger M, et al. A deep-sequencing study of chronic myeloid leukemia patients in blast crisis (BC-CML) detects mutations in 76.9% of cases. Leukemia. 2011;25:557–60.

[25] Mitelman F, Levan G, Nilsson PG, et al. Non-random karyotypic evolution in chronic myeloid leukemia. Int J Cancer. 1976;18:24–30.

[26] Branford S, Kim DDH, Apperley J, et al. Laying the foundation for genomically-based risk assessment in chronic myeloid leukemia. Leukemia. 2019;33(8):1835–50.

[27] Gong Z, Medeiros LJ, Cortes JE, et al. Cytogenetics-based risk prediction of blastic transformation of chronic myeloid leukemia in the era of TKI therapy. Blood Adv. 2017;1(26):2541–52.

[28] Hehlmann R, Voskanyan A, Lauseker M, et al. High-risk additional chromosomal abnormalities at low blast counts herald death by CML. Leukemia 2020;34(8):2074–2086.

[29] Wang W, Cortes JE, Tang G, et al. Risk stratification of chromosomal abnormalities in chronic myelogenous leukemia in the era of tyrosine kinase inhibitor therapy. Blood. 2016;127(22):2742–50.

[30] Döhner H, Estey E, Grimwade D, et al. Diagnosis and management of AML in adults: 2017 ELN recommendations from an international expert panel. Blood. 2017;129(4):424–47.

[31] Soverini S, Martinelli G, Rosti G, et al. ABL mutations in late chronic phase chronic myeloid leukemia patients with up-front cytogenetic resistance to imatinib are associated with a greater likelihood of progression to blast crisis and shorter survival: a study by the GIMEMA Working Party on Chronic Myeloid Leukemia. J Clin Oncol. 2005;23:4100–9.

[32] Prokocimer M, Rotter V. Structure and function of p53 in normal cells and their aberrations in cancer cells: projection on the hematologic cell lineages. Blood. 1994;84:2391–411.

[33] Sill H, Goldman JM, Cross NCP. Homozygous deletions of the p16 tumor-suppressor gene are associated with lymphoid transformation of chronic myeloid leukemia. Blood. 1995;85:2013–6.

[34] Mullighan CG, Miller CB, Radtke I, et al. BCR-ABL1 lymphoblastic leukaemia is characterized by the deletion of Ikaros. Nature. 2008;453:110–5.

[35] Roche-Lestienne C, Deluche L, Corm S, et al. RUNX1 DNA-binding mutations and RUNX1-PRDM16 cryptic fusions in BCR-ABL(+) leukemias are frequently associated with secondary trisomy 21 and may contribute to clonal evolution and imatinib resistance. Blood. 2008;111:3735–41.

[36] Radich JP, Dai H, Mao M, et al. Gene expression changes associated with progression and response in chronic myeloid leukemia. Proc Natl Acad Sci U S A. 2006;103:2794–9.

[37] Zheng C, Li L, Haak M, et al. Gene expression profiling of CD34+ cells identifies a molecular signature of chronic myeloid leukemia blast crisis. Leukemia. 2006;20:1028–34.

[38] Jamieson CH, Ailles LE, Dylla SJ, et al. Granulocyte-macrophage progenitors as candidate leukemic stem cells in blast-crisis CML. N Engl J Med. 2004;351:657–67.

[39] Kok CH, Yeung DT, Lu L, et al. Gene expression signature that predicts early molecular response

failure in chronic-phase CML patients on frontline imatinib. Blood Adv. 2019;3(10):1610–21.

[40] Oehler VG, Yeung KY, Choi YE, et al. The derivation of diagnostic markers of chronic myeloid leukemia progression from microarray data. Blood. 2009;114:3292–8.

[41] Chereda B, Melo JV. Natural course and biology of CML. Ann Hematol. 2015;94(Suppl 2):107–21.

[42] Perrotti D, Jamieson C, Goldman J, et al. Chronic myeloid leukemia: mechanisms of blastic transformation. J Clin Invest. 2010;120:2254–64.

[43] Radich JP. The biology of CML blast crisis. ASH Education Program Book, 2007(1):384–91.

[44] Koptyra M, Falinski R, Nowicki MO, et al. BCR/ABL kinase induces self-mutagenesis via reactive oxygen species to encode imatinib resistance. Blood. 2006;108:319–27.

[45] Skorski T. Oncogenic tyrosine kinases and the DNA-damage response. Nat Rev Cancer. 2002;2:351–60.

[46] Nowicki MO, Falinski R, Koptyra M, et al. BCR/ABL oncogenic kinase promotes unfaithful repair of the reactive oxygen species-dependent DNA double-strand breaks. Blood. 2004;104:3746–53.

[47] Soverini S, Gnani A, Colarossi S, et al. Philadelphia-positive patients who already harbor imatinib-resistant Bcr-Abl kinase domain mutations have a higher likelihood of developing additional mutations associated with resistance to secondor third-line tyrosine kinase inhibitors. Blood. 2009; 114:2168–71.

[48] Sattler M, Verma S, Shrikhande G, et al. The BCR/ABL tyrosine kinase induces production of reactive oxygen species in hematopoietic cells. J Biol Chem. 2000;275:24273–8.

[49] Giotopoulos G, Huntly BJ. CML: new tools to answer old questions. Blood. 2020;135(26):2327–8.

[50] Ko TK, Javed A, Lee KL, et al. An integrative model of pathway convergence in genetically heterogeneous blast crisis chronic myeloid leukemia. Blood. 2020;135:2337–53.

[51] Mohty M, Yong AS, Szydlo RM, Apperley JF, Melo JV. The polycomb group BMI1 gene is a molecular marker for predicting prognosis of chronic myeloid leukemia. Blood. 2007;110(1):380–3.

[52] Marmont AM, Damasio EE. The treatment of terminal metamorphosis of chronic granulocytic leukaemia with corticosteroids and vincristine. Acta Haematol. 1973;50:1–8.

[53] Iacoboni SJ, Plunkett W, Kantarjian HM, et al. High-dose cytosine arabinoside: treatment and cellular pharmacology of chronic myelogenous leukemia blast crisis. J Clin Oncol. 1986;4:1079–88.

[54] Hehlmann R, Lauseker M, Saußele S, et al. Assessment of imatinib as first-line treatment of chronic myeloid leukemia: 10-year survival results of the randomized CML study IV and impact of non-CML determinants. Leukemia. 2017;31(11):2398–2406.

[55] Hochhaus A, Larson RA, Guilhot F, et al. Long-term outcomes of imatinib treatment for chronic myeloid leukemia. New England Journal of Medicine. 2017;376(10):917–927.

[56] Söderlund S, Dahlén T, Sandin F, et al. Advanced phase chronic myeloid leukaemia (CML) in the tyrosine kinase inhibitor era–a report from the Swedish CML register. Eur J Haematol. 2017;98(1):57–66.

[57] Soverini S, Bavaro L, Benedittis D, et al. Prospective assessment of NGS-detectable mutations in CML patients with nonoptimal response: the NEXT-in-CML study. Blood. 2020;135(8):534–41.

[58] Hehlmann R. How I treat CML blast crisis. Blood. 2012;120:737–47.

[59] Druker BJ, Sawyers CL, Kantarjian H, et al. Activity of a specific inhibitor of the BCR-ABL tyrosine kinase in the blast crisis of chronic myeloid leukemia and acute lymphoblastic

leukemia with the Philadelphia chromosome. N Engl J Med. 2001;344:1038–42.

[60] Kantarjian HM, Cortes J, O'Brien S, et al. Imatinib mesylate (STI571) therapy for Philadelphia chromosome– positive chronic myelogenous leukemia in blast phase. Blood. 2002;99:3547–53.

[61] Palandri F, Castagnetti F, Testoni N, et al. Chronic myeloid leukemia in blast crisis treated with imatinib 600 mg: outcome of the patients alive after a 6-year follow-up. Haematologica. 2008;93:1792–6.

[62] Sawyers CL, Hochhaus A, Feldman E, et al. Imatinib induces hematologic and cytogenetic responses in patients with chronic myelogenous leukemia in myeloid blast crisis: results of a phase II study. Blood. 2002;99:3530–9.

[63] Sureda A, Carrasco M, de Miguel M, et al. Imatinib mesylate as treatment for blastic transformation of Philadelphia chromosome positive chronic myelogenous leukemia. Haematologica. 2003;88:1213–20.

[64] Copland M, Slade D, Byrne J. FLAG-IDA and ponatinib in patients with blast phase chronic myeloid leukaemia: results from the phase I/II UK Trials Acceleration Programme Matchpoint trial. Blood. 2019;134:497.

[65] Milojkovic D, Ibrahim A, Reid A, et al. Efficacy of combining dasatinib and FLAG-IDA for patients with chronic myeloid leukemia in blastic transformation. Haematologica Hematol J. 2012;97:473–4.

[66] Mayer RJ, Davis RB, Schiffer, et al. Intensive postremission chemotherapy in adults with acute myeloid leukemia. N Engl J Med. 1994;331(14):896–903.

[67] Strati P, Kantarjian H, Thomas D, et al. HCVAD plus imatinib or dasatinib in lymphoid blastic phase chronic myeloid leukemia. Cancer. 2014;120:373–80.

[68] Cortes J, Kim DW, Raffoux E, et al. Efficacy and safety of dasatinib in imatinib-resistant or -intolerant patients with chronic myeloid leukemia in blast phase. Leukemia. 2008;22:2176–83.

[69] Saglio G, Hochhaus A, Goh YT, et al. Dasatinib in imatinib-resistant or imatinib-intolerant chronic myeloid leukemia in blast phase after 2 years of follow-up in a phase 3 study: efficacy and tolerability of 140 milligrams once daily and 70 milligrams twice daily. Cancer. 2010;116:3852–61.

[70] Talpaz M, Shah NP, Kantarjian H, et al. Dasatinib in imatinib-resistant Philadelphia chromosome-positive leukemias. N Engl J Med. 2006;354:2531–41.

[71] Porkka K, Koskenvesa P, Lundan T, et al. Dasatinib crosses the blood-brain barrier and is an efficient therapy for central nervous system Philadelphia chromosome-positive leukemia. Blood. 2008;112:1005–12.

[72] Giles FJ, Kantarjian HM, le Coutre PD, et al. Nilotinib is effective in imatinib-resistant or -intolerant patients with chronic myeloid leukemia in blastic phase. Leukemia. 2012;26:959–62.

[73] Kantarjian H, Giles F, Wunderle L, et al. Nilotinib in imatinib-resistant CML and Philadelphia chromosome-positive ALL. N Engl J Med. 2006;354:2542–51.

[74] Fruehauf S, Topaly J, Buss EC, et al. Imatinib combined with mitoxantrone/etoposide and cytarabine is an effective induction therapy for patients with chronic myeloid leukemia in myeloid blast crisis. Cancer. 2007;109:1543–9.

[75] Oki Y, Kantarjian HM, Gharibyan V, et al. Phase II study of low-dose decitabine in combination with imatinib mesylate in patients with accelerated or myeloid blastic phase of chronic myelogenous leukemia. Cancer. 2007;109:899–906.

[76] Quintas-Cardama A, Kantarjian H, Garcia-Manero G, et al. A pilot study of imatinib, low-dose cytarabine and idarubicin for patients with chronic

myeloid leukemia in myeloid blast phase. Leuk Lymphoma. 2007;48:283–9.

[77] Cortes J, Jabbour E, Daley GQ, et al. Phase 1 study of lonafarnib (SCH 66336) and imatinib mesylate in patients with chronic myeloid leukemia who have failed prior single-agent therapy with imatinib. Cancer. 2007;110:1295–302.

[78] Fang B, Li N, Song Y, et al. Standard-dose imatinib plus low-dose homoharringtonine and granulocyte colony-stimulating factor is an effective induction therapy for patients with chronic myeloid leukemia in myeloid blast crisis who have failed prior single-agent therapy with imatinib. Ann Hematol. 2010;89:1099–105.

[79] Rea D, Legros L, Raffoux E, et al. High-dose imatinib mesylate combined with vincristine and dexamethasone (DIV regimen) as induction therapy in patients with resistant Philadelphia-positive acute lymphoblastic leukemia and lymphoid blast crisis of chronic myeloid leukemia. Leukemia. 2006;20:400–3.

[80] Deau B, Nicolini FE, Guilhot J, et al. The addition of daunorubicin to imatinib mesylate in combination with cytarabine improves the response rate and the survival of patients with myeloid blast crisis chronic myelogenous leukemia (AFR01 study). Leuk Res. 2011;35:777–82.

[81] Ghez D, Micol JB, Pasquier F, et al. Clinical efficacy of second generation tyrosine kinase inhibitor and 5-azacytidine combination in chronic myelogenous leukaemia in myeloid blast crisis. Eur J Cancer (Oxford, England 1990). 2013;49:3666–70.

[82] Doan V, Wang A, Prescott H. Bosutinib for the treatment of chronic myeloid leukemia. Am J Health Syst Pharm. 2015;72:439–47.

[83] Cortes JE, Kim DW, Pinilla-Ibarz J, et al. A phase 2 trial of ponatinib in Philadelphia chromosome-positive leukemias. N Engl J Med. 2013;369:1783–96.

[84] Valent P, Hadzijusufovic E, Schernthaner GH, et al. Vascular safety issues in CML patients treated with BCR/ABL1 kinase inhibitors. Blood. 2015;125:901–6.

[85] Rea D, Mirault T, Raffoux E, et al. Usefulness of the 2012 European CVD risk assessment model to identify patients at high risk of cardiovascular events during nilotinib therapy in chronic myeloid leukemia. Leukemia. 2015;29(5):1206–9.

[86] Jain P, Kantarjian HM, Ghorab A, et al. Prognostic factors and survival outcomes in patients with chronic myeloid leukemia in blast phase in the tyrosine kinase inhibitor era: cohort study of 477 patients. Cancer. 2017;123(22):4391–402.

[87] Hochhaus A, Baccarani M, Silver RT, et al. European LeukemiaNet 2020 recommendations for treating chronic myeloid leukemia. Leukemia. 2020:1–19.

[88] Gratwohl A, Pfirrmann M, Zander A, et al. Long-term outcome of patients with newly diagnosed chronic myeloid leukemia: a randomized comparison of stem cell transplantation with drug treatment. Leukemia. 2016;30(3):562–9.

[89] Gratwohl A, Brand R, Apperley J, et al. Allogeneic hematopoietic stem cell transplantation for chronic myeloid leukemia in Europe 2006: transplant activity, long-term data and current results. An analysis by the chronic Leukemia Working Party of the European Group for Blood and Marrow Transplantation (EBMT). Haematologica. 2006;91(4):513–21.

[90] Saussele S, Lauseker M, Muller MC, et al. Allogeneic hematopoietic stem cell transplantation (HSCT) in the Imatinib-era: update on the survival outcome following allogeneic HSCT after imatinib failure; results of the German CML Study IV. Blood. 2014;124:abstract no. 2567.

[91] Jiang H, Xu LP, Liu DH, et al. Allogeneic hematopoietic SCT in combination with tyrosine kinase inhibitor treatment compared with TKI

treatment alone in CML blast crisis. Bone Marrow Transplant. 2014;49(9):1146–54.

[92] Oyekunle A, Zander AR, Binder M, et al. Outcome of allogeneic SCT in patients with chronic myeloid leukemia in the era of tyrosine kinase inhibitor therapy. Ann Hematol. 2013;92:487–96.

[93] Gratwohl A, Heim D. Current role of stem cell transplantation in chronic mycloid lcukacmia. Best Pract Res Clin Haematol. 2009;22:431–43.

[94] Jabbour E, Kantarjian H, O'Brien S, et al. Sudden blastic transformation in patients with chronic myeloid leukemia treated with imatinib mesylate. Blood. 2006;107:480–2.

[95] Gratwohl A, Baldomero H, Passweg J. The role of hematopoietic stem cell transplantation in chronic myeloid leukemia. Ann Hematol. 2015;94(Suppl 2):177–86.

[96] Neviani P, Santhanam R, Oaks JJ, et al. FTY720, a new alternative for treating blast crisis chronic myelogenous leukemia and Philadelphia chromosome-positive acute lymphocytic leukemia. J Clin Invest. 2007;117:2408–21.

[97] Agarwal A, MacKenzie R, Oddo J, et al. A novel SET antagonist (OP449) is cytotoxic to CML cells, including the highly-resistant BCR-ABLT315I mutant, and demonstrates enhanced efficacy in combination with ABL tyrosine kinase inhibitors. Blood. 2011;118:1603. Abstract 3757

[98] Lucas CM, Harris RJ, Giannoudis A, et al. Cancerous inhibitor of PP2A (CIP2A) at diagnosis of chronic myeloid leukemia is a critical determinant of disease progression. Blood. 2011;117:6660–8.

[99] Lucas CM, Milani M, Butterworth M, et al. High CIP2A levels correlate with an antiapoptotic phenotype that can be overcome by targeting BCL-X L in chronic myeloid leukemia. Leukemia. 2016;30(6):1273–81.

[100] Lai D, Chen M, Su J, et al. PP2A inhibition sensitizes cancer stem cells to ABL tyrosine

inhibitors in BCR-ABL+ human leukemia. Sci Transl Med. 2018;10(427):eaan8735.

[101] Hurtz C, Hatzi K, Cerchietti L, et al. BCL6-mediated repression of p53 is critical for leukemia stem cell survival in chronic myeloid leukemia. J Exp Med. 2011;208:2163–74.

[102] Zhang H, Li H, Xi HS, et al. HIF1α is required for survival maintenance of chronic myeloid leukemia stem cells. Blood. 2012;119:2595–607.

[103] Shah NP, Cortes JE, Martinelli G, et al. Dasatinib plus smoothened (SMO) inhibitor BMS-833923 in chronic myeloid Leukemia (CML) with resistance or suboptimal response to a prior tyrosine kinase inhibitor (TKI): phase I study CA180323. Blood (ASH Annu Meet Abstr). 2014;124:4539.

[104] Court Recart AC, Sadarangani A, Goff D, et al. Combination targeted therapy to impair self-renewal capacity of human blast crisis leukemia stem cells. Blood. 2011;118:737. Abstract 1693

[105] Gallipoli P, Cook A, Rhodes S, et al. JAK2/STAT5 inhibition by nilotinib with ruxolitinib contributes to the elimination of CML CD34+ cells in vitro and in vivo. Blood. 2014;124:1492–501.

[106] Mak DH, Wang RY, Schober WD, et al. Activation of apoptosis signaling eliminates CD34+ progenitor cells in blast crisis CML independent of response to tyrosine kinase inhibitors. Leukemia. 2012;26:788–94.

[107] Pellicano F, Simara P, Sinclair A, et al. The MEK inhibitor PD184352 enhances BMS-214662-induced apoptosis in CD34+ CML stem/progenitor cells. Leukemia. 2011;25:1159–67.

[108] Pemovska T, Johnson E, Kontro M, et al. Axitinib effectively inhibits BCR-ABL1(T315I) with a distinct binding conformation. Nature. 2015;519:102–5.

[109] Pietarinen PO, Pemovska T, Kontro M, et al. Novel drug candidates for blast phase chronic myeloid leukemia from high-throughput drug sensitivity and resistance testing. Blood Cancer J.

2015;5:e309.

[110] Wang W, Lv FF, Du Y, et al. The effect of nilotinib plus arsenic trioxide on the proliferation and differentiation of primary leukemic cells from patients with chronic myeloid leukemia in blast crisis. Cancer Cell Int. 2015;15:10.

[111] Neviani P, Santhanam R, Trotta R, et al. The tumor suppressor PP2A is functionally inactivated in blast crisis CML through the inhibitory activity of the BCR/ABL-regulated SET protein. Cancer Cell. 2005;8:355–68.

[112] Zhao C, Chen A, Jamieson CH, et al. Hedgehog signalling is essential for maintenance of cancer stem cells in myeloid leukaemia. Nature. 2009;458:776–U117.

[113] Xie J, Zhang X, Fang BZ, et al. Combination of rapamycin and imatinib in treating refractory chronic myeloid leukemia myeloid blast crisis: a case report (025B3). Chin Med Sci J. 2013;28:127–8.

[114] Postow MA, Chesney J, Pavlick AC, et al. Nivolumab and ipilimumab versus ipilimumab in untreated melanoma. N Engl J Med. 2015; 372:2006–17.

[115] Wang H, Kaur G, Sankin AI, Chen F, Guan F, Zang X. Immune checkpoint blockade and CAR-T cell therapy in hematologic malignancies. J Hematol Oncol. 2019;12(1):59.

[116] Pratap S, Zhao ZJ. Finding new lanes: chimeric antigen receptor (CAR) T-cells for myeloid leukemia. Cancer Rep. 2020;3(2):e1222.

[117] Hughes TP, Mauro MJ, Cortes JE, et al. Asciminib in chronic myeloid Leukemia after ABL kinase inhibitor failure. N Engl J Med. 2019;381(24):2315–26.

[118] Maiti A, Franquiz MJ, Ravandi F, et al. Venetoclax and BCR-ABL tyrosine kinase inhibitor combinations: outcome in patients with Philadelphia chromosome-positive advanced myeloid leukemias. Acta Haematol. 2020:1–7.

[119] Kaeda J, O'Shea D, Szydlo RM, et al. Serial measurement of BCR-ABL transcripts in the peripheral blood after allogeneic stem cell transplantation for chronic myeloid leukemia: an attempt to define patients who may not require further therapy. Blood. 2006;107:4171–6.

[120] Hehlmann R, Müller MC, Lauseker M, et al. Deep molecular response is reached by the majority of patients treated with imatinib, predicts survival, and is achieved more quickly by optimized high-dose imatinib: results from the randomized CML-study IV. J Clin Oncol. 2014;32:415–23.

[121] Mahon FX, Rea D, Guilhot J, et al. Discontinuation of imatinib in patients with chronic myeloid leukaemia who have maintained complete molecular remission for at least 2 years: the prospective, multicentre stop Imatinib (STIM) trial. Lancet Oncol. 2010;11:1029–35.

[122] Hasford J, Pfirrmann M, Hehlmann R, et al. A new prognostic score for survival of patients with chronic myeloid leukemia treated with interferon alfa. Writing Committee for the Collaborative CML Prognostic Factors Project Group. J Natl Cancer Inst. 1998;90:850–8.

[123] Hasford J, Baccarani M, Hoffmann V, et al. Predicting complete cytogenetic response and subsequent progression-free survival in 2060 patients with CML on imatinib treatment: the EUTOS score. Blood. 2011;118:686–92.

[124] Pfirrmann M, Baccarani M, Saußele S, et al. Prognosis of long-term survival considering disease-specific death in patients with chronic myeloid leukemia. Leukemia. 2016;30(1):48–56.

[125] Sokal JE, Cox EB, Baccarani M, et al. Prognostic discrimination in "good-risk" chronic granulocytic leukemia. Blood. 1984;63:789–99.

[126] Verma D, Kantarjian HM, Jones D, et al. Chronic myeloid leukemia (CML) with P190BCR-ABL: analysis of characteristics, outcomes, and prognostic significance. Blood. 2009;114:2232–5.

第
十
二
章

[127] Baccarani M, Deininger MW, Rosti G, et al. European LeukemiaNet recommendations for the management of chronic myeloid leukemia: 2013. Blood. 2013;122:872–84.

[128] Hanfstein B, Müller MC, Hehlmann R, et al. Early molecular and cytogenetic response is predictive for long-term progression-free and overall survival in chronic myeloid leukemia (CML). Leukemia. 2012;26:2096–102.

[129] Hehlmann R, Lauseker M, Jung-Munkwitz S, et al. Tolerability-adapted imatinib 800 mg/d versus 400 mg/d versus 400 mg/d plus interferon-a in newly diagnosed chronic myeloid leukemia. J Clin Oncol. 2011;29(12):1634–42.

[130] Jabbour E, Kantarjian H, O'Brien S, et al. The achievement of an early complete cytogenetic response is a major determinant for outcome in patients with early chronic phase chronic myeloid leukemia treated with tyrosine kinase inhibitors. Blood. 2011;118:4541–6.

[131] Marin D, Ibrahim AR, Lucas C, et al. Assessment of BCR-ABL1 transcript levels at 3 months is the only requirement for predicting outcome for patients with chronic myeloid leukemia treated with tyrosine kinase inhibitors. J Clin Oncol. 2012;30:232–8.

[132] Branford S, Yeung DT, Parker WT, et al. Prognosis for patients with CML and >10% BCR-ABL1 after 3 months of imatinib depends on the rate of BCR-ABL1 decline. Blood. 2014;124:511–8.

[133] Hanfstein B, Shlyakhto V, Lauseker M, et al. Velocity of early BCR-ABL transcript elimination as an optimized predictor of outcome in chronic myeloid leukemia (CML) patients in chronic phase on treatment with imatinib. Leukemia. 2014;28:1988–92.

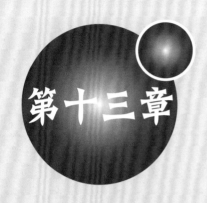

第十三章

干扰素 α 在慢性髓系
白血病治疗中的回归

Moshe Talpaz, Jessica Mercer, Rüdiger Hehlmann

20世纪70年代和80年代，干扰素α（IFN-α）被证实在多种实体瘤和髓系恶性肿瘤中具有抗肿瘤活性。1986年，IFN-α首次被批准用于毛细胞白血病抗肿瘤治疗。自此，IFN-α被允许用于治疗多种恶性肿瘤，但由于其显著的不良反应，人们使用它的热情有所减退。而在CML领域，IFN-α最终被*BCR∶∶ABL1* TKIs靶向治疗所取代。然而，TKI治疗很少能够治愈疾病，而IFN-α独特的作用机制可以补充TKIs的作用。此外，新的聚乙二醇IFN-α具有更容易给药且耐受性更好的特征，因此IFN-α成为联合治疗CML的一种很有希望的候选药物。

13.1 IFN-α 抗肿瘤作用的机制

干扰素（IFN）是可由几乎所有类型细胞分泌的α螺旋糖蛋白[1]，分为I型（α，β）、II型（γ）及III型（λ1，λ2，λ3）。I型IFN与IFN受体（IFNAR）复合物结合，该复合物由跨膜亚基IFN-α/β R1和IFN-α/β R2组成（图13-1），并通过两个Janus激酶（JAK），Tyk2和Jak1传导信号[2]。IFN-α与IFNAR的结合促进了受体亚基的二聚化和JAKs的自我磷酸化。被激活的JAKs进一步磷酸化STATs，后者形成同源或异源二聚体，转移到细胞核并激活IFN刺激基因（ISG）。STAT1-STAT2异二聚体与干扰素调节因子9（IRF9，p48）结合，激活了抗增殖、抗病毒和促凋亡基因转录，从而形成干扰素α信号转导[3]。表13-1列出了牵涉到I型IFN抗癌作用的ISG。IFN-α还可以激活非STAT途径，包括CRKL、MAP激酶、VAV和PI3激酶（图13-2）[3]。IFNAR信号传导的结果取决于IFN与受体的亲和力、受体的组成以及不同细胞类型表达的辅助分子[4]。多种机制可以在正常和肿瘤组织中下调IFNAR1，抑制对IFN-α作用的敏感性[5]。IFN-α的增敏可能是在CML标准治疗方案中能否重启IFN-α的最大障碍。

微阵列分析表明，IFN可以诱导300多个不同基因的表达[6-7]。这些基因涉及编码凋亡、抗病毒、免疫调节、宿主防御、细胞周期和转录因子蛋白等多个方面[7]。基因组的多样性决定了IFN-α作用的多效性和复杂性，并且不归因于任何单一基因作用[8]。IFN-α的抗肿瘤作用可能涉及对肿瘤细胞凋亡的直接作用，以及对免疫细胞和血管形成的间接影响[8]。IFN-α的治疗效果取决于细胞类型、肿瘤环境、获得性遗传缺陷、对不同IFN异构体的敏感性及其他变量[9]。下文讨论了对IFN-α的抗肿瘤作用最有突出贡献的生物过程，并在图13-2中进行了总结[4]。

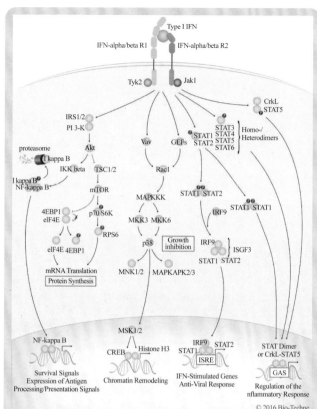

© 2016 Bio-Techne

Type I IFN	I 型 IFN
IFN-alpha/beta R1	IFN-α/β R1
IFN-alpha/beta R2	IFN-α/β R2
proteasome	蛋白酶体
mRNA Translation	mRNA 翻译
Protein Synthesis	蛋白质合成
Survival Signals Expression of Antigen Processing/Presentation Signals	生存信号 抗原的表达 处理 / 呈现信号
Growth inhibition	生长抑制
Histone H3	组蛋白 H3
Chromatin Remodeling	染色质重塑
IFN-Stimulated Genes Anti-Viral Response	IFN 刺激基因 抗病毒反应
Homo-/Heterodimers	同源 / 异源二聚体
Regulation of the Inflammatory response	炎症反应的调节

图 13-1　I 型干扰素激活的主要信号通路及其调节的基因和功能。受体结合激活与 IFNα/βR1 和 R2 受体相关的 TYK2 蛋白酪氨酸激酶和 JAK1 蛋白酪氨酸激酶。JAK-STAT 信号通路激活多种干扰素刺激基因（ISGs）的转录。取决于 STAT 同源或异源二聚体的组成。在 CRKL 途径中，活化的 CRKL 与 STAT5 形成复合物，其易位至细胞核并结合特定的 GAS 元件，刺激特定 ISG 的转录。PI3K 和 Akt 的激活通过 IKKβ 或 PKCθ 激活 NF-κB 级联反应，导致几种蛋白和促生存信号的表达增强。Akt 途径也导致 mTOR 的激活，其调节细胞存活途径中重要的 mRNA 的翻译[158]。VAV 的磷酸化导致几种 MAPKs 的活化，其调节参与 IFNα 抗肿瘤作用的 ISGs 的转录和翻译，包括染色质重塑[159]。图和图例改编自参考文献[160]

表 13-1　IFN 抗癌作用中涉及的 ISGs

基因	蛋白质功能	作用机制	参考文献
ADAR1	dsRNA 腺苷脱氨酶	RNA 编辑，替换翻译	[161]
CCL2、CCL3、CCL5、CXCL9、CXCL10、CXCL11	化学诱导剂	招募淋巴细胞和单核细胞	[162]
GBP1	GTP 酶	血管生成抑制剂	[163]
IFI16	DNA 结合、转录调控和蛋白质 – 蛋白质相互作用	血管生成抑制剂	[164]
IFI27	核纤层蛋白结合	细胞凋亡	[165-166]
IFIT1	结合 EIF3	阻断蛋白质合成	[167-168]
IFIT2	抑制特定病毒 mRNA 的表达	抑制转化细胞的运动	[169]
IL15	细胞因子	激发自然杀伤细胞	[170]
IRF7、MDA5、RIG-I、STAT1	IFN α/β 基因或 ISGs 信号传导	诱导 I 型干扰素	[7，171-172]
ISG15	ISG 化	细胞因子样，蛋白质修饰	[173-175]
MHC-I 类基因	MHC I 类成分	抗原特异性 T 细胞免疫	[176-177]
MX1	GTP 酶	抑制转化细胞的运动	[178]
OAS，RNASEL	RNA 切割	诱导 IFN α/β 表达和细胞凋亡	[179-181]
PKR	EIF2α 磷酸化	阻断蛋白质合成，转录信号	[182-183]
PLSCR1	磷脂迁移，DNA 结合	介导巨噬细胞吞噬垂死的肿瘤细胞	[184-185]
PML	转录因子，肿瘤抑制因子	抗肿瘤	[186]
PSMB8、PSMB9、PSMB10	蛋白酶体亚单位	加工抗原肽以装载到 MHC I 类分子上	[187-188]
SECTM1	1 型跨膜糖蛋白	T 细胞共刺激配体	[189-190]
SLFN5	造血细胞分化	抑制转化细胞的侵袭性	[191]
TAP1，TAP2	ATP 结合盒转运体	在 MHC I 类分子上加载抗原肽	[192，187]
TRAIL/APO2L	死亡受体配体	细胞凋亡	[193-194]
XAF1	阻断凋亡抑制因子（XIAP）	细胞凋亡	[195]

注：ADAR1 为腺苷脱氨酶，RNA 为特异性，CCL2 为趋化因子（C-C 基序）配体 2（也称为 MCP-1），CCL3 为趋化因子（C-C 基序）配体 3（也称为 MIP-1α），CCL5 为趋化因子配体 5（也称为 RANTES），CXCL9 为趋化因子配体 9（也称为 MIG），CXCL10 为趋化因子配体 10（也称为 IP-10），CXCL11 为趋化因子（C-X-C 基序）配体 11（也称为 I-TAC），dsRNA 为双链 RNA，EIF2α/3 为真核启动因子 2α/3，GBP1 为鸟苷酸结合蛋白 1，IFI16 为干扰素 γ 诱导蛋白 16，IFI27 为干扰素 α 诱导蛋白 27（也称为 ISG12），具有四三肽重复序列 1 的 IFIT1 干扰素诱导蛋白（也称为 ISG56 和 p56），具有四三肽重复序列 1 的 IFIT2 干扰素诱导蛋白（也称为 ISG54 和 p54），IL15 为白介素 15，IRF7 为干扰素调节因子 7，ISGS 为干扰素刺激基因，MDA5 为黑色素瘤分化相关蛋白 5（也称为 IFIH1），MHC 为主要组织相容性复合体，MX1 为黏病毒（流感病毒）抗性 1，OAS 2′ -5′ - 寡腺苷酸合成酶，PKR 为蛋白激酶 R，PLSCR1 为磷脂酶 1，PML 为早幼粒细胞白血病，PSMB8 为蛋白酶体亚基 β8（也称为 LMP7），PSMB9 为蛋白酶体亚基 β9（也称为 LMP2），PSMB10 为蛋白酶体亚基 β10（也称为 LMP10），RIG-I 为视黄酸诱导基因 I（也称为 DDX58），RNase1 为核糖核酸酶 L，SECTM1 为分泌和跨膜 1，SLFN5 为 Schlafen 5，STAT1 为信号转导子和转录激活子 1，TAP1 为转运蛋白 1，ATP 为结合盒亚家族 B（MDR/TAP），TAP2 为转运蛋白 2，ATP 为结合盒，亚家族 B（MDR/TAP），TRAIL/Apo2L 为肿瘤坏死因子相关凋亡诱导配体（也称为 TNFSF10），XAF1 为凋亡相关因子 1 的 X 连锁抑制剂，XIAP 为凋亡蛋白的 X 连锁抑制剂（也称为 BIRC4）。

资料来源：改编自参考文献[196]。

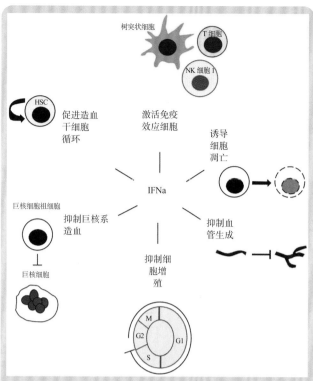

IFN-α 介导的几个生物进程，有助于其在血液系统恶性肿瘤中的抗肿瘤作用。

图 13-2　IFN-α 抗肿瘤作用的机制

13.2　IFN-α 诱导细胞凋亡

IFN-α 诱导或抑制细胞凋亡取决于细胞类型[10]。IFN-α 通过 JAK/STAT 途径启动凋亡信号[1]，尽管凋亡介质可能不同，但无一例外是通过 FADD/caspase-8 信号启动 caspase 级联激活、细胞色素 c 释放和线粒体电位破坏[8]。在恶性肿瘤细胞中，IFN-α 诱导细胞凋亡，与细胞周期停止、p53 或 Bcl2 成员的表达无关。凋亡发生在 IFN-α 处理后 48 小时，表明中间基因可能首先被转录[8]。超过 15 个 ISG 已被确定具有促凋亡功能，其中包括 TRAIL/Apo2L 和 Fas/CD95[7]。

13.3　IFN-α 抑制细胞生长

IFN-α 可以干扰细胞周期的所有阶段，最常见的是使细胞停滞在 G1 期[11]。其机制涉及通过调节丝氨酸 / 苏氨酸激酶、细胞周期蛋白和细胞周期蛋白依赖性激酶（cyclin-dependent kinases，CDKs）形成的复合物来调控细胞周期。被激活的细胞周期蛋白复合体通常会使视网膜母细胞瘤蛋白（phosphorylase retinoblastoma protein，pRb）磷酸化，这是一个重要

的细胞周期调节器。过度磷酸化的 pRb 通过释放结合的转录因子 E2F 激活 DNA 复制所需的基因。IFN-α 治疗可通过下调细胞周期蛋白 D3、细胞周期蛋白 E、细胞周期蛋白 A 和 CDC25A 负向调节 pRb 的磷酸化水平[8]。这反过来又阻止了 E2F 诱导细胞进入 S 期。同时，IFN-α 还通过下调 C-myc 和 RIG-G 诱导 CDK 抑制物 p21 和 p27，使细胞停滞在 G1 期[10]。C-myc 是一种转录因子，能激活进入 S 期的关键蛋白因子细胞周期蛋白 -CDK 复合物并刺激控制 S 期进程的相关基因的转录。除了其他 IFN 介导的对细胞周期的影响，IFN-α 导致的 C-myc 表达减少还可导致细胞停滞、细胞膨胀和凋亡[8]。

13.4　IFN-α 抑制血管生成

IFN-α 治疗对血管增生性疾病如卡波西肉瘤和血管瘤均很有效[12]。它的抗血管生成活性来自对促血管生成因子的下调作用，包括血管内皮生长因子（VEGF）[13]、碱性成纤维细胞生长因子、IL-8[14] 和基质金属蛋白酶 9[15]。与伊马替尼单药或伊马替尼联合阿糖胞苷治疗相比，IFN-α 和伊马替尼联合治疗的 CML 患者的 VEGF 水平更低[16]。IFN-α 治疗也可能通过直接对内皮细胞（endothelial cells，ECs）的影响抑制血管生成。在体外，IFN-α 可直接抑制 ECs 的增殖和迁移，并上调抑制血管生成的趋化因子 CXCL10 和 CXCL11 的转录水平[17]。

13.5　IFN-α 激活免疫效应细胞

IFN-α 引起抗肿瘤免疫反应，将先天和适应性免疫联系起来[18-20]。用 I 型 IFNs 处理可在小鼠中诱导对特定抗原起反应的细胞毒 T 细胞（CTLs）增殖、扩增和长期存活[21]。这些作用可能是由一个在新生 CD8+T 细胞中被激活的特定转录程序引导的[22]。一方面，I 型 IFNs 在体外也能增强 NK 细胞的细胞毒活性[23]，并在实验性肿瘤模型中控制 NK 细胞介导的抗肿瘤反应[24]。另一方面，一项针对 CML 患者的研究发现，尼洛替尼联合 IFN-α 会降低 NK 细胞的成熟度，但并不会改变其效应功能，同时会增加特定的早期 B 细胞亚群[25]。此外，CML 患者的免疫学分析显示，与单独使用伊马替尼的患者相比，IFN-α 联合伊马替尼通过增加骨髓源性抑制细胞介导了免疫

抑制状态的增强[26]。与临床前研究结果的差异可能是由患者长期暴露于 IFN-α 及 IFN-α 和 TKI 之间的交互作用。树突状细胞（DCs）是 IFN 免疫调节作用的另一个重要媒介。体内研究表明，IFN-α 会使 CML 单核细胞分化为 DCs；这些 DCs 具有高度的活性，包括摄取凋亡体和促进 CD8⁺T 细胞交叉刺激[27]。选择性地敲除 DC 中的 IFNAR1，可使小鼠抗肿瘤效应消失，并损害对 CD8⁺T 细胞的抗原交叉递呈[28]。显然，IFN-DC 的相互作用对肿瘤免疫是不可或缺的，然而却同时伴随着 IFN-α 治疗的自身免疫和炎症激活[2]。因此，需要采取新的策略，将 IFN 介导的免疫攻击从正常组织转向肿瘤细胞[27]。

13.6　IFN-α 抑制造血功能

IFN-α 通过 IFNAR 直接抑制正常造血祖细胞（hematopoietic progenitor cells，HPCs）集落形成[29]。该机制涉及 p38 信号通路，因为抑制 p38 可以逆转 HPCs 对 IFN-α 的抗增殖反应[30]。Schlafen（SLFN）基因，如 SLFN2，可能是该途径的下游效应因子[31]。另一种涉及 IFN-α 介导的抑制的途径是 MEK/ERK MAPK[32]，IFN-α 通过激活 MAPK 相互作用激酶 1，刺激 ISG 的翻译，从而抑制 HPCs[32]。第三种抗增殖通路是 IFN-α 通过对 Crk 家族成员 CrkL 和 Crk II 的激活，进一步激活 GTP 酶 Rap1，拮抗 Ras 途径，导致 HPCs 的增殖抑制[10]。IFN-α 也可能通过调节骨髓（BM）微环境中生长因子的分泌来间接抑制 HPCs。在体外基质细胞共刺激培养体系中，IFN-α 可以降低粒细胞 - 巨噬细胞集落刺激因子（GM-CSF）、白细胞介素 -1β（IL-1β）和 IL-11 等造血生长因子的水平，也证实了上述观点[33-34]。

与体外的抗增殖作用不同，IFN-α 处理小鼠可诱导造血干细胞（HSCs）的短暂增殖，但该效应在 Ifnar-/-HSCs 小鼠中被消除（图 13-3）[35-36]。小鼠造血干细胞通常处于休眠状态，但经 IFN-α 处理后对抗增殖剂 5-FU 变得敏感[35-36]。这些细胞内效应，在 Ifnar-/- 基质环境中并不能被逆转[36]。此外，缺乏 STAT1 或干细胞抗原 -1（Sca-1）的造血干细胞不会对 IFN-α 做出增殖反应，暗示该途径中存在潜在的下游效应因子[36]。随后的一项研究表明，这种增殖是短暂的，由支持静止的基因表达减少所驱动，包括 FOXO3a、p53、p27、p57 及 Notch 和 TGFβ 途径的

成分[37]。重要的是，通过 IFN-α 介导的促生存基因 MCL1 的下调，增殖的 HSC 变得更容易凋亡[37]。相反，长期 IFN-α 暴露会形成静止 HSC 池，并保护干细胞免于 IFN-α 诱导的凋亡（图 13-3）[37]。IFN 信号的长期激活也显示出损害 HSC 功能，使 Ifnar-/- 细胞在竞争性造血重建试验中胜过野生型细胞[36]。总之，这些发现具有临床意义，因为与 IFN-α 不同，伊马替尼治疗并不能直接杀死 CML 干细胞[38-39]。此外，CML 干 / 祖细胞在对伊马替尼有治疗反应的患者中持续存在，这些细胞被认为是复发病例中的关键原因[40]。通过作用于 CML 干细胞，IFN-α 可增加伊马替尼治疗反应的持久性。事实上，一些 IFN-α 与伊马替尼联合治疗的临床试验结果支持这一观点。然而，正如文献[37] 所述，使用 IFN-α 使 CML 细胞对伊马替尼增敏的治疗窗口尚不清楚，应进一步探索。

IFN-α 治疗的剂量限制性不良反应之一是血小板减少。为了解释这一现象，体外研究显示 IFN-α 治疗会抑制巨核细胞（MK）的生成、增殖和发育[41-42]。Wang 等显示 IFN-α 可能是通过诱导细胞因子信号传导抑制物 1（SOCS-1），直接作用于巨核祖细胞以抑制 JAK/STAT 信号传导[43]。随后，一项使用体外和体内模型的研究证实，IFN-α 抑制晚期巨核细胞生成，但不抑制血小板生成的早期事件——核内有丝分裂[44]。IFN-α 抑制调节晚期巨核细胞生成的转录因子 GATA-1、p45^NF-E2 和 MafG 的表达，这可能与转录调节有关[44]。其临床意义在于，这种骨髓抑制作用可使骨髓增殖性肿瘤（MPNs）和高血小板计数患者获益，这些患者占患者总数的很大一部分。

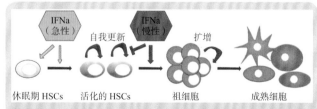

图 13-3　短期（急性）IFNα 刺激对休眠 / 静止期造血干细胞存在激活作用，慢性 IFN-α 处理对造血干细胞自我更新存在抑制作用。图和图例摘自参考文献[36]

13.7　IFN-α 在 MPN 中的作用机制

IFN-α 抑制 MPN CD34⁺ 细胞的增殖和生长[45-46]。在 BCR∷ABL1 阴性 MPN 中，JAK2V617F 是主要的突变，研究发现其使小鼠 HPCs 比野生型（wild type，

WT）细胞更具有增殖优势[47]。在 HPCs 中，条件性表达 *JAK2V617F* 的小鼠形成了类似于真性红细胞增多症（polycythemia vera，PV）的 MPN[47]。IFN-α 治疗通过增加野生型 HSCs 的循环和脾脏内 JAK2V617F 细胞的凋亡来防止该模型中疾病的进展。一项单独的研究证实，IFN-α 通过激活 p38 诱导 PV CD34＋细胞的凋亡[46]。在 CML 祖细胞中，IFN-α 通过上调 Fas 受体，增加细胞对 Fas 配体的敏感性而诱导细胞凋亡[48]。IFN-α 治疗还通过对基质的直接作用和间接作用恢复 CML 祖细胞的增殖和黏附功能[49]。直接作用是通过 IFNAR 介导的，其表达与 CML 患者对 IFN-α 治疗的反应相关[50]。IFN-α 也可能通过激活 STAT1 和 STAT5 上调 CCAAT/增强子结合蛋白 β（C/EBPβ）来诱导 CML 干细胞的分化和耗竭[51]。考虑到 *JAK2* 和 *BCR::ABL1* 突变会影响重叠的信号通路，IFN-α 对 HPCs 的影响在 CML 和其他 MPNs 之间是相似的，这并不令人惊讶。然而，有研究表明，表达 *JAK2V617F* 和 *BCR::ABL1* 的细胞对 IFN-α 有不同的敏感性，这可能是由于其不同的 ISG 表达模式和对 STAT2 的反应[52]。

Ⅰ型 IFNs 增加了肿瘤相关抗原和主要组织相容性复合物Ⅰ类分子的表达，这导致了 CML 中令人兴奋的发现[53]。为了鉴定可能启动 T 细胞对白血病反应的抗原，Molldrem 等筛选了来自蛋白酶 3 的多肽，一种是在 CML 细胞中高度表达的丝氨酸蛋白[54]，其中最有希望的候选者是 PR1。另一种对 HLA-A.2.1 具有高亲和力的多肽。PR1 特异性 CTLs（PR1-CTLs）可以消除 CML 祖细胞，但不能消除正常的骨髓细胞[54]。对 PR1 的临床相关性的进一步研究显示，在对 IFN-α 治疗有反应的 CML 患者中存在循环的 PR1-CTLs，但在无反应者中不存在[20]。在伊马替尼和 IFN-α 联合治疗后接受 IFN-α 维持的 CML 患者中，PR1-CTLs 有所增加[55]，在达到 CCyR，即未检测到费城染色体阳性细胞的 CML 患者中，IFN-α 停止治疗后，PR1-CTLs 也有所增加[56]。此外，停止 IFN-α 治疗后，保持 CCyR 患者的 PR1-CTLs 应对 PR1 肽可反应性分泌 IFNγ，而停药后复发患者的 PR1-CTLs 则失去了分泌 IFNγ 的能力[56]。这些发现表明，功能性 PR1-CTLs 的丧失可能导致 CML 患者的复发。

越来越多的证据表明，骨髓微环境的失调在髓系恶性肿瘤的发展中起着重要作用[57]。IFN-α 可能可以恢复骨髓调节机制，从而逆转部分疾病进程并诱

导治疗反应。用 IFN-α 预处理培养基质而不是祖细胞，增强了 CML 祖细胞与基质的黏附，这一功能在疾病期间受损[49]。该效应部分是通过巨噬细胞炎症蛋白-1α 的产生介导的。在血管壁龛中，IFN-α 可以直接影响内皮细胞，并控制包括血管生成调节因子在内的基因表达[58]。在成骨细胞壁龛中，Ⅰ型 IFN 调节正常的骨量，IFNAR1-/- 小鼠的骨小梁减少和破骨细胞增加就证明了这一点[59]。然而，生理学机制可能仅对 IFNβ 具有特异性，而与疾病的相关性尚不清楚。IFN-α 信号转导也会影响 HSC 在骨髓中的定位，IFN-α 的激活（通过注射聚肌胞苷酸）可使造血干细胞从动脉周围壁龛中动员出来[60]。通过重新分配 HSC，IFN-α 治疗可能会破坏保护 HSC 免受化疗或 γ 射线辐射的龛位机制[60]。至于是直接还是基质机制介导该效应，以及 IFN-α 治疗如何影响特定的骨髓基质成分，仍需要进一步研究。

13.8 预测 IFN-α 治疗反应的分子标志物

如上所述，STAT 蛋白介导了经典Ⅰ型 IFN 信号传导。一项研究报道了 CML 患者外周血单核细胞对 IFN-α 的反应与 STAT1 表达之间的关联性[61]。完全应答者在诊断时表达 STAT1，而耐药病例则没有[61]。与诊断时的水平相比，对 IFN-α 治疗有反应的 CML 患者也表现出 *BCR::ABL1* 的细胞内转录和蛋白水平降低[62]。这可能是一种自分泌效应，因为 IFN-α 处理体外培养下未治疗 CML 患者的骨髓单个核细胞也可以降低细胞 *BCR::ABL1* 水平[62]。CML 中另一个重要的蛋白——干扰素共识序列结合蛋白（interferon consensus sequence binding protein，ICSBP）的转录水平与 CML 患者对 IFN-α 的细胞遗传学反应相关[63]。在小鼠中敲除 ICSBP 会导致类似人类 CML 的粒细胞性白血病，表明该蛋白具有肿瘤抑制作用[64]。移植共表达 ICSBP 和 *BCR::ABL1* 细胞的小鼠比移植单独表达 *BCR::ABL1* 的小鼠寿命更长，这表明 ICSBP 在 CML 中具有保护作用[65]。CML 中另一种潜在的有益蛋白——干扰素调节因子 4（interferon regulatory factor 4，IRF4），在对 IFN-α 治疗具有良好细胞遗传学反应的 CML 患者的 T 细胞中表达水平较高[66]。IRF4 基因敲除小鼠表现出细胞毒性反应缺陷，并发展为淋巴结病[67]。其他 IRF 家族成员 IRF1 和 IRF2 是控制 IFN 基因表达的拮抗性转录因子。CML 白细

胞中 IRF1 ：IRF2 的表达比例与 IFN-α 治疗的细胞遗传学和分子学反应相关 [68]。观察到 IRF1 激活 IFN 并 IFN 诱导基因的转录，而 IRF2 抑制 IRF1 的作用，这一观察结果是有意义的。通过进一步验证，这些标记物将可用于监测甚至预测对 IFN-α 治疗的反应。

13.9　TKIs 时代前 IFN-α 的使用经验

自 1981 年以来，IFN-α 被广泛地用于治疗 CML。IFN-α 最初是以部分纯化的形式使用，直到其在 1980 年被克隆，允许大规模生产重组形式的 α-2a（Hoffmann-La Roche，Basel，Switzerland）和 α-2b（Merck，formerly Schering-Plough，Whitehouse Station，NJ，USA）。IFN-α 的首次临床研究发表于 1979 年，测试了其在多发性骨髓瘤患者中的疗效 [69]。随后对 CML、毛细胞白血病、Ph-MPNs、嗜酸粒细胞增多综合征、系统性肥大细胞增多症进行了研究。IFN-α 在 CML 中的早期试验（表 13-2，表 13-3）表明，随着 BCR∶∶ABL1 转录水平降低，一部分患者获得了持续的细胞遗传学反应。以前的 CML 治疗，如白消安和羟基脲，从未达到这种治疗深度。直到一些随机研究显示 IFN-α 比常规化疗更有生存优势，IFN-α 才在 1995 年被批准为一线治疗 [70]。7 项随机研究的 Meta 分析（数据来自 1554 例患者）显示，IFN-α 的 5 年生存率为 57%，化疗的 5 年生存率为

42% [71]。1996 年，美国血液学会组建了一个 CML 专家小组，以评估标准化疗、干扰素 α 和骨髓移植的治疗效果 [72]。该小组的结论是，IFN-α 作为单药或与阿糖胞苷联合治疗可以提高生存率，特别是对于具有低风险特征的早期慢性期（CP）的 CML 患者。最终，协会建议对慢性期的 CML（CP-CML）患者在明确告知药物风险和获益的前提下使用 IFN-α。

将聚乙二醇分子附着在 IFN-α 上以延长其半衰期并降低其免疫原性。由此产生的聚乙二醇化 IFN-α（PegIFNα）最初有两种商业形式：PegIFNα-2a（派罗欣®）和 PegIFNα-2b（佩乐能®），它们比未聚乙二醇化 IFN-α 所需的注射频率更低。

一项 PegIFNα-2b 的 I 期临床试验发现，既往对 IFN-α 耐药或不耐受的 CML 患者对其具有良好的耐受性和有效性。在 7.5 ~ 9.0 μg/kg 时观察到剂量限制毒性，包括严重疲劳、神经毒性、肝功能异常和骨髓抑制 [73]。随后的一项 II 期试验在既往未接受 IFN-α 的 CML 患者中对比了每周一次 450 μg PegIFNα-2a 与每天一次 9MIU IFNα-2a 两种方案 [74]。在 12 个月时，PegIFNα-2a 组的完全血液学反应（CHR）和主要细胞遗传学反应（MCyR）均显著高于 IFNα-2a 组。PegIFNα-2a 组的生存率更佳，两个治疗组之间的安全性相似。一项早期 III 期研究将 344 例新诊断的 CML 患者随机分为 PegIFNα-2b，6 μg/（kg·w）组和 IFNα-2b，

表 13-2　IFNα 单药试验：历史回顾					
临床试验	IFNα 剂量	IFNα 剂型	n	CHR 率，%	中位生存期（月）
Talpaz, McCredie, et al.1983 [197]	9 MU	部分纯化	7	71	
Talpaz, Kantarjian, et al.1987 [198]	3-9 MU	部分纯化	51	71	
Alimena, Morra, et al.1990 [199]	2-5 MU/m²	rIFNα-2b	105	59	
Talpaz, Kantarjian, et al.1991 [200]	3-9 MU（部分纯化）or 5 MU/m²（rIFNα-2a）	部分纯化或 rIFNα-2a	96	73	62
Niederle, Kloke, et al.1993 [201]	4 MU/m²	rIFNα-2b	48	46	
Ozer, George, et al.1993 [202]	5 MU/m²	rIFNα-2b	107	22	66
Thaler, Gastl, et al.1993 [203]	3.5 MU	rIFNα-2C	80	39	
Hehlmann, Heimpel, et al.1994 [204]	5 MU/m²	rIFNα-2a 或 rIFNα-2b	133	31	66
意大利 CML 研究协作组 1994 [205]	3 ~ 9 MU	rIFNα-2a	218	45（完整和部分）	72
Allan, Richards, et al.1995 [206]	3 ~ 12 MU	高度纯化	293	68	61
Ohnishi, Ohno, et al.1995 [207]	3 ~ 9 MU	rIFNα-2b	80	39	

注：CHR 血液学完全缓解，重组干扰素 α 表改编自参考文献 [208]。

5 MIU/（m² · d）组[75]。尽管有不成比例的临床贫血患者被随机分配到 PegIFNα-2b 组，这可能使研究结果产生潜在偏倚，但该研究并未显示 PegIFNα-2b 在统计学上的非劣效性[75]。目前，尚无临床试验在 CML 中对 PegIFNα-2a 和 PegIFNα-2b 进行正式比较[70]；但对丙型病毒性肝炎患者的研究尚未发现两种药物在有效性和安全性方面的差异[76-78]。Ropeg

INF-α-2b（ropeg；Besremi®；药华医药）是一种新型单聚乙二醇化干扰素，比 PegIFNα 半衰期更长、给药频率更少；最初每 2 周给药一次，随着时间的推移可以逐渐减少。基于 PV 的一项Ⅲ期研究[79]，欧洲医学管理局于 2019 年 2 月 21 日批准了 Ropeg 用于治疗无症状性脾大的 PV，FDA 的批准正在进行中[80]。

表 13-3　IFNα 联合试验：历史概述

试验	治疗方案	IFNα 形式	n	CHR 率	生存期
Kantarjian，Talpaz, et al.1991[209]	诱导：阿霉素 + 阿糖胞苷 + 长春新碱 + 泼尼松 维持：IFNα 3-5 MU/m²/d vs 匹配的历史对照（IFNα）	人白细胞 IFNα	32 64	NA	从治疗开始的预期 6 年生存率：58% 58%
Kantarjian，Keating, et al.1992[210]	IFNα 5 MU/m²/d + 低剂量阿糖胞苷每 2 周一次直至缓解，然后 1 周/月维持 vs 历史对照（IFNα）	NA	40 39	55% 28% （P = 0.02）	3 年生存率：75% 48%
Hehlmann，Berger, et al..2003[211]	IFNα 5 MU/m²/d + 羟基脲 vs 羟基脲	rIFNα-2a	226 308	59% 32%	中位生存期： 64 个月 53 个月 （P = 0.0063）
Kantarjian，O'Brien, et al. 1999[212]	IFNα 5 MU/m²/d + 低剂量阿糖胞苷） vs IFNα + 间断低剂量阿糖胞苷 vs 不含阿糖胞苷的 IFNα 方案	NA	140 46 274	92% 84% 80% （P = 0.01）	所有组 ~ 70%
Arthur, Ma, et al.1993[213]	IFNα 9 MU/d + 间断低剂量阿糖胞苷	rIFNα-2a	30	93%	不适用
Lindauer, Domkin, et al.1999[214]	IFNα 5 MU/d + 间断低剂量阿糖胞苷	rIFNα-2b	65	60%	3 年生存率：77% 5 年生存率：55%
Guilhot, Chastang, et al.1997[215]	羟基脲 + IFNα 5 MU/d + 间断低剂量阿糖胞苷 vs 羟基脲 +IFNα /d	rIFNα-2b	360 361	66% 55% （P =0.003）	3 年率：86% 79% （P = 0.02）
Baccarani, Rosti, et al.2002[216]	羟基脲 + IFNα 3-6 MU/d + 间断低剂量阿糖胞苷 vs 羟基脲 + IFNα /d	rIFNα-2a	275 263	62% 55% （ns）	5 年生存率：68% 65% （ns）

注：CHR 为完全血液学缓解，NA 为不可用，NS 为不显著，rIFNα 为重组 α 干扰素。
资料来源：改编自参考文献[208]。

13.10　毒性

在临床试验中，IFN-α 的不良反应导致 20% ~ 30% 的停药率，即便 PegIFNα 的使用剂量更低，也面临类似的问题[81]。IFN-α 的急性不良反应通常表现为流感样症状，包括厌食、发热、寒战、肌痛和头痛，这些症状不是剂量限制性的，通常在几天内改善。IFN-α 的慢性不良反应包括疲劳、体重减轻、肌痛/关节痛、抑郁、肝酶升高和免疫介导的并发症。心功能不全患者可见心律失常和充血性心力衰竭，虽然罕见，但需要立即停用 IFN-α。慢性疲劳和神经毒性，如抑郁和认知障碍是常见的剂量限制性不良反应，通常会随着持续的治疗而加重[82]。对具有精神疾病病史的患者应谨慎开具此处方。由于这些不良反应影响了患者治疗的依从性，三项联合前瞻性研究检验了每周 5 次、每次 3 MU/m^2 的较低剂量 IFN-α 是否与每天 1 次、每次 5 MU/m^2 的标准剂量 IFN-α 等效[83]。有研究发现，两组的总生存率和应答率无显著差异[83]。部分患者可能在使用 IFN-α 过程中发展为自身免疫性疾病，如自身免疫性溶血性贫血/血小板减少、胶原血管疾病、甲状腺功能减退、多关节炎、皮肌炎和肾小球肾炎[81, 84-86]。然而，这些情况的发生与更好的治疗反应相关，这些情况潜在增强了对恶性细胞的免疫反应[81, 84]。

13.11　妊娠期 IFN-α 治疗

虽然 FDA 将妊娠期间的 IFN-α 治疗归类为风险 C 类，但临床经验表明，IFN-α 在妊娠中、晚期使用是安全的[87-89]。由于分子体积大，IFN-α 不能透过胎盘屏障，也不能抑制 DNA 合成，因此它对胎儿的影响很小。对 63 例病例报告的回顾性分析显示，与一般人群相比，IFN-α 治疗并未显著增加先天性畸形、流产、死胎或早产的风险[89]。另外，PegIFNα 在怀孕期间使用被认为是不安全的，因为聚乙二醇可以累积并造成有害影响[88]。TKIs 也是禁用药物，因为研究表明，妊娠期间的 TKI 治疗与较高发育异常发生率和不良妊娠结局相关[90-91]。因此，应建议希望怀孕的 CML 女性停止 TKI 治疗，同时告之如治疗中断，可能无法达到最佳治疗效果并有复发风险[87-88]。妊娠期间推荐的治疗方案需根据患者之前对 TKI 治疗的反应进行选择，包括观察、白细胞去除术，以及妊娠

中、晚期的干扰素治疗[92, 88, 93-94]。

13.12　IFN-α 治疗的持久反应和无维持缓解

IFN-α 可诱导部分 CML 患者的稳定缓解。在 MD 安德森癌症中心对 1981—1995 年接受以 IFN-α 为基础治疗的 512 名 CML 患者的研究中，27% 的患者在 16 个月的中位时间内达到 CCyR[95]。治疗 10 年后，78% 的应答者仍然存活。在 IFN-α 治疗中保持细胞遗传学缓解期超过 2 年的患者，停止治疗后平均持续缓解时间为 6 年。欧洲有一项对 317 例 CCyR CML 患者的类似注册研究，在 IFN-α 单独或联合羟基脲（HU）治疗后，在中位 19 个月时获得首次 CCyR[96]。10 年后，72% 的患者存活，46% 处于持续 CCyR 状态。该队列的预后因素分析显示，高危患者比低危患者失去 CCyR 的可能性更大、速度更快，无一例存活超过 10 年[96]。最近，意大利一项对 1986—2000 年采用以 IFN-α 为基础治疗并获得 CCyR 的 121 例 CML 患者的长期研究数据分析显示[97]，20 年后，84% 的患者存活并处于 CCyR。与其他两项研究一样，CCyR 与 CML 患者的长期生存相关。总之，这些结果表明，IFN-α 治疗后的 CCyR 可以预测长期生存，而低风险组应答者从 IFN-α 中获益最多。

在停止 IFN-α 治疗后细胞遗传学持续缓解的病例已有报道[98-99, 96-95, 100-101]。最初是在一项对 7 例 IFN-α 治疗后达到 CCyR 患者的早期研究中发现 IFN-α 停用后的持续反应[100]。随后，Mahon 等对 15 例在实现 CCyR 后停止使用 IFN-α 的患者与 41 例继续接受 IFN-α 治疗的患者进行比较[98]，发现两者的生存率和 CCyR 丢失时间相似。在最后随访时（停用 IFN-α 中位时间为 36 个月），15 例患者中有 7 例未复发。欧洲注册中心（上述）登记了 36 例 CCyR 患者因毒性停用 IFN-α[96]。在这些患者中，4 例进展到加速期或急变期，15 例在最后随访时存活并处于持续 CCyR。在另外 8 例因达到稳定 CCyR 而停止使用 IFN-α 的患者中，只有 1 例因移植死亡。对在 MD 安德森癌症中心接受以 IFN-α 为基础治疗患者的分析结果显示，尽管停药中位时间达 50 个月，但仍有 39 例 CML 患者在最后随访时维持 CCyR[95]。

分子学反应是一种通过 qPCR 检测 BCR∷ABL1 转录水平的方法，它能比细胞遗传学反应更好、更早

地预测结果。该值以国际标准（IS）表示，为从标准化基线的对数下降。*BCR∷ABL1* 水平下降 3 个对数级（≤ 0.1%）被视为主要分子学反应（MMR），下降 4 个对数级为 MR⁴，下降 4.5 个对数级为 MR⁴·⁵；4 个对数级或更多的下降被视为深层分子学缓解（DMR）。在一项对接受 IFN-α 治疗获得 DMR 后停止治疗的 23 例 CML 患者的研究中，有 18 例患者在报告时仍处于停止治疗状态中（停用 IFN-α 的中位时间为 125.5 个月），包括 4 例 MMR 患者、6 例 MR⁴ 患者、5 例 MR⁴·⁵ 患者和 3 例 *BCR∷ABL1* 比值为 0.1% ~ 0.5% 的患者[101]。该队列在停止治疗 10 年后的无事件生存率为 77.4%[101]。尽管这些数据表明 CML 患者对 IFN-α 的反应是持久的，但在几乎所有 CCyR 的 CML 患者中都发现了疾病的分子学证据，即使是那些长期缓解的患者[102-103]。在停用伊马替尼后维持 CCyR 的患者中也观察到同样的现象[104]，这表明伊马替尼和 IFN-α 在残留病存在的情况下可能通过一种共同的机制（如恢复骨髓微环境）诱导持久的反应。然而，这些治疗针对不同的分子，并可能通过不同的机制维持患者的缓解（例如 TKIs 通过降低白血病负荷，IFN-α 通过激活抗肿瘤免疫）。其答案尚不知晓，但这对于在未获得持续缓解的患者中确定如何最好地将 IFN-α 与 TKI 联合起来进行治疗非常有用。

13.13 伊马替尼的引入

IFN-α 的一线治疗地位在 2001 年被伊马替尼所取代，伊马替尼是一种针对致病性 *BCR∷ABL1* 蛋白的分子治疗方法。在这种靶向治疗形成之前，曾有一些重大的科学发现。1973 年，Janet Rowley 医师发现了 9 号染色体和 22 号染色体长臂之间的相互易位，即 t（9；22）（q34；q11），这种易位导致 22 号染色体缩短，形成了所谓的费城（Ph）染色体[105]。随后在费城染色体上定位 c-abl 转化序列[106]。随着 DNA 克隆和测序技术的进步，*BCR∷ABL1* 转录本的特征于 1985 年被确定，并预测其编码了一个具有酪氨酸激酶活性的融合蛋白[107]。随后的两项研究将 *BCR∷ABL1* 转基因引入小鼠，并最终将这种融合基因与白血病的发生相关联[108-109]。随后，通过合理的药物设计研发了伊马替尼。

干扰素和 STI571 的大规模 III 期国际随机研究（IRIS）在 1106 例新诊断的 CP-CML 患者中对伊马替尼（400 mg/d）和 IFN-α + 低剂量阿糖胞苷（当时的标准治疗）进行了头对头的比较[110]。伊马替尼的患者耐受性比 IFN-α 更好，并有更高的 CHR 率和 CCyR 率。伊马替尼组更佳的反应表现为患者更长的 PFS。由于 IFN-α 组 65.6% 的患者最终交叉至伊马替尼组，仅 7 名患者（1.3%）完成 IFN-α 治疗[111]，因此未报道总生存差异。基于这些信息，FDA 批准伊马替尼用于治疗新诊断的 CP-CML 患者。对 IRIS 的长期随访显示，272 例患者因毒性（6.9%）、次优反应 / 失败（15.9%）或其他原因（26.4%）而停止伊马替尼治疗[111]。此外，有一小部分（6.9%）服用伊马替尼的患者最终进展到加速期或急变期[111-112]。因此，人们开始重新重视 IFN-α 治疗 CML，特别是联合靶向 *BCR∷ABL1* 的 TKI 治疗。

13.14 TKIs 和 IFN-α 联合治疗

据估计，有 1/4 ~ 1/3 的 CML 患者将对伊马替尼产生耐药或不耐受[113]。为了提高对伊马替尼反应的持久性，IFN-α 已被纳入各种治疗方案中。其原理是由于这些药物具有不同的作用机制，联合治疗可能具有协同或叠加效应（表 13-4 总结了 IFN-α 和 TKI 联合治疗的研究）。两项大型多中心研究评估了伊马替尼和 IFN-α 的联合治疗。德国的 CML IV 研究将 1551 例 CML 患者随机分为伊马替尼 400 mg 组、伊马替尼 + IFN-α（1.5 ~ 3 MU，每周 3 次）组、伊马替尼 + Ara-C 组、IFN-α 失败后伊马替尼组和伊马替尼 800 mg 组[114-115]。与其他研究组相比，接受耐受性调整的伊马替尼 800 mg 组有更多患者达到 MMR（P = 0.003）。研究者认为是所采用的策略（早期高剂量，根据耐受性维持约 600 mg/d）导致了更佳的缓解率。较长时间的随访结果显示，除伊马替尼 + IFN-α 组外，使用高剂量伊马替尼组的患者获得 MR⁴·⁵ 比其他研究组更快[115]。10 年后，430 例患者中有 6 例仍在使用 IFN-α[116]。在中位 34 个月后，1538 例患者中有 407 例（26.5%）由于不耐受或耐药而将伊马替尼换成其他 TKI，主要为达沙替尼或尼洛替尼。10 年生存分析显示各治疗组之间没有差异[116]。多变量分析显示，风险评分、主要途径染色体异常、并发症、吸烟和治疗中心对生存率具有影响，但最初的治疗选择对生存率无影响。此外，在 3 个月、6 个月和 12 个月达到分子学反应里程碑患者的生存率高于未达到者[116]。

法国 STI571 前瞻性随机试验（SPIRIT）将 636 例 CML 患者随机分为伊马替尼 400 mg 组、伊马替尼 600 mg 组、伊马替尼 +Ara-C 组及伊马替尼 + PegIFN α（每周 90 μg）组[117]。与德国 CML- 研究 IV 相比，该研究显示，在 12 个月、18 个月和 24 个月时，伊马替尼 +PegIFN α -2a 组具有比其他组更显著、更快、更好的分子应答率[117]。有研究发现，联合治疗持续时间的重要性，因为接受治疗超过 12 个月的患者比少于 4 个月的患者具有更好的分子学反应。然而，由于 PegIFN α -2a 的耐受性不佳，其剂量需要降低到每周 45 μg，以降低血液学毒性并延长其给药时间[118]。有研究观察到，接受减低剂量 PegIFN α -2a 患者组与使用原始剂量患者组 12 个月时的 MMR 和 MR$^{4.5}$ 没有差异[118]。试验的第二部分一直关注这种组合更早和更快的反应率是否能转化为更好的生存率。

三项较小规模的 II 期研究评估了伊马替尼 + IFN- α 的联合治疗。Nordic 组比较了 PegIFN α -2b 50 μg/w+ 伊马替尼 400 mg/d 联合治疗与伊马替尼 400 mg/d 单药治疗对低或中风险 CML（n = 112）的效果[119]。联合治疗组 12 个月时 MMR 率（82%）明显高于单药治疗组（54%）。联合治疗组中超过一半的患者因毒性而停用了 PegIFN α -2b。然而，完成至少 12 周联合治疗的患者与完成 9 个月以上治疗的患者具有相同的 MMR 率，这表明即使是短疗程的 IFN- α + 伊马替尼联合治疗可能也是有益的。第二项研究（n = 94）将 94 例早期 CP-CML 患者随机分为高剂量伊马替尼（800 mg/d）+ PegIFN α -2b［0.5 μg/（kg·w）］+ GM-CSF 联合治疗组和高剂量伊马替尼单药治疗组[120]。与 Nordic 和 SPIRIT 试验不同的是，本研究没有发现联合治疗的优势。然而，联合治疗组中大量患者在 12 个月前因各种原因从未使用或停用 PegIFN α -2b，可能因此影响了 IFN- α 的潜在益处。第三项意大利合作研究组的研究探讨了 PegIFN α -2b 联合伊马替尼的最佳剂量。PegIFN α -2b 联合伊马替尼的起始剂量（50 μg/w、100 μg/w 和 150 μg/w）可能过高，因为 63% 接受联合治疗的患者发生了 3 级或 4 级中性粒细胞减少，52% 的患者发生了 3 级或 4 级非血液学不良事件[121-122]。高毒性率导致患者对 PegIFN α -2b 治疗的依从性较低。一项回顾性分析显示，接受联合治疗的患者在早期获得了更好的 CCyR 率和 MMR 率，但随着时间的推移，优势消失[122-123]。

表 13-4 IFN α 与 TKI 联合试验

试验	研究阶段	TKI 和剂量	n	报告了对 IFN α +TKI 的获益 / 反应（TKI 单独 vs.IFN α + TKI）
CML- 研究 IV[114-115]	IV	伊马替尼 400 mg/d 或 800 mg/d	1551	无
SPIRIT[117-118]	III	伊马替尼 400 mg/d 或 600 mg/d	636	分子学反应率优于伊马替尼单药
Nordic 研究[119]	II	伊马替尼 400 mg/d	112	分子学反应率优于伊马替尼单药
MD 安德森[120]	II	伊马替尼 800 mg/d	94	无
意大利合作研究[121-123]	II	伊马替尼	76	早期的分子学反应率优于伊马替尼单药
NCT01872442NCT01392170（FILMC）[133]	II	达沙替尼 100 mg/d	81	12 个月 MR$^{4.5}$ = 30%
NCT02201459NCT00573378（PETALS）[127, 131]	III	尼洛替尼 300 mg 2 ×/d	200	36 个月 MR^4 = 70.2% vs.71.13% 36 个月 MR$^{4.5}$ = 37.2% vs.49.5% 36 个月 MR^5 = 33% vs.42.3% 36 个月累积 MR$^{4.5}$ = 44% vs.54.6%
NCT01294618（NiloPeg）[130]	III	尼洛替尼 600 mg 2 ×/d	41	12 个月 MR$^{4.5}$ = 17%，良好分子学反应
NCT01657604（TIGER）[129, 217]	III	尼洛替尼 300 mg 2 ×/d	692	18 个月 NMR^4 = 39.6% vs.49% 18 个月 MR$^{4.5}$ = 23.1% vs.32.6%
NCT02001818（PINNACLE）[218, 132]	II	尼洛替尼 300 mg 2 ×/d	60	12 个月 MR$^{4.5}$ = 43.3% 24 个月 MR$^{4.5}$ = 50%
NCT01725204（NordCML007）[126]	II	达沙替尼 100 mg/d	35	12 个月 MR^4 = 46% 12 个月 MR$^{4.5}$ = 27%

这些研究得到一个结论，在伊马替尼治疗中加入 IFN-α 可能会增加早期时间点的深度反应率，但 IFN-α 的不良反应可能会在治疗过程中造成某些问题。低剂量的聚乙二醇化 IFN-α 似乎可以改善患者治疗依从性而不降低疗效，甚至有限的疗程也可能被证明是有益的。为了支持这一观点，一项针对 100 名停止 TKI 治疗的 CML 患者的单中心研究发现，与从未接受 IFN-α 治疗的患者相比，既往接受 IFN-α 治疗与更低的 MR$^{4.5}$ 丢失相关（22% vs.41%；P = 0.03）[124]。类似地，一项将 IFN-α 加入到 TKI 和 K562/GM-CSF 疫苗治疗中的小型研究表明，IFN-α 的暴露使一些患者比之前报道的停药试验更早地停止所有治疗[125]。因此，既往 IFN-α 治疗似乎有利于服用 TKI 的患者；然而，我们仍不清楚在 TKI 治疗中应该在什么时间点加用 IFN-α 及使用多长时间。

IFN-α 与第二代 TKI 联合治疗的研究正在进行中，新出现的数据令人鼓舞，如表 13-4 所列。这些较新的研究通常评估治疗后随时间而发生的 DMR 情况，已证明其可以预测生存和停止治疗的可能性[115, 126]。其中一些研究已经检验了 IFN-α 应该与尼洛替尼联合使用的时机。法国Ⅲ期 PETALS 研究采用以下治疗方案评估尼洛替尼与 PegIFNα 的联合使用：①初始单独使用 PegIFNα -2a（±HU）30 μg/w，共 30 天 vs. 单独使用尼洛替尼 300 mg BID；②尼洛替尼联合 PegIFNα 30 μg/w，共 2 周，如果耐受，剂量增至 45 μg/w，最长 2 年 vs. 单独使用尼洛替尼；③尼洛替尼单药治疗 4 年以上[127]。在 36 个月时，尼洛替尼单药治疗组的 MMR 发生率为 83%，而尼洛替尼加 PegIFNα 治疗组的 MMR 发生率为 86.6%（P = 0.31），MR^4 率分别为 70.2% 和 71.13%（P = 0.50），MR$^{4.5}$ 率分别为 37.2% 和 49.5%（P = 0.05），MR^5 率分别为 33% 和 42.3%（P = 0.12）。尼洛替尼单药治疗组的 MR$^{4.5}$ 总体累积发生率为 44%，而尼洛替尼 + PegIFNα 组为 54.6%，几乎达到显著性差异（P = 0.05）。有趣的是，与联合治疗组相比（3/45；6.6%），尼洛替尼单药治疗组有更多患者（8/51；11.8%）在 12 个月后发生 *ABL1* 激酶结构域突变[128]。这些突变与最差的生存结果相关[128]。另一项尼洛替尼 + PegIFNα -2b 的Ⅲ期试验，即 TIGER（CML V；NCT01657604）研究，正在探究 IFN-α 是否应该与尼洛替尼同时使用或作为获得 MMR 的 CML 患者的维持治疗[129]，其策略如下。①以尼洛替尼为基础的诱导治疗（尼洛替尼 300 mg BID + PegIFNα -2b30 ~ 50 μg/w vs.尼洛替尼单药）至少 2 年；②在实现 MMR 后以 PegIFNα -2b 维持治疗 vs.尼洛替尼单药；③治疗至少 3 年且获得 MR^4 至少 1 年后开始停药。在最初的 692 例随机患者中，477 例患者已经完成了诱导期并达到了维持期，199 例患者完成了维持期并停止了所有治疗[129]。18 个月时，尼洛替尼单药组和尼洛替尼 + PegIFNα 组的 MR^4 率分别为 39.6% 和 49.0%（P < 0.022），MR$^{4.5}$ 率分别为 23.1% 和 32.6%（P < 0.0097）。

对于停用尼洛替尼并接受 PegIFNα 维持治疗的患者，有 28% 在 18 个月后出现分子学复发。对于停止所有治疗的患者，199 例中有 63 例（31.7%）出现分子学复发。总队列中停止治疗 18 个月无复发生存率为 61%。法国尼洛替尼 +PegIFNα 的Ⅱ期试验，即 NiloPeg 试验，在 41 例新诊断 CML 患者中初始采用 PegIFNα -2a 90 μg/w 单药治疗 1 个月后，联合尼洛替尼 300 mg BID 和 PegIFNα -2a 45 μg/w。MR^4 率、MR$^{4.5}$ 率和 MR^5 率分别为 51%、17% 和 7%[130, 131]。在对 60 例新诊断 CML 患者进行的Ⅱ期澳大利亚 PINNACLE 研究中，尼洛替尼 300 mg BID 治疗 3 个月后加入 PegIFNα -2b 30 μg/w[132]。12 个月的 MMR 率和 MR$^{4.5}$ 率分别为 78.3% 和 43.3%。40 例可评估的患者在 24 个月时的 MR$^{4.5}$ 为 50%。52 例患者中只有 21 例（35%）接受了其分配 PegIFNα -2b 剂量的 85% 以上；然而，大多数患者接受了完整剂量的 TKI。

很少有研究评估 PegIFNα 与达沙替尼联合治疗，截至目前，尚未进行Ⅲ期随机试验。NordCML007 试验（NCT01725204）的 40 例新诊断 CML 患者在达沙替尼治疗中加入 PegIFNα -2b，18 个月时的 MMR 率为 89%，12 个月时的 MR^4 率、MR$^{4.5}$ 率分别为 46% 和 27%[126]。PegIFNα -2b 的使用剂量从 15 μg/w 开始，增加到 25 μg/w；有 84% 的患者在第 12 个月仍继续使用 PegIFNα -2b。法国 CML 组（FILMC）也进行了类似试验[133]。在达沙替尼 100 mg/d 使用 3 个月后，61 例新诊断 CML 患者开始使用 PegIFNα，初始剂量为 30 μg/w。12 个月时的 MR$^{4.5}$ 率为 30%。

CML 治疗中另一种利用生物学原理的联合治疗方法是 IFN-α + GM-CSF。低浓度的髓系生长因子，如 GM-CSF，在体外诱导 CML 祖细胞终末分化，同时促进正常祖细胞生长[134]。GM-CSF 也增强了 IFN-α 介导的 CML 祖细胞分化和 IFN-α 的抗白血病活性[135-136]。一项Ⅱ期研究评估了 IFN-α 与 GM-CSF 联合治疗 58 例 CML 患者[137]。尽管仅 45 例患者完成了 6 个月的联合治疗，但与 IFN-α 单药的历史研究相比，反应良好。此外，在本研究期间伊马替尼开始应用，这也部分解释了为什么 69% 的患者在 3 年内停用了 IFN-α。尽管如此，仍有 6 例患者在报道时（治疗后 15 个月到 12 年）已经停止了所有的 CML 治疗，其中 3 例患者仅接受了 IFN-α + GM-CSF 联合治疗，而未接受 TKI 治疗[137]。先前的一项研究在 15 例 IFN-α 治疗后未获得最佳细胞遗传学反应的 CML 患者中加用了 GM-CSF[138]。GM-CSF 没有引起额外的毒性，4 例患者获得了显著的细胞遗传学反应。如上所述，与单独使用伊马替尼相比，在高剂量伊马替尼中加用 PegIFNα-2b 和 GM-CSF 并没有给患者带来更好的预后[120]。患者对 PegIFNα-2b 的依从性差可能影响了联合治疗的潜在益处。因此，IFN-α+GM-CSF 可能在 CML 治疗中发挥作用，但治疗的时机、剂量及与 TKI 的可能联合尚需进一步研究。

最后，IFN-α 和三氧化二砷（ATO）是一个有意思的组合，已在临床前模型中证明了其抗白血病作用。在体外，ATO 和 IFN-α 联合作用协同抑制 CML 细胞系的增殖并诱导其凋亡[139]，包括耐伊马替尼细胞[140]。这些作用与诱导自噬和抑制 hedgehog 信号通路有关[140]。联合治疗还降低了初始 CML 细胞的克隆活性[139]。最终，IFN-α 和砷剂联合治疗在体内延长了转导/移植 CML 模型小鼠和 T315I-CML 小鼠模型的生存，并可严重阻碍白血病细胞在未治疗的次级受体中的植入[139-140]。这些结果表明，IFN-α/ATO 可削弱野生型 BCR∷ABL1 和 T315I 突变型 CML 中白血病起始细胞的功能。因此，这种组合值得在 CML 患者，特别是 TKI 耐药患者中进一步研究。

13.15　IFN-α 维持治疗

大多数停止伊马替尼治疗的 CML 患者最终会复发[104]。对于对伊马替尼不耐受或耐药的 CML 患者，使用 IFN-α 进行维持治疗可使患者停用伊马替尼后维持缓解或重新缓解。一项小型试点研究在 20 名 CP-CML 患者中验证了这一假设，这些患者在接受伊马替尼/IFN-α 联合治疗中位 2.4 年后停用伊马替尼[55]，IFN-α（重组或聚乙二醇化）继续作为极

低剂量的维持治疗（例如，每 3～12 周使用 1 次 135 μg PegIFN-2α），有 15 例患者持续缓解。蛋白酶 3 mRNA 的水平和 PR1-CTLs 的频率在维持治疗期间增加，表明一种特定的 CTL 反应促成了这种效应。随后的 8 年随访报道 73%（8/11）的患者无复发生存，在 MMR、MR⁴/MR⁴·⁵ 中断伊马替尼治疗的患者中有 84%（5/6）无复发生存[141]。10 例患者在中位 4.5 年后停用 IFN-α，其中 9 例保持无治疗缓解（6 例 MR⁵，3 例 MR⁴·⁵）。4 例仍使用 IFN-α 的患者处于稳定的分子学缓解[141]。为了减少长期使用 IFN-α 的毒性，随后的一项研究在伊马替尼停用前 9 个月和停用后 3 个月给予 PegIFNα[142]。在平均 47 个月的随访中，该方案改善了 11 例患者中 5 例患者的缓解状态。这些研究支持进一步探索 IFN-α 在 TKI 诱导后巩固或维持治疗中的作用。此外，IFN-α 也可能在 TKI 不耐受的骨髓移植后治疗中发挥作用[143]。

13.16　IFN-α 在 Ph-MPNs 中的疗效

虽然 IFN-α 已经在 Ph-MPNs 治疗中应用了 30 年，但直到 2005 年发现大多数 Ph-MPN 患者 JAK2 基因 V617F 突变后，才能够在分子水平研究 IFN-α 对疾病负荷的作用。根据 IFN-α 的Ⅱ期临床试验报道，在 PV 及原发性血小板增多症（essential thrombocythemia, ET）患者中，75%～95% 患者获得完全血液学反应，15%～20% 患者获得完全分子学反应（定义为无法检测到 JAK2 基因 V617F 突变）[144-148]。考虑到传统药物 HU 和阿那格雷对疾病的分子状态几乎没有作用，IFN-α 的反应确实令人欣喜。此外，与 CML 类似，长期的 IFN-α 治疗可以使一些 PV 患者停止治疗并维持 DMR 长达 36 个月，同时骨髓组织学正常化[81, 148-149, 150-151]。一项Ⅲ期随机试验 PROUD-PV 直接比较了 257 例早期 PV 患者单用聚乙二醇化 IFN-α（ropeg）（起始剂量为 2 周 100 μg）和单用羟基脲（标准 PV 降细胞治疗，起始剂量 500 mg/d）[79]。1 年后，患者可以选择进入试验的扩展部分，即 CONTINUATION-PV。在 3 年的时间点，ropeg 治疗与显著更好及更长的血液学反应和 JAK2 突变等位基因负荷减低相关。两个治疗组显示出不同的反应动力学：HU 的反应在 6 个月时达到峰值，随后逐渐下降，而 ropeg 的反应随着时间的增加而增加[79]。不同治疗的耐受性具有可比性，ropeg 组 127 例患者中有 3 例（2%）发生与

第十三章

治疗相关的严重不良事件，HU 组 127 例患者中有 5 例（4%）发生与治疗相关的严重不良事件。另一项 PegIFNα-2a vs. HU 的 III 期研究——骨髓增殖性疾病研究联盟 112 试验，168 例高危 ET/PV 患者被随机分配，接受治疗长达一年；达到部分或完全缓解的患者继续研究治疗，最长 6 年[152]。与 CONTINUATION 研究不同，两组在 12 个月和 24 个月时的完全缓解率相似。此外，PegIFNα-2a 与较高的 3/4 级毒性发生率相关。Ropeg 在 ET 中的临床研究将很快在美国开始[152]。

骨髓纤维化（myelofibrosis，MF）患者对 IFN-α 的反应不如其他 MPN 那样令人印象深刻。使用 IFN-α 治疗 MF 的 II 期临床试验结果很难解释，因为研究使用了不同的方案、给药方法和反应评估，并且样本量通常很小[153-157]。一项在 62 例 MF 患者中进行的 PegIFNα-2a 试验发现，贫血患者的应答率为 64%，其中 38.5% 达到了无输血依赖[156]。此外，82% 的体质性症状消失[156]，46.5% 的脾大减轻[156]。IFN-α 在 Ph-MPNs 治疗中的未来可能在于与常规（HU 或阿那格雷）或靶向（AK1-2 抑制剂、HDACi 和染色质修饰）药物的联合治疗[69]。最近有一项关于 PegIFNα-2a 和芦可替尼联合治疗的研究报道，39% 的低危和中危患者（$n = 18$）达到完全或部分缓解[157]。在晚期和转化性疾病患者中，PegIFNα、DNA 去甲基化药物和芦可替尼三联疗法可能会改善目前的预后[81]。许多这些组合具有生物学原理，并可能以较低的剂量给药，从而减轻每种药物的不良反应[69]。

13.17 结论

IFN-α 正在 Ph-MPNs 治疗中被重新应用，包括 PV 和 ET 治疗[4]。但它在 CML 治疗中的作用更为复杂，因为包括伊马替尼在内的其他药物也显示出了很好的疗效。然而，患者对伊马替尼和其他 *BCR :: ABL1* TKIs 的耐药和不耐受仍然是目前存在的问题，而且在大多数情况下，这些治疗方法都不能治愈疾病。对长期生存的研究表明，患者的疾病因素对生存的影响比初始治疗方案的影响更大[116]。IFN-α 具有广泛的生物学效应，包括诱导细胞凋亡、激活免疫细胞、抑制血管生成和阻滞细胞周期。推测这些效应补充了 TKIs 对 *BCR :: ABL1* 作用机制的不足，为 CML 患者的联合治疗提供了理论依据。迄今

为止的临床研究结果支持 IFN-α 的这些作用，正在进行的研究可能会阐明如何在 CML 治疗中最好地使用 IFN-α。

利益冲突：MT 为默克主持了一个卫星研讨会，并从默克获得了用于临床研究的药物。其余作者声明没有任何利益冲突。

（邹 菁 何文娟）

参考文献

[1] Kotredes KP, Gamero AM. Interferons as inducers of apoptosis in malignant cells. J Interferon Cytokine Res. 2013;33(4):162–70. https://doi.org/10.1089/jir.2012.0110.

[2] Trinchieri G. Type I interferon: friend or foe? J Exp Med. 2010;207(10):2053–63. https://doi.org/10.1084/jem.20101664.

[3] Platanias LC. Mechanisms of type-I- and type-II-interferon- mediated signalling. Nat Rev Immunol. 2005;5(5):375–86. https://doi.org/10.1038/nri1604.

[4] Kiladjian JJ, Mesa RA, Hoffman R. The renaissance of interferon therapy for the treatment of myeloid malignancies. Blood. 2011;117(18):4706–15. https://doi.org/10.1182/blood-2010- 08- 258772.

[5] Fuchs SY. Hope and fear for interferon: the receptor-centric outlook on the future of interferon therapy. J Interferon Cytokine Res. 2013;33(4):211–25. https://doi.org/10.1089/jir.2012.0117.

[6] Der SD, Zhou A, Williams BR, Silverman RH. Identification of genes differentially regulated by interferon α, β, or γ using using oligonucleotide arrays. Proc Natl Acad Sci U S A. 1998;95(26):15623–8.

[7] de Veer MJ, Holko M, Frevel M, Walker E, Der S, Paranjape JM, Silverman RH, Williams BR. Functional classification of interferon-stimulated

genes identified using microarrays. J Leukoc Biol. 2001;69(6):912–20.

[8] Chawla-Sarkar M, Lindner DJ, Liu YF, Williams BR, Sen GC, Silverman RH, Borden EC. Apoptosis and interferons: role of interferon-stimulated genes as mediators of apoptosis. Apoptosis. 2003;8(3):237–49.

[9] Maher SG, Romero-Weaver AL, Scarzello AJ, Gamero AM. Interferon: cellular executioner or white knight? Curr Med Chem. 2007;14(12): 1279–89.

[10] Bekisz J, Baron S, Balinsky C, Morrow A, Zoon KC. Antiproliferative properties of type I and type II interferon. Pharmaceuticals. 2010;3(4):994–1015. https://doi.org/10.3390/ph3040994.

[11] Stein BL, Tiu RV. Biological rationale and clinical use of interferon in the classical BCR-ABL-negative myeloproliferative neoplasms. J Interferon Cytokine Res. 2013;33(4):145–53. https://doi.org/10.1089/ jir.2012.0120.

[12] Gutterman JU. Cytokine therapeutics: lessons from interferon alpha. Proc Natl Acad Sci U S A. 1994;91(4):1198–205.

[13] von Marschall Z, Scholz A, Cramer T, Schafer G, Schirner M, Oberg K, Wiedenmann B, Hocker M, Rosewicz S. Effects of interferon alpha on vascular endothelial growth factor gene transcription and tumor angiogenesis. J Natl Cancer Inst. 2003;95(6):437–48.

[14] Oliveira IC, Sciavolino PJ, Lee TH, Vilcek J. Downregulation of interleukin 8 gene expression in human fibroblasts: unique mechanism of transcriptional inhibition by interferon. Proc Natl Acad Sci U S A. 1992;89(19):9049–53.

[15] Slaton JW, Perrotte P, Inoue K, Dinney CP, Fidler IJ. Interferon-alpha-mediated down-regulation of angiogenesis-related genes and therapy of bladder cancer are dependent on optimization of biological dose and schedule. Clin Cancer Res. 1999;5(10):2726–34.

[16] Legros L, Guilhot J, Huault S, Mahon FX, Preudhomme C, Guilhot F, Hueber AO, French CMLG. Interferon decreases VEGF levels in patients with chronic myeloid leukemia treated with imatinib. Leuk Res. 2014;38(6):662–5. https://doi. org/10.1016/j.leukres.2014.01.010.

[17] Indraccolo S. Interferon-alpha as angiogenesis inhibitor: learning from tumor models. Autoimmunity. 2010;43(3):244–7. https://doi. org/10.3109/08916930903510963.

[18] Andrews DF 3rd, Singer JW, Collins SJ. Effect of recombinant α-interferon on the expression of the bcr-abl fusion gene in human chronic myelogenous human leukemia cell lines. Cancer Res. 1987;47(24 Pt 1):6629–32.

[19] Yanagisawa K, Yamauchi H, Kaneko M, Kohno H, Hasegawa H, Fujita S. Suppression of cell proliferation and the expression of a bcr-abl fusion gene and apoptotic cell death in a new human chronic myelogenous leukemia cell line, KT-1, by interferon-α. Blood. 1998;91(2):641–8.

[20] Molldrem JJ, Lee PP, Wang C, Felio K, Kantarjian HM, Champlin RE, Davis MM. Evidence that specific T lymphocytes may participate in the elimination of chronic myelogenous leukemia. Nat Med. 2000;6(9):1018–23.

[21] Tough DF, Borrow P, Sprent J. Induction of bystander T cell proliferation by viruses and type I interferon in vivo. Science. 1996;272(5270):1947–50.

[22] Hervas-Stubbs S, Riezu-Boj JI, Gonzalez I, Mancheno U, Dubrot J, Azpilicueta A, Gabari I, Palazon A, Aranguren A, Ruiz J, Prieto J, Larrea E, Melero I. Effects of IFN-alpha as a signal-3 cytokine on human naive and antigen-experienced CD8(+) T cells. Eur J Immunol. 2010;40(12):3389–402. https://doi.org/10.1002/ eji.201040664.

[23] Lee CK, Rao DT, Gertner R, Gimeno R, Frey AB, Levy DE. Distinct requirements for IFNs and STAT1 in NK cell function. J Immunol.

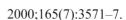

2000;165(7):3571–7.

[24] Swann JB, Hayakawa Y, Zerafa N, Sheehan KC, Scott B, Schreiber RD, Hertzog P, Smyth MJ. Type I IFN contributes to NK cell homeostasis, activation, and antitumor function. J Immunol. 2007;178(12):7540–9.

[25] Hughes A, Clarson J, White DL, Yeung D, Hughes TP, Yong ASM. Nilotinib/interferon-α combination rapidly enhances leukaemia-associated antigen-specific cytotoxic T-lymphocyte immune responses, limits natural killer cell maturation and triggers B cell remodelling. Blood. 2017;130(Supplement 1):1581. https:// doi. org/10.1182/blood.V130.Suppl_1.1581.1581.

[26] Alves R, McArdle SEB, Vadakekolathu J, Goncalves AC, Freitas-Tavares P, Pereira A, Almeida AM, Sarmento-Ribeiro AB, Rutella S. Flow cytometry and targeted immune transcriptomics identify distinct profiles in patients with chronic myeloid leukemia receiving tyrosine kinase inhibitors with or without interferon-alpha. J Transl Med. 2020;18(1):2. https://doi. org/10.1186/ s12967-019- 02194- x.

[27] Rizza P, Moretti F, Belardelli F. Recent advances on the immunomodulatory effects of IFN-alpha: implications for cancer immunotherapy and autoimmunity. Autoimmunity. 2010;43(3):204–9. https://doi. org/10.3109/08916930903510880.

[28] Diamond MS, Kinder M, Matsushita H, Mashayekhi M, Dunn GP, Archambault JM, Lee H, Arthur CD, White JM, Kalinke U, Murphy KM, Schreiber RD. Type I interferon is selectively required by dendritic cells for immune rejection of tumors. J Exp Med. 2011;208(10):1989–2003. https://doi. org/10.1084/jem.20101158.

[29] Giron-Michel J, Weill D, Bailly G, Legras S, Nardeux PC, Azzarone B, Tovey MG, Eid P. Direct signal transduction via functional interferon-alphabeta receptors in CD34+ hematopoietic stem cells. Leukemia. 2002;16(6):1135–42. https://doi.

[30] Verma A, Deb DK, Sassano A, Uddin S, Varga J, Wickrema A, Platanias LC. Activation of the p38 mitogen-activated protein kinase mediates the suppressive effects of type I interferons and transforming growth factor-beta on normal hematopoiesis. J Biol Chem. 2002;277(10):7726–35. https://doi. org/10.1074/jbc.M106640200.

[31] Katsoulidis E, Carayol N, Woodard J, Konieczna I, Majchrzak-Kita B, Jordan A, Sassano A, Eklund EA, Fish EN, Platanias LC. Role of Schlafen 2 (SLFN2) in the generation of interferon alpha-induced growth inhibitory responses. J Biol Chem. 2009;284(37):25051–64. https://doi.org/10.1074/ jbc.M109.030445.

[32] Joshi S, Kaur S, Redig AJ, Goldsborough K, David K, Ueda T, Watanabe-Fukunaga R, Baker DP, Fish EN, Fukunaga R, Platanias LC. Type I interferon (IFN)-dependent activation of Mnk1 and its role in the generation of growth inhibitory responses. Proc Natl Acad Sci U S A. 2009;106(29):12097–102. https://doi.org/10.1073/pnas.0900562106.

[33] Aman MJ, Keller U, Derigs G, Mohamadzadeh M, Huber C, Peschel C. Regulation of cytokine expression by interferon-alpha in human bone marrow stromal cells: inhibition of hematopoietic growth factors and induction of interleukin-1 receptor antagonist. Blood. 1994;84(12):4142–50.

[34] Aman MJ, Bug G, Aulitzky WE, Huber C, Peschel C. Inhibition of interleukin-11 by interferon-alpha in human bone marrow stromal cells. Exp Hematol. 1996;24(8):863–7.

[35] Sato T, Onai N, Yoshihara H, Arai F, Suda T, Ohteki T. Interferon regulatory factor-2 protects quiescent hematopoietic stem cells from type I interferon-dependent exhaustion. Nat Med. 2009;15(6):696–700. https://doi.org/10.1038/ nm.1973.

[36] Essers MA, Offner S, Blanco-Bose WE, Waibler Z, Kalinke U, Duchosal MA, Trumpp A. IFNα

activates dormant haematopoietic stem cells in vivo. Nature. 2009;458(7240):904–8. https://doi.org/10.1038/ nature07815.

[37] Pietras EM, Lakshminarasimhan R, Techner JM, Fong S, Flach J, Binnewies M, Passegue E. Re-entry into quiescence protects hematopoietic stem cells from the killing effect of chronic exposure to type I interferons. J Exp Med. 2014;211(2):245–62. https://doi.org/10.1084/jem.20131043.

[38] Graham SM, Jørgensen HG, Allan E, Pearson C, Alcorn MJ, Richmond L, Holyoake TL. Primitive, quiescent, Philadelphia-positive stem cells from patients with chronic myeloid leukemia are insensitive to STI571 in vitro. Blood. 2002;99(1):319–25.

[39] Copland M, Hamilton A, Elrick LJ, Baird JW, Allan EK, Jordanides N, Barow M, Mountford JC, Holyoake TL. Dasatinib (BMS-354825) targets an earlier progenitor population than imatinib in primary CML but does not eliminate the quiescent fraction. Blood. 2006;107(11):4532–9.

[40] Bhatia R, Holtz M, Niu N, Gray R, Snyder DS, Sawyers CL, Arber DA, Slovak ML, Forman SJ. Persistence of malignant hematopoietic progenitors in chronic myelogenous leukemia patients in complete cytogenetic remission following imatinib mesylate treatment. Blood. 2003;101(12):4701–7.

[41] Mazur EM, Richtsmeier WJ, South K. Alpha-interferon: differential suppression of colony growth from human erythroid, myeloid, and megakaryocytic hematopoietic progenitor cells. J Interf Res. 1986;6(3):199–206.

[42] Ganser A, Carlo-Stella C, Greher J, Volkers B, Hoelzer D. Effect of recombinant interferons alpha and gamma on human bone marrow-derived megakaryocytic progenitor cells. Blood. 1987;70(4):1173–9.

[43] Wang Q, Miyakawa Y, Fox N, Kaushansky K. Interferon-alpha directly represses megakaryopoiesis by inhibiting thrombopoietin-

induced signaling through induction of SOCS-1. Blood. 2000;96(6):2093–9.

[44] Yamane A, Nakamura T, Suzuki H, Ito M, Ohnishi Y, Ikeda Y, Miyakawa Y. Interferon-alpha 2b-induced thrombocytopenia is caused by inhibition of platelet production but not proliferation and endomitosis in human megakaryocytes. Blood. 2008;112(3):542–50. https://doi.org/10.1182/blood-2007-12-125906.

[45] Mayer IA, Verma A, Grumbach IM, Uddin S, Lekmine F, Ravandi F, Majchrzak B, Fujita S, Fish EN, Platanias LC. The p38 MAPK pathway mediates the growth inhibitory effects of interferon-alpha in BCR-ABL-expressing cells. J Biol Chem. 2001;276(30):28570–7.

[46] Lu M, Zhang W, Li Y, Berenzon D, Wang X, Wang J, Mascarenhas J, Xu M, Hoffman R. Interferon-alpha targets JAK2V617F-positive hematopoietic progenitor cells and acts through the p38 MAPK pathway. Exp Hematol. 2010;38(6):472–80. https:// doi.org/10.1016/j.exphem.2010.03.005.

[47] Hasan S, Lacout C, Marty C, Cuingnet M, Solary E, Vainchenker W, Villeval JL. JAK2V617F expression in mice amplifies early hematopoietic cells and gives them a competitive advantage that is hampered by IFNalpha. Blood. 2013;122(8):1464–77. https://doi. org/10.1182/ blood-2013- 04- 498956.

[48] Selleri C, Sato T, Del Vecchio L, Luciano L, Barrett AJ, Rotoli B, Young NS, Maciejewski JP. Involvement of Fas-mediated apoptosis in the inhibitory effects of interferon-α in chronic myelogenous leukemia. Blood. 1997;89(3):957–64.

[49] Bhatia R, Verfaillie CM. The effect of interferon-alpha on beta-1 integrin mediated adhesion and growth regulation in chronic myelogenous leukemia. Leuk Lymphoma. 1998;28(3–4):241–54.

[50] Ito K, Tanaka H, Ito T, Sultana TA, Kyo T, Imanaka F, Ohmoto Y, Kimura A. Initial expression of interferon alpha receptor 2 (IFNAR2)

第十三章

211

on CD34-positive cells and its down-regulation correlate with clinical response to interferon therapy in chronic myelogenous leukemia. Eur J Haematol. 2004;73(3):191–205. https://doi.org/10.1111/j.1600-0609.2004.00275. x.

[51] Yokota A, Hirai H, Sato R, Adachi H, Sato F, Hayashi Y, Sato A, Kamio N, Miura Y, Nakano M, Tenen DG, Kimura S, Tashiro K, Mackawa T. C/EBPbeta is a critical mediator of IFN-alpha-induced exhaustion of chronic myeloid leukemia stem cells. Blood Adv. 2019;3(3):476–88. https://doi.org/10.1182/ bloodadvances.2018020503.

[52] Schubert C, Allhoff M, Tillmann S, Maie T, Costa IG, Lipka DB, Schemionek M, Feldberg K, Baumeister J, Brummendorf TH, Chatain N, Koschmieder S. Differential roles of STAT1 and STAT2 in the sensitivity of JAK2V617F- vs. BCR-ABL-positive cells to interferon alpha. J Hematol Oncol. 2019;12(1):36. https://doi.org/10.1186/s13045-019- 0722- 9.

[53] Biron CA. Interferons alpha and beta as immune regulators-- a new look. Immunity. 2001;14(6):661–4.

[54] Molldrem J, Dermime S, Parker K, Jiang YZ, Mavroudis D, Hensel N, Fukushima P, Barrett AJ. Targeted T-cell therapy for human leukemia: cytotoxic T lymphocytes specific for a peptide derived from proteinase 3 preferentially lyse human myeloid leukemia cells. Blood. 1996;88(7):2450–7.

[55] Burchert A, Muller MC, Kostrewa P, Erben P, Bostel T, Liebler S, Hehlmann R, Neubauer A, Hochhaus A. Sustained molecular response with interferon alfa maintenance after induction therapy with imatinib plus interferon alfa in patients with chronic myeloid leukemia. J Clin Oncol. 2010;28(8):1429–35. https:// doi.org/10.1200/JCO.2009.25.5075.

[56] Kanodia S, Wieder E, Lu S, Talpaz M, Alatrash G, Clise-Dwyer K, Molldrem JJ. PR1-specific

T cells are associated with unmaintained cytogenetic remission of chronic myelogenous leukemia after interferon withdrawal. PLoS One. 2010;5(7):e11770. https://doi.org/10.1371/journal.pone.0011770.

[57] Schepers K, Pietras EM, Reynaud D, Flach J, Binnewies M, Garg T, Wagers AJ, Hsiao EC, Passegue E. Myeloproliferative neoplasia remodels the endosteal bone marrow niche into a self-reinforcing leukemic niche. Cell Stem Cell. 2013;13(3):285–99. https://doi.org/10.1016/j.stem.2013.06.009.

[58] Indraccolo S, Pfeffer U, Minuzzo S, Esposito G, Roni V, Mandruzzato S, Ferrari N, Anfosso L, Dell'Eva R, Noonan DM, Chieco-Bianchi L, Albini A, Amadori A. Identification of genes selectively regulated by IFNs in endothelial cells. J Immunol. 2007;178(2):1122–35.

[59] Takayanagi H, Kim S, Matsuo K, Suzuki H, Suzuki T, Sato K, Yokochi T, Oda H, Nakamura K, Ida N, Wagner EF, Taniguchi T. RANKL maintains bone homeostasis through c-Fos-dependent induction of interferon-beta. Nature. 2002;416(6882):744–9. https://doi.org/10.1038/416744a.

[60] Kunisaki Y, Bruns I, Scheiermann C, Ahmed J, Pinho S, Zhang D, Mizoguchi T, Wei Q, Lucas D, Ito K, Mar JC, Bergman A, Frenette PS. Arteriolar niches maintain haematopoietic stem cell quiescence. Nature. 2013;502(7473):637–43. https://doi. org/10.1038/nature12612.

[61] Landolfo S, Guarini A, Riera L, Gariglio M, Gribaudo G, Cignetti A, Cordone I, Montefusco E, Mandelli F, Foa R. Chronic myeloid leukemia cells resistant to interferon-alpha lack STAT1 expression. Hematol J. 2000;1(1):7–14. https://doi.org/10.1038/ sj/thj/6200004.

[62] Pane F, Mostarda I, Selleri C, Salzano R, Raiola AM, Luciano L, Saglio G, Rotoli B, Salvatore F. BCR/ABL mRNA and the P210(BCR/ABL) protein are downmodulated by interferon-alpha

in chronic myeloid leukemia patients. Blood. 1999;94(7):2200–7.

[63] Schmidt M, Hochhaus A, Nitsche A, Hehlmann R, Neubauer A. Expression of nuclear transcription factor interferon consensus sequence binding protein in chronic myeloid leukemia correlates with pretreatment risk features and cytogenetic response to interferon-alpha. Blood. 2001;97(11):3648–50.

[64] Holtschke T, Lohler J, Kanno Y, Fehr T, Giese N, Rosenbauer F, Lou J, Knobeloch KP, Gabriele L, Waring JF, Bachmann MF, Zinkernagel RM, Morse HC 3rd, Ozato K, Horak I. Immunodeficiency and chronic myelogenous leukemia-like syndrome in mice with a targeted mutation of the ICSBP gene. Cell. 1996;87(2):307–17.

[65] Hao SX, Ren R. Expression of interferon consensus sequence binding protein (ICSBP) is downregulated in Bcr-Abl-induced murine chronic myelogenous leukemia-like disease, and forced coexpression of ICSBP inhibits Bcr-Abl-induced myeloproliferative disorder. Mol Cell Biol. 2000;20(4):1149–61.

[66] Schmidt M, Hochhaus A, Konig-Merediz SA, Brendel C, Proba J, Hoppe GJ, Wittig B, Ehninger G, Hehlmann R, Neubauer A. Expression of interferon regulatory factor 4 in chronic myeloid leukemia: correlation with response to interferon alfa therapy. J Clin Oncol. 2000;18(19):3331–8.

[67] Mittrucker HW, Matsuyama T, Grossman A, Kundig TM, Potter J, Shahinian A, Wakeham A, Patterson B, Ohashi PS, Mak TW. Requirement for the transcription factor LSIRF/IRF4 for mature B and T lymphocyte function. Science. 1997;275(5299):540–3.

[68] Hochhaus A, Yan XH, Willer A, Hehlmann R, Gordon MY, Goldman JM, Melo JV. Expression of interferon regulatory factor (IRF) genes and response to interferon-alpha in chronic myeloid leukaemia. Leukemia. 1997;11(7):933–9.

[69] Hasselbalch HC. A new era for IFN-alpha in the treatment of Philadelphia-negative chronic myeloproliferative neoplasms. Expert Rev Hematol. 2011;4(6):637–55. https://doi.org/10.1586/EHM.11.63.

[70] Simonsson B, Hjorth-Hansen H, Bjerrum OW, Porkka K. Interferon alpha for treatment of chronic myeloid leukemia. Curr Drug Targets. 2011;12(3):420–8.

[71] Chronic Myeloid Leukemia Trialists' Collaborative Group. Interferon alfa versus chemotherapy for chronic myeloid leukemia: a meta-analysis of seven randomized trials. J Natl Cancer Inst. 1997;89(21):1616–20.

[72] Silver RT, Woolf SH, Hehlmann R, Appelbaum FR, Anderson J, Bennett C, Goldman JM, Guilhot F, Kantarjian HM, Lichtin AE, Talpaz M, Tura S. An evidence-based analysis of the effect of busulfan, hydroxyurea, interferon, and allogeneic bone marrow transplantation in treating the chronic phase of chronic myeloid leukemia: developed for the American Society of Hematology. Blood. 1999;94(5):1517–36.

[73] Talpaz M, O'Brien S, Rose E, Gupta S, Shan J, Cortes J, Giles FJ, Faderl S, Kantarjian HM. Phase 1 study of polyethylene glycol formulation of interferon α -2B (Schering 54031) in Philadelphia chromosome-positive chronic myelogenous leukemia. Blood. 2001;98(6):1708–13.

[74] Lipton JH, Khoroshko N, Golenkov A, Abdulkadyrov K, Nair K, Raghunadharao D, Brummendorf T, Yoo K, Bergstrom B. Phase II, randomized, multicenter, comparative study of peginterferon– α –2a (40 kD) (Pegasys®) versus interferon α -2a (Roferon®-A) in patients with treatment-naïve, chronic-phase chronic myelogenous leukemia. Leuk Lymphoma. 2007;48(3):497–505. https://doi.org/10.1080/10428190601175393. 773533619 [pii]

[75] Michallet M, Maloisel F, Delain M, Hellmann

A, Rosas A, Silver RT, Tendler C, Group PE-ICS. Pegylated recombinant interferon alpha- 2b vs recombinant interferon alpha-2b for the initial treatment of chronic-phase chronic myelogenous leukemia: a phase III study. Leukemia. 2004;18(2):309–15.

[76] Berenguer J, Gonzalez-Garcia J, Lopez-Aldeguer J, Von-Wichmann MΛ, Quereda C, Hernando Λ, Sanz J, Tural C, Ortega E, Mallolas J, Santos I, Miralles P, Montes ML, Bellon JM, Esteban H, cohort GHH. Pegylated interferon {alpha}2a plus ribavirin versus pegylated interferon {alpha}2b plus ribavirin for the treatment of chronic hepatitis C in HIV-infected patients. J Antimicrob Chemother. 2009;63(6):1256–63. https://doi. org/10.1093/jac/ dkp106.

[77] Laguno M, Cifuentes C, Murillas J, Veloso S, Larrousse M, Payeras A, Bonet L, Vidal F, Milinkovic A, Bassa A, Villalonga C, Perez I, Tural C, Martinez-Rebollar M, Calvo M, Blanco JL, Martinez E, Sanchez-Tapias JM, Gatell JM, Mallolas J. Randomized trial comparing pegylated interferon alpha-2b versus pegylated interferon alpha-2a, both plus ribavirin, to treat chronic hepatitis C in human immunodeficiency virus patients. Hepatology. 2009;49(1):22–31. https:// doi. org/10.1002/hep.22598.

[78] Scotto G, Fazio V, Fornabaio C, Tartaglia A, Di Tullio R, Saracino A, Angarano G. Early and sustained virological response in non-responders with chronic hepatitis C: a randomized open-label study of pegylated interferon-alpha-2a versus pegylated interferon-alpha-2b. Drugs. 2008;68(6):791–801.

[79] Gisslinger H, Klade C, Georgiev P, Krochmalczyk D, Gercheva-Kyuchukova L, Egyed M, Rossiev V, Dulicek P, Illes A, Pylypenko H, Sivcheva L, Mayer J, Yablokova V, Krejcy K, Grohmann-Izay B, Hasselbalch HC, Kralovics R, Kiladjian JJ, Group P-PS. Ropeginterferon alfa-2b versus standard therapy for polycythaemia vera (PROUD-PV and CONTINUATION-PV): a randomised, non-inferiority, phase 3 trial and its extension study. Lancet Haematol. 2020;7(3):e196–208. https://doi. org/10.1016/S2352-3026(19)30236-4.

[80] Tremblay D, Mascarenhas J. Novel therapies in polycythemia vera. Curr Hematol Malig Rep. 2020; https://doi.org/10.1007/s11899-020-00564-7.

[81] Hasselbalch HC, Holmstrom MO. Perspectives on interferon-alpha in the treatment of polycythemia vera and related myeloproliferative neoplasms: minimal residual disease and cure? Semin Immunopathol. 2019;41(1):5–19. https://doi. org/10.1007/s00281-018-0700-2.

[82] Jonasch E, Haluska FG. Interferon in oncological practice: review of interferon biology, clinical applications, and toxicities. Oncologist. 2001;6(1):34–55. https://doi.org/10.1634/ theoncologist.6-1- 34.

[83] Kluin-Nelemans HC, Buck G, le Cessie S, Richards S, Beverloo HB, Falkenburg JH, Littlewood T, Muus P, Bareford D, van der Lelie H, Green AR, Roozendaal KJ, Milne AE, Chapman CS, Shepherd P, Mrc, groups H. Randomized comparison of low-dose versus high-dose interferon-alfa in chronic myeloid leukemia: prospective collaboration of 3 joint trials by the MRC and HOVON groups. Blood. 2004;103(12):4408–15. https://doi.org/10.1182/ blood-2003- 10- 3605.

[84] Steegmann JL, Requena MJ, Martin-Regueira P, De La Camara R, Casado F, Salvanes FR, Fernandez Ranada JM. High incidence of autoimmune alterations in chronic myeloid leukemia patients treated with interferon-alpha. Am J Hematol. 2003;72(3):170–6. https://doi. org/10.1002/ ajh.10282.

[85] Tothova E, Kafkova A, Stecova N, Fricova M, Guman T, Svorcova E. Immune-mediated complications during interferon alpha therapy

in chronic myelogenous leukemia. Neoplasma. 2002;49(2):91–4.

[86] Herishanu Y, Trestman S, Kirgner I, Rachmani R, Naparstek E. Autoimmune thrombocytopenia in chronic myeloid leukemia treated with interferon-alpha: differential diagnosis and possible pathogenesis. Leuk Lymphoma. 2003;44(12):2103–8. https:// doi.org/10.1080/104 2819031000123447.

[87] Luskin MR. Chronic myeloid leukemia and pregnancy: patient and partner perspectives. Expert Rev Hematol. 2018;11(8):597–9. https:// doi.org/10.1080 /17474086.2018.1500889.

[88] Palani R, Milojkovic D, Apperley JF. Managing pregnancy in chronic myeloid leukaemia. Ann Hematol. 2015;94(Suppl 2):S167–76. https://doi. org/10.1007/s00277-015- 2317- z.

[89] Yazdani Brojeni P, Matok I, Garcia Bournissen F, Koren G. A systematic review of the fetal safety of interferon alpha. Reprod Toxicol. 2012;33(3):265–8. https://doi.org/10.1016/j.reprotox.2011.11.003.

[90] Pye SM, Cortes J, Ault P, Hatfield A, Kantarjian H, Pilot R, Rosti G, Apperley JF. The effects of imatinib on pregnancy outcome. Blood. 2008;111(12):5505–8. https://doi.org/10.1182/ blood-2007- 10- 114900.

[91] Law AD, Dong Hwan Kim D, Lipton JH. Pregnancy: part of life in chronic myelogenous leukemia. Leuk Lymphoma. 2017;58(2):280–7. https://doi.org/10.10 80/10428194.2016.1201571.

[92] Lasica M, Willcox A, Burbury K, Ross DM, Branford S, Butler J, Filshie R, Januszewicz H, Joske D, Mills A, Simpson D, Tam C, Taylor K, Watson AM, Wolf M, Grigg A. The effect of tyrosine kinase inhibitor interruption and interferon use on pregnancy outcomes and long-term disease control in chronic myeloid leukemia. Leuk Lymphoma. 2019;60(7):1796–802. https:// doi.org/10.1080/1042 8194.2018.1551533.

[93] Milojkovic D, Apperley JF. How I treat leukemia during pregnancy. Blood. 2014;123(7):974–84. https://doi.org/10.1182/blood-2013- 08- 283580.

[94] Berman E. Pregnancy in patients with chronic myeloid leukemia. J Natl Compr Cancer Netw. 2018;16(5S):660–2. https://doi.org/10.6004/ jnccn.2018.0035.

[95] Kantarjian HM, O'Brien S, Cortes JE, Shan J, Giles FJ, Rios MB, Faderl SH, Wierda WG, Ferrajoli A, Verstovsek S, Keating MJ, Freireich EJ, Talpaz M. Complete cytogenetic and molecular responses to interferon-alpha-based therapy for chronic myelogenous leukemia are associated with excellent long-term prognosis. Cancer. 2003;97(4):1033–41.

[96] Bonifazi F, de Vivo A, Rosti G, Guilhot F, Guilhot J, Trabacchi E, Hehlmann R, Hochhaus A, Shepherd PC, Steegmann JL, Kluin-Nelemans HC, Thaler J, Simonsson B, Louwagie A, Reiffers J, Mahon FX, Montefusco E, Alimena G, Hasford J, Richards S, Saglio G, Testoni N, Martinelli G, Tura S, Baccarani M. Chronic myeloid leukemia and interferon- α : a study of complete cytogenetic responders. Blood. 2001;98(10):3074–81.

[97] Malagola M, Breccia M, Skert C, Cancelli V, Soverini S, Iacobucci I, Cattina F, Liberati AM, Tiribelli M, Annunziata M, Trabacchi E, De Vivo A, Castagnetti F, Martinelli G, Fogli M, Stagno F, Pica G, Iurlo A, Pregno P, Abruzzese E, Pardini S, Bocchia M, Russo S, Pierri I, Lunghi M, Barulli S, Merante S, Mandelli F, Alimena G, Rosti G, Baccarani M, Russo D. Long term outcome of Ph+ CML patients achieving complete cytogenetic remission with interferon based therapy moving from interferon to imatinib era. Am J Hematol. 2014;89(2):119–24. https://doi. org/10.1002/ ajh.23593.

[98] Mahon FX, Delbrel X, Cony-Makhoul P, Faberes C, Boiron JM, Barthe C, Bilhou-Nabera C, Pigneux A, Marit G, Reiffers J. Follow-up of complete cytogenetic remission in patients with

chronic myeloid leukemia after cessation of interferon alfa. J Clin Oncol. 2002;20(1):214–20.

[99] Veneri D, Tecchio C, De Matteis G, Paviati E, Benati M, Franchini M, Pizzolo G. Long-term persistence of molecular response after discontinuation of interferon-alpha in two patients with chronic myeloid leukaemia. Blood Transfus – Trasfusione del sangue. 2012;10(2):233–4.

[100] Talpaz M, Estrov Z, Kantarjian H, Ku S, Foteh A, Kurzrock R. Persistence of dormant leukemic progenitors during interferon-induced remission in chronic myelogenous leukemia. Analysis by polymerase chain reaction of individual colonies. J Clin Invest. 1994;94(4):1383–9.

[101] Latagliata R, Romano A, Mancini M, Breccia M, Carmosino I, Vozella F, Montagna C, Volpicelli P, De Angelis F, Petrucci L, Serrao A, Molica M, Salaroli A, Diverio D, Alimena G. Discontinuation of alpha-interferon treatment in patients with chronic myeloid leukemia in long-lasting complete molecular response. Leuk Lymphoma. 2016;57(1):99–102. https://doi.org/10.3109/10428 194.2015.1043548.

[102] Hochhaus A, Reiter A, Saussele S, Reichert A, Emig M, Kaeda J, Schultheis B, Berger U, Shepherd PC, Allan NC, Hehlmann R, Goldman JM, Cross NC. Molecular heterogeneity in complete cytogenetic responders after interferon-α therapy for chronic myelogenous leukemia: low levels of minimal residual disease are associated with continuing remission. Blood. 2000;95(1):62–6.

[103] Chomel JC, Brizard F, Veinstein A, Rivet J, Sadoun A, Kitzis A, Guilhot F, Brizard A. Persistence of BCR-ABL genomic rearrangement in chronic myeloid leukemia patients in complete and sustained cytogenetic remission after interferon-alpha therapy or allogeneic bone marrow transplantation. Blood. 2000;95(2):404–8.

[104] Mahon FX, Rea D, Guilhot J, Guilhot F, Huguet F, Nicolini F, Legros L, Charbonnier A, Guerci A, Varet B, Etienne G, Reiffers J, Rousselot P. Discontinuation of imatinib in patients with chronic myeloid leukaemia who have maintained complete molecular remission for at least 2 years: the prospective, multicentre stop Imatinib (STIM) trial. Lancet Oncol. 2010;11(11):1029–35. https://doi.org/10.1016/S1470-2045(10)70233-3.

[105] Rowley JD. Letter: a new consistent chromosomal abnormality in chronic myelogenous leukaemia identified by quinacrine fluorescence and Giemsa staining. Nature. 1973;243(5405):290–3.

[106] de Klein A, van Kessel AG, Grosveld G, Bartram CR, Hagemeijer A, Bootsma D, Spurr NK, Heisterkamp N, Groffen J, Stephenson JR. A cellular oncogene is translocated to the Philadelphia chromosome in chronic myelocytic leukaemia. Nature. 1982;300(5894):765–7.

[107] Shtivelman E, Lifshitz B, Gale RP, Canaani E. Fused transcript of abl and bcr genes in chronic myelogenous leukaemia. Nature. 1985;315(6020):550–4.

[108] Daley GQ, Van Etten RA, Baltimore D. Induction of chronic myelogenous leukemia in mice by the P210bcr/abl gene of the Philadelphia chromosome. Science. 1990;247(4944):824–30.

[109] Heisterkamp N, Jenster G, ten Hoeve J, Zovich D, Pattengale PK, Groffen J. Acute leukaemia in bcr/ abl transgenic mice. Nature. 1990;344(6263):251–3.

[110] O'Brien SG, Guilhot F, Larson RA, Gathmann I, Baccarani M, Cervantes F, Cornelissen JJ, Fischer T, Hochhaus A, Hughes T, Lechner K, Nielsen JL, Rousselot P, Reiffers J, Saglio G, Shepherd J, Simonsson B, Gratwohl A, Goldman JM, Kantarjian H, Taylor K, Verhoef G, Bolton AE, Capdeville R, Druker BJ, Investigators I. Imatinib compared with interferon and low-dose cytarabine for newly diagnosed chronic-phase chronic myeloid leukemia. N Engl J Med.

2003;348(11):994–1004.

[111] Hochhaus A, Larson RA, Guilhot F, Radich JP, Branford S, Hughes TP, Baccarani M, Deininger MW, Cervantes F, Fujihara S, Ortmann CE, Menssen HD, Kantarjian H, O'Brien SG, Druker BJ, Investigators I. Long-term outcomes of Imatinib treatment for chronic myeloid leukemia. N Engl J Med. 2017;376(10):917–27. https://doi. org/10.1056/NEJMoa1609324.

[112] Deininger M, O'Brien SG, Guilhot F, Goldman JM, Hochhaus A, Hughes TP, Radich JP, Hatfield AK, Mone M, Filian J, Reynolds J, Gathmann I, Larson RA, Druker BJ. International randomized study of interferon vs STI571 (IRIS) 8-year follow up: sustained survival and low risk for progression or events in patients with newly diagnosed chronic myeloid leukemia in chronic phase (CML-CP) treated with imatinib. Blood. 2009;114:22. (abstract [1126])

[113] Hochhaus A, O'Brien SG, Guilhot F, Druker BJ, Branford S, Foroni L, Goldman JM, Muller MC, Radich JP, Rudoltz M, Mone M, Gathmann I, Hughes TP, Larson RA, Investigators I. Six-year follow-up of patients receiving imatinib for the first-line treatment of chronic myeloid leukemia. Leukemia. 2009;23(6):1054–61. https://doi. org/10.1038/leu.2009.38.

[114] Hehlmann R, Lauseker M, Jung-Munkwitz S, Leitner A, Muller MC, Pletsch N, Proetel U, Haferlach C, Schlegelberger B, Balleisen L, Hanel M, Pfirrmann M, Krause SW, Nerl C, Pralle H, Gratwohl A, Hossfeld DK, Hasford J, Hochhaus A, Saussele S. Tolerability-adapted imatinib 800 mg/d versus 400 mg/d versus 400 mg/d plus interferon-alpha in newly diagnosed chronic myeloid leukemia. J Clin Oncol. 2011;29(12):1634–42. https://doi. org/10.1200/JCO.2010.32.0598.

[115] Hehlmann R, Muller MC, Lauseker M, Hanfstein B, Fabarius A, Schreiber A, Proetel U, Pletsch N, Pfirrmann M, Haferlach C, Schnittger S, Einsele H, Dengler J, Falge C, Kanz L, Neubauer A, Kneba M, Stegelmann F, Pfreundschuh M, Waller CF, Spiekermann K, Baerlocher GM, Ehninger G, Heim D, Heimpel H, Nerl C, Krause SW, Hossfeld DK, Kolb HJ, Hasford J, Saussele S, Hochhaus A. Deep molecular response is reached by the majority of patients treated with imatinib, predicts survival, and is achieved more quickly by optimized high-dose imatinib: results from the randomized CML-study IV. J Clin Oncol. 2014;32(5):415–23. https://doi. org/10.1200/JCO.2013.49.9020.

[116] Hehlmann R, Lauseker M, Saussele S, Pfirrmann M, Krause S, Kolb HJ, Neubauer A, Hossfeld DK, Nerl C, Gratwohl A, Baerlocher GM, Heim D, Brummendorf TH, Fabarius A, Haferlach C, Schlegelberger B, Muller MC, Jeromin S, Proetel U, Kohlbrenner K, Voskanyan A, Rinaldetti S, Seifarth W, Spiess B, Balleisen L, Goebeler MC, Hanel M, Ho A, Dengler J, Falge C, Kanz L, Kremers S, Burchert A, Kneba M, Stegelmann F, Kohne CA, Lindemann HW, Waller CF, Pfreundschuh M, Spiekermann K, Berdel WE, Muller L, Edinger M, Mayer J, Beelen DW, Bentz M, Link H, Hertenstein B, Fuchs R, Wernli M, Schlegel F, Schlag R, de Wit M, Trumper L, Hebart H, Hahn M, Thomalla J, Scheid C, Schafhausen P, Verbeek W, Eckart MJ, Gassmann W, Pezzutto A, Schenk M, Brossart P, Geer T, Bildat S, Schafer E, Hochhaus A, Hasford J. Assessment of imatinib as first-line treatment of chronic myeloid leukemia: 10-year survival results of the randomized CML study IV and impact of non-CML determinants. Leukemia. 2017;31(11):2398–406. https://doi. org/10.1038/leu.2017.253.

[117] Preudhomme C, Guilhot J, Nicolini FE, Guerci-Bresler A, Rigal-Huguet F, Maloisel F, Coiteux V, Gardembas M, Berthou C, Vekhoff A, Rea D, Jourdan E, Allard C, Delmer A, Rousselot P, Legros L, Berger M, Corm S, Etienne G, Roche-Lestienne

C, Eclache V, Mahon FX, Guilhot F. Imatinib plus peginterferon alfa-2a in chronic myeloid leukemia. N Engl J Med. 2010;363(26):2511–21. https://doi.org/10.1056/NEJMoa1004095.

[118] Johnson-Ansah H, Guilhot J, Rousselot P, Rea D, Legros L, Rigal-Huguet F, Nicolini FE, Mahon FX, Preudhomme C, Guilhot F. Tolerability and efficacy of pegylated interferon-alpha-2a in combination with imatinib for patients with chronic-phase chronic myeloid leukemia. Cancer. 2013;119(24):4284–9. https://doi.org/10.1002/cncr.28328.

[119] Simonsson B, Gedde-Dahl T, Markevärn B, Remes K, Stentoft J, Almqvist A, Bjoreman M, Flogegard M, Koskenveesa P, Lindblom A, Malm C, Mustjoki S, Myhr-Eriksson K, Ohm L, Rasanen A, Sinisalo M, Sjalander A, Stromberg U, Weiss Bjerrum O, Ehrencrona H, Gruber F, Kairisto V, Olsson K, Sandin F, Nagler A, Lanng Nielsen J, Hjorth-Hansen H, Porkka K. Combination of pegylated IFN-α 2b with imatinib increases molecular response rates in patients with low- or intermediate-risk chronic myeloid leukemia. Blood. 2011;118:3228–35. https://doi.org/10.1182/blood-2011- 02- 336685.

[120] Cortes J, Quintas-Cardama A, Jones D, Ravandi F, Garcia-Manero G, Verstovsek S, Koller C, Hiteshew J, Shan J, O'Brien S, Kantarjian H. Immune modulation of minimal residual disease in early chronic phase chronic myelogenous leukemia: a randomized trial of frontline high-dose imatinib mesylate with or without pegylated interferon alpha-2b and granulocyte-macrophage colony-stimulating factor. Cancer. 2011;117(3):572–80. https://doi. org/10.1002/cncr.25438.

[121] Palandri F, Iacobucci I, Castagnetti F, Testoni N, Poerio A, Amabile M, Breccia M, Intermesoli T, Iuliano F, Rege-Cambrin G, Tiribelli M, Miglino M, Pane F, Saglio G, Martinelli G,

Rosti G, Baccarani M. Frontline treatment of Philadelphia positive chronic myeloid leukemia with imatinib and interferon-α : 5-year outcome. Haematologica. 2008;93(5):770–4.

[122] Baccarani M, Martinelli G, Rosti G, Trabacchi E, Testoni N, Bassi S, Amabile M, Soverini S, Castagnetti F, Cilloni D, Izzo B, de Vivo A, Messa E, Bonifazi F, Poerio A, Luatti S, Giugliano E, Alberti D, Fincato G, Russo D, Pane F, Saglio G. Imatinib and pegylated human recombinant interferon-α 2b in early chronic-phase chronic myeloid leukemia. Blood. 2004;104(13):4245–51.

[123] Palandri F, Castagnetti F, Iacobucci I, Martinelli G, Amabile M, Gugliotta G, Poerio A, Testoni N, Breccia M, Bocchia M, Crugnola M, Rege-Cambrin G, Martino B, Pierri I, Radaelli F, Specchia G, Pane F, Saglio G, Rosti G, Baccarani M. The response to imatinib and interferon-α is more rapid than the response to imatinib alone: a retrospective analysis of 495 Philadelphia-positive chronic myeloid leukemia patients in early chronic phase. Haematologica. 2010;95(8):1415–9.

[124] Chamoun K, Kantarjian H, Atallah R, Gonzalez GN, Issa GC, Rios MB, Garcia-Manero G, Borthakur G, Ravandi F, Jain N, Daver N, Konopleva M, DiNardo CD, Kadia T, Pemmaraju N, Jabbour E, Cortes J. Tyrosine kinase inhibitor discontinuation in patients with chronic myeloid leukemia: a single-institution experience. J Hematol Oncol. 2019;12(1):1. https:// doi.org/10.1186/s13045-018- 0686- 1.

[125] Webster JA, Ferguson A, Gocke C, Jones RJ, Levitsky H, Smith BD. A randomized phase II trial of interferon (IFN)/GM-CSF versus K562/GM-CSF vaccination in chronic phase CML patients on frontline tyrosine kinase inhibitor (TKI) therapy: potential of IFN to enhance molecular remissions. Blood. 2016;128(22):3088. https://doi.org/10.1182/blood. V128.22.3088.3088.

[126] Hjorth-Hansen H, Stentoft J, Richter J,

Koskenvesa P, Hoglund M, Dreimane A, Porkka K, Gedde-Dahl T, Gjertsen BT, Gruber FX, Stenke L, Eriksson KM, Markevarn B, Lubking A, Vestergaard H, Udby L, Bjerrum OW, Persson I, Mustjoki S, Olsson-Stromberg U. Safety and efficacy of the combination of pegylated interferon-alpha2b and dasatinib in newly diagnosed chronic-phase chronic myeloid leukemia patients. Leukemia. 2016;30(9):1853–60. https://doi.org/10.1038/leu.2016.121.

[127] Nicolini FE, Etienne G, Huguet F, Guerci-Bresler A, Charbonnier A, Escoffre-Barbe M, Dubruille V, Johnson-Ansah H, Legros L, Coiteux V, Cony-Makhoul P, Lenain P, Roy L, Rousselot P, Guyotat D, Ianotto J-C, Gardembas M, Deconinck E, Larosa F, Caillot D, Turlure P, Courby S, Quittet P, Hermet E, Ame S, Lapusan S, Deloire A, Morisset S, Etienne M, Rea D, Dulucq S, Mahon F-X. The combination of Nilotinib + Pegylated IFN Alpha 2a provides somewhat higher cumulative incidence rates of MR4.5 at M36 versus nilotinib alone in newly diagnosed CP CML patients. Updated Results of the Petals Phase III National Study. Blood. 2019;134(Supplement_1):494. https://doi.org/10.1182/blood-2019-123674.

[128] de Lavallade H, Jackson S, Kizilors A, Etienne G, Huguet F, Guerci-Bresler A, Rea D, Chollet C, Morisset S, Robbesyn F, Mahon F-X, Dulucq S, Nicolini FE. Prospective evaluation of ABL kinase domain mutational analysis by next-generation-sequencing in newly diagnosed CP CML patients undergoing first-line treatment with Nilotinib alone or Nilotinib + Pegylated interferon- α 2a in a prospective phase III trial. Blood. 2019;134(Supplement_1):664. https://doi.org/10.1182/blood-2019-125108.

[129] Hochhaus A, Burchert A, Saussele S, Baerlocher GM, Brümmendorf TH, La Rosée P, Heim D, Krause SW, le Coutre PD, Niederwieser D, Lange T, Fabarius A, Hänel M, Stegelmann F, Mayer J, Gil A, Himsel D, Hasford J, Hehlmann R, Ernst T, Fabisch C, Pfirrmann M. Nilotinib vs nilotinib plus pegylated interferon α (peg-IFN) induction and Nilotinib or peg-IFN maintenance therapy for newly diagnosed BCR-ABL1 positive chronic myeloid Leukemia patients in chronic phase (TIGER study): The addition of peg-IFN is associated with higher rates of deep molecular response. Blood. 2019;134(Supplement_1):495. https://doi.org/10.1182/blood-2019-130043.

[130] Nicolini FE, Etienne G, Dubruille V, Roy L, Huguet F, Legros L, Giraudier S, Coiteux V, Guerci-Bresler A, Lenain P, Cony-Makhoul P, Gardembas M, Hermet E, Rousselot P, Ame S, Gagnieu MC, Pivot C, Hayette S, Maguer-Satta V, Etienne M, Dulucq S, Rea D, Mahon FX. Nilotinib and peginterferon alfa-2a for newly diagnosed chronic-phase chronic myeloid leukaemia (NiloPeg): a multicentre, non-randomised, open-label phase 2 study. Lancet Haematol. 2015;2(1):e37–46. https://doi.org/10.1016/S2352-3026(14)00027-1.

[131] Nicolini FE, Etienne G, Huguet F, Guerci-Bresler A, Charbonnier A, Escoffre-Barbe M, Dubruille V, Johnson-Ansah H, Legros L, Coiteux V, Cony-Makhoul P, Lenain P, Roy L, Rousselot P, Guyotat D, Ianotto J-C, Gardembas M, Larosa F, Caillot D, Turlure P, Courby S, Quittet P, Hermet E, Ame S, Lapusan S, Schwiertz V, Morisset S, Etienne M, Rea D, Dulucq S, Mahon F-X. Nilotinib versus Nilotinib combined to Pegylated-interferon alfa 2a in first-line chronic phase chronic myelogenous Leukemia patients. Interim analysis of a phase III trial. Blood. 2017;130(Supplement 1):899. https://doi.org/10.1182/blood.V130.Suppl_1.899.899.

[132] Yeung DT, Grigg AP, Shanmuganathan N, Cunningham I, Shortt J, Rowling P, Reynolds J, Cushion R, Harrup RA, Ross DM, Kipp D, Mills AK, Arthur CK, Schwarer AP, Jackson K, Viiala N, Weinkove R, Yong ASM, White DL, Branford

S, Hughes TP, ALLG OBot. Combination of Nilotinib and Pegylated Interferon Alfa-2b Results in High Molecular Response Rates in Chronic Phase CML: Interim Results of the ALLG CML 11 Pinnacle Study. Blood. 2018;132(Supplement 1):459. https:// doi.org/10.1182/blood-2018- 99-110569.

[133] Roy L, Chomel J-C, Guilhot J, Guerci-Bresler A, Escoffre-Barbe M, Giraudier S, Charbonnier A, Dubruille V, Huguet F, Johnson-Ansah H, Lenain P, Amé S, Etienne G, Nicolini FE, Rea D, Cony-Makhoul P, Courby S, Ianotto J-C, Legros L, Delain M, Coiteux V, Hermet E, Gardembas M, Molimard M, Cayuela J-M, Thibaud M, Duranton S, Mahon F-X, Rousselot P, Guilhot F. Combination of dasatinib and peg-interferon alpha 2b in chronic phase chronic myeloid leukemia (CP-CML) first line: preliminary results of a phase II trial, from the French Intergroup of CML (fi-LMC). Blood. 2015;126(23):134. https://doi.org/10.1182/blood. V126.23.134.134.

[134] Bedi A, Griffin CA, Barber JP, Vala MS, Hawkins AL, Sharkis SJ, Zehnbauer BA, Jones RJ. Growth factor-mediated terminal differentiation of chronic myeloid leukemia. Cancer Res. 1994;54(21):5535–8.

[135] Angstreich GR, Matsui W, Huff CA, Vala MS, Barber J, Hawkins AL, Griffin CA, Smith BD, Jones RJ. Effects of imatinib and interferon on primitive chronic myeloid leukaemia progenitors. Br J Haematol. 2005;130(3):373–81.

[136] Paquette RL, Hsu N, Said J, Mohammed M, Rao NP, Shih G, Schiller G, Sawyers C, Glaspy JA. Interferon-α induces dendritic cell differentiation of CML mononuclear cells in vitro and in vivo. Leukemia. 2002;16(8):1484–9.

[137] Zeidner JF, Gladstone DE, Zahurak M, Matsui WH, Gocke C, Jones RJ, Smith BD. Granulocyte-macrophage colony stimulating factor (GM-CSF) enhances the clinical responses to interferon-

alpha (IFN) in newly diagnosed chronic myeloid leukemia (CML). Leuk Res. 2014;38(8):886–90. https://doi. org/10.1016/j.leukres.2014.05.012.

[138] Cortes J, Kantarjian H, O'Brien S, Kurzrock R, Keating M, Talpaz M. GM-CSF can improve the cytogenetic response obtained with interferon-alpha therapy in patients with chronic myelogenous leukemia. Leukemia. 1998;12(6):860–4.

[139] El Eit RM, Iskandarani AN, Saliba JL, Jabbour MN, Mahfouz RA, Bitar NM, Ayoubi HR, Zaatari GS, Mahon FX, De The HB, Bazarbachi AA, Nasr RR. Effective targeting of chronic myeloid leukemia initiating activity with the combination of arsenic trioxide and interferon alpha. Int J Cancer. 2014;134(4):988–96. https://doi. org/10.1002/ ijc.28427.

[140] El Eit R, Itani AR, Nassar F, Rasbieh N, Jabbour M, Santina A, Zaatari G, Mahon FX, Bazarbachi A, Nasr R. Antitumor efficacy of arsenic/interferon in preclinical models of chronic myeloid leukemia resistant to tyrosine kinase inhibitors. Cancer. 2019;125(16):2818–28. https://doi.org/10.1002/ cncr.32130.

[141] Burchert A, Saussele S, Eigendorff E, Muller MC, Sohlbach K, Inselmann S, Schutz C, Metzelder SK, Ziermann J, Kostrewa P, Hoffmann J, Hehlmann R, Neubauer A, Hochhaus A. Interferon alpha 2 maintenance therapy may enable high rates of treatment discontinuation in chronic myeloid leukemia. Leukemia. 2015;29(6):1331–5. https:// doi. org/10.1038/leu.2015.45.

[142] Hardan I, Stanevsky A, Volchek Y, Tohami T, Amariglio N, Trakhtenbrot L, Koren-Michowitz M, Shimoni A, Nagler A. Treatment with interferon alpha prior to discontinuation of imatinib in patients with chronic myeloid leukemia. Cytokine. 2012;57(2):290–3.

[143] Bezerra ED, Flowers ME, Onstad LE, Chielens D, Radich J, Higano CS. A phase 2 study of

alpha interferon for molecularly measurable residual disease in chronic myeloid leukemia after allogeneic hematopoietic cell transplantation. Leuk Lymphoma. 2019;60(11):2754–61. https://doi.org/10.1080/1042 8194.2019.1605508.

[144] Kiladjian JJ, Cassinat B, Chevret S, Turlure P, Cambier N, Roussel M, Bellucci S, Grandchamp B, Chomienne C, Fenaux P. Pegylated interferon-alfa-2a induces complete hematologic and molecular responses with low toxicity in polycythemia vera. Blood. 2008;112(8):3065–72. https://doi.org/10.1182/blood-2008- 03- 143537.

[145] Kiladjian JJ, Cassinat B, Turlure P, Cambier N, Roussel M, Bellucci S, Menot ML, Massonnet G, Dutel JL, Ghomari K, Rousselot P, Grange MJ, Chait Y, Vainchenker W, Parquet N, Abdelkader-Aljassem L, Bernard JF, Rain JD, Chevret S, Chomienne C, Fenaux P. High molecular response rate of polycythemia vera patients treated with pegylated interferon alpha-2a. Blood. 2006;108(6):2037–40. https://doi.org/10.1182/blood-2006-03-009860.

[146] Quintas-Cardama A, Kantarjian H, Manshouri T, Luthra R, Estrov Z, Pierce S, Richie MA, Borthakur G, Konopleva M, Cortes J, Verstovsek S. Pegylated interferon alfa-2a yields high rates of hematologic and molecular response in patients with advanced essential thrombocythemia and polycythemia vera. J Clin Oncol. 2009;27(32):5418–24. https://doi. org/10.1200/JCO.2009.23.6075.

[147] Quintas-Cardama A, Abdel-Wahab O, Manshouri T, Kilpivaara O, Cortes J, Roupie AL, Zhang SJ, Harris D, Estrov Z, Kantarjian H, Levine RL, Verstovsek S. Molecular analysis of patients with polycythemia vera or essential thrombocythemia receiving pegylated interferon alpha-2a. Blood. 2013;122(6):893–901. https://doi.org/10.1182/blood-2012- 07- 442012.

[148] Stauffer Larsen T, Iversen KF, Hansen E, Mathiasen AB, Marcher C, Frederiksen M, Larsen H, Helleberg I, Riley CH, Bjerrum OW, Ronnov-Jessen D, Moller MB, de Stricker K, Vestergaard H, Hasselbalch HC. Long term molecular responses in a cohort of Danish patients with essential thrombocythemia, polycythemia vera and myelofibrosis treated with recombinant interferon alpha. Leuk Res. 2013;37(9):1041–5. https://doi.org/10.1016/j. leukres.2013.06.012.

[149] Larsen TS, Bjerrum OW, Pallisgaard N, Andersen MT, Moller MB, Hasselbalch HC. Sustained major molecular response on interferon alpha-2b in two patients with polycythemia vera. Ann Hematol. 2008;87(10):847–50. https://doi.org/10.1007/s00277-008-0498-4.

[150] Larsen TS, Moller MB, de Stricker K, Norgaard P, Samuelsson J, Marcher C, Andersen MT, Bjerrum OW, Hasselbalch HC. Minimal residual disease and normalization of the bone marrow after long-term treatment with alpha-interferon2b in polycythemia vera. A report on molecular response patterns in seven patients in sustained complete hematological remission. Hematology. 2009;14(6):331–4. https:// doi.org/10.1179/10245 3309X12473408860587.

[151] Utke Rank C, Weis Bjerrum O, Larsen TS, Kjaer L, de Stricker K, Riley CH, Hasselbalch HC. Minimal residual disease after long-term interferon-alpha2 treatment: a report on hematological, molecular and histomorphological response patterns in 10 patients with essential thrombocythemia and polycythemia vera. Leuk Lymphoma. 2016;57(2):348–54. https:// doi.org/1 0.3109/10428194.2015.1049171.

[152] Mascarenhas J, Kosiorek HE, Prchal JT, Rambaldi A, Berenzon D, Yacoub A, Harrison CN, McMullin MF, Vannucchi AM, Ewing J, O'Connell CL, Kiladjian J-J, Mead AJ, Winton EF, Leibowitz DS, De Stefano V, Arcasoy MO, Kessler CM, Catchatourian R, Rondelli D, Silver

RT, Bacigalupo A, Nagler A, Kremyanskaya M, Sandy L, Salama ME, Najfeld V, Tripodi J, Weinberg RS, Price L, Goldberg JD, Rampal RK, Mesa RA, Dueck AC, Hoffman R. Results of the myeloproliferative neoplasms - research consortium (MPN-RC) 112 randomized trial of Pegylated interferon alfa- 2a (PEG) versus hydroxyurea (HU) therapy for the treatment of high risk Polycythemia Vera (PV) and high risk essential thrombocythemia (ET). Blood. 2018;132(Supplement 1):577. https://doi. org/10.1182/blood-2018- 99- 111946.

[153] Silver RT, Vandris K, Goldman JJ. Recombinant interferon-alpha may retard progression of early primary myelofibrosis: a preliminary report. Blood. 2011;117(24):6669–72. https://doi. org/10.1182/ blood-2010- 11- 320069.

[154] Gowin K, Thapaliya P, Samuelson J, Harrison C, Radia D, Andreasson B, Mascarenhas J, Rambaldi A, Barbui T, Rea CJ, Camoriano J, Gentry A, Kiladjian JJ, O'Connell C, Mesa R. Experience with pegylated interferon alpha-2a in advanced myeloproliferative neoplasms in an international cohort of 118 patients. Haematologica. 2012;97(10):1570–3. https://doi. org/10.3324/ haematol.2011.061390.

[155] Ianotto JC, Kiladjian JJ, Demory JL, Roy L, Boyer F, Rey J, Dupriez B, Berthou C, Abgrall JF. PEG-IFN- alpha- [2] therapy in patients with myelofibrosis: a study of the French Groupe d'Etudes des Myelofibroses (GEM) and France Intergroupe des syndromes Myeloproliferatifs (FIM). Br J Haematol. 2009;146(2):223–5. https:// doi. org/10.1111/j.1365-2141.2009.07745. x.

[156] Ianotto JC, Boyer-Perrard F, Gyan E, Laribi K, Cony-Makhoul P, Demory JL, De Renzis B, Dosquet C, Rey J, Roy L, Dupriez B, Knoops L, Legros L, Malou M, Hutin P, Ranta D, Schoenwald M, Andreoli A, Abgrall JF, Kiladjian JJ. Efficacy and safety of pegylated-interferon

alpha-2a in myelofibrosis: a study by the FIM and GEM French cooperative groups. Br J Haematol. 2013;162(6):783–91. https://doi.org/10.1111/ bjh.12459.

[157] Mikkelsen SU, Kjaer L, Bjorn ME, Knudsen TA, Sorensen AL, Andersen CBL, Bjerrum OW, Brochmann N, Fassi DE, Kruse TA, Larsen TS, Mourits-Andersen HT, Nielsen CH, Pallisgaard N, Thomassen M, Skov V, Hasselbalch HC. Safety and efficacy of combination therapy of interferon-alpha2 and ruxolitinib in polycythemia vera and myelofibrosis. Cancer Med. 2018;7(8):3571–81. https://doi. org/10.1002/cam4.1619.

[158] Fish EN, Platanias LC. Interferon receptor signaling in malignancy: a network of cellular pathways defining biological outcomes. Mol Cancer Res. 2014;12(12):1691–703. https://doi. org/10.1158/1541-7786. MCR-14- 0450.

[159] Hervas-Stubbs S, Perez-Gracia JL, Rouzaut A, Sanmamed MF, Le Bon A, Melero I. Direct effects of type I interferons on cells of the immune system. Clin Cancer Res. 2011;17(9):2619–27. https://doi. org/10.1158/ 1078-0432. CCR-10- 1114.

[160] Bio-Techne (2018) Type I interferon signaling pathways. Available via R&D Systems. https:// www.rndsystems.com/pathwa y s / type-i-interferon- signaling- pathways.

[161] Liu Y, George CX, Patterson JB, Samuel CE. Functionally distinct double-stranded RNA-binding domains associated with alternative splice site variants of the interferon-inducible double-stranded RNA-specific adenosine deaminase. J Biol Chem. 1997;272(7):4419–28.

[162] Cheon H, Borden EC, Stark GR. Interferons and their stimulated genes in the tumor microenvironment. Semin Oncol. 2014; 41(2):156–73. https://doi. org/10.1053/j. seminoncol. 2014.02.002.

[163] Guenzi E, Topolt K, Lubeseder-Martellato C, Jorg A, Naschberger E, Benelli R, Albini A, Sturzl

M. The guanylate binding protein-1 GTPase controls the invasive and angiogenic capability of endothelial cells through inhibition of MMP-1 expression. EMBO J. 2003;22(15):3772–82. https://doi. org/10.1093/emboj/cdg382.

[164] Raffaella R, Gioia D, De Andrea M, Cappello P, Giovarelli M, Marconi P, Manservigi R, Gariglio M, Landolfo S. The interferon-inducible IFI16 gene inhibits tube morphogenesis and proliferation of primary, but not HPV16 E6/E7-immortalized human endothelial cells. Exp Cell Res. 2004;293(2):331–45.

[165] Martensen PM, Sogaard TM, Gjermandsen IM, Buttenschon HN, Rossing AB, Bonnevie-Nielsen V, Rosada C, Simonsen JL, Justesen J. The interferon alpha induced protein ISG12 is localized to the nuclear membrane. Eur J Biochem. 2001;268(22):5947–54.

[166] Cheon H, Holvey-Bates EG, Schoggins JW, Forster S, Hertzog P, Imanaka N, Rice CM, Jackson MW, Junk DJ, Stark GR. IFNbeta-dependent increases in STAT1, STAT2, and IRF9 mediate resistance to viruses and DNA damage. EMBO J. 2013;32(20):2751–63. https://doi. org/10.1038/ emboj.2013.203.

[167] Sarkar SN, Sen GC. Novel functions of proteins encoded by viral stress-inducible genes. Pharmacol Ther. 2004;103(3):245–59. https://doi. org/10.1016/j. pharmthera.2004.07.007.

[168] Wang C, Pflugheber J, Sumpter R Jr, Sodora DL, Hui D, Sen GC, Gale M Jr. Alpha interferon induces distinct translational control programs to suppress hepatitis C virus RNA replication. J Virol. 2003;77(7):3898–912.

[169] Lai KC, Liu CJ, Chang KW, Lee TC. Depleting IFIT2 mediates atypical PKC signaling to enhance the migration and metastatic activity of oral squamous cell carcinoma cells. Oncogene. 2013;32(32):3686–97. https://doi.org/10.1038/ onc.2012.384.

[170] Lucas M, Schachterle W, Oberle K, Aichele P, Diefenbach A. Dendritic cells prime natural killer cells by trans-presenting interleukin 15. Immunity. 2007;26(4):503–17. https://doi.org/10.1016/j. immuni.2007.03.006.

[171] Honda K, Taniguchi T. IRFs: master regulators of signalling by toll-like receptors and cytosolic pattern-recognition receptors. Nat Rev Immunol. 2006;6(9):644–58. https://doi.org/10.1038/ nri1900.

[172] Khoo JJ, Forster S, Mansell A. Toll-like receptors as interferon-regulated genes and their role in disease. J Interferon Cytokine Res. 2011;31(1):13–25. https:// doi.org/10.1089/jir.2010.0095.

[173] Ritchie KJ, Hahn CS, Kim KI, Yan M, Rosario D, Li L, de la Torre JC, Zhang DE. Role of ISG15 protease UBP43 (USP18) in innate immunity to viral infection. Nat Med. 2004;10(12):1374–8. https:// doi.org/10.1038/nm1133.

[174] Potu H, Sgorbissa A, Brancolini C. Identification of USP18 as an important regulator of the susceptibility to IFN-alpha and drug-induced apoptosis. Cancer Res. 2010;70(2):655–65. https:// doi. org/10.1158/0008-5472. CAN-09- 1942.

[175] D'Cunha J, Knight E Jr, Haas AL, Truitt RL, Borden EC. Immunoregulatory properties of ISG15, an interferon-induced cytokine. Proc Natl Acad Sci U S A. 1996;93(1):211–5.

[176] Schiavoni G, Mattei F, Gabriele L. Type I interferons as stimulators of DC-mediated cross-priming: impact on anti-tumor response. Front Immunol. 2013;4:483. https://doi.org/10.3389/ fimmu.2013.00483.

[177] Cresswell P. Intracellular surveillance: controlling the assembly of MHC class I-peptide complexes. Traffic. 2000;1(4):301–5.

[178] Mushinski JF, Nguyen P, Stevens LM, Khanna C, Lee S, Chung EJ, Lee MJ, Kim YS, Linehan WM, Horisberger MA, Trepel JB. Inhibition of tumor cell motility by the interferon-inducible GTPase

MxA. J Biol Chem. 2009;284(22):15206–14. https://doi. org/10.1074/jbc.M806324200.

[179] Zhou A, Paranjape J, Brown TL, Nie H, Naik S, Dong B, Chang A, Trapp B, Fairchild R, Colmenares C, Silverman RH. Interferon action and apoptosis are defective in mice devoid of 2′,5′-oligoadenylate-dependent RNase L. EMBO J. 1997;16(21):6355–63. https://doi. org/10.1093/ emboj/16.21.6355.

[180] Malathi K, Dong B, Gale M Jr, Silverman RH. Small self-RNA generated by RNase L amplifies antiviral innate immunity. Nature. 2007;448(7155):816–9. https://doi.org/10.1038/ nature06042.

[181] Castelli JC, Hassel BA, Wood KA, Li XL, Amemiya K, Dalakas MC, Torrence PF, Youle RJ. A study of the interferon antiviral mechanism: apoptosis activation by the 2-5A system. J Exp Med. 1997;186(6):967–72.

[182] Meurs E, Chong K, Galabru J, Thomas NS, Kerr IM, Williams BR, Hovanessian AG. Molecular cloning and characterization of the human double-stranded RNA-activated protein kinase induced by interferon. Cell. 1990;62(2):379–90.

[183] Williams BR. PKR; a sentinel kinase for cellular stress. Oncogene. 1999;18(45):6112–20. https:// doi. org/10.1038/sj.onc.1203127.

[184] Zhou Q, Zhao J, Al-Zoghaibi F, Zhou A, Wiedmer T, Silverman RH, Sims PJ. Transcriptional control of the human plasma membrane phospholipid scramblase 1 gene is mediated by interferon-alpha. Blood. 2000;95(8):2593–9.

[185] Silverman RH, Halloum A, Zhou A, Dong B, Al-Zoghaibi F, Kushner D, Zhou Q, Zhao J, Wiedmer T, Sims PJ. Suppression of ovarian carcinoma cell growth in vivo by the interferon-inducible plasma membrane protein, phospholipid scramblase 1. Cancer Res. 2002;62(2):397–402.

[186] Cheng X, Liu Y, Chu H, Kao HY. Promyelocytic leukemia protein (PML) regulates endothelial cell network formation and migration in response to tumor necrosis factor alpha (TNFalpha) and interferon alpha (IFNalpha). J Biol Chem. 2012;287(28):23356–67. https://doi.org/10.1074/ jbc.M112.340505.

[187] Johnsen A, France J, Sy MS, Harding CV. Down-regulation of the transporter for antigen presentation, proteasome subunits, and class I major histocompatibility complex in tumor cell lines. Cancer Res. 1998;58(16):3660–7.

[188] Lattanzi L, Rozera C, Marescotti D, D'Agostino G, Santodonato L, Cellini S, Belardelli F, Gavioli R, Ferrantini M. IFN-alpha boosts epitope cross-presentation by dendritic cells via modulation of proteasome activity. Immunobiology. 2011;216(5):537–47. https://doi.org/10.1016/ j.imbio.2010.10.003.

[189] Huyton T, Gottmann W, Bade-Doding C, Paine A, Blasczyk R. The T/NK cell co-stimulatory molecule SECTM1 is an IFN "early response gene" that is negatively regulated by LPS in human monocytic cells. Biochim Biophys Acta. 2011;1810(12):1294–301. https://doi.org/10.1016/ j.bbagen.2011.06.020.

[190] Wang T, Huang C, Lopez-Coral A, Slentz-Kesler KA, Xiao M, Wherry EJ, Kaufman RE. K12/ SECTM1, an interferon-gamma regulated molecule, synergizes with CD28 to costimulate human T cell proliferation. J Leukoc Biol. 2012;91(3):449–59. https://doi.org/10.1189/ jlb.1011498.

[191] Katsoulidis E, Mavrommatis E, Woodard J, Shields MA, Sassano A, Carayol N, Sawicki KT, Munshi HG, Platanias LC. Role of interferon {alpha} (IFN{alpha})-inducible Schlafen-5 in regulation of anchorage-independent growth and invasion of malignant melanoma cells. J Biol Chem. 2010;285(51):40333–41. https://doi. org/10.1074/ jbc.M110.151076.

[192] El Hage F, Durgeau A, Mami-Chouaib F.

TAP expression level in tumor cells defines the nature and processing of MHC class I peptides for recognition by tumor-specific cytotoxic T lymphocytes. Ann N Y Acad Sci. 2013;1283:75–80. https://doi. org/10.1111/j.1749-6632.2012.06777. x.

[193] Kayagaki N, Yamaguchi N, Nakayama M, Eto H, Okumura K, Yagita H. Type I interferons (IFNs) regulate tumor necrosis factor-related apoptosis-inducing ligand (TRAIL) expression on human T cells: a novel mechanism for the antitumor effects of type I IFNs. J Exp Med. 1999;189(9):1451–60.

[194] Chen Q, Gong B, Mahmoud-Ahmed AS, Zhou A, Hsi ED, Hussein M, Almasan A. Apo2L/ TRAIL and Bcl-2-related proteins regulate type I interferon-induced apoptosis in multiple myeloma. Blood. 2001;98(7):2183–92. M. Talpaz et al

[195] Leaman DW, Chawla-Sarkar M, Vyas K, Reheman M, Tamai K, Toji S, Borden EC. Identification of X-linked inhibitor of apoptosis-associated factor-1 as an interferon-stimulated gene that augments TRAIL Apo2L-induced apoptosis. J Biol Chem. 2002;277(32):28504–11. https://doi.org/10.1074/ jbc.M204851200.

[196] Borden EC, Sen GC, Uze G, Silverman RH, Ransohoff RM, Foster GR, Stark GR. Interferons at age 50: past, current and future impact on biomedicine. Nat Rev Drug Discov. 2007;6(12):975–90. https://doi.org/10.1038/ nrd2422.

[197] Talpaz M, McCredie KB, Mavligit GM, Gutterman JU. Leukocyte interferon-induced myeloid cytoreduction in chronic myelogenous leukemia. Blood. 1983;62(3):689–92.

[198] Talpaz M, Kantarjian HM, McCredie KB, Keating MJ, Trujillo J, Gutterman J. Clinical investigation of human alpha interferon in chronic myelogenous leukemia. Blood. 1987;69(5):1280–8.

[199] Alimena G, Morra E, Lazzarino M, Liberati AM, Montefusco E, Inverardi D, Bernasconi P, Mancini M, Donti E, Grignani F. Interferon alpha-2b as therapy for patients with Ph'-positive chronic myelogenous leukemia. Eur J Haematol Suppl. 1990;52:25–8.

[200] Talpaz M, Kantarjian H, Kurzrock R, Trujillo JM, Gutterman JU. Interferon-alpha produces sustained cytogenetic responses in chronic myelogenous leukemia. Philadelphia chromosome-positive patients. Ann Intern Med. 1991;114(7):532–8.

[201] Niederle N, Kloke O, Wandl UB, Becher R, Moritz T, Opalka B. Long-term treatment of chronic myelogenous leukemia with different interferons: results from three studies. Leuk Lymphoma. 1993;9(1–2):111–9.

[202] Ozer H, George SL, Schiffer CA, Rao K, Rao PN, Wurster-Hill DH, Arthur DD, Powell B, Gottlieb A, Peterson BA, Rai K, Testa JR, LeBeau M, Tantravahi R, Bloomfield CD. Prolonged subcutaneous administration of recombinant alpha 2b interferon in patients with previously untreated Philadelphia chromosome-positive chronic-phase chronic myelogenous leukemia: effect on remission duration and survival: cancer and Leukemia group B study 8583. Blood. 1993;82(10):2975–84.

[203] Thaler J, Gastl G, Fluckinger T, Niederwieser D, Huber H, Seewann H, Silly H, Lang A, Abbrederis C, Gadner H. Treatment of chronic myelogenous leukemia with interferon alfa-2c: response rate and toxicity in a phase II multicenter study. Semin Hematol. 1993;30(3 Suppl 3):17–9.

[204] Hehlmann R, Heimpel H, Hasford J, Kolb HJ, Pralle H, Hossfeld DK, Queisser W, Loffler H, Hochhaus A, Heinze B. Randomized comparison of interferon-alpha with busulfan and hydroxyurea in chronic myelogenous leukemia. Blood. 1994;84(12):4064–77.

[205] Italian Cooperative Study Group on Chronic Myeloid Leukemia. Interferon alfa-2a as compared with conventional chemotherapy for the treatment of chronic myeloid leukemia. N Engl J Med.

225

1994;330(12):820–5.

[206] Allan NC, Richards SM, Shepherd PC, on behalf of the UK Medical Research Council's Working Parties for Therapeutic Trials in Adult Leukaemia. UK Medical Research Council randomised, multicentre trial of interferon-alpha n1 for chronic myeloid leukaemia: improved survival irrespective of cytogenetic response. Lancet. 1995;345(8962):1392–7.

[207] Ohnishi K, Ohno R, Tomonaga M, Kamada N, Onozawa K, Kuramoto A, Dohy H, Mizoguchi H, Miyawaki S, Tsubaki K. A randomized trial comparing interferon-alpha with busulfan for newly diagnosed chronic myelogenous leukemia in chronic phase. Blood. 1995;86(3):906–16.

[208] Talpaz M, Hehlmann R, Quintas-Cardama A, Mercer J, Cortes J. Re-emergence of interferon-alpha in the treatment of chronic myeloid leukemia. Leukemia. 2013;27(4):803–12. https://doi.org/10.1038/ leu.2012.313.

[209] Kantarjian HM, Talpaz M, Keating MJ, Estey EH, O'Brien S, Beran M, McCredie KB, Gutterman J, Freireich EJ. Intensive chemotherapy induction followed by interferon-alpha maintenance in patients with Philadelphia chromosome-positive chronic myelogenous leukemia. Cancer. 1991;68(6):1201–7.

[210] Kantarjian HM, Keating MJ, Estey EH, O'Brien S, Pierce S, Beran M, Koller C, Feldman E, Talpaz M. Treatment of advanced stages of Philadelphia chromosome-positive chronic myelogenous leukemia with interferon-alpha and low-dose cytarabine. J Clin Oncol. 1992;10(5):772–8.

[211] Hehlmann R, Berger U, Pfirrmann M, Hochhaus A, Metzgeroth G, Maywald O, Hasford J, Reiter A, Hossfeld DK, Kolb HJ, Loffler H, Pralle H, Queisser W, Griesshammer M, Nerl C, Kuse R, Tobler A, Eimermacher H, Tichelli A, Aul C, Wilhelm M, Fischer JT, Perker M, Scheid C, Schenk M, Weiss J, Meier CR, Kremers S,

Labedzki L, Schmeiser T, Lohrmann HP, Heimpel H. Randomized comparison of interferon α and hydroxyurea with hydroxyurea monotherapy in chronic myeloid leukemia (CML-study II): prolongation of survival by the combination of interferon α and hydroxyurea. Leukemia. 2003;17(8):1529–37. https://doi.org/10.1038/ sj.leu.2403006.

[212] Kantarjian HM, O'Brien S, Smith TL, Rios MB, Cortes J, Beran M, Koller C, Giles FJ, Andreeff M, Kornblau S, Giralt S, Keating MJ, Talpaz M. Treatment of Philadelphia chromosome-positive early chronic phase chronic myelogenous leukemia with daily doses of interferon alpha and low-dose cytarabine. J Clin Oncol. 1999;17(1):284–92.

[213] Arthur CK, Ma DD. Combined interferon alfa-2a and cytosine arabinoside as first-line treatment for chronic myeloid leukemia. Acta Haematol. 1993;89:15–21.

[214] Lindauer M, Domkin D, Döhner H, Kolb HJ, Neubauer A, Huhn D, Kreiter H, Koch B, Huber C, Aulitzky W, Fischer T. Efficacy and toxicity of IFN-α 2b combined with cytarabine in chronic myelogenous leukaemia. Br J Haematol. 1999;106(4):1013–9.

[215] Guilhot F, Chastang C, Michallet M, Guerci A, Harousseau JL, Maloisel F, Bouabdallah R, Guyotat D, Cheron N, Nicolini F, Abgrall JF, Tanzer J. Interferon alfa-2b combined with cytarabine versus interferon alone in chronic myelogenous leukemia. N Engl J Med. 1997;337(4):223–9.

[216] Baccarani M, Rosti G, de Vivo A, Bonifazi F, Russo D, Martinelli G, Testoni N, Amabile M, Fiacchini M, Montefusco E, Saglio G, Tura S, Italian Cooperative Study Group on Myeloid L. A randomized study of interferon-α versus interferon-α and low-dose arabinosyl cytosine in chronic myeloid leukemia. Blood. 2002;99(5):1527–35.

[217] Hochhaus A, Saussele S, Baerlocher GM, Brümmendorf TH, Burchert A, La Rosée P, Hasford J, Hehlmann R, Heim D, Krause SW, le Coutre P, Niederwieser D, Mayer J, Lange T, Haenel M, Stegelmann F, Gil A, Ernst T, Fabisch C, Pfirrmann M. Nilotinib vs Nilotinib plus pegylated interferon-alpha2b induction and nilotinib or pegylated interferon-alpha2b maintenance therapy for newly diagnosed BCR-ABL+ chronic myeloid leukemia patients in chronic phase: interim analysis of the Tiger (CML V)-study. Blood. 2018;132(Supplement 1):460. https://doi. org/10.1182/blood-2018- 99- 112119.

[218] Yeung DT, Shanmuganathan N, Grigg A, Cunningham I, Shortt J, Rowling P, Reynolds J, Harrup RA, Ross DM, Kipp D, Mills AK, Arthur CK, Schwarer AP, Jackson K, Viiala N, Weinkove R, Yong ASM, White DL, Branford S, Hughes TP, ALLG OBot. Combination of nilotinib and pegylated interferon Alfa-2B results in high rates of MR4.5 at 24 months—primary analysis of the ALLG CML 11 Pinnacle study. Blood. 2019;134(Supplement_1):2926. https://doi. org/10.1182/blood-2019-125740.

第
十
三
章

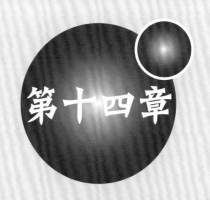

第十四章

慢性髓系白血病的
妊娠管理

Elisabetta Abruzzese and Jane F. Apperley

14.1 引言

发达国家 CML 患者确诊时中位年龄是 55 ～ 65 岁，而在发展中国家普遍年轻 10 ～ 15 岁[1]。因此，许多女性患者在确诊时正处于育龄期。近年来，随着药物可及性和分子检测精确度提高，CML 患者的生存率大幅度提高[2-4]，这使得更多患者寻求妊娠可能性和可行性的相关指导。

尽管有可能实现 TFR，即停药并保持缓解，这也已经成为部分 CML 患者治疗的新目标[5-7]，但目前的共识是 TKIs 需终身持续使用，并需要定期进行分子学监测，因此大多数尝试 TFR 的患者通常已确诊至少 5 年。除了确诊时非常年轻的患者，大多数妊娠的女性将要接受 TKI 治疗或 TKI 治疗者很快将受孕。

TKIs 治疗 CML 的主要作用机制是 TKIs 抑制 *ABL1* 的 SH1 结构域，但我们要记住重要的一点，酪氨酸激酶是参与细胞增殖、分化、代谢及血管生成和存活的信号通路的关键介质。没有哪种 TKI 是特异性地作用于 *BCR ∷ ABL1* 蛋白的，因此所有的 TKIs 对其他酪氨酸激酶，如 c-KIT 和血小板衍生生长因子受体（PDGFR），都有不同程度的"脱靶"抑制（表 14-1），而这些脱靶作用可能会干扰生殖器官功能和胚胎 - 胎儿的发育。在产品研发时，所有的 TKIs 在动物实验中均做了生殖毒性相关研究，但更多的相关临床数据可能仅在病例报告或小样本研究等医学文献中见到。

表 14-1 对脱靶酪氨酸激酶的抑制作用是通过以纳摩尔（nM）为单位的 IC50（Phos IC50）来测量的

药物	IC50（nM）			
	BCR ∷ ABL1	KIT	PDGFR	SRC
伊马替尼	100 ～ 1000	10 ～ 100	10 ～ 100	1000 ～ 10000
博舒替尼	10 ～ 100	> 10 000	1000 ～ 10000	1 ～ 10
达沙替尼	1 ～ 10	10 ～ 100	1 ～ 10	< 1
尼洛替尼	10 ～ 100	10 ～ 100	10 ～ 100	1000 ～ 10000
泊那替尼	< 1	10 ～ 100	1 ～ 10	1 ～ 10

注：IC50 是指能抑制特定底物 50% 磷酸化的药物浓度。

14.2 动物研究

《TKIs 研究者手册》关于雄性或雌性小鼠、大鼠和兔子的生育能力和胚胎毒性的临床前研究表明，TKIs 没有生殖毒性但有可能致畸。实验动物的药物暴露剂量等于或高于人类治疗中的预期标准剂量水平。有证据显示，伊马替尼[8] 和达沙替尼[9] 对男性和女性生殖器官均有损害；但尼洛替尼对生殖器官没有损害[10]，尽管这仅是基于一项动物研究得出的结论。相比之下，目前所有获得许可的 5 种 TKIs 药物，在动物研究中均与母体毒性和胚胎 - 胎儿毒性显著相关。因此，FDA 将 TKIs 对妊娠的影响归为 D 级，即基于人类的调查性或上市后使用经验或临床研究的不良反应数据，有明确证据显示该药对人类胚胎有危险性，但尽管有潜在的风险，如有潜在获益，孕妇可使用该药。

14.2.1 伊马替尼

临床前研究显示，雄性大鼠交配前 70 天暴露于伊马替尼可导致睾丸重量和精子活力下降，但对生育能力和精子生成无影响[8]。伊马替尼暴露对雌性大鼠的卵巢功能无影响。雌性大鼠在伊马替尼暴露剂量 ≥ 45 mg/kg 时会出现着床失败，而较低剂量（< 30 mg/kg）时则不会。妊娠期大鼠在胎鼠器官形成过程中伊马替尼暴露剂量为 100 mg/kg（相当于成年大鼠每天 800 mg/m² 的剂量）时，胎鼠大脑、胃肠道和骨骼出现严重畸形，并导致胎鼠死亡[8]。哺乳期大鼠伊马替尼暴露剂量为 100 mg/kg（成年大鼠约为 800 mg/d）时，伊马替尼及其代谢物可通过乳汁大量分泌，其浓度是血浆中浓度的 3 倍。（http://www.accessdata.fda.gov/drugsatfda_docs/label/2002/21335se8-Gleevec_lbl.pdf）。

14.2.2 达沙替尼

达沙替尼在多种动物中的重复剂量毒性研究结果显示，雄性和雌性动物的生殖功能均可能受到损伤。在雄性动物中显示出的性腺毒性包括前列腺、精囊和睾丸的萎缩，以及激素分泌水平下降。临床前研究发现达沙替尼可引起雌猴子宫炎症和矿化，以及雌性啮齿动物卵巢囊肿和卵巢肥大。在低于达沙替尼治疗人体的血药浓度时，在大鼠和家兔中即观察到了胚胎 - 胎儿毒性。大鼠接受达沙替尼最低剂量 2.5 mg/（kg·d）、家兔接受 0.5 mg/（kg·d）剂量时，就出现了胚胎 - 胎儿毒性。2.5 mg/（kg·d）剂量在大鼠母体产生的 AUC 为 105 ng/（h·mL），是人类女性接受 70 mgBID 后获得 AUC 的 0.3 倍；0.5 mg/

（kg·d）剂量在家兔母体产生的 AUC 为 44 ng/（h·mL），是人类 AUC 的 0.1 倍。胚胎 - 胎儿毒性包括多部位的骨骼畸形（肩胛骨、肱骨、股骨、桡骨、肋骨、锁骨）、骨化程度降低（胸骨、椎骨、前趾骨、骨盆和舌骨体）、水肿和小肝[9]。在雌性大鼠中，达沙替尼可通过乳汁排泄，目前尚不清楚达沙替尼是否可通过人类乳汁分泌[11]。

14.2.3　尼洛替尼

尼洛替尼对雄性大鼠精子数量和活力无不良影响，雄性和雌性大鼠的生育能力也不受其影响。研究中尼洛替尼的暴露剂量峰值 5 倍于人体接受的推荐剂量。在临床前研究中，各种剂量均可引起胚胎 - 胎儿毒性和母体毒性。在生育研究（包括男性和女性）和胚胎毒性研究（只涉及女性）中，有证据显示证明尼洛替尼使着床失败的风险增加。

胚胎 - 胎儿毒性研究发现大鼠胎鼠出生体重低、骨骼变化增加，兔的骨骼变化增加。在产前和产后研究中，雌性的尼洛替尼暴露量一般小于或等于人类的 400 mg BID。从妊娠第 6 天到产后第 21 天或 22 天，给雌性大鼠口服尼洛替尼会导致母体对食物的消耗量减少和体重下降等毒性，当剂量为 60 mg/kg 时，还会导致妊娠期延长。这个剂量也会引起幼崽体重下降和一些身体发育参数的变化。目前，尚不清楚尼洛替尼是否可通过人类母乳分泌排出，但动物研究显示尼洛替尼可通过乳汁分泌[10]。

14.2.4　博舒替尼

动物研究发现，暴露于低于人类推荐剂量 500 mg/d 的博舒替尼治疗后，雄性和雌性大鼠均可出现生育能力受损，家兔可出现胎儿毒性。胎儿异常包括椎骨融合、内脏异常和胎儿体重下降约 6%。有证据显示博舒替尼可通过妊娠大鼠的胎盘，从而导致胎儿暴露于博舒替尼和（或）其代谢物。已证实博舒替尼可通过哺乳期大鼠的乳汁分泌传递至幼崽[12]。

14.2.5　拉多替尼

拉多替尼是在韩国获批使用的第二代 TKI，其结构和作用谱与尼洛替尼相似。该药尚未通过 FDA 或 EMA 的审查，但考虑到全面性，在此提及。目前，尚无法综述该药物相关的动物毒性研究数据。

14.2.6　泊那替尼

泊那替尼的临床前研究发现，3 mg/（kg·d）的

剂量（相当于接受推荐剂量 45 mg/d 患者的 AUC）可导致低出生体重、多器官和血管异常、骨骼畸形和骨化程度降低等胚胎 - 胎儿毒性，同时观察到 1 mg/（kg·d）的低剂量（接受推荐剂量患者约 24% 的 AUC）也会导致软组织和骨骼异常等胚胎 - 胎儿畸形。目前，尚不清楚泊那替尼是否会通过母乳排出[13]。

尽管动物模型并不能很好地预测人类的情况，但这些动物研究足以证明在妊娠期间使用 TKIs 是值得关注的。因为 TKIs 对男性和女性生殖功能影响的不确定性，需要在治疗开始前进一步向患者强调生育和药物选择问题。

14.3　酪氨酸激酶抑制剂的妊娠结局

14.3.1　男性患者

若干个案报告及样本量不一的系列研究表明，男性患者服用伊马替尼治疗期间配偶受孕并不增加后代发生先天性畸形的风险。Ault 等对 10 例女性患者和 8 例男性患者配偶的 19 次妊娠进行了观察性研究，女性患者在妊娠早期和（或）受孕时接受了 TKIs 治疗。8 例配偶妊娠的男性患者中有 1 例在接受伊马替尼治疗时配偶妊娠两次。受孕时，所有 8 例患者伊马替尼中位治疗 18 个月（4 周到 48 个月）。8 例生育健康后代，1 例自然流产。8 例婴儿中有 1 例出生时小肠轻微旋转，出生后手术治疗，未发现远期并发症。接受伊马替尼治疗男性患者配偶妊娠病例的报道已超过 200 例[14-19]，没有发现在受孕、妊娠、分娩过程中出现并发症和后代先天性异常的增加。因此，男性 CML 患者计划生育时无须停用伊马替尼。

有关第二代 TKIs 在男性患者中的生育安全性的数据较为有限。Cortes 等[20]报道了 9 例男性患者服用达沙替尼治疗期间配偶妊娠，其中 7 例生育正常后代，其他病例结果未知。这些男性患者在配偶妊娠期间及之后均继续接受达沙替尼治疗。在这个小队列研究中，有 1 例产妇虽出现子痫前期，但在 37 周时分娩 1 例健康婴儿，无任何并发症。最近，Cortes 等报道了 69 例男性患者接受某制药公司生产的达沙替尼治疗期间配偶受孕的结局，其中仅 33 例有详细资料，30 例（91%）足月妊娠，生产正常婴儿，2 例自然流产，1 例足月生产婴儿并指畸形[21]。

有 3 篇关于男性 CML 患者使用尼洛替尼治疗期

间配偶妊娠的报道。Zhou 等[19] 报道了 1 例男性患者接受尼洛替尼 800 mg/d 持续治疗 31.5 个月后配偶成功妊娠。Abruzzese 等报告 1 例 33 岁男性患者服用尼洛替尼 40 天后配偶妊娠，生产正常婴儿[22]。另一份报告显示，49 例男性患者在配偶受孕时接受伊马替尼（34 例）、达沙替尼（6 例）和尼洛替尼（9 例）治疗，其配偶并未出现不良妊娠结局[23]。TKIs 似乎并未影响男性 CML 患者的生育能力或其配偶的妊娠结局，有生育需求的男性 CML 患者不必中断治疗。在出生的 55 例婴儿中，报道了 1 例早产儿，2 例低出生体重儿和 1 例尿道下裂畸形婴儿。

Cortes 等发布了截至 2018 年 2 月 28 日来自辉瑞博舒替尼安全数据库的数据，17 例服用博舒替尼的男性患者配偶妊娠，14 例有妊娠结局，9 例正常生产，4 例选择终止妊娠，1 例自然流产但被认为与该药物无关。在人工流产病例中，据说胎儿有生长问题，但没有证实先天畸形，在报告时也没有进一步的资料[24]。

到目前为止，还没有看到男性患者在服用泊那替尼时配偶怀孕的报道。仅在 Abruzzese E 的个人通信中提到有两例患者，其妊娠结局无特殊。

可获得的数据显示，TKIs 治疗期间希望生育的男性似乎不需要停止治疗。目前，还不能完全排除异常风险增加的可能性，特别是对于相对新的药物，如尼洛替尼、博舒替尼和泊那替尼的信息仍有限。达沙替尼似乎和伊马替尼一样安全，其他的第二代和第三代 TKIs 也完全有可能是安全的，但目前尚无法保证。在确诊时，没有可靠的方法能预测患者是否需要第二代或第三代 TKIs 甚至异基因造血干细胞移植，因此确诊时应该告知患者考虑精液冷冻保存问题。

14.3.2 女性患者

女性 CML 患者妊娠期间暴露于伊马替尼后妊娠结局不佳。Ault 等[25] 报道了 10 例女性 CML 患者接受伊马替尼治疗时妊娠的结局，其中 1 例患者有双胞胎妊娠。妊娠时慢性期患者 9 例，加速期患者 1 例。确认妊娠后立即停用伊马替尼，停药前伊马替尼中位治疗 8 个月（1 ~ 52 个月）。从受孕到停伊马替尼的中位时间为 4 周（4 ~ 9 周）。部分患者在妊娠中期或晚期接受其他治疗，其中 3 例接受羟基脲治疗、1 例接受白细胞清除术治疗、1 例接受干扰素 α 治疗。在停用伊马替尼后，2 例患者发生自然流产，另

1 例患者选择性终止妊娠，其他 7 例患者共足月生产 8 个婴儿（包括双胞胎），其中 1 例新生儿有尿道下裂，后经手术矫正，无并发症。在长期随访中，其余 7 例婴儿均健康，生长发育正常。中断治疗后，9 例患者失去停药前的 CHR，6 例在治疗中断时有 CHR 的患者失去了血液学反应，6 例患者出现费城染色体阳性分裂象上升。重启伊马替尼治疗后，8 例患者在中位 18 个月时获得细胞遗传学反应，其中 3 例获得 CCyR。

随后一项国际大型回顾性研究纳入了 180 例孕期服用伊马替尼的女性患者[26]，其中超过 70% 的患者仅在妊娠前三个月有伊马替尼暴露，125 例患者有妊娠结局。63 例患者（50%）正常生产，18 例患者（14.4%）自然流产，比例略高于正常人群 12% 的自然流产率[27]，35 例患者选择终止妊娠（3 例在确定胎儿异常后）（表 14-2），12 例婴儿存在先天畸形（8 例活产，1 例死产和 3 例择期终止妊娠）。在妊娠期间服用伊马替尼的女性患者后代中出现相对不常见的先天畸形，包括颅缝早闭、肺发育不良、脐膨出、重复肾、肾缺失、肩畸形、脐疝、肾发育不全、半椎体畸形和脊柱侧弯。125 例婴儿中共有 3 例出现脐膨出，由于正常人群中胎儿脐膨出的发生率为 1/4000 ~ 1/3000，因此这似乎是与伊马替尼暴露有因果关系。在动物研究中同样观察到类似的骨缺损，包括无脑畸形、脑膨出和颅骨畸形。这些先天畸形有可能是对酪氨酸激酶的"脱靶"性抑制导致的。从动物模型中发现，血小板衍生生长因子受体 α（PDGFR-α）无突变纯合子小鼠表现出一系列出生缺陷，包括面裂、严重隐性脊柱裂、心脏缺陷、脐膨出、肾脏和泌尿生殖系统异常及椎体和肋骨融合缺陷[28-30]。其他动物研究数据显示，PDGFR-α 在肺成熟过程中发挥重要作用，抑制 PDGFR-α 可能导致肺发育不全[31]。

表 14-2 妊娠期间接受伊马替尼治疗的女性患者的妊娠结局

接受伊马替尼治疗的女性患者的妊娠结局	例数	已知结果的百分比（n = 125）	占总数的百分比（n = 180）
活产	63	50	35
选择流产	35	28	19.5
自然流产	18	14.4	10
异常胎儿	12	9.6	6.7

Abruzzese 等报告的在器官发育期（妊娠 5 周）均有伊马替尼暴露的 210 例女性患者中，167 例患者有确切的妊娠结局。128 例（77%）分娩正常婴儿，24 例（14%）自然流产，15 例（9%）出现严重先天畸形。由于该研究为回顾性研究和作者自身经验的结合，我们不能排除报道存在一定的重叠，但总体结果印证了以前的报告。大量证据显示，在器官形成期（妊娠前三个月）接受伊马替尼治疗的患者，其胎儿发生畸形的风险增加。有一篇更新的文献报告，在孕期全程服用伊马替尼治疗的 10 例女性患者中，新生儿有 1 例脐膨出和 1 例颅缝早闭 [32]。

近年来建立了多中心数据库，如意大利成人血液病工作组（GIMEMA）和 ELN 登记处，收集 CML 患者的妊娠结局。GIMEMA 的数据是来自意大利中心 [14] 的 83 例男性患者配偶妊娠和 54 例女性患者妊娠的回顾性和前瞻性数据。ELN 数据库是最大的 CML 女性患者妊娠数据库，包括来自 17 个国家的 305 例妊娠患者的回顾性和前瞻性数据。大多数患者在妊娠时接受的是伊马替尼治疗（两个数据库中均约为 70%）。在 GIMEMA 数据库中，大多数病例在第 1 次妊娠检测呈阳性时就停止了治疗，而在 ELN 数据库中，有 14 例患者在妊娠的前 3 个月（直到 12～17 周）使用了伊马替尼，其中 10 例患者更是在妊娠期间全程未停止 TKIs 治疗。14 例患者均生产正常婴儿 [33]。

伊马替尼与血浆蛋白高度结合，分子量高，不能通过胎盘屏障 [34-35]。伊马替尼可能在胎盘形成（妊娠 16～18 周）后使用比较安全，在不能停止有效治疗的情况下可以考虑使用伊马替尼 [36-40]。

据报道，约有 50 例女性 CML 患者在应用尼洛替尼治疗期间妊娠。Santorsola 等报道了 1 例在妊娠前停用尼洛替尼并用 IFN-α 替代的患者成功妊娠 [41]。另有报道 2 例患者早期妊娠期间接触尼洛替尼，但生育正常婴儿，没有任何并发症 [22, 42]。

Etienne 等报道了 1 例 38 岁女性患者服用尼洛替尼期间妊娠，确认妊娠后停用尼洛替尼，计划应用 IFN-α 替代治疗，但在妊娠 3 个月时超声发现胎儿巨大脐膨出，最终选择终止妊娠 [43]。尼洛替尼研究者手册中报告了 45 例妊娠期间服用尼洛替尼的病例，只有 1 例胎儿畸形，其中还报道了 1 例暴露于尼洛替尼的双胞胎妊娠，其中 1 个胎儿发生先天性大血管转位而死亡，另 1 个出现良性心脏杂音。Chelysheva 等对胎盘转运进行了研究，对 10 例分娩时使用伊马替尼（$n = 7$）或尼洛替尼（$n = 3$）患者的母体血浆、胎盘和脐带血浓度检测显示，胎儿/母体比率低，而胎盘/母体比率高 [37-39]，提示透过胎盘的药物是有限的。

使用达沙替尼的情况更为严峻。Cortes 等 [20] 最早报道接受达沙替尼治疗期间妊娠女性患者的妊娠结局。3 例选择性终止妊娠，2 例自然流产，另外 3 例分娩健康婴儿。有 2 例个案报告，其分别在妊娠的前 3 个月里服用达沙替尼 100 mg/d 和 140 mg/d，确认妊娠后停用达沙替尼，最后正常妊娠 [44-47]。而 Berveiller 等 [48] 报道了 1 例达沙替尼透过胎盘导致胎儿结局不良病例，23 岁女性患者在妊娠第 7 周时确诊 CML 慢性期，使用达沙替尼治疗，产科监测显示胎儿积水与严重的细胞减少症相关，在妊娠 16 周选择性终止妊娠。测定达沙替尼药物浓度，发现产妇血浆中浓度为 4 ng/mL，与治疗水平一致，胎儿血浆中浓度为 3 ng/mL，羊水中浓度为 2 ng/mL。胎儿染色体分析是正常的。该病例报告达沙替尼可透过胎盘屏障引起胎儿白细胞减少、血小板减少、腹腔积液、胸腔积液和水肿等已知达沙替尼常见不良反应。

审查 BMS 药物警戒数据库发现 78 例服用达沙替尼期间妊娠的女性患者的数据，其中有 46 例（59%）信息完整（表 14-2）[21]。41 例（89%）患者在受孕时服用达沙替尼，78% 的患者（32/41）在妊娠早期停止服用达沙替尼。20 例活产（表 14-3）；正常妊娠和正常活产 15 例；自然流产 8 例；4 例女性患者妊娠异常，4 例早产，包括 3 例发生宫内发育迟缓，1 例胎盘早剥。7 例婴儿有先天畸形，其中 2 例出生后确诊，2 例自然流产后确诊，3 例选择性终止妊娠后确诊。选择性终止妊娠病例中有 1 例是 Berveiller 等报道的 [48]（见上文），另 1 例因胎儿积水并伴有枕部脑膨出和颅穹缝过早闭合的中枢神经系统异常从而选择性终止妊娠，还有 1 例的详细情况尚不清楚。在 2 例活产婴儿中，有 1 例在妊娠 36 周时出生，存在肾脏和尿道异常，另 1 例女性患者在妊娠 17 周开始使用达沙替尼，妊娠 28 周时分娩 1 例水肿婴儿并在 24 小时内死亡。由于在妊娠中期开始使用达沙替尼时发生了胎儿水肿，即使两者之间只是巧合，仍不建议在妊娠期间的任何时间段使用达沙替尼。

表 14-3　在妊娠期间接受达沙替尼治疗的女性患者的妊娠结局

在妊娠期间接受达沙替尼治疗的女性患者的妊娠结局	例数	已知结果的百分比（$n=46$）	占总数的百分比（$n=78$）
活产	20	43	25
正常妊娠和正常活产的婴儿	15	32	19
异常妊娠	4	9	5
选择流产	18	39	23
自然流产	8	17	10
异常胎儿	7（2例活产，5例选择流产）	15	9

辉瑞药物安全数据库包含了来自患者、保健专业人员、登记处和已发表文献的报告，确定了 16 例妊娠期间接触博舒替尼的女性患者。其中 6 例活产，6 例中有 5 例在妊娠期间停药；2 例选择性终止妊娠（1 例因白齿畸形）和 2 例自然流产（1 例因疑似异位妊娠而流产）；其余 6 例患者的妊娠结果未知[24]。

女性患者服用拉多替尼期间妊娠的报道仅有 1 例，一位 19 岁的女性患者在确诊 CML 并接受拉多替尼治疗 1 年后妊娠。在 7 周零 6 天时发现妊娠，患者意欲选择终止妊娠。但在 3 周后，即停经 10 周 5 天后停用拉多替尼，选择继续妊娠，过程顺利，孕 39 周时生产 1 名女婴。检查发现婴儿低位耳和鼻额角异常，随后出现喉软化和会厌畸形，但认为是哺乳期间呼吸问题所致，10 天后婴儿情况好转，随访报告婴儿正常生长[49]。

目前，没有女性患者服用泊那替尼期间妊娠的报道。在一个机构中有 1 例患者在尼洛替尼和达沙替尼治疗失败后，接受了泊那替尼和 IFN-α 的治疗，顺产 1 例健康的男婴（体重 3.670 kg，身长 52 cm）。她在首次妊娠检测阳性时停药，至随访结束一直保持分子学缓解。整个孕期胎儿发育正常，分娩后进行母乳喂养。

一般而言，在妊娠期间应避免使用任何 TKIs。迄今为止的证据虽然有限，但显示伊马替尼和尼洛替尼均不能明显透过胎盘屏障，可以考虑在妊娠 16 周后使用，达沙替尼在任何时候均不应该使用。目前的

建议是，希望妊娠的女性患者应在受孕前或在首次妊娠检测阳性时停止 TKIs 治疗，并最好在整个妊娠期停止 TKIs 治疗[50]。

由于各种原因，这种策略并不总是可行的，对于计划外妊娠和在妊娠期间确诊 CML 的女性患者，需要替代的治疗方法。

14.4　TKIs 治疗开始后 CML 患者的妊娠

接受 TKIs 治疗的患者可能在考虑妊娠时想讨论停药是否可行，而不考虑其分子学反应的程度。虽然最理想的情况是当患者有妊娠计划时已达到停药试验的标准，但往往事与愿违。患者在 TKIs 治疗尚未达到稳定的 DMR 时想要孩子是可以理解的，因为女性随着年龄增加生育能力下降、来自社会和文化的压力，以及她们服用 TKIs 相当长一段时间但仍未获得或几乎不可能获得 MR^4。这些女性患者尝试妊娠是有可能的，但有必要告知她们停药可能导致疾病进展的风险，包括 RT-qPCR 结果的轻度升高、细胞遗传学或血液学反应的丧失，还有可能向更晚期的 CML 转化。

来自获得持续 DMR 患者的前瞻性停药数据[6-7, 51]，以及因药物不耐受或经济原因停药患者的回顾性观察研究[52]数据非常有价值。40%～50% 通过 RT-qPCR 检测获得完全分子学反应并持续 1～2 年的患者可以长期停药而不丧失 MMR。令人欣喜的是，复发患者重启 TKIs 治疗后可再次获得之前的最佳治疗反应。尽管目前有关妊娠停药后重启治疗患者的结果数据有限，但与停药时仅获得血液学或细胞遗传学反应的患者相比，已获得 DMR 的患者在重启 TKIs 治疗后更有可能重新获得这些反应（表 14-4）[52-53]。

近年来，国际 CML 指南建议根据 CML 的生物学特性、TKIs 治疗的时间、既往 TKIs 耐药情况及分子学应答的深度和持续时间[54]，在临床试验之外可尝试停用 TKIs 治疗。

根据 TFR 试验的经验，女性患者因追求妊娠而停药的最佳条件是获得持续 DMR（≥ MR^4）至少 2 年，无论是否妊娠均可停止 TKIs 治疗。预期他们的结局与非妊娠患者相似，约 50% 的患者将能够无限期停止治疗，而丧失分子学反应（通常定义为丧失 MR^3）通常发生在停药后的前 6 个月内[55-56]。有以下几种可能。

表 14-4 妊娠结束后重启伊马替尼治疗患者获得的最佳反应

参考文献	患者	妊娠前伊马替尼治疗持续时间（月）	停用伊马替尼前的疾病状态	妊娠后伊马替尼治疗持续时间（月）	重新启动伊马替尼治疗后的最佳反应
Ault 等的研究[25]	1	1	CHR	NG	CCyR
	2	3	CHR	NG	CCyR
	3	4	No CHR	NG	进展至 BP
	4	5	MCyR	NG	CCyR
	5	7	MCyR	NG	MCyR
	6	9	MCyR	NG	CHR
	7	24	CHR	NG	MCyR
	8	36	CHR	NG	CHR
	9	48	CHR	NG	NK
	10	52	CCyR	NG	MCyR
Kuwabara 等的研究[53]	1	7	MCyR	50	MCyR
	2	19	CCyR	29	CHR
	3	21	CCyR	26	CCyR
	4	42	CCyR	18	失去 CHR
	5	9	MMR	30	$MR^{1.5}$
	6	14	MMR	90	MMR
	7	50	MMR	14	MMR

注：CHR 为完全血液学缓解；MCyR 为主要细胞遗传学反应；CCyR 为完全细胞遗传学反应；MMR 为主要分子学反应；BP 为急变期。

（1）停药 6 个月时已妊娠且仍未失去 MMR。患者可以继续停药，并定期进行分子学监测。

（2）停药 6 个月时仍未妊娠且未失去 MMR。患者可以继续尝试妊娠，定期进行分子学监测。

（3）停药 6 个月时已妊娠但失去 MMR。在大多数情况下，从 DMR 开始停药的患者不太可能快速复发以至于在分娩前失去 CCyR 甚至 CHR。因此，大多数患者可以在分娩前继续停止治疗，但建议在分娩后立即重启治疗，并在很长一段时间内不要进行母乳喂养。

（4）停药 6 个月时仍未妊娠但失去 MMR。重启原来的或更有效的 TKIs 治疗，重获 DMR 后可再次停药重新尝试 TFR 和受孕。如果患者不能接受这种方法，那么可以考虑到相关部门先将卵子、卵巢组织或胚胎冻存再重启 TKIs 治疗，患者在获得稳定 DMR 后停药，进行体外受精。

不幸的是，多数患者无法达到停药标准。在这种情况下，应告知女性患者及其配偶失去治疗反应的风险和疾病进展的风险（尤其是仅获得细胞遗传学或血液学缓解的患者）。如经过适当沟通，患者仍然决定在不理想的情况下尝试妊娠，应采用个性化的方法，考虑父母的意愿及母亲和婴儿的安全。对于这些患者，应该考虑患者在妊娠前多久可以停止 TKIs 治疗，因为这段时间必须包括妊娠 9 个月，或至少包括胎儿器官形成的 5 ~ 12 周。自然受孕的时间因年龄而有所不同，健康育龄人群的平均周期为 15 周[57]。基于前期受孕准备时间和停药时间的高度可变性，另一种选择是在第一次妊娠检测阳性时停止 TKIs 治疗（通常是妊娠 4 ~ 5 周），或者进行更"保守"的间歇性 TKIs 治疗，即在月经周期的头 1 ~ 14 天服药，在排卵时停药，然后如果妊娠失败，再次进入月经周期，则再重启治疗[58]。在已报道的案例中并没有实际的数据推荐这种在受孕前间歇性给药的策略，无论从有效性还是安全性来看，也不被任何 TKIs 制造商所推荐。然而，对一些迫切想要孩子的压力超过了对自身健康风险关注的女性患者来说，这是一种折中的解决办法。间歇性给药策略偶尔被用于试图降低 TKIs 严重不良反应及潜在改善患者依从性，并已被证明持续有效。但该方法仍未被广泛使用[59-60]。这些患者群体也可以选择体外受精。

所有停药妊娠的患者都应警惕因中止治疗而导致肿瘤负荷增加的可能。分子学监测的频率是有争议的，应该视情况而论。MMR 的丧失并不是重新开始治疗的指征，过于频繁的监测可能会导致不必要的焦虑。在停药研究中，尽管多数患者在前 6 个月内出现分子复发而重启治疗，但 RT-qPCR 的上升速率可能变化很大。对 GIMEMA 数据库[14]中妊娠停药期间 *BCR∷ABL1* 转录水平上升的人群进行亚组分析，通过研究其转录本水平动力学发现，无论她们在停药前的分子学状态如何，其中一组的中位倍增时间为 5.8 天，而另一组的倍增时间则明显更长，为 182 天。该数据同样被其他多项研究证实[37-39,61]，在这些研究中，女性患者在妊娠期间的 MMR 维持率和稳定性高于预

期，提示白血病残留细胞的生长动力学可能与非妊娠停药患者不同。因此，动态监测 RT-qPCR 的变化速率是有意义的，可用于预测哪些妊娠患者可能随后会失去 CCyR 或 CHR 而需要治疗。我们目前建议在基线时进行 RT-qPCR 检测，之后每 6 ~ 8 周进行一次，如果转录水平快速增加，则需要更频繁地监测。

上述原则也适用于在 TKIs 治疗期间意外妊娠的女性。如果女性患者希望继续妊娠，应立即停止 TKIs 治疗，后续处理将取决于患者已获得的反应的深度。

14.5 妊娠期 CML 的治疗

获得稳定 DMR 的女性患者在妊娠期间可能根本不需要治疗。相反，若患者在未获得 DMR 时停药，疾病复发的可能性很大，且在妊娠期间可能需要进行某种形式的治疗。治疗方案包括 IFN-α、白细胞清除术、羟基脲和 TKIs，以及支持性治疗，如阿司匹林或低分子肝素（表 14-5）。

表 14-5 CML 患者妊娠不同阶段的疾病管理策略[50]

妊娠时的 *BCR∷ABL1* 水平	妊娠期		产后
	妊娠第 1 阶段（怀孕至妊娠第 15 周）	妊娠第 2 和第 3 阶段（从妊娠第 16 周至分娩）	
DMR *BCR∷ABL1* ≤ 0.01%	· 如果满足 TFR 标准，停药 · 每 4 ~ 8 周监测一次 *BCR∷ABL1* 水平，注意其变化幅度		· 如果 MMR 丢失，则重启相同的或更有效的 TKI 治疗 · 如果不耐受或在 6 ~ 12 个月未获得 MMR，则转换 TKI 治疗
MMR 0.01% < *BCR∷ABL1* ≤ 0.1%	· 停药或 IFN 替代治疗 · 每 4 ~ 8 周监测一次 CBC、*BCR∷ABL1* 水平，注意其变化幅度		
MR² 0.1% ≤ *BCR∷ABL1* ≤ 1%	· 可以考虑 IFN 替代治疗 · 第 15 周检测 *BCR∷ABL1* 水平	如果失去 CHR · 伊马替尼 400 mg · 如果对伊马替尼耐药或不耐受，更换尼洛替尼 400 mg · 如果重启 TKI 治疗，每月监测 1 次 CBC，每 1 ~ 3 个月监测 1 次 *BCR∷ABL1*	· 重启 / 继续相同的或更有效的 TKI 治疗 · 如果不耐受或在 6 ~ 12 个月未达最佳反应，则转换 TKI 治疗
无 MR² 和 CHR *BCR∷ABL1* > 1% ~ 10%	· 维持 CHR 可 ±IFN 治疗 · 在第 15 周检测 *BCR∷ABL1* 水平和 CBC	· 伊马替尼 400 mg · 如果对伊马替尼耐药或不耐受，更换尼洛替尼 400 mgbid · 如果无法进行 TKI 治疗，可以选择 IFN 治疗	继续进行相同的或更有效的 TKI 治疗，确认依从性和治疗耐受性
无 CHR *BCR∷ABL1* > 1% ~ 10%	· IFN 治疗	· 每月监测 1 次 CBC，根据具体情况，每 1 ~ 3 个月监测 1 次 *BCR∷ABL1*	· 如果不耐受或在 6 ~ 12 个月未达最佳反应，转换 TKI 治疗

注：CBC 为全血细胞计数；CHR 为完全血液学缓解；DMR 为：深层分子学反应；IFN 为干扰素；MMR 为主要分子学反应；TFR 为无治疗缓解；TKI 为酪氨酸激酶抑制剂。

停药时疗效为警告的患者，IFN-α 是一种完全合理的治疗选择，尽管没有证据表明它能够维持或实现 MMR。早年 IFN-α 作为 CML 常规治疗时，患者尚无法进行连续规范的 RT-qPCR 监测，仅证实有 10% ~ 15% 的患者实现了 CCyR，因此推断 IFN-α 不太可能会使患者获得 DMR。此外，与 IFN-α 相关的不良反应也很多，可能会影响生活质量。简单实用可能是最适当的管理方式，也就是避免不必要的药物，尤其是在妊娠前 3 个月。通过定期的 RT-qPCR 监测，可动态检测到转录水平的增速，当失去或预计将来不久要失去 CCyR 时，可应用 IFN-α。在没有获得 MMR 甚至 CCyR 的情况下停止 TKIs 治疗的女性患者，可以更早考虑应用 IFN-α[57]。

IFN-α 通过影响蛋白质合成、RNA 分解和免疫调节等抑制细胞增殖，但不抑制 DNA 合成[62]，由于其分子量较大（19 kDa），因此不易透过胎盘屏障。在动物研究中尚未观察到 IFN-α 的致突变性和致畸性[63]。关于妊娠期 IFN-α 安全性的两个重要文献[64-65]报道了 40 例患者及其后代的结局，其中 8 例 CML 患者，27 例原发性血小板增多症患者，2 例毛细胞白血病患者，1 例多发性骨髓瘤患者和 2 例丙肝携带者。40 例患者中有 8 例在妊娠早期接受过 IFN-α 治疗，单用 IFN-α 治疗的患者，其后代未发现先天畸形，1 例妊娠时同时联合羟基脲治疗的女性患者分娩 1 例合并多种先天性畸形的婴儿，4 例患者出现早产，6 例出现胎儿宫内生长迟缓。有几个病例报道，在妊娠期接受 IFN-α 治疗的 CML 女性患者，其后代均未发现先天性异常[41, 66-68]。因此，IFN-α 被认为是安全的。由于聚乙二醇的累积可能导致潜在有害影响，既往认为在妊娠期应忌用聚乙二醇 IFN-α，但其产生的酒精浓度似乎可以忽略不计，不太可能对胎儿造成伤害[69]。

羟基脲（Hu）是一种可抑制 DNA 合成的细胞毒性药物。在关于妊娠期羟基脲暴露的病例报告中，其中一项单中心研究包括了 31 例接受羟基脲治疗的女性血液病患者，其中原发性血小板增多症 22 例、CML 8 例、镰状细胞贫血 1 例[70]。31 例患者中有 22 例在妊娠早期服用了羟基脲，结果有 2 例死胎（均发生在妊娠早期接受羟基脲治疗的患者中），3 例婴儿有轻微异常（髋关节发育不良、单侧肾扩张、藏毛窦），9 例早产。妊娠中、晚期羟基脲暴露可增加子痫发生风险。动物实验已证实羟基脲存在致畸性，因此妊娠期应避免使用，尽管有个案报道称妊娠中期使用羟基脲并无不良结局[71]。

TKIs 的潜在致畸性是值得关注的问题，但对于 IFN-α 治疗不耐受和（或）无效且需要治疗的患者，可尝试在妊娠中、晚期重新使用伊马替尼治疗。先天性异常婴儿多见于在妊娠早期胎儿器官形成过程中服用了伊马替尼的女性患者后代，因此有学者推测在妊娠中晚期应用 TKIs 可能是相对安全的。Russell 等对 2 例妊娠晚期有伊马替尼暴露的患者分别进行了分娩时产妇血液、胎盘和脐带血中伊马替尼及其活性代谢物 CGP74588 的浓度检测。在产妇血液和胎盘中检出高浓度的伊马替尼，但在脐带血中几乎测不到伊马替尼及其活性代谢物的浓度[35]。Ali 等随后的一份关于妊娠 21 ~ 39 周伊马替尼暴露的报告显示，新生儿脐带血中伊马替尼浓度为 338 ng/mL，其外周血中为 478 ng/mL，而产妇血液中伊马替尼浓度为 1562 ng/mL[34]。在这例患者中并未观察到母体 – 胎儿并发症。一项测量了 10 例分娩时接受 TKIs 治疗（7 例伊马替尼和 3 例尼洛替尼）的产妇血浆、胎盘和脐带血中药物浓度的研究证实了伊马替尼和尼洛替尼的胎盘透过率有限。患者在孕 12 ~ 40 周（平均 18 周）重新启动 TKIs 治疗，所有患者均正常生产，未发现婴儿出生缺陷或存在发育问题[37-39]。值得注意的是，现有支持上述用药策略的证据有限，因此根据药物说明书，TKIs 禁止在妊娠的任何阶段使用。

2 例在妊娠第 6 周和第 17 周开始使用达沙替尼的女性后代出现胎儿水肿，因此妊娠期间任何时间段使用该药物均须引起关注[21, 48]。其他第二代和第三代 TKIs 的妊娠数据知之甚少。

ELN 注册中心收集的数据提供了有关各种治疗策略及其结果的信息。76 例 TKIs 治疗期间妊娠的女性患者中，4 例应用尼洛替尼治疗，72 例应用伊马替尼治疗，其中 14 例患者在妊娠早期有伊马替尼暴露，11 例妊娠期间未停止治疗，3 例患者发现妊娠较晚，导致胎儿暴露于伊马替尼 10 ~ 13 周。接受 TKIs 治疗的母亲所分娩婴儿中无畸形病例报道，但观察到低体重儿[72-73]。

14.6　母乳喂养

动物研究结果证实 TKIs 可转移至母乳中。约 1.5% 母体剂量的伊马替尼进入到乳汁中，相当于给婴儿服用约 30% 母亲每单位体重剂量的伊马替尼[8]。类似的结果在服用其他类型 TKIs 的哺乳期母亲中同样得到证实[37-39, 74]。尽管这些药物浓度低于治疗剂量，但仍不建议哺乳期母亲在 TKIs 治疗期间进行母乳喂养。羟基脲也会转移到母乳中分泌，哺乳期间禁用[75]。有证据显示，尽管 IFN-α 分子量很高，但也可转移至母乳，但口服不吸收，因此其治疗期间可母乳喂养[76]。

14.7 妊娠期间诊断 CML 患者的管理

在妊娠期间诊断 CML 并不罕见。CML 占妊娠相关白血病的 10%，年发生率约为 1/100 000[77]。对大多数满怀欣喜做准妈妈的患者来说，确诊这一恶性疾病无疑是当头一棒，应当在多学科团队的协作下给予其同情和关怀。

对于慢性期的女性患者不要求选择性终止妊娠，尽管一些女性患者可能会考虑到她们的个人情况和未来的不确定性而要求终止妊娠。妊娠本身似乎并不影响 CML 的自然病程，这一点对患者和医师来说都是令人欣慰的[78]。

但加速期或急变期的女性患者可能需要紧急 TKIs 治疗和（或）诱导化疗。急变期患者的中位生存期很短，为 7 ~ 11 个月。除非妊娠接近足月且对母亲没有直接伤害，否则通常建议处于急变期的患者终止妊娠，随后即开始诱导化疗。在动物模型中，几乎所有的细胞毒性药物均已被证明与胎儿先天畸形有关。选择终止妊娠非常难，需要全面权衡父母双方的意见，以及综合产科医师和心理学家等多学科专家的建议。治疗决定应基于患者和胎儿的相对风险和收益，并要考虑到父母的意愿，需要个体化进行治疗。

对于那些慢性期伴有白细胞和（或）血小板过度增殖的女性患者，血细胞去除术是一种有效的替代方法，尤其是在妊娠早期和中期[79-81]，血细胞去除术具有快速减少细胞计数而不使胎儿暴露于潜在致畸剂的优点，缺点是并不是所有的治疗中心都能轻易进行，并且需要患者有良好的静脉通路。为保证白细胞计数 $< 100 \times 10^9$/L、血小板计数 $< 500 \times 10^9$/L，应定期进行血细胞去除术。如果白细胞计数 $> 100 \times 10^9$/L，可以隔日进行，或者根据血细胞计数的稳定情况，每周或每两周定期进行一次。血细胞去除术可以安全地进行，对胎儿和母亲的风险很小。理论上血细胞去除术有增加血流动力学不稳定性的风险，但至今尚无关于妊娠期间进行血细胞去除术发生不良事件的报告。如果血细胞去除术无效或增加频次仍效果不佳者，IFN-α 治疗无疑是一个合理的选择。对于血小板计数 $> 500 \times 10^9$/L 的持续性血小板增多的女性患者，应考虑单用低分子肝素或联合阿司匹林。

在 ELN CML 妊娠登记资料中，约 21% 的患者是在妊娠期间确诊的，而 TKIs 时代已报道的在妊娠期间确诊的 CML 患者约为 70 例。一些国际报道中均可以看到使用不同方法治疗后正常分娩的病例[50]，而这些患者中大多数在整个妊娠期仅需要进行观察管理。表 14-5 可作为治疗参考。

14.8 诊断 CML 时的生育管理

在诊断时不可能预测患者未来的治疗需求。在以伊马替尼作为一线治疗的患者中，大约 30% 的患者会因为未达最佳治疗反应或失去治疗反应和（或）不耐受而改变治疗方案，更换第二代 TKIs。第二代 TKIs 治疗后有 40% ~ 50% 的患者可以获得持续的 CCyR，其中少数治疗失败的患者可能会从继续更换的第二代或第三代药物中获益，但仍有 5% ~ 10% 的患者对所有 TKIs 耐药，需要考虑异基因造血干细胞移植。鉴于以上原因，应该与每一位新确诊的 CML 患者讨论治疗对生育能力的潜在影响。

在确诊时可以考虑通过精子冷冻、卵巢组织或卵母细胞提取和储存及胚胎冷冻等形式进行生育能力保护。应将这些生育选择告知患者，并帮其联系可提供生育咨询的机构。尽管胚胎冷冻保存和再植入的结果可能更好，但如果国家允许，未受精卵或卵巢组织的冷冻保存可能是没有固定配偶的女性患者的更好选择。胚胎冷冻保存通常需要 2 ~ 4 周才能完成。

14.9 结论

近年来，CML 治疗的进展极大地提高了患者的生存率，大多数患者获得了持续的分子学反应和接近正常人的预期寿命。然而，妊娠期 CML 的管理仍然是一个临床挑战。妊娠期 CML 的管理应权衡母亲和胎儿的相对风险和获益，侧重于母亲的生存，同时尽可能降低对发育中胎儿治疗的相关毒性。CML 期间的计划妊娠和意外妊娠可以通过多学科团队（如果可能，应包含血液科、产科、新生儿科和试管婴儿）和患者的密切合作进行管理，应该告知患者所有治疗方案和妊娠的利弊。

给患者的建议将根据他们治疗反应的不同而有所不同，特别是以前或当前处于加速期或急变期的患者。在妊娠期间处于慢性期的患者可以安全地继续妊娠直到足月，有必要的话，可以在妊娠早期及中晚期使用 IFN-α 或进行白细胞去除术。由于胎盘透过率有限，如有必要可在妊娠中期使用 TKIs（特别是伊马替尼和尼洛替尼）。加速期或急变期患者建议选择性终止妊娠，以便开始诱导化疗和（或）TKIs 治疗。

在开始 TKI 治疗后希望妊娠的患者通常都可获得支持以实现其目标。那些已获得持续 DMR 的患者可以参考停药追求 TFR 患者的管理方法。更具挑战性的是管理妊娠期存在高肿瘤负荷（≥ MR^2）患者和妊娠期确诊的 CML 患者。

妊娠管理为年轻患者的生育需求打开了一扇门，进一步的进展也将给患者带来生活质量全方位的进一步改善，特别是在保留人类最基本的愿望之一：怀孕和生育能力方面。

Per aspera ad astra
（穿越艰难险阻，目标星辰大海）

Seneca

致谢：感谢所有不顾生活困难追寻梦想的父母！感谢那些帮助他们获得成功的医师、护士和研究人员！

作者贡献：EA 和 JFA 进行文献综述并撰写稿件。

利益冲突披露：作者声明本文不存在利益冲突。

（张冀莉　赵慧芳）

参考文献

[1] Hoffmann VS, Baccarani M, Hasford J, Lindoerfer D, Burgstaller S, Sertic D, Costeas P, Mayer J, Indrak K, Everaus H, Koskenvesa P, Guilhot J, Schubert-Fritschle G, Castagnetti F, Di Raimondo F, Lejniece S, Griskevicius L, Thielen N, Sacha T, Hellmann A, Turkina AG, Zaritskey A, Bogdanovic A, Sninska Z, Zupan I, Steegmann JL, Simonsson B, Clark RE, Covelli A, Guidi G, Hehlmann R. The EUTOS population-based registry: incidence and clinical characteristics of 2904 CML patients in 20 European countries. Leukemia. 2015;29(6):1336–43.

[2] Gambacorti-Passerini C, Antolini L, Mahon FX, Guilhot F, Deininger M, Fava C, Nagler A, Della Casa CM, Morra E, Abruzzese E, D'Emilio A, Stagno F, le Coutre P, Hurtado-Monroy R, Santini V, Martino B, Pane F, Piccin A, Giraldo P, Assouline S, Durosinmi MA, Leeksma O, Pogliani EM, Puttini M, Jang E, Reiffers J, Piazza R, Valsecchi MG, Kim DW. Multicenter independent assessment of outcomes in chronic myeloid leukemia patients treated with imatinib. J Natl Cancer Inst. 2011;103(7):553–61.

[3] Hehlmann R, Lauseker M, Saußele S, Pfirrmann M, Krause S, Kolb HJ, Neubauer A, Hossfeld DK, Nerl C, Gratwohl A, Baerlocher GM, Heim D, Brümmendorf TH, Fabarius A, Haferlach C, Schlegelberger B, Müller MC, Jeromin S, Proetel U, Kohlbrenner K, Voskanyan A, Rinaldetti S, Seifarth W, Spieß B, Balleisen L, Goebeler MC, Hänel M, Ho A, Dengler J, Falge C, Kanz L, Kremers S, Burchert A, Kneba M, Stegelmann F, Köhne CA, Lindemann HW, Waller CF, Pfreundschuh M, Spiekermann K, Berdel WE, Müller L, Edinger M, Mayer J, Beelen DW, Bentz M, Link H, Hertenstein B, Fuchs R, Wernli M, Schlegel F, Schlag R, de Wit M, Trümper L, Hebart H, Hahn M, Thomalla J, Scheid C, Schafhausen P, Verbeek W, Eckart MJ, Gassmann W, Pezzutto A, Schenk M, Brossart P, Geer T, Bildat S, Schäfer E, Hochhaus A, Hasford J. Assessment of imatinib as first-line treatment of chronic myeloid leukemia: 10-year survival results of the randomized CML study IV and impact of non-CML determinants. Leukemia. 2017;31(11):2398–406.

[4] Sasaki K, Strom SS, O'Brien S, Jabbour

E, Ravandi F, Konopleva M, Borthakur G, Pemmaraju N, Daver N, Jain P, Pierce S, Kantarjian H, Cortes JE. Relative survival in patients with chronic-phase chronic myeloid leukaemia in the tyrosine-kinase inhibitor era: analysis of patient data from six prospective clinical trials. Lancet Haematol. 2015;2:e186–93.

[5] Hochhaus A, Baccarani M, Silver RT, Schiffer C, Apperley JF, Cervantes F, Clark RE, Cortes JE, Deininger MW, Guilhot F, Hjorth-Hansen H, Hughes TP, JJWM J, Kantarjian HM, Kim DW, Larson RA, Lipton JH, Mahon FX, Mayer J, Nicolini F, Niederwieser D, Pane F, Radich JP, Rea D, Richter J, Rosti G, Rousselot P, Saglio G, Saußele S, Soverini S, Steegmann JL, Turkina A, Zaritskey A, Hehlmann R. European LeukemiaNet 2020 recommendations for treating chronic myeloid leukemia. Leukemia. 2020;34(4): 966–84.

[6] Mahon FX, Réa D, Guilhot J, Guilhot F, Huguet F, Nicolini F, Legros L, Charbonnier A, Guerci A, Varet B, Etienne G, Reiffers J, Rousselot P. Discontinuation of imatinib in patients with chronic myeloid leukaemia who have maintained complete molecular remission for at least 2 years: the prospective, multicentre stop Imatinib (STIM) trial. Lancet Oncol. 2010;11:1029–35.

[7] Ross DM, Branford S, Seymour JF, Schwarer AP, Arthur C, Yeung DT, Dang P, Goyne JM, Slader C, Filshie RJ, Mills AK, Melo JV, White DL, Grigg AP, Hughes TP. Safety and efficacy of imatinib cessation for CML patients with stable undetectable minimal residual disease: results from the TWISTER study. Blood. 2013;122: 515–22.

[8] Gleevec. (imatinib) [prescribing information]. East Hanover: Novartis Pharmaceuticals Corporation; 2014.

[9] Sprycel. (dasatinib) [prescribing information]. Princeton, NJ: Bristol Myers Squibb Company;

2014.

[10] Tasigna. (nilotinib) [prescribing information]. East Hanover, NJ: Novartis Pharmaceuticals Corporation; 2014.

[11] He K, Lago MW, Iyer RA, Shyu WC, Humphreys WG, Christopher LJ. Lacteal secretion, fetal and maternal tissue distribution of dasatinib in rats. Drug Metab Dispos. 2008;26:2564–70.

[12] Bosulif. (bosutinib) [prescribing information]. New York, NY: Pfizer Inc; 2013.

[13] Iclusig. (ponatinib) [prescribing information]. Cambridge, MA: Ariad Pharmaceuticals Inc.; 2013.

[14] Abruzzese E, Elena C, Castagnetti F, Gambacorti-Passerini C, Annunziata M, Luciano M, Specchia G, Iurlo A, Capodanno I, Pregno P, Gozzini A, Sica S, Tiribelli S, Galimberti S, Bocchia M, Caracciolo M, Rege Cambrin G, Bergamaschi M, Scortechini AR, Rambaldi A, Turri D, Fozza C, D'adda M, Mastrullo L, Salvucci M, Musolino C, Gaidano G, Gherlinzoni F, d'Emilio A, Fazi P, Baccarani M. Gimema registry of conception/pregnancy in adult Italian patients diagnosed with chronic myeloid Leukemia (CML): report on 166 outcomes. Blood. 2018;132(Supplement 1):43.

[15] Breccia M, Cannella L, Montefusco E, Frustaci A, Pacilli M, Alimena G. Male patients with chronic myeloid leukemia treated with Imatinib involved in healthy pregnancies: report of five cases. Leuk Res. 2008;32(3):519–20.

[16] Hensley ML, Ford JM. Imatinib treatment: specific issues related to safety, fertility, and pregnancy. Semin Hematol. 2003;40(2 Suppl3):21–5.

[17] Iqbal J, Ali Z, Khan AU, Aziz Z. Pregnancy outcomes in patients with chronic myeloid leukemia treated with Imatinib mesylate: short report from a developing country. Leuk Lymphoma. 2014;55(9):2109–13.

[18] Ramasamy K, Hayden J, Lim Z, Mufti GJ, Ho AY. Successful pregnancies involving men with

chronic myeloid leukaemia on Imatinib therapy. Br J Haematol. 2007;137(4):374–5.

[19] Zhou L, You JH, Wu W, Li JM, Shen ZX, Wang AH. Pregnancies in patients with chronic myeloid leukemia treated with tyrosine kinase inhibitor. Leuk Res. 2013;37:1216–21.

[20] Cortes J, O'Brien S, Ault P, Borthakur G, Jabbour E, Bradley-Garelik B, Debreczeni K, Yang D, Liu D, Kantarjian H. Pregnancy outcomes among patients with chronic myeloid leukemia treated with dasatinib. Blood. 2008;112. Abstract 3230

[21] Cortes JE, Abruzzese E, Chelysheva E, Guha M, Wallis N, Apperley JF. The impact of dasatinib on pregnancy outcomes. Am J Hematol. 2015;90:1111–5.

[22] Abruzzese E, Trawinska MM, Perrotti AP, De Fabritiis P. Tyrosine kinase inhibitors and pregnancy. Mediterr J Hematol Infect Dis. 2014;6(1):e2014028.

[23] Dou XL, Qin YZ, Shi HX, Lai YY, Hou Y, Huang XJ, Jiang Q. Fertility and disease outcomes in patients with chronic myeloid leukemia. 2019;40(12):980–5.

[24] Cortes JE, Gambacorti-Passerini C, Deininger M, Abruzzese E, DeAnnuntis L, Brümmendorf TH. Pregnancy outcomes in patients treated with bosutinib. Int J Hematol Oncol. 2020;9(2): IJH26.

[25] Ault P, Kantarjian H, O'Brien S, Faderl S, Beran M, Rios MB, Koller C, Giles F, Keating M, Talpaz M, Cortes J. Pregnancy among patients with chronic myeloid leukemia treated with imatinib. J Clin Oncol. 2006;24:1204–8.

[26] Pye SM, Cortes J, Ault P, Hatfied A, Kantarjian H, Pilot R, Rosti G, Apperley J. The effects of Imatinib on pregnancy outcome. Blood. 2008;111:5505–8.

[27] Laferla JJ. Spontaneous abortion. Clin Obstet Gynaecol. 1986;13:105–14.

[28] Apperley J. Issues of imatinib and pregnancy outcome. J Natl Compr Cancer Netw. 2009;7(10):1–9.

[29] Bleyl SB, Moshrefi A, Shaw GM, Saijoh Y, Schoenwolf GC, Pennacchio LA, Slavotinek AM. Candidate genes for congenital diaphragmatic hernia from animal models: sequencing of FOG2 and PDGFR alpha reveals rare variants in diaphragmatic hernia patients. Eur J Hum Genet. 2007;15:950–8.

[30] Soriano P. The PDGF alpha receptor is required for neural crest cell development and for normal patterning of the somites. Development. 1997;124:2691–700.

[31] Sun T, Jayatilake D, Afink GB, Ataliotis P, Nistér M, Richardson WD, Smith HK. A human YAC transgene rescues craniofacial and neural tube development in PDGFR alpha knockout mice and uncovers a role for PDGFR alpha in prenatal lung growth. Development. 2000;127:4519–29.

[32] Madabhavi I, Sarkar M, Modi M, Kadakol N. Pregnancy outcomes in chronic myeloid Leukemia: a single center experience. J Glob Oncol. 2019;5:1–11.

[33] Chelysheva E, Turkina A, Rea D, Rousselot P, Nicolini FE, Trawinska MM, Romano A, Malagola M, Cangemi D, Dyagil I, Kotlyarchuk K, Kazakbaeva K, Saliev S, Pavlovsky C, Moiraghi B, Kim D-W, Klamova H, Yassin M, Meliktesyan K, Mikhailov G, Ganeva P, Osorio S, Mauro M, Polushkina E, Shmakov R, Chabaeva J, Kulikov S, Abruzzese E. Pregnancy outcome in female patients with chronic myeloid leukemia worldwide: analysis of 305 cases of the European Leukemia Net registry. HemaSphere. 2019;3(S1):395–6.

[34] Ali R, Ozkalemkas F, Kimya Y, Koksal N, Ozkocaman V, Gulten T, Yorulmaz H, Tunali A. Imatinib use during pregnancy and breast feeding: a case report and review of the literature. Arch Gynecol Obstet. 2009;280:169–75.

[35] Russell MA, Carpenter MW, Akhtar MS, Lagattuta TF, Egorin MJ. Imatinib mesylate and metabolite concentrations in maternal blood, umbilical cord blood, placenta and breast milk. J Perinatol. 2007;27:241–3.

[36] Burwick RM, Kuo K, Brewer D, Druker BJ. Maternal, fetal, and neonatal Imatinib levels with treatment of chronic myeloid Leukemia in pregnancy. Obstet Gynecol. 2017;129(5):831–4.

[37] Chelysheva E, Turkina A, Polushkina E, Shmakov R, Zeifman A, Aleshin S, Shokhin I, Guranda D, Oksenjuk O, Mordanov S, Kazakbaeva K, Chilov G. Placental transfer of tyrosine kinase inhibitors used for chronic myeloid leukemia treatment. Leuk Lymphoma. 2018a;59(3):733–8.

[38] Chelysheva E, Abruzzese E, Rea D, et al. Chronic myeloid leukemia diagnosed during pregnancy: therapy, outcomes and follow-up. Blood. 2018b;132(Suppl. 1):4255.

[39] Chelysheva E, Apperley J, Abruzzese E, Kim DW, Kotlyarchuk K, Shukhov O, Turkina AJ. Kinetics of the leukemic clone in patients with chronic myeloid Leukemia during pregnancy. Blood. 2018c;132(Supplement 1):4254.

[40] Yadav U, Solanki SL, Yadav R. Chronic myeloid leukemia with pregnancy: successful management of pregnancy and delivery with hydroxyurea and imatinib continued till delivery. J Cancer Res Ther. 2013;9(3):484–6.

[41] Santorsola D, Abruzzese E. Successful management of pregnancy and hepatic toxicity in a CML female patient treated with nilotinib: a case report and a review. Mediterr J Hematol Infect Dis. 2015;7(1):e2015020.

[42] Conchon M, Sanabani SS, Bendit I. Two successful pregnancies in a woman with chronic myeloid leukemia exposed to nilotinib during the first trimester of her second pregnancy: case study. J Hematol Oncol. 2009:42.

[43] Etienne G, Milpied B, Réa D, Rigal-Huguet F, Tulliez M, Nicolini FE, French Intergroup of CML (Fi-LMC group). Guidelines for the management of nilotinib (Tasigna)-induced side effects in chronic myelogenous leukemia: recommendations of French intergroup of CML (Fi-LMC group). Bull Cancer. 2010;97:997–1009.

[44] Bayraktar S, Morency B, Escalon MP. Successful pregnancy in a patient with chronic myeloid leukaemia exposed to dasatinib during the first trimester. BMJ Case Reports Online Publication; 21 Oct 2010 2010.

[45] Conchon M, Sanabani SS, Serpa M, Novaes MM, Nardinelli L, Ferreira PB, Dorliac-Lacer PE, Bendit I. Successful pregnancy and delivery in a patient with chronic myeloid leukemia while on dasatinib therapy. Adv Hematol. 2010;2010:136252.

[46] Dine G, Levert M, Rehn Y, Ali AN, Brahimi S, Gaillard B, Bocq I, Fumigalli G. Two successful successive pregnancies in a woman with CML treated with dasatinib and temporary peg-interferon. J US China Med Sci. 2013;10:128–33.

[47] Kroll T, Ames MB, Pruett JA, Fenske TS. Successful management of pregnancy occurring in a patient with chronic myeloid leukemia on dasatinib. Leuk Lymphoma. 2010;51:1751–3.

[48] Berveiller P, Andreoli A, Mir O, Anselem O, Delezoide AL, Sauvageon H, Chapuis N, Tsatsaris V. A dramatic fetal outcome following transplacental transfer of dasatinib. Anti-Cancer Drugs. 2012;23:754–7.

[49] Cheon J, Ahn JW, Park KM, Lee G, Jo YS. Teratogenic effect of Radotinib: case report. Anticancer Res. 2016;36(12):6599–601.

[50] Abruzzese E, Mauro M, Apperley J, Chelysheva E. Tyrosine kinase inhibitors and pregnancy in chronic myeloid leukemia: opinion, evidence, and recommendations. Therapeutic Advances in Hematology. First published online October 31, 2020 2020.

[51] Saussele S, Richter J, Guilhot J, Gruber FX, Hjorth-Hansen H, Almeida A, Janssen JJWM, Mayer J, Koskenvesa P, Panayiotidis P, Olsson-Strömberg U, Martinez-Lopez J, Rousselot P, Vestergaard H, Ehrencrona H, Kairisto V, Machová Poláková K, Müller MC, Mustjoki S, Berger MG, Fabarius A, Hofmann WK, Hochhaus A, Pfirrmann M, Mahon FX, EURO-SKI investigators. Discontinuation of tyrosine kinase inhibitor therapy in chronic myeloid leukaemia (EURO-SKI): a prespecified interim analysis of a prospective, multicentre, non-randomised, trial. Lancet Oncol. 2018;19:747–57.

[52] Goh HG, Kim YJ, Kim DW, Kim HJ, Kim SH, Jang SE, Lee J, Kim D, Kim WS, Park SH, Kweon IY. Previous best responses can be re-achieved by resumption after imatinib discontinuation in patients with chronic myeloid leukaemia: implications for intermittent imatinib therapy. Leuk Lymphoma. 2009;50:944–51.

[53] Kuwabara A, Babb A, Ibrahim A, Milojkovic D, Apperley J, Bua M, Reid A, Foroni L, Rezvani K, Goldman J, Marin D. Poor outcome after reintroduction of imatinib in patients with CML who interrupt therapy on account of pregnancy without having achieved an optimal response. Blood. 2010;116:1014–6.

[54] Molica M, Noguera NI, Trawinska MM, Martinelli G, Cerchione C, Abruzzese E. Treatment free remission in chronic myeloid leukemia: lights and shadows. Hematol Rep. 2020;12(Suppl 1):8950.

[55] Fava C, Rege-Cambrin G, Dogliotti I, Cerrano M, Berchialla P, Dragani M, Rosti G, Castagnetti F, Gugliotta G, Martino B, Gambacorti-Passerini C, Abruzzese E, Elena C, Pregno P, Gozzini A, Capodanno I, Bergamaschi M, Crugnola M, Bocchia M, Galimberti S, Rapezzi D, Iurlo A, Cattaneo D, Latagliata R, Breccia M, Cedrone M, Santoro M, Annunziata M, Levato L, Stagno F, Cavazzini F, Sgherza N, Giai V, Luciano L, Russo S, Musto P, Caocci G, Sorà F, Iuliano F, Lunghi F, Specchia G, Pane F, Ferrero D, Baccarani M, Saglio G. Observational study of chronic myeloid leukemia Italian patients who discontinued tyrosine kinase inhibitors in clinical practice. Haematologica. 2019;104(8):1589–96.

[56] Mori S, Vagge E, le Coutre P, Abruzzese E, Martino B, Pungolino E, Elena C, Pierri I, Assouline S, D'Emilio A, Gozzini A, Giraldo P, Stagno F, Iurlo A, Luciani M, De Riso G, Redaelli S, Kim DW, Pirola A, Mezzatesta C, Petroccione A, Lodolo D'Oria A, Crivori P, Piazza R, Gambacorti-Passerini C. Age and dPCR can predict relapse in CML patients who discontinued imatinib: the ISAV study. Am J Hematol. 2015;90(10):910–4.

[57] Lasica M, Willcox A, Burbury K, Ross DM, Branford S, Butler J, Filshie R, Januszewicz H, Joske D, Mills A, Simpson D, Tam C, Taylor K, Watson AM, Wolf M, Grigg A. The effect of tyrosine kinase inhibitor interruption and interferon use on pregnancy outcomes and long-term disease control in chronic myeloid leukemia. Leuk Lymphoma. 2019;60(7):1796–802.

[58] Abruzzese E, Trawinska MM, de Fabritiis P, Baccarani M. Management of pregnant chronic myeloid leukemia patients. Expert Rev Hematol. 2016;9(8):781–91.

[59] La Rosée P, Martiat P, Leitner A, Klag T, Müller MC, Erben P, Schenk T, Saussele S, Hochhaus A. Improved tolerability by a modified intermittent treatment schedule of dasatinib for patients with chronic myeloid leukemia resistant or intolerant to imatinib. Ann Hematol. 2013;92:1345–50.

[60] Russo D, Martinelli G, Malagola M, Skert C, Soverini S, Iacobucci I, De Vivo A, Testoni N, Castagnetti F, Gugliotta G, Turri D, Bergamaschi M, Pregno P, Pungolino E, Stagno F, Breccia M, Martino B, Intermesoli T, Fava C, Abruzzese E, Tiribelli M, Bigazzi C, Cesana BM, Rosti G, Baccarani M. Effects and outcome of a policy

of intermittent imatinib treatment in elderly patients with chronic myeloid leukemia. Blood. 2013;121(26):5138–44.

[61] Lee JO, Kim DW, Abruzzese E, Apperley J, Caldwell L, Mauro MJ. Kinetics of BCR-ABL after TKI interruption during pregnancy in CML: a multinational retrospective analysis. Blood. 2018;132(Supplement 1):4263.

[62] Baer MR, Ozer H, Foon KA. Interferon-alpha therapy during pregnancy in chronic myelogenous leukaemia and hairy cell leukaemia. Br J Haematol. 1992;81(2):167–9.

[63] Mubarak AA, Kakil IR, Awidi A, Al-Homsi U, Fawzi Z, Kelta M, Al-Hassan A. Normal outcome of pregnancy in chronic myeloid leukemia treated with interferon- a in 1st trimester: report of 3 cases and review of the literature. Am J Hematol. 2002;69:115–8.

[64] Hiratsuka M, Minakami H, Koshizuka S, Sato I. Administration of interferon-a during pregnancy: effect on fetus. J Perinat Med. 2000;28:372–6.

[65] Vantroyen B, Vanstraelen D: Treatment of essential thrombocythemia in a young woman with interferon alpha-2a before and during pregnancy (unpubl. data) personal communication.

[66] Al Bahar S, Pandita R, Nath SV. Pregnancy in chronic myeloid leukemia patients treated with alpha interferon. Int J Gynecol Obstet. 2004;85:281–2.

[67] Kuroiwa M, Gondo H, Ashida K, Kamimura T, Miyamoto T, Niho Y, Tsukimori K, Nakano H, Ohga S. Interferon alpha therapy for chronic myeloid leukemia during pregnancy. Am J Hematol. 1998;59:101–2.

[68] Regierer AC, Schulz CO, Kuehnhardt D, Flath B, Possinger K. Interferon α – therapy for chronic myeloid leukemia during pregnancy. Am J Hematol. 2006;81:149–56.

[69] Abu-Tineh M, Kassem N, Abdulla MA, Ismail OM, Ghasoub R, Aldapt MB, Yassin MA.

Outcome of pregnancy in the era of pegylated interferon alpha 2a in females with essential thrombocythemia: an experience from Qatar. Case Rep Oncol. 2020;13(1):336–40.

[70] Thauvin Robinet C, Maingueneau C, Robert E, et al. Exposure to hydroxyurea during pregnancy: a case series. Leukemia. 2001;15:1309–11.

[71] Fadilah SA, Ahmad-Zailani II, Soon-Keng C, Norlaila M. Successful treatment of chronic myeloid leukemia during pregnancy with hydroxyurea. Leukemia. 2002;16:1202–3.

[72] Abruzzese E, de Fabritiis P, Trawinska MM, Niscola P, Apperley JF, Mauro MJ. Back to the future: treatment-free remission and pregnancy in chronic myeloid leukemia. Eur J Haematol. 2019a;102(2):197–9.

[73] Abruzzese E, Turkina AJ, Apperley JF, Bondanini F, de Fabritiis P, Kim DW, Dyagil I, Ganeva P, Garcia-Gutiérrez V, Kazakbaeva K, Klamová H, Kotlyarchuk K, Mauro MJ, Milojkovic D, Moriaghi B, Meliktesyan K, Nicolini FE, Polushkina E, Rea D, Rousselot P, Shacham A, Shmakov R, Trawinska MM, Chelysheva EY. Pregnancy management in CML patients: to treat or not to treat? Report of 224 outcomes of the European Leukemia Net (ELN) database. Blood. 2019b;134(Supplement_1):498.

[74] Gambacorti-Passerini CB, Tornaghi L, Marangon E, Franceschino A, Pogliani EM, D'Incalci M, Zucchetti M. Imatinib concentrations in human milk. Blood. 2007;109(4):1790.

[75] Bristol-Myers Squibb Canada. Hydrea@product monograph. Montreal 2006.

[76] Kumar AR, Hale TW, Mock RE. Transfer of interferon alfa into human breast milk. J Hum Lact. 2000;16:226–8.

[77] Lichtman MLJ. Acute myelogenous leukemia. Williams Hematology, vol. 1047. 6th ed. New York: McGraw-Hill; 2001.

[78] Sheehy WT. An evaluation of the effect of

pregnancy on chronic granulocytic leukaemia. Am J Obstet Gynecol. 1958;75:788.

[79] Ali R, Ozkalemkaş F, Ozkocaman V, Ozçelik T, Ozan U, Kimya Y, Tunali A. Successful pregnancy and delivery in patient with CML and management of CML with leukapheresis during pregnancy; a case report and review of the literature. Jpn J Clin Oncol. 2004;34:215–7.

[80] Klaasen R, de Jong P, Wijermans PW. Successful management of chronic myeloid leukemia with leucapheresis during a twin pregnancy. Neth J Med. 2007;65:147–9.

[81] Yellu M, Pinkard S, Ghose A, Medlin S. CML in pregnancy: a case report using leukapheresis and literature review. Transfus Apher Sci. 2015;53:289–92.

第十四章

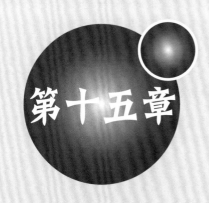

第十五章

与慢性髓系白血病患者生存和无治疗缓解相关的预测因素

Susan Branford, Naranie Shanmuganathan, and Timothy P. Hughes

15.1 引言

尽管疾病具有明显同质性和 TKI 治疗高度靶向性，但 CML 慢性期患者接受 TKI 治疗时，其疗效反应仍存在较大差异。5%～10% 的患者会进展为加速期或急变期，33%～68% 的患者治疗满 5 年时可达到深层分子学反应（DMR，$BCR::ABL1 \leq 0.01\%$ IS）[1-3]，满 10 年时达到 DMR 的患者比例可达 45%～81%。如患者获得持续的 DMR 数年，可尝试停药以达到 TFR。而大部分患者通过 TKI 治疗将会获得持续稳定的 MMR，只要能坚持 TKI 治疗，可显著降低 CML 相关的死亡风险。

TKI 治疗前 3 个月，评估治疗反应的首个依据是血液学缓解。3 个月未达血液学缓解的患者极为罕见，意味着治疗失败。同时，TKI 治疗的前几个月，血液学毒性是相对常见的，因此需要检测血细胞计数。在干扰素 α 治疗时代，骨髓细胞遗传学是检测的主要内容，而在 TKI 治疗时代，细胞遗传学检测主要用于发现附加染色体，后者往往提示预后不良，不同附加染色体的预后意义不同[6-8]。如果患者达到并维持 $BCR::ABL1$ 转录本水平 < 1%，由于 Ph 阳性细胞已很难检测到，再行骨髓细胞遗传学检测的价值就非常有限了[9]。通常 Ph 阴性细胞中的细胞遗传学异常对患者预后影响极小，特别是那些治疗 3 个月时达到 $BCR::ABL1 < 10\%$ IS 的患者[10-11]。

通过 qRT-PCR 技术检测外周血 $BCR::ABL1$ 转录本水平，外周血和骨髓中白血病细胞的早期减少程度和速率能够预测后续的治疗反应和疾病预后。在 3 个月内，可以通过合理的精确度计算来预测疾病转化的风险、持续的治疗反应及最终实现 TFR 的成功率。这让大多数获得 MMR 的患者对长期治疗增强了信心，同时对那些疗效欠佳的患者，可以提早进行治疗干预以降低不良预后。所有这些均取决于对外周血细胞进行准确、灵敏、国际标准化的 qRT-PCR 检测，并需要经常进行复查。特定时间点的 qRT-PCR 检测结果和随时间变化的治疗反应趋势是临床医师随访每位患者治疗效果的关键。同时可以作为患者保持高治疗依从性的动力，因为任何因素导致患者治疗依从性下降，都将会使 $BCR::ABL1$ 转录本水平上升和（或）无法达到预期治疗反应[12]。

15.2 用于评估治疗反应的国际标准化分子学监测

IRIS 试验（干扰素和 STI571 的国际随机研究）始于 2000 年，是伊马替尼的第一个临床试验，其中包括使用 qRT-PCR 技术对 $BCR::ABL1$ 转录本进行检测[13]。对参与项目的 3 个实验室的检测数据进行比较，发现检测数据在一致性方面存在着差异。为了对数据进行合理的评估，需要对检测结果进行标准化处理。在那个阶段，尚不清楚分子学监测是否会为患者管理带来获益。然而，IRIS 临床试验中伊马替尼治疗组患者具有极高的治疗反应率和白血病细胞克隆快速大量减少，这确实需要一种比细胞遗传学分析更灵敏的残留病检测方法。IRIS 研究确立了达到主要分子学反应（MMR，$BCR::ABL1 \leq 0.1\%$ IS）的临床相关性[13]。直到今天，MMR 依然是 TKIs 临床试验的主要终点[14-15]，并通常被认定为治疗最佳反应。然而，分子学监测被临床医师普遍接受前经历了 10 余年的研究，包括实现方法标准化和引入通用国际报告量表（IS）。IS 为公认的分子学监测"金标准"。第 7 章概述了国际方法标准化的发展。

使用外周血对 $BCR::ABL1$ 转录本进行国际标准化定量 PCR 是检测 TKI 治疗反应的首选推荐方法[16-17]。与细胞遗传学相比，分子学监测不仅具有更高的灵敏度，而且其主要优点是采集外周血的标本即可完成。骨髓细胞遗传学与外周血 $BCR::ABL1$ 转录本结果具有很强的相关性[9, 18-19]。重要的是，$BCR::ABL1 \leq 1.0\%$ IS 能极好的替代完全细胞遗传学反应。然而，临床指南提出，在某些特定情况下，治疗过程中仍需要进行细胞遗传学分析[16-17]。2006 年，ELN 建议每 3 个月进行一次分子学监测[20]。2009 年，更新后的指南建议将 MMR 分子水平作为评价治疗反应的标准[21]。但如果未达到 MMR，也不会特别强制要求进行治疗干预。直到 2013 年，多年研究提供了足够证据[22-30]，支持 ELN 指南扩大定义治疗反应的分子学水平，并提出对于在相应时间段未达到应有治疗反应的患者，需强制进行治疗干预[31]。这让 $BCR::ABL1$ 的国际报告量表得到越来越广泛的应用。美国国立综合癌症网络（NCCN）也在 2013 年将基于 $BCR::ABL1$ 分子水平的治疗决策纳入了 CML 临床实践指南。

由于经济条件受限，贫穷国家的患者往往得不到高质量的监测[32]，这对患者是不利的，因为分子学监测频率与预后有关，低于推荐监测频率与不良预后有关[33-34]，低频监测也会出现在 TKI 依从性差的患者，后者与更差的临床结局相关[35-37]。有趣的是，资源充足国家的患者也并非能够一直坚持规律检测，这将可能影响患者的远期预后[34]。SIMPLICITY 研究是一项针对 2010—2015 年美国和 6 个欧洲国家 1242 例患者一线 TKI 治疗的前瞻性观察研究[38]。研究记录了常规临床实践中的监测和管理模式。尽管 NCCN 和 ELN 指南都建议在 TKI 治疗的第一年内每 3 个月进行 1 次分子学监测，但该研究中 68% 的患者在治疗 3 个月时未检测 BCR :: ABL1 转录水平，在 6 个月和 12 个月时未检测患者的比例分别降至 26% 和 9%。在治疗 12 个月时进行 BCR :: ABL1 分析的患者中，23% 的患者未报告 IS。考虑到 TKI 治疗的前 12 个月的 BCR :: ABL1 基因情况对预测长期预后和治疗干预的重要性，我们希望今后使用 IS 标准化方法的监测频率能有所提高[16-17]。

15.3　不典型 BCR :: ABL1 转录本患者的管理

在诊断时确定 BCR :: ABL1 转录本类型对后期治疗的分子学监测至关重要[16]。qRT-PCR 是一种简单且应用广泛的多通道检测方法，可用于检测经典型（e13a2 和 e14a2）和不典型转录本[39]。约 98% 的 CML 患者为经典型 BCR :: ABL1 转录本[40]。不典型 BCR :: ABL1 转录本的患者不宜使用国际报告量表。不典型融合多为不同的 BCR 外显子融合到 ABL1 的 2 号外显子上，最常见的是 e1a2、e6a2、e8a2 和 e19a2。无论转录本是典型还是不典型，CML 患者都有望获得长期生存。将 BCR :: ABL1 转录本类型告知转诊后的临床医师或检测实验室是非常重要的。我们实验室有一位 CML 患者携带不典型 e1a2 转录本，患者转诊后没有将转录本类型告知新的检测实验室，导致他们数月来使用常规转录本类型进行检测而报告了假阴性结果[41]。患者在未对 e1a2 转录本进行适当检测的情况下停止了 TKI 治疗，直至血液学复发后才被发现。

不典型 BCR :: ABL1 转录本的检测必须使用另外的方法。荧光原位杂交（FISH）可能是更优选择，

但在疾病初期仍可应用 qRT-PCR 进行检测，因为它可以提供残留白血病细胞的定量数据。FISH 方法检测 BCR :: ABL1 尚未达到定量 PCR 的标准化程度，这意味着无法确定 TKI 治疗失败标准。此外，FISH 方法在灵敏度方面也不具备长期治疗决策的要求。

常见转录本标准化的制定是基于大量的国际合作及多年的检测研究工作，所以现阶段使用标准化分子方法对罕见、不典型 CML 患者进行检测是难以实现的[42-50]。然而，欧洲正在对 ALL 患者的 e1a2 转录本进行定量 PCR 方法的标准化[51]。e1a2 CML 患者可能会从中获益，但特定分子学反应的预后意义在 CML 或 ALL 患者之间有所不同。

已开发出定量聚合酶链反应（DNA PCR）方法用来检测非典型转录本患者。DNA PCR 能利用患者特定的基因组断裂点进行敏感和特异性白血病细胞残留的检测，已越来越广泛地用于常见转录本的患者[52-56]。最近，DNA PCR 在检测一例不典型 e19a2 患者的治疗反应时显示出其临床应用价值[57]。DNA PCR 是作为研究工具被开发的，但具有检测治疗反应的潜力。该方法是否可用于除研究以外的所有不典型转录本患者，取决于检测机构可及的病例资源。

15.4　分子学反应相关的预后预测因素

TKI 治疗第 1 年 BCR :: ABL1 转录本水平是强有力的预后预测因素。预后指标包括分子学和细胞遗传学反应、无失败生存率、无进展生存率和总生存率。进展定义为急变期或加速期，而在 ELN 指南中对治疗失败的标准也做出了定义[16]。大量研究均表明 TKI 治疗前几个月的治疗反应对远期预后的预测是最重要的[22-29, 58-65]，它对预后的预测意义远大于诊断时的临床风险评分。2002—2003 年（在伊马替尼应用后和 IS 引入之前的早期），人们开始认识到 TKI 治疗前几个月 BCR :: ABL1 的初始降低程度与患者预后之间的关系[22-24]。国际分子学监测标准化和大量队列研究证实了"早期分子学反应"对一线伊马替尼（图 15-1）和第一代 / 第二代 TKIs 治疗的预后意义[64]。德国 CML IV 临床研究是伊马替尼一线治疗 CML 最大的随机研究，共纳入 1551 例患者[1, 64-65]，12 个月达到 MMR 的患者与未达到的患者，3 年的 OS 分别为 99%（95% CI，97 ~ 100）和 95%（95% CI，93 ~ 97），P 值为 0.016。两组患者的无进展生存率

同样存在差异。12 个月达到 MMR 的患者无进展生存率为 99%（95% *CI*，97 ~ 100），未达到的患者为 95%（95% *CI*，93 ~ 97）；P 值为 0.014[64]。这些结果与治疗方法无关。12 个月达到 MMR 的患者与未达到患者在 10 年总生存率上也存在显著差异，分别为 86.1%（95% *CI*，82.1 ~ 89.6）和 80.4%（95% *CI*，75.9 ~ 84.5）。另外，两者的 10 年无进展生存率分别为 86.6%（95% *CI*，82.7 ~ 90.0）和 78.8%（95% *CI*，74.3 ~ 83.0）[65]。

IRIS 临床试验 7 年随访数据发现，一线伊马替尼治疗 6 个月时 *BCR* :: *ABL1* > 10% IS 和 12 个月时 > 1% IS，与达到分子学反应的组别相比，有更差

的无事件生存率和更高的疾病进展率（进展到加速期或急变期）[25]。与那些 *BCR* :: *ABL1* 值为 0.1% ~ 1% 的患者相比，18 个月达到 MMR 与疾病进展的长期风险无明显相关，他们失去完全细胞遗传学反应的概率也更低。IRIS 试验长期随访表明，12 个月或 18 个月达到 MMR 对长期生存具有重要意义（表 15-1）[66]。由于 IRIS 临床试验中对分子学监测时间节点的设计，3 个月的检测样本极少，因此没有基于 3 个月分子学反应的预后分析。早期分子界值的预测价值是基于许多其他伊马替尼和第二代 TKI 治疗的临床研究证实并发展的[26-30, 59-60, 62, 67-68]，特别是 3 个月时的 *BCR* :: *ABL1* 转录本水平与长期预后密切相关。

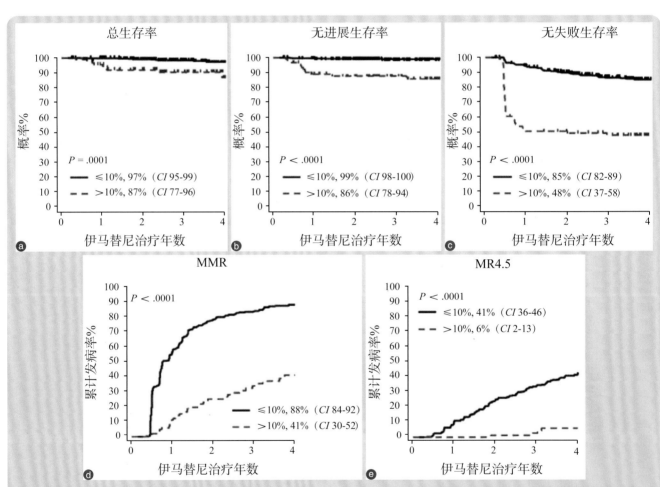

我们研究了连续应用一线伊马替尼治疗的患者。3 个月时 *BCR* :: *ABL1* ≤ 10% 的患者（*n* = 410）预后明显更优于 *BCR* :: *ABL1* > 10% 的患者（*n* = 97）。本研究最初发表在 Blood 上。

图 15-1　治疗 3 个月时 *BCR* :: *ABL1* > 10% IS 始终与较差预后相关

（Branford S，Yeung DT，Parker WT，Roberts ND，Purins L，Braley JA，Altamura HK，Yeoman AL，Georgievski J，Jamison BA，PhillisS，Donaldson Z，Leong M，Fletcher L，Seymour JF，Grigg AP，Ross DM，Hughes TP.Prognosis for patients with CML and > 10% *BCR* :: *ABL1* after 3 months of imatinib depends on the rate of *BCR* :: *ABL1* decline.2014；124：511-518.）

表 15-1 IRIS 试验中，通过检测 12 个月和 18 个月分子学反应，对接受一线伊马替尼治疗的可评估患者的 10 年随访结果进行治疗反应里程碑（MMR）分析

	MMR 或更好	无 MMR	P 值
12 个月			
可评价患者例数	153	151	
死亡，n（%）	15（9.8）	22（14.6）	
与 CML 无关	11（7.2）	7（4.6）	
与 CML 相关	4（2.6）	15（9.9）	
预计 10 年总生存率（%）（95% CI）	91.1（86.5 ~ 95.7）	85.3（79.5 ~ 91.1）	0.15
预计 10 年无 CML 相关死亡（%）（95% CI）	97.8（95.4 ~ 100）	89.4（84.3 ~ 94.5）	0.007
18 个月			
可评价患者例数	164	89	
死亡，n（%）	12（7.3）	13（14.6）	
与 CML 无关	12（7.3）	4（4.5）	
与 CML 相关	0	9（10.1）	
预计 10 年总生存率（%）（95% CI）	93.0（89.0 ~ 97.0）	85.6（77.9 ~ 93.2）	0.04
预计 10 年无 CML 相关死亡（%）（95% CI）	100（100 ~ 100）	90.5（84.1 ~ 96.8）	< 0.001

注：共 305 例患者在 12 个月时可评估分子学反应；但有 1 例患者在 11 个月时停止了研究治疗（根据 11 个月的评估，该患者被认为可在 12 个月时评估分子学反应），因此在 12 个月的里程碑性分析中删除。在每次里程碑性分析前死亡或数据被删失的患者应在该分析中删除。这里报告的死亡病例是指在 12 个月或 18 个月时有分子学反应数据，分别在 12 个月或 18 个月后的某个时间点死亡的患者。使用对数秩检验计算双侧 P 值。CML 表示慢性髓系白血病。
资料来源：New England Journal of Medicine。

2012 年的两篇开创性论文综合了这样一个概念，即 TKI 治疗的前 12 个月 BCR :: ABL1 值是强大的预后预测因子[26-27]。Marin 等甚至报道 3 个月的 BCR :: ABL1 值是预测预后的唯一要素，并可依此进行早期治疗干预[27]。对 282 例连续接受 400 mg 伊马替尼治疗的新诊断患者进行了为期 10 年的随访评估，发现在 3 个月、6 个月和 12 个月时定义的最佳疗效的 BCR :: ABL1 临界值，可用于预测 OS、PFS 及分子和细胞遗传学结果。3 个月时 BCR :: ABL1 > 9.84% 的患者预后更差。与细胞遗传学相比较，6 个月和 12 个月的 BCR :: ABL1 值是更好的 OS 预测因素。早期 BCR :: ABL1 值仍然显著影响了伊马替尼治疗失败后更换第二代 TKIs 患者的预后。另外，3 个月时 BCR :: ABL1 水平对预后的预测价值与伊马替尼剂量强度无关。部分患者因不良反应减低剂量或暂停用药，

他们的 BCR :: ABL1 值显著高于伊马替尼耐受的患者。在相同的 BCR :: ABL1 值范围内，伊马替尼不耐受患者的预后与耐受患者相似或更差，这表明早期分子学反应不是纯粹的生物学效应。该研究中确定用于预测预后的最佳 BCR :: ABL1 值与当前国际指南与建议接近，即 10% IS，1% IS 和 0.1% IS[16-17]。

Hanfstein 等开展了一项包含 1303 例伊马替尼一线治疗患者的大型队列研究，研究表明，3 个月、6 个月时分子学和细胞遗传学反应与无进展生存及总生存相关[26]。依据治疗反应水平以确定高危患者。IS 分子值在 3 个月时 > 10%、在 6 个月时 > 1% 高度提示预后不良。当根据 3 个月时未达到主要细胞遗传学反应（费城染色体阳性 > 35%）和 6 个月时未达到完全细胞遗传学反应对患者进行分组时，也获得了类似结果。该研究证实，BCR :: ABL1 IS ≤ 1.0% 与达到

完全细胞遗传学反应、BCR∷ABL1IS ≤ 10% 与主要细胞遗传学反应，两者之间存在紧密联系。研究建议对 3 个月和 6 个月时未达到标志性治疗反应的患者进行治疗优化调整。

这些研究结果和随后其他研究的结果是一致的，被写入了国际诊疗指南，用于监测治疗反应和治疗策略的更改。3 个月时 BCR∷ABL1 ≤ 10% 定义为早期分子学反应（EMR）。多年来，专家们针对治疗干预提出了很多建议，由于没有明确的共识，专家们就分子学反应临界值的确定进行了大量讨论，特别是对于 BCR∷ABL1 > 10% 患者的治疗干预。ELN 指南认为，3 个月时 BCR∷ABL1 > 10% IS 与较差的预后密切相关。但 2013 年 ELN 指南建议，基于 3 个月时单次 BCR∷ABL1 值就更改治疗方案需持谨慎态度 [31]。当时国际标准化的分子学监测方法尚未被广泛采用，所有检测实验室的分子学监测值质量也无法保证。因此，ELN 建议在治疗的 1 ~ 3 个月内重复检测，如果 BCR∷ABL1 持续 > 10%，则需要更改治疗策略。

对于治疗 3 个月时 BCR∷ABL1 > 10% 的患者，NCCN 指南最初建议进行治疗调整。但基于后续研究，NCCN 随后更新了指南，建议治疗 3 个月时 BCR∷ABL1 值仅略高于 10% 或较基线值急剧下降的患者进行额外的检测。NCCN 指南认为这些患者在 6 个月时可能会达到 BCR∷ABL1 < 10%，总体预后仍是较好的。2014 年 Hanfstein 等报道了 TKI 治疗前 3 个月 BCR∷ABL1 值下降的速率较单次数值对预后的预测更为可靠 [69]。这一结论更为合理，因为一些患者在诊断时 BCR∷ABL1 转录本相对较低，甚至小于 10%，理论上说，这些患者在治疗 3 个月时 BCR∷ABL1 较基线值没有降低，并且仍在最佳范围内，但可能对 TKI 治疗没有反应。该研究发现，在治疗 3 个月时 BCR∷ABL1 值下降约 3 倍的患者疾病进展概率较低，总生存率较高。同样，我们通过监测超过 500 名患者发现，BCR∷ABL1 初始下降率具有对预后的预测意义 [63]。然而，我们根据 BCR∷ABL1 减半时间计算下降率，其中包含了 BCR∷ABL1 检测天数。随后发现，3 个月时 BCR∷ABL1 检测的样本收集日期并不总是发生在开始 TKI 治疗后的第 90 天。对里程碑疗效的评估需要特定时间点的 BCR∷ABL1 值，我们建议，如果采集日期在特定时间点 ±1.5 个

月内，得到的 BCR∷ABL1 值可用于疗效的评估 [70]。理论上 3 个月的样本可以在 1.5 ~ 4.5 个月收集，但应尽可能在接近 3 个月时进行检测。我们发现样本采集过早可以改变 3 个月的 BCR∷ABL1 范围值，并改变 BCR∷ABL1 较基线减少的倍数。对治疗 3 个月时 BCR∷ABL1 > 10% 的患者来说，较长的 BCR∷ABL1 减半时间是预后的独立预测因素。因此，根据检测 BCR∷ABL1 随时间下降的动力学结果，可以在无须进一步测量 BCR∷ABL1 定量的情况下，尽早进行治疗干预。

能否使用 ABL1 内参基因方法测量 BCR∷ABL1 初始下降斜率？

ELN 和 NCCN 指南明确了基于基线值的 BCR∷ABL1 下降动力学对预后的价值。ELN 指南建议诊断和鉴别诊断时进行 BCR∷ABL1 定性检测，而 NCCN 指南指出在诊断时应对 BCR∷ABL1 进行定量检测。越来越多的证据表明，BCR∷ABL1 最初的下降速率对于预后有很重要的指导意义，表明诊断时检测 BCR∷ABL1 水平对于评估 3 个月 BCR∷ABL1 值的意义至关重要。

最初认为方法学上的差异会阻碍采用初始动力学广泛预测治疗反应。大多数方法使用 ABL1 作为内参基因，其中扩增 ABL1 的引物位于 ABL1 和 BCR∷ABL1 共同的外显子中。因此，引物也会扩增 BCR∷ABL1，理论上会产生偏倚。这些方法是基于 2003 年 Gabert 等代表欧洲抗癌组织发表的一篇开创性论文 [71]。文章作者认为，当大量细胞表达 BCR∷ABL1 时，该方法可能会低估 BCR∷ABL1/ABL1 的比例。理论最大比值为 100%。然而，数据表明，这种偏倚对诊断时 BCR∷ABL1 转录本的相对定量影响甚小 [71]。初诊时外周血的 BCR∷ABL1/ABL1 中位比值为 117%，最高可达 440% [71]。这些结果出乎意料，但均是在质粒标准曲线和无标准曲线的情况下使用 ΔCt 方法获得的。作者指出，使用 qRT-PCR 检测 BCR∷ABL1 转录本制定标准的论文中也报道了类似的结果 [72-73]。值得注意的是，尽管 BCR∷ABL1/ABL1 比值范围很大，但 qRT-PCR 检测结果与中期分裂象费城染色体阳性的比例密切相关，特别是中期分裂象中费城染色体阳性率 100% 的患者 [73]。随后使用 GUSB 作为作为对照基因证实了诊断时比率的范围广

泛，*BCR ∷ ABL1*/GUSB 值 为 0.1% ~ 230%[69]，而 *BCR ∷ ABL1*/ABL1 值为 0.01% ~ 599%[74]。

最近的一项研究比较了 ENEST1st 试验中接受一线尼洛替尼治疗的西班牙患者 *BCR ∷ ABL1*/ABL1 值与 *BCR ∷ ABL1*/GUSB 值的线性关系[75]。该研究评估了使用尼洛替尼治疗前三个月 *BCR ∷ ABL1* 转录本下降动力学是否对在 18 个月达到 DMR（≤ 0.01%IS）具有预测价值。研究发现，*BCR ∷ ABL1* 转录本在两个内参基因中均呈线性下降。此外，与 GUSB（3 个月）相比，*ABL1* 内参基因（2 个月）可以更早地预测 DMR。研究结果不支持使用 GUSB 作为内参基因来预测更早、更准确的治疗反应。作者得出结论，使用任何一种内参基因对 *BCR ∷ ABL1* 转录本动态测定都是有效的，都可以预测后续 DMR[75]。使用 *ABL1* 或 GUSB 作为内参基因检测的比值之间存在紧密联系，这与 Huet 等在 2014 年发表的一项早期研究结果一致[76]。这项研究使用诊断时 *BCR ∷ ABL1*/ABL1 数值到减半的时间来证明减半时间可以预测 1 年的 MMR。作者还发现，无论使用哪种内参基因，3 个月时的减半时间、对数减少及转录水平有相似的预测分子学反应功能[76]。许多其他研究现在也已经证实了评估 *BCR ∷ ABL1*/ABL1 值反应动力学的可靠性[62, 74, 77-78]。研究报道，根据初始 *BCR ∷ ABL1*/ABL1 的减半时间评估 OS、PFS、EFS、无失败生存期和分子学反应均存在显著差异[74]。

15.5　DMR 和无治疗缓解的预测因素

治疗第 1 年的 *BCR ∷ ABL1* 值不仅可以预测 OS 和 PFS，还能预测长期分子学反应，特别是可以预测后续是否能达到 DMR。值得注意的是，"完全分子学反应"现在极少用于描述每个样本检测灵敏度的术语，而是需要用一个上限来定义反应的水平 MR^4（0.01%）、$MR^{4.5}$（0.0032%）和 MR^5（0.001%）[46]（详见第 8 章），"完全分子学反应"一词错误地暗示了疾病的彻底根除，这是永远不能确定的。残留 *BCR ∷ ABL1* 的检测取决于 RNA 的质量和定量 PCR 方法的检测下限，很多因素可导致 *BCR ∷ ABL1* 转录本的降解，包括样本固定或处理的延迟。"分子学反应"一词更好地揭示了单个样本的反应深度，并且在实验室和临床研究中更易标准化。DMR 是 *BCR ∷ ABL1* ≤ 0.01%

的通用术语，也是 TFR 的先决条件。十多年来，TFR 一直是研究的主要焦点[79-88]。在开始伊马替尼治疗后 3 ~ 6 个月达到 MMR 更可能达到 TKI 停药标准[1, 27, 58-59]。提高早期 MMR 率的一个策略是使用更有效的 TKI 一线治疗，但这需要考虑患者的 TFR 意愿及合并症情况。

ELN 指南认为 TKI 治疗 12 个月时未获得 MMR（*BCR ∷ ABL1* ≤ 0.1%）是一个警告，意味着必须认真考虑当前治疗方案是否需要调整。TKI 治疗 ≥ 12 个月 *BCR ∷ ABL1* 值 > 1% 提示治疗失败，在这种情况下应改变治疗方案。治疗警告还表明，如果反应动力学未确定，则需要进行额外的分子学分析。MMR 作为最佳治疗反应，预测 CML 患者的存活率接近 100%，因为进展到疾病晚期非常罕见[16]。最近一项德国 CML IV 研究表明，当将未达到或丧失 MMR 视为治疗失败时，需要转换治疗措施。对于无进展生存，实现 MMR 的标志性时间点为 2.5 年，在有或无 MMR 的患者中显示出最大的差异[89]。但对于何时达到 DMR 来预测无疾病进展的具体时间节点，尚未明确。更新的 ELN 指南建议，如果治疗 36 ~ 48 个月仍未达到 MMR，则可以考虑改变治疗策略[16]。

最近更新的 NCCN 临床实践指南不再将治疗 12 个月时 MMR 列为 TKI 敏感性指标[17, 90]。治疗 12 个月时的 *BCR ∷ ABL1* ≤ 1.0%（相当于完全细胞遗传学反应）现在被认为是 TKI 敏感性指标[17]。他们声称，MMR 的预后意义已经在多个时间点针对不同的结果进行了评估，但没有对多次比较进行调整，这降低了结论的有效性。尽管如此，NCCN 指南依然认可 12 个月时 MMR 的价值，并指出其与低进展率相关，同时在 TFR 中对最终达到 TKI 停药标准的判定至关重要，但 MMR 不再正式列入早期治疗反应里程碑中。

近年来，*BCR ∷ ABL1* 转录本类型被认为是接受 TKI 治疗患者某些预后指标的预测因子。一般来说，e14a2 转录本类型更有利，并与较高的完全细胞遗传学应答率、MMR 或 DMR 相关[91-97]。然而，Sharma 等报道 e13a2 转录本的患者有更高的完全细胞遗传学应答率[98]。另两项研究报道了 e14a2 转录本类型与更优的无进展生存率和无失败生存率密切相关[99-100]。但这种关联鲜有报道。有趣的是，一项研究发现经伊马替尼治疗的 e13a2 转录本患者 10 年总生存率更高[96]。我们研究了在伊马替尼临床试验中持续治疗的523例患者，发现转录本类型只与DMR相关[101]。这与e14a2转录本和更快的反应相关的总体看法是一致的。对于使用尼洛替尼作为一线治疗的患者，e14a2转录本同样与更高的DMR率相关[102]。现已有研究在探索持续DMR的预测因素[58, 103]。Etienne等在一项最新的研究中称，在398例初治慢性期患者中，46%的患者存在持续DMR（定义为至少24个月保持MR4.5）[103]。女性、e14a2转录本类型和低临床风险评分与持续DMR相关。

EURO-SKI研究是目前最大的停药相关研究，它发现，TKI停药前DMR的持续时间是TFR最强预测因素[87]。伊马替尼停药前每增加1年治疗时间，无复发生存也随之轻微改善。该研究未报道TFR与*BCR∷ABL1*转录本之间的关联，但是其他小规模的停药研究已报道了两者之间的联系[104-105]。Claudiani等顾性分析了64例患者，首次报道了e14a2转录本类型与更高的持续TFR率相关[105]。澳大利亚一项队列研究也证实了该结论[106]。目前，尚不清楚e14a2转录本患者中较高的TFR率是否与停药前较长的DMR持续时间有关。但这是有可能的，因为e14a2转录本类型与更快和更深的分子学反应相关。将转录本类型、DMR持续时间和其他因素纳入大规模患者队列的多变量模型进行分析，或许能确认转录本类型是否是TFR独立预测因素[107-108]。e14a2转录本也被发现具有比e13a2转录本更强的免疫原性[107-108]。尚不清楚这是否会引起免疫介导的残留白血病细胞清除率增加，从而导致TFR。

一个尚未解决的问题是尝试TFR时反应深度的重要性。一些研究报告称，在符合TFR条件的患者中，更深的应答与获得更高的TFR可能相关。一些研究使用数字PCR检测*BCR∷ABL1*，这是一种更敏感的检测白血病残留的方法[109-110]。但是这些发现需要在大量TFR患者中进行多变量分析，以此来评估它们的重要意义。

DNA PCR可能对预测TFR有一定作用。Ross等[52]研发了一种高灵敏度方法（灵敏度10^{-6.2}），用于扩增患者特异性*BCR∷ABL1*基因组断裂点，并评估这种高灵敏度检测方法是否可以预测TFR。然而在所纳入研究的18例患者中观察到并非如此。所有停止TKI治疗时的患者在灵敏度为MR4.5的方法下均未检测到*BCR∷ABL1* mRNA转录本，而无论

TFR是否持续，几乎所有患者利用DNA PCR方法均可检测到*BCR∷ABL1*，在持续缓解的患者中也检测到了*BCR∷ABL1*。最近一项研究利用qRT-PCR方法检测*BCR∷ABL1*转录本，用DNA PCR方法检测*BCR∷ABL1*基因组断裂点，以此来观察停止TKI治疗时的残留病变[56]。结合42例患者的DNA和RNA的*BCR∷ABL1*值，分析它们对TKI治疗停止/中断后DMR的维持和分子学复发的预测价值。TKI治疗停止或中断之前，在DMR期间使用数字PCR检测*BCR∷ABL1*。确定了3个应答组，并提出了红绿灯分层模型：① DNA和RNA均阴性（绿色）；② DNA阳性和RNA阴性（黄色）；③ DNA和RNA均阳性（红色）。停药后各组间无分子学复发生存率有显著性差异。双阴性患者的无复发生存率最高（80% ~ 100%），双阳性患者的无复发生存率最低（20%）。红绿灯分层系统是一种很好的预测TFR发生率的工具。

15.6 反应动力学对TFR的影响

早期分子反应动力学对TFR成功的影响得到了极大重视[106]。我们调查了115例尝试TFR的患者，发现与对TKI治疗初始反应较慢的患者相比，开始TKI治疗后*BCR∷ABL1*转录本快速下降的患者（通过测量*BCR∷ABL1*减半时间）在停药后12个月的TFR成功率明显更高[106]。TKI治疗3个月时的*BCR∷ABL1*值不能预测停药后12个月的TFR。已发表数据的更新见图15-2，其中包括尝试TFR且在停药后随访>12个月的患者（n = 123），根据减半时间四分位数对患者进行分组，分析早期分子动力学的重要性。有研究发现，更短的*BCR∷ABL1*减半时间与TKI治疗更快的初始反应相关。例如，减半时间<8.8天（第一四分位数）的患者在停药后12个月仍有85%的概率处于TFR中，而几乎所有减半时间>22.1天（第四四分位数）的患者都经历了分子学复发，需要重启TKI治疗。此外，*BCR∷ABL1*初始快速下降（相当于短时间减半）也与获得TFR资格的可能性相关[106]。这些数据支持了TKI治疗开始后*BCR∷ABL1*下降的初始动力学对多种预后评估的重要性，包括最佳反应和TFR。一个包含持续TFR的独立预测因素的模型（包括*BCR∷ABL1*下降的初始速率）可以提升临床管理决策效率。

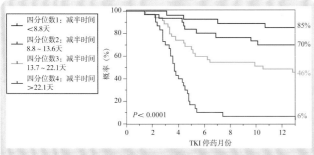

计算 123 例尝试 TFR 的患者 TKI 治疗开始后 *BCR ∷ ABL1* 的减半时间。将减半时间划分为四分位数值表明，在停止 TKI 治疗后 12 个月 TFR 的持续实现存在显著差异。减半时间最短的患者 *BCR ∷ ABL1* 下降最快，TFR 率最高。相反，下降最慢的患者 TFR 的概率非常小。该图显示了根据减半时间四分位数的 TFR 概率。

图 15-2　TKI 治疗早期分子反应动力学对后续获得 TFR 的重要性

15.7　停止治疗尝试 TFR 后的分子学监测

一旦患者停止治疗尝试 TFR，必须要更频繁地进行分子学监测。这是因为分子学复发可能在停止治疗的早期出现，而且通常发生非常迅速。为了避免细胞遗传学和血液学复发，建议在失去 MMR 后立即重启 TKI 治疗[84]。所以 ELN 和 NCCN 指南均建议每月进行 1 次检测[16-17]，特别是停药后的前 6 个月，但检测时间表的具体细节有所不同，见表 15-2。

虽然大部分复发发生在停止治疗早期，但停用 TKI 多年后也有复发的风险，所以长期检测也是必要的。Rousselot 等在最近的一篇综述中提到，前 2 年保持 MR$^{4.5}$ 的患者晚期复发的风险可忽略不计，而前 2 年未能维持 MR$^{4.5}$ 者，约有 18% 会在之后的时间点复发[111]。

表 15-2　ELN 和 NCCN 关于无治疗缓解的建议摘要

ELN 2020	NCCN 2020
采用共同决策的理念，仔细讨论后，建议合适的患者考虑 TFR	强调与患者就风险和不良事件进行充分讨论
必须达到的标准	必须达到的标准
CML 慢性期，既往无 AP 或 BC	CML 慢性期，无既往治疗失败或 AP/BC
积极主动并同意停药后更频繁检测的患者	积极主动的患者
能快速出报告、有 IS 的高质量 qt-PCR 检测能力	敏感性 ≥ MR$^{4.5}$、能快速出报告（2 周）的高质量 qt-PCR 检测能力
无年龄限制	大于 18 岁
典型的 e13a2 或 e14a2 *BCR ∷ ABL1* 转录本	可定量的 *BCR ∷ ABL1* 转录本
一线或二线（如不能耐受一线 TKI）	未指定
TKI > 5 年（第二代 TKI > 4 年）	TKI > 3 年
DMR > 2 年	稳定的 MR^4 ≥ 2 年，至少每 3 个月进行一次检测，连续 4 次检测记录
既往无治疗失败	MMR 丧失 4 周内立即恢复 TKI 治疗
停药的最佳标准	停药的最佳标准
TKI > 5 年	TKI > 6 年
MR^4 > 3 年	MR^4 > 3 年
MR$^{4.5}$ > 2 年	
监测频率	监测频率
每月检测，持续 6 个月	每月检测，持续 12 个月
随后每 2 个月一次，直至 12 个月	随后每 2 个月一次，直至 24 个月
此后每 3 个月一次，持续检测	此后每 3 个月一次，持续检测

15.8 在资源有限的情况下确定 qRT-PCR 检测时间的优先顺序

NCCN 和 ELN 指南均建议 TKI 治疗后每 3 个月进行一次 qRT-PCR 检测，但在资源有限的情况下很难完全做到 [32，112]，在 PCR 检测条件有限的情况下，需要对检测时间进行优先排序。一般来说，分子学监测意义最大的时期是治疗的前 1 ~ 2 年，如果患者对 TKI 治疗无效或耐药，挽救治疗措施可能会有效 [113-115]，这些不良预后的风险多发生在治疗前 2 年。一旦患者达到 MMR，每 3 个月一次的检测意义将大大降低，因为持续接受治疗的患者失去 MMR 是罕见的。但是对 TFR 资格的确认将取决于实现 MMR 后持续进行的准确、敏感的检测。建议在尝试 TFR 之前，必须有 2 ~ 3 年的 DMR 记录。对于许多不能规律检测的患者，TFR 的可行性将受限。这对许多国家来说仍然是一项挑战。

TFR 期间密切检测 *BCR ∶ ABL1* 对于确保分子学复发患者避免血液学复发是至关重要的。如果很难做到每月检测 1 次，在不危及患者的情况下，前 6 个月可适当降低检测频率 [116]。我们建立了停用 TKI 后前 12 个月最低安全检测频率模型。目前建议在 TKI 停药后前 6 ~ 12 个月每月监测一次，这是基于首次停药试验的谨慎措施，但是复发率和复发时间尚不明确 [80，117]。我们的模型结果发现，停药后前 6 个月每 2 个月检测一次，随后在 6 ~ 12 个月每 3 个月检测一次，这样能够达到降低检测频率和及时发现分子学复发之间的平衡 [116]。如果患者在停药后 12 个月内失去 MR$^{4.5}$，检测频率将恢复至每月 1 次。停药后较少的检测频率能使 TFR 成为更多患者的选择。

15.9 急变期 CML 的分子学监测

初诊即为急变期和 TKI 治疗后进展到急变期的患者，其分子学监测的作用尚未明确。与慢性期患者不同，尚未有证据表明急变期患者实现时间依赖性的、特定水平的分子学反应能够提供长期治疗反应的保证。一项研究表明，比 MMR 更深的治疗反应与更好的生存预期相关，但几乎所有长期生存的患者都接受了异基因造血干细胞移植，因此尚不清楚在非移植情况下达到 DMR 是否能带来实实在在的获益 [118]。

对于急变期，治疗重点最初是实现血液学缓解，随后是细胞遗传学和分子学反应。如果可能，这些达到治疗反应的患者应进行同种异基因移植，因为这是唯一能够长期控制疾病的治疗方法。对于无法进行异基因移植的患者，所有的治疗在很大程度上是姑息性的。

15.10 异基因移植后的分子学监测

CML 患者异基因移植后的分子学监测结果是判断疾病是否处于缓解状态的重要指标。因为移植后疾病复发仍然是一个重大的挑战——特别是进展期行异基因移植的患者。与仅使用血液学监测相比，通过分子学监测可以早期发现疾病复发，尽早进行重新诱导缓解治疗，而且可能更有效。在同种异基因移植后复发的早期阶段，使用 TKI 疗法和（或）供者淋巴细胞输注将是非常有效的。对于慢性期患者，建议异基因移植后每 3 ~ 6 个月进行 1 次外周血 qRT-PCR 检测；对于进展期或二次达到慢性期的患者，建议进行骨髓分子学监测。异基因移植后 *BCR ∶ ABL1* 检测低水平的预测价值相当有限，但 *BCR ∶ ABL1* 水平的进行性升高往往预示细胞遗传学和血液学复发 [119]。

15.11 分子学监测的发展趋势

目前，检测治疗反应的一线选择依然是定期 qRT-PCR 分子学监测，在这种情况下，基于 DNA 的 PCR 检测没有明显优势 [120]。TFR 之前的治疗反应评估是为了确定 TFR 尝试是否合理。目前的检测标准大致指出了谁可以尝试 TFR，但即使严格遵守 ELN 指南的要求，即 MR^4 ≥ 3 年和（或）MR$^{4.5}$ ≥ 2 年，也只有约 50% 的患者能成功实现 TFR。TKI 治疗后 *BCR ∶ ABL1* 转录本减半时间对 TFR 具有很强预测价值，但对于许多考虑 TFR 的患者来说可能并不容易达到 [106]。并不是所有的患者在 TKI 治疗前都能够进行 *BCR ∶ ABL1* 定量检测，事实上，ELN 指南指出，*BCR ∶ ABL1* 定量评估在诊断时不是强制性的 [16]，然而，我们的数据表明，诊断时的 *BCR ∶ ABL1* 定量检测为预测疾病预后提供了实质性的帮助，包括预测 TFR 成功率 [63，106]。此外，多项研究已证实，多种检测方法和内参基因能可靠地预测疾病预后 [62，74，77-78，121-124]，当患者正在考虑 TFR 时，数字 PCR 或高敏感性的基于

DNA 的 PCR 可能会提供更多的信息[109-110]。但这些方法仍处于实验阶段，需要进一步的前瞻性研究来验证。

15.12　结论

自 IRIS 研究的早期分析开始，外周血 *BCR ∷ ABL1* 转录本水平可以反映 CML 患者体内白血病细胞总体肿瘤负荷。在特定时间点达到 *BCR ∷ ABL1* 水平和转录本水平降低的速度，为预测长期生存和 TFR 的获得提供了非常可靠的依据。

CML 患者的最佳管理策略需要根据国际标准（IS）定期进行准确、灵敏的 qRT-PCR 监测。如果做不到精准监测会带来不良后果，包括更高的 CML 相关死亡风险和更少的患者达到 TFR。

（刘振芳）

参考文献

[1] Hehlmann R, Muller MC, Lauseker M, Hanfstein B, Fabarius A, Schreiber A, et al. Deep molecular response is reached by the majority of patients treated with imatinib, predicts survival, and is achieved more quickly by optimized high-dose imatinib: results from the randomized CML-study IV. J Clin Oncol. 2014;32(5):415–23. https://doi.org/10.1200/JCO.2013.49.9020.

[2] Hochhaus A, Saglio G, Hughes TP, Larson RA, Kim DWW, Issaragrisil S, et al. Long-term benefits and risks of frontline nilotinib vs imatinib for chronic myeloid leukemia in chronic phase: 5-year update of the randomized ENESTnd trial. Leukemia. 2016;30(5):1044–54. https://doi.org/10.1038/leu.2016.5.

[3] Cortes JE, Saglio G, Kantarjian HM, Baccarani M, Mayer J, Boque C, et al. Final 5-year study results of DASISION: the Dasatinib versus imatinib study in treatment-naive chronic myeloid leukemia patients trial. J Clin Oncol. 2016;34(20):2333–40. https:// doi.org/10.1200/JCO.2015.64.8899.

[4] Kalmanti L, Saussele S, Lauseker M, Muller MC, Dietz CT, Heinrich L, et al. Safety and efficacy of imatinib in CML over a period of 10 years: data from the randomized CML-study IV. Leukemia. 2015;29(5):1123–32. https://doi.org/10.1038/leu.2015.36.

[5] Hughes TP, Saglio G, Larson RA, Kantarjian HM, Kim D-W, Issaragrisil S, et al. Long-term outcomes in patients with chronic myeloid leukemia in chronic phase receiving frontline nilotinib versus imatinib: ENESTnd 10-year analysis. Blood. 2019;134(Supplement_1):2924. https://doi.org/10.1182/blood-2019-128761% JBlood.

[6] Wang W, Cortes JE, Tang G, Khoury JD, Wang S, Bueso-Ramos CE, et al. Risk stratification of chromosomal abnormalities in chronic myelogenous leukemia in the era of tyrosine kinase inhibitor therapy. Blood. 2016;127(22):2742–50. https://doi.org/10.1182/blood-2016-01-690230.

[7] Alhuraiji A, Kantarjian H, Boddu P, Ravandi F, Borthakur G, DiNardo C, et al. Prognostic significance of additional chromosomal abnormalities at the time of diagnosis in patients with chronic myeloid leukemia treated with frontline tyrosine kinase inhibitors. Am J Hematol. 2018;93(1):84–90. https://doi.org/10.1002/ajh.24943.

[8] Wang W, Cortes JE, Lin P, Beaty MW, Ai D, Amin HM, et al. Clinical and prognostic significance of 3q26.2 and other chromosome 3 abnormalities in CML in the era of tyrosine kinase inhibitors. Blood. 2015;126(14):1699–706. https://doi.org/10.1182/ blood-2015- 05- 646489.

[9] Ross DM, Branford S, Moore S, Hughes TP. Limited clinical value of regular bone marrow cytogenetic analysis in imatinib-treated chronic phase CML patients monitored by RQ-PCR for BCR-ABL. Leukemia. 2006;20(4):664–70.

[10] Chen X, Zheng J, Liang K, He Y, Du W, Li J, et al. Characterisation of clonal Philadelphia-negative cytogenetic abnormalities in a large cohort of chronic myeloid leukaemia. Intern Med

J. 2018;48(4):439–44. https://doi.org/10.1111/imj.13527.

[11] Issa GC, Kantarjian H, Nogueras Gonzalez G, Borthakur G, Tang G, Wierda W, et al. Clonal chromosomal abnormalities appearing in Philadelphia negative metaphases during CML treatment. Blood. 2017; https://doi.org/10.1182/blood-2017-07-792143.

[12] Branford S, Yeung DT, Prime JA, Choi S-Y, Bang J-H, Park JE, et al. BCR-ABL1 doubling times more reliably assess the dynamics of CML relapse compared with the BCR-ABL1 fold rise: implications for monitoring and management. Blood. 2012;119(18):4264–71. https://doi.org/10.1182/blood-2011-11-393041.

[13] Hughes TP, Kaeda J, Branford S, Rudzki Z, Hochhaus A, Hensley ML, et al. Frequency of major molecular responses to imatinib or interferon alfa plus cytarabine in newly diagnosed chronic myeloid leukemia. N Engl J Med. 2003;349(15):1423–32.

[14] Cortes JE, Gambacorti-Passerini C, Deininger MW, Mauro MJ, Chuah C, Kim D-W, et al. Bosutinib versus imatinib for newly diagnosed chronic myeloid leukemia: results from the randomized BFORE trial. J Clin Oncol. 2018;36(3):231–7. https://doi. org/10.1200/JCO.2017.74.7162.

[15] Hughes TP, Mauro MJ, Cortes JE, Minami H, Rea D, DeAngelo DJ, et al. Asciminib in chronic myeloid leukemia after ABL kinase inhibitor failure. N Engl J Med. 2019;381(24):2315–26. https://doi. org/10.1056/NEJMoa1902328.

[16] Hochhaus A, Baccarani M, Silver RT, Schiffer C, Apperley JF, Cervantes F, et al. European LeukemiaNet 2020 recommendations for treating chronic myeloid leukemia. Leukemia. 2020;34(4):966–84. https://doi. org/10.1038/s41375-020-0776-2.

[17] NCCN Clinical practice guidelines in oncology: chronic myeloid leukemia. Version 3.2020.

[18] Branford S, Hughes TP, Rudzki Z. Monitoring chronic myeloid leukaemia therapy by real-time quantitative PCR in blood is a reliable alternative to bone marrow cytogenetics. Br J Haematol. 1999;107(3):587–99.

[19] Akard LP, Cortes JE, Albitar M, Goldberg SL, Warsi G, Wetzler M, et al. Correlations between cytogenetic and molecular monitoring among patients with newly diagnosed chronic myeloid leukemia in chronic phase: post hoc analyses of the Rationale and Insight for Gleevec High-Dose Therapy study. Arch Pathol Lab Med. 2014;138(9):1186–92. https://doi. org/10.5858/arpa.2013-0584-OA.

[20] Baccarani M, Saglio G, Goldman J, Hochhaus A, Simonsson B, Appelbaum F, et al. Evolving concepts in the management of chronic myeloid leukemia: recommendations from an expert panel on behalf of the European LeukemiaNet. Blood. 2006;108(6):1809–20. https://doi.org/10.1182/blood-2006-02-005686.

[21] Baccarani M, Cortes J, Pane F, Niederwieser D, Saglio G, Apperley J, et al. Chronic myeloid leukemia: an update of concepts and management recommendations of European LeukemiaNet. J Clin Oncol. 2009;27(35):6041–51. https://doi. org/10.1200/JCO.2009.25.0779.

[22] Merx K, Muller MC, Kreil S, Lahaye T, Paschka P, Schoch C, et al. Early reduction of BCR-ABL mRNA transcript levels predicts cytogenetic response in chronic phase CML patients treated with imatinib after failure of interferon alpha. Leukemia. 2002;16(9):1579–83.

[23] Wang L, Pearson K, Ferguson JE, Clark RE. The early molecular response to imatinib predicts cyto-genetic and clinical outcome in chronic myeloid leukaemia. Br J Haematol. 2003;120(6):990–9.

[24] Branford S, Rudzki Z, Harper A, Grigg A, Taylor

K, Durrant S, et al. Imatinib produces significantly superior molecular responses compared to interferon alfa plus cytarabine in patients with newly diagnosed chronic myeloid leukemia in chronic phase. Leukemia. 2003;17(12): 2401–9.

[25] Hughes TP, Hochhaus A, Branford S, Muller MC, Kaeda JS, Foroni L, et al. Long-term prognostic significance of early molecular response to imatinib in newly diagnosed chronic myeloid leukemia: an analysis from the International Randomized Study of Interferon and STI571 (IRIS). Blood. 2010;116(19):3758–65.

[26] Hanfstein B, Muller MC, Hehlmann R, Erben P, Lauseker M, Fabarius A, et al. Early molecular and cytogenetic response is predictive for long-term progression-free and overall survival in chronic myeloid leukemia (CML). Leukemia. 2012;26(9):2096–102.

[27] Marin D, Ibrahim AR, Lucas C, Gerrard G, Wang L, Szydlo RM, et al. Assessment of BCR-ABL1 transcript levels at 3 months is the only requirement for predicting outcome for patients with chronic myeloid leukemia treated with tyrosine kinase inhibitors. J Clin Oncol. 2012;30(3):232–8.

[28] Branford S, Kim D-W, Soverini S, Haque A, Shou Y, Woodman RC, et al. Initial molecular response at 3 months may predict both response and event-free survival at 24 months in imatinib-resistant or -intolerant patients with Philadelphia chromosome-positive chronic myeloid leukemia in chronic phase treated with nilotinib. J Clin Oncol. 2012;30(35):4323–9. https://doi.org/10.1200/jco.2011.40.5217.

[29] Marin D, Hedgley C, Clark RE, Apperley J, Foroni L, Milojkovic D, et al. Predictive value of early molecular response in patients with chronic myeloid leukemia treated with first-line dasatinib. Blood. 2012;120(2):291–4. https://doi.

org/10.1182/blood-2012-01-407486.

[30] Jain P, Kantarjian H, Nazha A, O'Brien S, Jabbour E, Romo CG, et al. Early responses predict better outcomes in patients with newly diagnosed chronic myeloid leukemia: results with four tyrosine kinase inhibitor modalities. Blood. 2013;121(24):4867–74. https://doi.org/10.1182/blood-2013- 03- 490128.

[31] Baccarani M, Deininger MW, Rosti G, Hochhaus A, Soverini S, Apperley JF, et al. European LeukemiaNet recommendations for the management of chronic myeloid leukemia: 2013. Blood. 2013;122(6):872–84. https://doi.org/10.1182/blood-2013-05-501569.

[32] Malhotra H, Radich J, Garcia-Gonzalez P. Meeting the needs of CML patients in resource-poor countries. Hematology. 2019;2019(1):433–42. https://doi.org/10.1182/hematology.2019000050.

[33] Goldberg SL, Chen L, Guerin A, Macalalad AR, Liu N, Kaminsky M, et al. Association between molecular monitoring and long-term outcomes in chronic myelogenous leukemia patients treated with first line imatinib. Curr Med Res Opin. 2013;29(9):1075–82. https://doi.org/10.1185/03007995.2013.812034.

[34] Guerin A, Chen L, Dea K, Wu EQ, Goldberg SL. Economic benefits of adequate molecular monitoring in patients with chronic myelogenous leukemia. J Med Econ. 2014;17(2):89–98. https://doi.org/10.3111/13696998.2013.862251.

[35] Darkow T, Henk HJ, Thomas SK, Feng W, Baladi JF, Goldberg GA, et al. Treatment interruptions and non-adherence with imatinib and associated healthcare costs: a retrospective analysis among managed care patients with chronic myelogenous leukaemia. PharmacoEconomics. 2007;25(6):481–96. doi:2564 [pii]

[36] Marin D, Bazeos A, Mahon F-X, Eliasson L, Milojkovic D, Bua M, et al. Adherence is the critical factor for achieving molecular responses

in patients with Chronic Myeloid Leukemia who achieve complete cytogenetic responses on imatinib. J Clin Oncol. 2010;28(14):2381–8. https://doi. org/10.1200/jco.2009.26.3087.

[37] Ibrahim AR, Eliasson L, Apperley JF, Milojkovic D, Bua M, Szydlo R, et al. Poor adherence is the main reason for loss of CCyR and imatinib failure for chronic myeloid leukemia patients on long-term therapy. Blood. 2011;117(14):3733–6. https://doi. org/10.1182/blood-2010-10-309807.

[38] Goldberg SL, Cortes JE, Gambacorti-Passerini C, Hehlmann R, Khoury HJ, Michallet M, et al. First-line treatment selection and early monitoring patterns in chronic phase-chronic myeloid leukemia in routine clinical practice: SIMPLICITY. Am J Hematol. 2017;92(11):1214–23. https://doi. org/10.1002/ajh.24887.

[39] Cross NC, Melo JV, Feng L, Goldman JM. An optimized multiplex polymerase chain reaction (PCR) for detection of BCR-ABL fusion mRNAs in haematological disorders. Leukemia. 1994;8(1):186–9.

[40] Baccarani M, Castagnetti F, Gugliotta G, Rosti G, Soverini S, Albeer A, et al. The proportion of different BCR-ABL1 transcript types in chronic myeloid leukemia. An international overview. Leukemia. [2019] https://doi.org/10.1038/s41375-018-0341-4.

[41] Sharplin K, Altamura H, Taylor K, Wellwood J, Taylor D, Branford S. Chronic myeloid leukaemia: the dangers of not knowing your BCR-ABL1 transcript. Leuk Res. 2019;87:106231. https://doi. org/10.1016/j.leukres.2019.106231.

[42] Hughes T, Branford S. Molecular monitoring of BCR-ABL as a guide to clinical management in chronic myeloid leukaemia. Blood Rev. 2006;20(1):29–41.

[43] Branford S, Fletcher L, Cross NCP, Muller MC, Hochhaus A, Kim D-W, et al. Desirable performance characteristics for BCR-ABL measurement on an international reporting scale to allow consistent interpretation of individual patient response and comparison of response rates between clinical trials. Blood. 2008;112(8):3330–8. https://doi.org/10.1182/blood-2008-04-150680.

[44] Muller MC, Cross NCP, Erben P, Schenk T, Hanfstein B, Ernst T, et al. Harmonization of molecular monitoring of CML therapy in Europe. Leukemia. 2009;23(11):1957–63.

[45] White HE, Matejtschuk P, Rigsby P, Gabert J, Lin F, Lynn Wang Y, et al. Establishment of the first World Health Organization International Genetic Reference Panel for quantitation of BCR-ABL mRNA. Blood. 2010;116(22):e111–7. https://doi.org/10.1182/blood-2010-06-291641.

[46] Cross NCP, White HE, Muller MC, Saglio G, Hochhaus A. Standardized definitions of molecular response in chronic myeloid leukemia. Leukemia. 2012;26(10):2172–5.

[47] Cross NC, White HE, Colomer D, Ehrencrona H, Foroni L, Gottardi E, et al. Laboratory recommendations for scoring deep molecular responses following treatment for chronic myeloid leukemia. Leukemia. 2015;29(5):999–1003. https://doi.org/10.1038/ leu.2015.29.

[48] Cross NC, White HE, Ernst T, Welden L, Dietz C, Saglio G, et al. Development and evaluation of a secondary reference panel for BCR-ABL1 quantification on the International Scale. Leukemia. 2016;30(9):1844–52. https://doi.org/10.1038/ leu.2016.90.

[49] Cross NCP, White HE, Evans PAS, Hancock J, Copland M, Milojkovic D, et al. Consensus on BCR-ABL1 reporting in chronic myeloid leukaemia in the UK. Br J Haematol. 2018;182(6):777–88. https:// doi.org/10.1111/ bjh.15542.

[50] Langabeer SE. Standardized molecular monitoring for variant BCR-ABL1 transcripts

in chronic myeloid leukemia. Arch Pathol Lab Med. 2015;139(8):969. https://doi.org/10.5858/arpa.2014-0522- LE.

[51] Pfeifer H, Cazzaniga G, van der Velden VHJ, Cayuela JM, Schafer B, Spinelli O, et al. Standardisation and consensus guidelines for minimal residual disease assessment in Philadelphia-positive acute lymphoblastic leukemia (Ph + ALL) by real-time quantitative reverse transcriptase PCR of e1a2 BCR-ABL1. Leukemia. 2019;33(8):1910–22. https://doi.org/10.1038/s41375-019-0413-0.

[52] Ross DM, Branford S, Seymour JF, Schwarer AP, Arthur C, Bartley PA, et al. Patients with chronic myeloid leukemia who maintain a complete molecular response after stopping imatinib treatment have evidence of persistent leukemia by DNA PCR. Leukemia. 2010;24(10):1719–24. https://doi. org/10.1038/leu.2010.185.

[53] Mattarucchi E, Spinelli O, Rambaldi A, Pasquali F, Lo Curto F, Campiotti L, et al. Molecular monitoring of residual disease in chronic myeloid leukemia by genomic DNA compared with conventional mRNA analysis. J Mol Diagn: JMD. 2009;11(5):482–7. https://doi.org/10.2353/jmoldx.2009.080150.

[54] Bartley PA, Latham S, Budgen B, Ross DM, Hughes E, Branford S, et al. A DNA real-time quantitative PCR method suitable for routine monitoring of low levels of minimal residual disease in chronic myeloid leukemia. J Mol Diagn: JMD. 2015;17(2):185–92. https://doi.org/10.1016/j.jmoldx.2014.10.002.

[55] Alikian M, Ellery P, Forbes M, Gerrard G, Kasperaviciute D, Sosinsky A, et al. Next-generation sequencing-assisted DNA-based digital PCR for a personalized approach to the detection and quantification of residual disease in chronic myeloid leukemia patients. J Mol Diagn: JMD. 2016;18(2):176–89. https://doi.org/10.1016/

j.jmoldx.2015.09.005.

[56] Machova Polakova K, Zizkova H, Zuna J, Motlova E, Hovorkova L, Gottschalk A, et al. Analysis of chronic myeloid leukaemia during deep molecular response by genomic PCR: a traffic light stratification model with impact on treatment-free remission. Leukemia. 2020; https://doi.org/10.1038/s41375-020-0882-1.

[57] Pagani IS, Dang P, Saunders VA, Braley J, Thieleke A, Branford S, et al. Clinical utility of genomic DNA Q-PCR for the monitoring of a patient with atypical e19a2 BCR-ABL1 transcripts in chronic myeloid leukemia. Leuk Lymphoma. 2020:1–3. https://doi. org/10.1080/10428194.2020.1772476.

[58] Branford S, Yeung DT, Ross DM, Prime JA, Field CR, Altamura HK, et al. Early molecular response and female sex strongly predict stable undetectable BCR-ABL1, the criteria for imatinib discontinuation in patients with CML. Blood. 2013;121(19):3818–24. https://doi.org/10.1182/blood-2012-10-462291.

[59] Hughes TP, Saglio G, Kantarjian HM, Guilhot F, Niederwieser D, Rosti G, et al. Early molecular response predicts outcomes in patients with chronic myeloid leukemia in chronic phase treated with frontline nilotinib or imatinib. Blood. 2014;123(9): 1353–60. https://doi.org/10.1182/blood-2013-06-510396.

[60] Lapusan S, Yong A, Savani BN, Mohty M. Achieving early molecular response in chronic myeloid leukemia in chronic phase to reduce the risk of progression: clinical relevance of the 3- and 6-month time points. Eur J Haematol. 2015;95(2):103–12. https:// doi.org/10.1111/ejh.12453.

[61] Boquimpani C, Schaffel R, Biasoli I, Bendit I, Spector N. Molecular responses at 3 and 6 months after switching to a second-generation tyrosine kinase inhibitor are complementary and

predictive of long-term outcomes in patients with chronic myeloid leukemia who fail imatinib. Leuk Lymphoma. 2015;56(6):1787–92. https://doi.org/10.3109/10428194.2014.974047.

[62] Fava C, Rege-Cambrin G, Dogliotti I, Gottardi E, Berchialla P, Di Gioacchino B, et al. Early BCR-ABL1 reduction is predictive of better event-free survival in patients with newly diagnosed chronic myeloid leukemia treated with any tyrosine kinase inhibitor. Clin Lymphoma Myeloma Leuk. 2016;16(Suppl):S96–S100. https://doi.org/10.1016/j.clml.2016.03.008.

[63] Branford S, Yeung DT, Parker WT, Roberts ND, Purins L, Braley JA, et al. Prognosis for patients with CML and >10% BCR-ABL1 after 3 months of imatinib depends on the rate of BCR-ABL1 decline. Blood. 2014;124(4):511–8. https://doi.org/10.1182/blood-2014-03-566323.

[64] Hehlmann R, Lauseker M, Jung-Munkwitz S, Leitner A, Muller MC, Pletsch N, et al. Tolerability-adapted imatinib 800 mg/d versus 400 mg/d versus 400 mg/d plus interferon-alpha in newly diagnosed chronic myeloid leukemia. J Clin Oncol. 2011;29(12):1634–42. https://doi.org/10.1200/JCO.2010.32.0598.

[65] Hehlmann R, Lauseker M, Saussele S, Pfirrmann M, Krause S, Kolb HJ, et al. Assessment of imatinib as first-line treatment of chronic myeloid leukemia: 10-year survival results of the randomized CML study IV and impact of non-CML determinants. Leukemia. 2017;31(11):2398–406. https://doi.org/10.1038/leu.2017.253.

[66] Hochhaus A, Larson RA, Guilhot F, Radich JP, Branford S, Hughes TP, et al. Long-term outcomes of imatinib treatment for chronic myeloid leukemia. N Engl J Med. 2017;376(10):917–27. https://doi.org/10.1056/NEJMoa1609324.

[67] Neelakantan P, Gerrard G, Lucas C, Milojkovic D, May P, Wang L, et al. Combining BCR-ABL1 transcript levels at 3 and 6 months in chronic myeloid leukemia: implications for early intervention strategies. Blood. 2013;121(14):2739–42.

[68] Jabbour E, Kantarjian HM, Saglio G, Steegmann JL, Shah NP, Boque C, et al. Early response with dasatinib or imatinib in chronic myeloid leukemia: 3-year follow-up from a randomized phase 3 trial (DASISION). Blood. 2014;123(4):494–500. https:// doi.org/10.1182/blood-2013-06-511592.

[69] Hanfstein B, Shlyakhto V, Lauseker M, Hehlmann R, Saussele S, Dietz C, et al. Velocity of early BCR-ABL transcript elimination as an optimized predictor of outcome in chronic myeloid leukemia (CML) patients in chronic phase on treatment with imatinib. Leukemia. 2014;28(10):1988–92.

[70] Pfirrmann M, Hochhaus A, Lauseker M, Sausele S, Hehlmann R, Hasford J. Recommendations to meet statistical challenges arising from endpoints beyond overall survival in clinical trials on chronic myeloid leukemia. Leukemia. 2011;25(9):1433–8.

[71] Gabert J, Beillard E, van der Velden VH, Bi W, Grimwade D, Pallisgaard N, et al. Standardization and quality control studies of 'real-time' quantitative reverse transcriptase polymerase chain reaction of fusion gene transcripts for residual disease detection in leukemia—a Europe against Cancer program. Leukemia. 2003;17(12):2318–57.

[72] Emig M, Saussele S, Wittor H, Weisser A, Reiter A, Willer A, et al. Accurate and rapid analysis of residual disease in patients with CML using specific fluorescent hybridization probes for real time quantitative RT-PCR. Leukemia. 1999;13(11):1825–32.

[73] Schoch C, Schnittger S, Bursch S, Gerstner D, Hochhaus A, Berger U, et al. Comparison of chromosome banding analysis, interphase- and hypermetaphase- FISH, qualitative and quantitative PCR for diagnosis and for follow-

up in chronic myeloid leukemia: a study on 350 cases. Leukemia. 2002;16(1):53–9.

[74] Zhang J, Wang Y, Wang J, Hu J, Chen S, Jin J, et al. Early BCR-ABL1 decline in imatinib-treated patients with chronic myeloid leukemia: results from a multicenter study of the Chinese CML alliance. Blood Cancer J. 2018;8(7):61. https://doi. org/10.1038/s41408-018-0093-4.

[75] Stuckey R, Casado LF, Colomer D, Gomez-Casares MT, Casas L, Garcia-Gutierrez V, et al. Early prediction of subsequent molecular response to nilotinib in patients with chronic myeloid leukemia: comparison of the quantification of BCR-ABL1 ratios using ABL1 or GUSB control genes. J Mol Diagn: JMD. 2020;22(10):1217–24. https://doi.org/10.1016/j. jmoldx.2020. 06.016.

[76] Huet S, Cony-Makhoul P, Heiblig M, Tigaud I, Gazzo S, Belhabri A, et al. Major molecular response achievement in CML patients can be predicted by BCR-ABL1/ABL1 or BCR-ABL1/ GUS ratio at an earlier time point of follow-up than currently recommended. PLoS One. 2014;9(9):e106250. https://doi. org/10.1371/ journal.pone.0106250.

[77] Pennisi MS, Stella S, Vitale SR, Puma A, Di Gregorio S, Romano C, et al. BCR-ABL1 Doubling-Times and Halving-Times May Predict CML Response to Tyrosine Kinase Inhibitors. Front Oncol. 2019;9:764. https://doi.org/10.3389/ fonc.2019.00764.

[78] Karpurmath SV, Seshachalam A, Selvaraj K, Rajamani P, Satish K, Reddy N, et al. Halving time of BCR-ABL1 in Chronic Myeloid Leukemia, Is it a better bet than day 90 value—Multicenter study from south India. Clin Lymphoma Myeloma Leuk. 2019. https://doi.org/10.1016/j.clml.2019.09.606.

[79] Mahon FX, Rea D, Guilhot J, Guilhot F, Huguet F, Nicolini F, et al. Discontinuation of imatinib in patients with chronic myeloid leukaemia who have maintained complete molecular remission for at least 2 years: the prospective, multicentre stop imatinib (STIM) trial. Lancet Oncol. 2010;11(11):1029–35. https://doi.org/10.1016/ S1470-2045(10)70233-3.

[80] Ross DM, Branford S, Seymour JF, Schwarer AP, Arthur C, Yeung DT, et al. Safety and efficacy of imatinib cessation for CML patients with stable undetectable minimal residual disease: results from the TWISTER study. Blood. 2013;122(4):515–22. https://doi.org/10.1182/blood-2013-02-483750.

[81] Rea D, Nicolini FE, Tulliez M, Guilhot F, Guilhot J, Guerci-Bresler A, et al. Discontinuation of dasatinib or nilotinib in chronic myeloid leukemia: interim analysis of the STOP 2G-TKI study. Blood. 2017;129(7):846–54. https://doi. org/10.1182/blood-2016-09-742205.

[82] Mahon F, Boquimpani C, Kim D, et al. Treatment-free remission after second-line nilotinib treatment in patients with chronic myeloid leukemia in chronic phase: results from a single-group, phase 2, open-label study. Ann Intern Med. 2018;168(7):461–70. https://doi.org/10.7326/M17-1094.

[83] Clark RE, Polydoros F, Apperley JF, Milojkovic D, Rothwell K, Pocock C, et al. De-escalation of tyrosine kinase inhibitor therapy before complete treatment discontinuation in patients with chronic myeloid leukaemia (DESTINY): a non-randomised, phase 2 trial. Lancet Haematol. 2019;6(7):e375–e83. https://doi.org/10.1016/ S2352-3026(19)30094-8.

[84] Rousselot P, Charbonnier A, Cony-Makhoul P, Agape P, Nicolini FE, Varet B, et al. Loss of major molecular response as a trigger for restarting tyrosine kinase inhibitor therapy in patients with chronic-phase chronic myelogenous leukemia who have stopped imatinib after durable undetectable disease. J Clin Oncol. 2014;32(5):424–30. https://

doi. org/10.1200/JCO.2012.48.5797.

[85] Lee SE, Choi SY, Song HY, Kim SH, Choi MY, Park JS, et al. Imatinib withdrawal syndrome and longer duration of imatinib have a close association with a lower molecular relapse after treatment discontinuation: the KID study. Haematologica. 2016;101(6):717–23. https://doi. org/10.3324/ haematol.2015.139899.

[86] Hochhaus A, Masszi T, Giles FJ, Radich JP, Ross DM, Gomez Casares MT, et al. Treatment-free remission following frontline nilotinib in patients with chronic myeloid leukemia in chronic phase: results from the ENESTfreedom study. Leukemia. 2017;31(7):1525–31. https://doi.org/10.1038/ leu.2017.63.

[87] Saussele S, Richter J, Guilhot J, Gruber FX, Hjorth-Hansen H, Almeida A, et al. Discontinuation of tyrosine kinase inhibitor therapy in chronic myeloid leukaemia (EURO-SKI): a prespecified interim analysis of a prospective, multicentre, non-randomised, trial. Lancet Oncol. 2018;19(6):747–57. https://doi. org/10.1016/S1470-2045(18)30192-X.

[88] Shah NP, Garcia-Gutierrez V, Jimenez-Velasco A, Larson S, Saussele S, Rea D, et al. Dasatinib discontinuation in patients with chronic-phase chronic myeloid leukemia and stable deep molecular response: the DASFREE study. Leuk Lymphoma. 2020;61(3):650–9. https://doi. org/10.1080/1042819 4.2019.1675879.

[89] Saussele S, Hehlmann R, Fabarius A, Jeromin S, Proetel U, Rinaldetti S, et al. Defining therapy goals for major molecular remission in chronic myeloid leukemia: results of the randomized CML study IV. Leukemia. 2018;32(5):1222–8. https:// doi. org/10.1038/s41375-018-0055-7.

[90] Radich JP, Deininger M, Abboud CN, Altman JK, Berman E, Bhatia R, et al. Chronic myeloid leukemia, version 1.2019, NCCN Clinical Practice Guidelines in Oncology. J Natl Compr Cancer Netw. 2018;16(9):1108–35. https://doi. org/10.6004/ jnccn.2018.0071.

[91] Lucas CM, Harris RJ, Giannoudis A, Davies A, Knight K, Watmough SJ, et al. Chronic myeloid leukemia patients with the e13a2 BCR-ABL fusion transcript have inferior responses to imatinib compared to patients with the e14a2 transcript. Haematologica. 2009;94(10):1362–7. https://doi. org/10.3324/haematol.2009.009134.

[92] Castagnetti F, Gugliotta G, Palandri F, Breccia M, Stagno F, Levato L, et al. The BCR-ABL1 Transcript Type Does Not Influence the Response and the Outcome of Chronic Myeloid Leukemia Patients Treated Frontline with Nilotinib. ASH Annual Meeting Abstracts. 2012;120(21):1680.

[93] Hanfstein B, Lauseker M, Hehlmann R, Saussele S, Erben P, Dietz C, et al. Distinct characteristics of e13a2 versus e14a2 BCR-ABL1 driven chronic myeloid leukemia under first-line therapy with imatinib. Haematologica. 2014;99(9):1441–7. https:// doi.org/10.3324/haematol.2013. 096537.

[94] Dmytrenko IV, Fedorenko VG, Shlyakhtychenko TY, Sholoyko VV, Lyubarets TF, Malinkina TV, et al. Assessment of response to imatinib therapy in patients with chronic myeloid leukemia with e13a2 and e14a2 transcripts of BCR/ABL1 gene. Probl Radiat Med Radiobiol. 2015;20: 328–40.

[95] Lin H-XX, Sjaarda J, Dyck J, Stringer R, Hillis C, Harvey M, et al. Gender and BCR-ABL transcript type are correlated with molecular response to imatinib treatment in patients with chronic myeloid leukemia. Eur J Haematol. 2016;96(4):360–6. https:// doi.org/10.1111/ejh.12597.

[96] Pagnano KBB, Miranda EC, Delamain MT, Duarte GO, de Paula EV, Lorand-Metze I, et al. Influence of BCR-ABL transcript type on outcome in patients with chronic-phase chronic myeloid leukemia treated with imatinib. Clin Lymphoma

Myeloma Leuk. 2017;17(11):728–33. https://doi. org/10.1016/j. clml.2017.06.009.

[97] Greenfield G, McMullan R, Robson N, McGimpsey J, Catherwood M, McMullin MF. Response to Imatinib therapy is inferior for e13a2 BCR-ABL1 transcript type in comparison to e14a2 transcript type in chronic myeloid leukaemia. BMC Hematol. 2019;19(1):7. https:// doi.org/10.1186/s12878-019-0139-2.

[98] Sharma P, Kumar L, Mohanty S, Kochupillai V. Response to Imatinib mesylate in chronic myeloid leukemia patients with variant BCR-ABL fusion transcripts. Ann Hematol. 2010;89(3):241–7. https:// doi.org/10.1007/s00277-009-0822-7.

[99] Jain P, Kantarjian H, Patel KP, Gonzalez GN, Luthra R, Shamanna RK, et al. Impact of BCR-ABL transcript type on outcome in patients with chronic-phase CML treated with tyrosine kinase inhibitors. Blood. 2016;127(10):1269–75. https:// doi.org/10.1182/blood-2015-10-674242.

[100] Castagnetti F, Gugliotta G, Breccia M, Iurlo A, Levato L, Albano F, et al. The BCR-ABL1 transcript type influences response and outcome in Philadelphia chromosome-positive chronic myeloid leukemia patients treated frontline with imatinib. Am J Hematol. 2017;92(8):797–805. https://doi. org/10.1002/ajh.24774.

[101] Marum JE, Branford S. Current developments in molecular monitoring in chronic myeloid leukemia. Ther Adv Hematol. 2016;7(5):237–51. https://doi. org/10.1177/2040620716657994.

[102] Birrell GW, JRRJJTMFL. Exon skipping in the ATM gene in normal individuals: the effect of blood sample storage on RT-PCR analysis. Hum Mutat. 2001;17(1):75–6.

[103] Etienne G, Dulucq S, Bauduer F, Adiko D, Lifermann F, Dagada C, et al. Incidences of Deep Molecular Responses and Treatment-Free Remission in de Novo CP-CML Patients. Cancers (Basel). 2020;12:9. https://doi.org/10.3390/

cancers12092521.

[104] D'Adda M, Farina M, Schieppati F, Borlenghi E, Bottelli C, Cerqui E, et al. The e13a2 BCR-ABL transcript negatively affects sustained deep molecular response and the achievement of treatment-free remission in patients with chronic myeloid leukemia who receive tyrosine kinase inhibitors. Cancer. 2019;125(10):1674–82. https:// doi.org/10.1002/cncr.31977.

[105] Claudiani S, Apperley JF, Gale RP, Clark R, Szydlo R, Deplano S, et al. e14a2 BCR-ABL1 transcript is associated with a higher rate of treatment-free remission in individuals with chronic myeloid leukemia after stopping tyrosine kinase inhibitor therapy. Haematologica. 2017;102(8):e297–e9. https://doi. org/10.3324/ haematol.2017.168740.

[106] Shanmuganathan N, Pagani IS, Ross DM, Park S, Yong AS, Braley JA, et al. Early BCR-ABL1 kinetics are predictive of subsequent achievement of treatment-free remission in chronic myeloid leukemia. Blood. 2021;137:1196–1207. https:// doi. org/10.1182/blood.2020005514.

[107] Greiner J, Schmitt M. Leukemia-associated antigens as target structures for a specific immunotherapy in chronic myeloid leukemia. Eur J Haematol. 2008;80(6):461–8. https://doi. org/10.1111/j.1600-0609.2008.01053. x.

[108] Rojas JM, Knight K, Wang L, Clark RE. Clinical evaluation of BCR-ABL peptide immunisation in chronic myeloid leukaemia: results of the EPIC study. Leukemia. 2007;21(11):2287–95. https:// doi.org/10.1038/sj.leu.2404858.

[109] Nicolini FE, Dulucq S, Boureau L, Cony-Makhoul P, Charbonnier A, Escoffre-Barbe M, et al. Evaluation of residual disease and TKI duration are critical predictive factors for molecular recurrence after stopping Imatinib first-line in chronic phase CML patients. Clin Cancer Res. 2019;25(22):6606–13. https://doi.

org/10.1158/1078-0432.CCR-18-3373.

[110] Mori S, Vagge E, le Coutre P, Abruzzese E, Martino B, Pungolino E, et al. Age and dPCR can predict relapse in CML patients who discontinued imatinib: the ISAV study. Am J Hematol. 2015;90(10):910–4. https://doi.org/10.1002/ajh.24120.

[111] Rousselot P, Loiseau C, Delord M, Cayuela JM, Spentchian M. Late molecular recurrences in patients with chronic myeloid leukemia experiencing treatment-free remission. Blood Adv. 2020;4(13):3034–40. https://doi.org/10.1182/blood advances.2020001772%JBloodAdvances.

[112] Pagnano KBB. BCR-ABL1 level monitoring in chronic myeloid leukemia by real time polymerase chain reaction in Brazil - not so real. Rev Bras Hematol Hemoter. 2017;39(3):197–8. https://doi.org/10.1016/j.bjhh.2017.05.005.

[113] Yeung DT, Osborn MP, White DL, Branford S, Braley J, Herschtal A, et al. TIDEL-II: first-line use of imatinib in CML with early switch to nilotinib for failure to achieve time-dependent molecular targets. Blood. 2015;125(6):915–23. https://doi. org/10.1182/blood-2014-07-590315.

[114] Cortes J, Rousselot P, Kim D-W, Ritchie E, Hamerschlak N, Coutre S, et al. Dasatinib induces complete hematologic and cytogenetic responses in patients with imatinib-resistant or -intolerant chronic myeloid leukemia in blast crisis. Blood. 2007;109(8):3207–13. https://doi.org/10.1182/blood-2006-09-046888.

[115] Giles FJ, le Coutre PD, Pinilla-Ibarz J, Larson RA, Gattermann N, Ottmann OG, et al. Nilotinib in imatinib-resistant or imatinib-intolerant patients with chronic myeloid leukemia in chronic phase: 48-month follow-up results of a phase II study. Leukemia. 2013;27(1):107–12. https://doi. org/10.1038/leu.2012.181.

[116] Shanmuganathan N, Braley JA, Yong ASM, Hiwase DK, Yeung DT, Ross DM, et al. Modeling the safe minimum frequency of molecular monitoring for CML patients attempting treatment-free remission. Blood. 2019;134(1):85–9. https://doi.org/10.1182/ blood.2019000120.

[117] Rousselot P, Huguet F, Rea D, Legros L, Cayuela JM, Maarek O, et al. Imatinib mesylate discontinuation in patients with chronic myelogenous leukemia in complete molecular remission for more than 2 years. Blood. 2007;109(1):58–60.

[118] Chen Z, Medeiros LJ, Kantajian HM, Zheng L, Gong Z, Patel KP, et al. Differential depth of treatment response required for optimal outcome in patients with blast phase versus chronic phase of chronic myeloid leukemia. Blood Cancer J. 2017;7(2):e521. https://doi.org/10.1038/bcj.2017.4.

[119] Arpinati M, Tolomelli G, Bochicchio MT, Castagnetti F, Amabile M, Bandini G, et al. Molecular monitoring of BCR-ABL transcripts after allogeneic stem cell transplantation for chronic myeloid leukemia. Biol Blood Marrow Transplant. 2013;19(5):735–40. https://doi.org/10.1016/j.bbmt.2013.01.007.

[120] Pagani IS, Dang P, Kommers IO, Goyne JM, Nicola M, Saunders VA, et al. BCR-ABL1 genomic DNA PCR response kinetics during first-line imatinib treatment of chronic myeloid leukemia. Haematologica. 2018;103(12):2026–32. https://doi.org/10.3324/ haematol.2018.189787.

[121] Wącław J, Zawada M, Czekalska S, Ochrem B, Sacha T. Comparison of ABL1 and Gusb Reference Genes in the qRT-PCR Analysis of Halving Time and Early Molecular Response to TKI Therapy in Patients with Chronic Myeloid Leukemia. Blood. 2016;128(22):Abstract 5424. https://doi. org/10.1182/blood.V128.22. 5424.5424.

[122] Huet S, Cony-Makhoul P, Heiblig M, Tigaud I, Gazzo S, Belhabri A, et al. Major molecular

response achievement in CML Patients can be predicted by BCR-ABL1/ABL1 or BCR-ABL1/ GUS ratio at an earlier time point of follow-up than currently recommended. PloS One. 2014;9(9):e106250-e. https:// doi.org/10.1371/ journal.pone.0106250.

[123] Pritchard J, Lustgarten S, Hodgson J, Baccarani M, Cortes J, Deininger M et al., editors. Analysis of the relationship between dose and BCR-ABL halving time in CP-CML patients treated with ponatinib or imatinib. Poster presented at: 20th European Hematology Association Congress; 2015 Jun 11–14; Vienna, Austria.

[124] Stuckey R, Casado L-F, Colomer D, Gómez-Casares MT, Casas L, García-Gutierrez V, et al. Early prediction of subsequent molecular response to nilotinib in patients with chronic myeloid leukemia: comparison of the quantification of BCR-ABL1 ratios using ABL1 or GUSB control genes. J Mol Diagn. 2020; https://doi.org/10.1016/j.jmoldx.2020. 06.016.

第
十
五
章

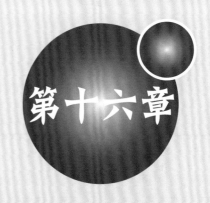

第十六章

达到 DMR 的慢性髓系白血病患者停用酪氨酸激酶抑制剂

Susanne Saußele and Francois-Xavier Mahon

16.1 引言

CML 是迄今为止人类恶性肿瘤靶向治疗的最佳典范。第一种 TKI 伊马替尼的成功应用极大地改善了 CML 患者的临床结局。应用 TKI 治疗的 CML 患者已可获得接近正常的预期寿命[1]，因此未来必须考虑的重要问题是：①直接影响生活质量的长期毒性和治疗相关的伦理问题；②对患者进行终身治疗带来的经济负担。

解决这些问题的最佳方法之一是让疗效良好的患者停用 TKIs。结合超过 3000 例获得深层分子学反应［DMR，BCR-ABL（IS）< 0.01%］的患者停用 TKI 的数个研究结果，现在已经提出了停药的相关策略。主要的预后影响因素是 DMR 的持续时间和 TKI 的治疗时间。然而，关于分子学反应的深度、包括免疫学因素在内的其他预测因素及安全性等，许多问题仍存在争议尚未解决。根据迄今为止发表的最新数据，NCCN 和 ELN 针对有治疗反应的 CML 患者进行安全停用 TKI 治疗提出的标准和建议是最合适的[2, 3]。

16.2 TFR 相关研究

停药研究起始于一项 12 例 CML 患者停用伊马替尼的探索性研究（Rousselot 等，2007 年）。经过中位 18 个月的随访，50% 的患者仍在停止治疗，外周血 BCR :: ABL1 转录本仍为阴性[4]。这项探索性研究证实了特定的 CML 患者可以实现停用伊马替尼的理念。据此随后开展了一项名为"停用伊马替尼（STIM）"的多中心临床试验[5]。该研究前瞻性地纳入了 100 例接受伊马替尼治疗后获得 DMR 的慢性期 CML 患者，其中 51% 的患者之前接受过 IFN 治疗，另外的患者仅接受过伊马替尼治疗。分子学复发的标准是 1 个月内的任意两次 RQ-PCR 结果显示 BCR :: ABL1 转录本显著上升（1 个对数级），这也是重启伊马替尼治疗的标准。65 个月时的无分子学复发生存率是 39%。在停药最初 6 个月没有复发的患者在 24 个月时的复发概率为 10%[6]。也如在探索性研究中观察到的那样，大部分的分子学复发发生在停止使用伊马替尼的 6 个月内，并且伊马替尼的再次治疗仍有疗效。澳大利亚白血病和淋巴瘤研究

组（ALLG）的 CML8 研究（TWISTER）也报告了类似的结果[7]。中位随访 8.6 年（范围为 5.7 ~ 11.2 年），18 名（45.0%）患者仍处于持续 TFR 状态[8]。大多数复发发生在停用伊马替尼后 6 个月内，超过 27 个月后无患者出现复发。

其中一个重要的问题是关于 DMR 的定义，在最初试验开始时并不统一，2012 年才确定了新的定义（见下文）。不符合 DMR 标准而尝试停用伊马替尼的患者均出现了快速的分子学复发[9-12]。

多项已发表或仍在进行中的 TKI 停药研究均证实上述结果。此外，临床试验之外的登记性研究也证明 TFR 在常规医疗活动中应用是可行的[13, 14]。

大部分临床试验证实分子学反应特别是 DMR 的持续时间对于停药尤为重要。TKI 治疗后 BCR :: ABL1 转录水平双相动态下降的双斜率数学模型进一步证实了这个准则，其中 α 斜率对应于开始治疗后 BCR :: ABL1 转录本水平（循环细胞）的快速下降，而 β 斜率则对应于更长期的 BCR :: ABL1 转录本水平（较少增殖细胞）的动态变化[15]。另一个基于 BCR :: ABL1 转录本水平双相下降的模型表明：MR^5 稳定维持 2 年的患者，停药后有 31% 患者仍维持 DMR（MR^5），而 69% 的患者预计会复发[16]。最近，另一个数学模型通过分析 21 例 CML 患者停药前后 BCR :: ABL1/ABL1 的量化时间监测数据，证实 CML 患者存在抗白血病免疫反应。免疫控制从概念上解释了为什么大约一半的患者可以获得 TFR[17]。

由于确定哪些患者能从停用 TKIs 中获益最大是一个关键问题，所以停用前的分子学反应到底需要持续多长时间至关重要。

这也是 ELN 在 11 个国家进行的 EURO-SKI 临床研究的目标之一。该研究停药的标准没有 STIM 研究那么严格，停药前 TKI 治疗至少 3 年，且前一年的 PCR 水平低于 0.01%，即必须确认获得稳定的 DMR 至少 1 年。计划中的中期分析和最终分析仍在进行中[18]，其初步结果如下：经过中位 27 个月的随访，755 例可评估患者的无分子学复发生存率在 6 个月时为 61%（95% CI 为 57 ~ 64），24 个月时为 50%（95% CI 为 46 ~ 54），截至随访结束仍在下降，未达平台期。在这 755 例患者中，371 人（49%）在停用 TKI 后丧失 MMR，4 人（1%）在 MMR 期间因与 CML 无关的原因（心肌梗死、肺癌、肾癌和心力衰竭）死亡，

13 人（2%）在 MMR 期间重新开始 TKI 治疗；另有 6 名（1%）患者丧失 MMR 并重新开始 TKI 治疗后死于与 CML 无关的原因，还有 2 名（< 1%）患者在重新开始 TKI 治疗后未重新获得 MMR。在 405 例接受伊马替尼作为一线治疗患者的预后分析中，较长的治疗时间和较长的 DMR 维持时间与停药 6 个月时较高的 MMR 维持率相关，其中 DMR 维持时间是最重要的因素。

这些结果与法国另一项针对 218 名患者的试验相似[19]。

分子学反应的深度是决定停止 TKI 治疗的一个重要因素。分子学反应的定义和 BCR :: ABL1 转录本检测的标准化仍然是值得关注的问题。为此，ELN 的 CML 工作组考虑到分子学监测的敏感性，提出了修订后的 MR 定义，即 MR^4 表示 ≥ 4 个对数级减少（BCR :: ABL1^{IS} ≤ 0.01%），MR$^{4.5}$ 表示 ≥ 4.5 个对数级减少（BCR :: ABL1^{IS} ≤ 0.0032%），MR^5 表示 ≥ 5 个对数级减少（BCR :: ABL1^{IS} ≤ 0.001%）[20-21]。在欧洲分子网内的不同欧洲实验室验证了这一标准化，并进行了 EURO-SKI 试验中的分子学分析。我们不应再使用完全分子学缓解或检测不到的最小残留病（UMRD）等术语。它们表示 RQ-PCR 结果为阴性，但必须同时确定 PCR 检测的灵敏度；需要指出的是，即使 RQ-PCR 结果为阴性，白血病细胞仍有可能存在[22]。目前的 RQ-PCR 方法可以可靠地检测到 BCR :: ABL1 5 个 log 值的减少，但更新的技术，如基于 DNA 的 PCR、基于 RNA 的数字 PCR 和复制 PCR，已经显示出更高的灵敏度，使评估更深层次的分子学反应成为可能[23]。

伊马替尼停用和验证（ISAV）试验是第一个同时使用数字 PCR 与 qRT-PCR 的研究[24]。在这项研究中，数字 PCR 似乎更加敏感，因为对复发的预测更加准确。对 112 例接受伊马替尼治疗至少 2 年且在 qRT-PCR 中检测不到转录本至少 18 个月的患者，进行了中位 21.6 个月的随访。36 个月的累积复发率为 52%。复发的定义为 MMR 的丧失（连续两次 PCR 阳性，其中一次结果高于 0.1%）。

但应该注意的是，使用超灵敏的 PCR 技术可在正常人的血液中发现低水平的 BCR :: ABL1 转录本，这表明对根治该病而言，也许不需要转录本的完全消失[25, 26]。绝大多数患者通过具有高灵敏度的方法都

可以检测到 BCR :: ABL1 DNA[27]。在 TWISTER 研究中，9 名长期维持 TFR 患者通过高度灵敏的个体化 BCR :: ABL1 DNA PCR 技术进行监测。该技术可更精确地定量，显示 BCR :: ABL1 DNA 从 TFR 第一年的中位 MR5.0 下降到 TFR 第六年的 MR6.1[8]。在 EURO-SKI 试验中，对通过 qPCR 检测的 2189 个样本（129 例患者）和通过数字 PCR 检测的 1279 个样本（62 例患者）进行了 BCR :: ABL1DNA 和 mRNA 测定的比较。二者在 MR^4 以上的疾病水平中具有高度的相关性，但在获得 DMR 的样本中相关性较差。两种方法结合使用，可以更好地预测无分子学复发生存率（MRFS）。对于完全停用 TKI 和隔月间断使用 TKI 的两组患者，在停止治疗 18 个月时，基于 DNA 和 RNA 的 PCR 结果均为阴性者的 MRFS 分别为 80% 和 100%，而那些 DNA 阳性/RNA 阴性患者的 MRFS 分别为 57% 和 67%，DNA 阳性/RNA 阳性患者的 MRFS 则均为 20%[27]。

如果这样的策略能得到前瞻性研究的验证，将可改善 TFR 的结果。

对 20 例 TFR 超过 1 年的患者进行包含粒细胞、单核细胞、B 细胞、T 细胞和 NK 细胞在内的残留 CML 细胞系谱分析，发现 MRD 主要存在于淋巴细胞而不是粒细胞中。B 细胞比 T 细胞更经常出现 BCR :: ABL1 阳性，而且水平更高。这些数据表明，TFR 患者血液中的 MRD 并不一定意味着多能 CML 细胞的持续存在[28]。

目前，我们仍然不知道安全地停止 TKI 治疗，也就是分子学复发率最低的残留疾病的阈值是多少。而重启治疗的分子学复发的定义是什么？这也是一个非常重要的问题。我们必须使用完全相同的复发标准来比较不同的研究，以排除对结果的错误理解。在 STIM 研究中，分子学复发的定义是在两次连续的 qRT-PCR 检测中证实 BCR :: ABL1 转录本为阳性，并且第二次检测比第一次有 1 个对数级的升高，或在任意一次检测中丧失 MMR。这一定义提出的是分子学复阳这一术语，而不是分子学复发[29]。STIM 研究是最早提出停止 TKI 治疗的临床试验，相比之下，分子学复发后重启治疗的标准现在已经逐渐明确。由于许多关于停止 TKI 治疗的研究已经启动，我们需要在未来的试验中明确强调重新启动治疗的标准。

依据 STIM 试验进行的法国多中心观察性研究

（A-STIM）验证了这一点，即在达到持久分子学应答后停止伊马替尼治疗的 CP-CML 患者中，MMR 的丧失是重新开始 TKI 治疗的触发因素。该研究在 2014 年发表的第一篇文章中，80 例 CP-CML 患者在 DMR 持续 2 年后停止了伊马替尼治疗，其入组标准与 STIM 研究相同[30]。但分子学复发的定义不那么严格，即在任何时候丧失 MMR 都可以重启治疗。停药后的中位随访时间为 31 个月（范围为 8 ~ 92 个月）。在 36 个月时估计的 TFR 率为 61%，但使用 STIM 标准时则估计为 37%，与 STIM 或 TWISTER 的结果相似。

同时，A-STIM 研究的长期随访发现，很长时间后仍有患者丧失 MMR。总共随访 218 例患者，7 年后的估计 TFR 率为 45.6%。其中 9/65（14%）的患者 MMR 丧失也就是分子学复发发生在 TFR 两年后。对于经历过微小残留病（MRD）波动，即至少连续两次测量 $BCR::ABL1$IS > 0.0032% 或失去 MR^4 的患者，预测的 TFR 率为 65.4%，而稳定 DMR 患者则是 100%。此外，一些研究报告了停药后突然发生急变的病例。因此，对于 TFR 的 CML 患者，长期的分子学监测仍然是必需的[31]。

DESTINY（De-Escalation and Stopping Treatment with Imatinib，Nilotinib，or sprYcel）研究提出了另一个理念。该研究在 TKI 治疗停止前先将剂量减至标准的一半，并持续 12 个月。根据进入研究前的分子学反应水平进行分析，DMR 患者的无复发生存率为 72%，MMR 组为 36%[32]。

为了探索停用尼洛替尼或达沙替尼的可行性，学术机构和制药公司也发起了相关研究。Dasfree 和 ENESTfreedom 试验分别研究了一线达沙替尼治疗及尼洛替尼治疗后停药的情况。在单臂的 2 期 ENESTfreedom 试验中，纳入接受一线尼洛替尼治疗至少 2 年的患者，经过为期 1 年的尼洛替尼巩固阶段后，仍持续 DMR 的患者进入 TFR 阶段。总共有 215 名患者进入巩固阶段，其中 190 例进入 TFR 阶段。停止治疗前，尼洛替尼的中位治疗时间为 43.5 个月，是迄今为止所有 TFR 研究中最短的。在停止尼洛替尼治疗 48 周后，98 例患者（51.6%）仍处于 MMR 或更好的治疗反应中[33]。

Dasfree 试验是一项单臂 2 期试验，纳入了 84 例接受一线或二线达沙替尼治疗的患者。2 年的 TFR 率为 46%。多变量分析显示，与更高的 2 年 TFR 率显著相关的因素包括达沙替尼的使用时间（≥ 56 个月）、治疗线数（一线治疗）和年龄（> 65 岁）[34]。

其他研究也证实了这些数据，如日本的 DADI（达沙替尼停药）试验。58 例患者停用达沙替尼，32 例（55%）患者 6 个月时维持 TFR。然而，论文中没有明确描述分子学反应和再治疗的定义[35]。在一项法国的试验中，中期分析了 60 例随访至少 12 个月的患者的结果。26 例患者（43.3%）丧失了 MMR。12 个月和 48 个月的 TFR 率分别为 63.3% 和 53.6%。在单变量分析中，次佳反应或 TKI 耐药是唯一与不良结局显著相关的基线因素[36]。

其他研究如 ENESTPath 和 ENESTop，主要是针对在进入 TFR 阶段之前，为了达到稳定的 DMR 而换用尼洛替尼的患者。ENESTPath 研究仍在进行中，而在 ENESTop 研究中，163 例从伊马替尼转换为尼洛替尼的患者（原因包括耐药、不耐受和医师偏好）进入巩固阶段。有 126 人符合停用 TKI 的条件。在 48 周和 96 周时，分别有 58% 和 53% 的患者维持 TFR[37]。

16.3　哪些临床和生物学因素可以预测 TFR？

除了分子学反应的持续时间和深度，还有哪些因素可以用来预测停止 TKI 治疗的可能性？在 STIM 研究中回顾性地评估了预测分子学复发的几个可能因素[5]。与 Sokal 中或高危组相比，Sokal 低危组患者在停药后维持稳定 DMR 的概率更高。使用多变量分析和逻辑回归分析停药 8 个月的复发相关因素，证实 Sokal 危险度分组和伊马替尼治疗时间是预测伊马替尼停药后分子学复发的两个独立预后因素。

在 EURO-SKI 中没有发现预后评分与 TFR 有显著的关系。尽管如此，较长的治疗时间和较长的 DMR 时间与 6 个月后较高的 MMR 维持率有关，其中 DMR 时间是更强的预测因素。最终的分析结果目前还没有得出。

其他因素如年龄、性别或 MR 的深度，在一些样本量较小的研究中是有显著意义的，但在其他研究中没有得到证实。

使用 STIM 和 TWISTER 研究的标准，应该能预测哪些患者可以停用 TKIs。最近 Branford 及其同事在一项对 415 例接受伊马替尼治疗 8 年患者的研究中发现，稳定的 $MR^{4.5}$（至少 2 年）的累积获得率为 43%。在这些患者中，达到 MMR 的时间与达到稳定 $MR^{4.5}$ 的时间相关[38]。此外，仅有的两个独立因素，即女性性别和 3 个月时低水平的 BCR∶ABL1 值，与预测稳定的 $MR^{4.5}$ 有显著的统计学相关性。Falchi 等人在一项多变量分析研究中（$n = 495$）也分析了与 TKI（包括伊马替尼、达沙替尼和尼洛替尼）治疗后持续 $MR^{4.5}$ 和转录本无法检测相关的因素，结果显示有显著意义的因素有较大的年龄、较高的基线血红蛋白、较高的基线血小板、TKI 种类及 3 个月时的治疗反应[39]。德国 CML IV 研究进行了一项长期数据的分析，在超过 1500 例患者中，9 年后 $MR^{4.5}$ 的累积发生率为 54%[40]。该研究表明，$MR^{4.5}$ 的实现与更好的生存率相关。

最近已证实 BCR∶ABL1 值从诊断时起减半的时间是持续 TFR 的最强独立预测因素。对 115 例正在尝试 TFR 并随访 ≥ 12 个月的患者进行了早期分子学反应动力学评估。12 个月时的 TFR 率为 55%。BCR∶ABL1 值减半时间 < 9.35 天的患者 TFR 率 80%，而减半时间 > 21.85 天的患者 TFR 率仅为 4%（$P < 0.001$）。BCR∶ABL1 转录本为 e14a2 型和尝试 TFR 前的 TKI 维持时间也是维持 TFR 的独立预测因素[41]。

此外，免疫学效应对维持 TFR 似乎也起着重要作用。有研究报道，NK 细胞计数较低可预测 TKI 停药后的早期复发[42-45]。这些研究表明，基于 NK 细胞的免疫监视可能有助于 TKI 停药后 CML 的控制。在其中一项研究中，早期复发（TKI 停药后 ≤ 5 个月）与晚期复发（TKI 停药后 > 5 个月）患者的 NK 细胞数量有明显的不同[44]。因此，在不同的时间点可能有不同的机制参与疾病的转归。使用刺激 NK 细胞功能的药物是否能增加获得 DMR 和停药后长期 TFR 的 CML 患者的数量，还有待进一步证实。NK 细胞的数量和功能是否可用于预测 TKI 停药后的疾病复发，也有待进一步研究。

在 EURO-SKI 研究中，有 122 例患者前瞻性地证明了在浆细胞样树突状细胞（plasmacytoid dendritic cells，pDC）上的 T 细胞抑制性受体配体 CD86（B7.2）表达对 TKI 停药后的复发风险有影响。每

105 个淋巴细胞中有 > 95 个 $CD86^+$ pDC 的患者 TFR 率为 30.1%，但 < 95 个 $CD86^+$ pDC 的患者 TFR 率为 70.0%。此外，只有 pDC 较低的患者从较长的 TKI 治疗中明显获益[46]。也有研究回顾性地分析了其他因素如 KIRs 和影响 TKI 摄取的药物遗传学因素对 TFR 的影响[47-48]。

16.4 我们能治愈 CML 吗？

这个问题的答案取决于治愈的定义。如果治愈的定义是"停止治疗后长期没有白血病复发"，那我们已经证明，对于 TKI 治疗的患者做到这点至少需要获得持续的 DMR。但我们可能永远无法证明治愈是否需要清除残留的白血病细胞。例如，在 TWISTER 研究中使用了非常规的比经典的 RQ-PCR 敏感性更高的基于 DNA 的 PCR 技术，检测那些被认为是分子学无法检测的患者，结果在所有病例中都发现了白血病细胞。此外，如前所述，使用超灵敏的 PCR 技术，在正常人的血液中也发现了低水平的 BCR∶ABL1 转录本，这表明对于根治 CML，可能并不需要转录本完全阴性。然而，新近的研究表明，可能只有淋巴细胞的转录本是阳性的。

当对停用 TKI 后仍处于 MMR 的患者进行分析时，如在 A-STIM 研究中，可以观察到 BCR∶ABL1 的明显波动（定义为连续两次以上检测为阳性）[26]。这意味着对这些患者来说，虽然白血病细胞持续存在，但即使不治疗，也只有少数患者的残留白血病负荷会增加。这些结果与在缓解期停止使用干扰素 α 的患者中观察到的现象一致，这些患者有明显的残留病证据，但没有临床复发[49]。对于这样的推测，我们可以从微生物学和传染病学方面举例，细菌的持续存在并不一定意味着复发。这就是为什么 John Goldman 几年前提出了"临床治愈"的概念[50]。这种类型的定义符合使用超灵敏的 PCR 技术在正常人的血液中可以发现低水平的 BCR∶ABL1 转录本的事实[25-26]。

尽管有这些考虑，如果我们想降低停用 TKI 后的分子学复发率，我们仍然需要了解为什么静止的白血病干细胞（LSCs）对 TKIs 不敏感，这一现象已被大量专门靶向于 LSCs 的研究所证实[51-52]。与正常干细胞相比，LSCs 表现出异常或不受控制的自我更新、存活和休眠。目前，已经提出了一些治疗策略，包括

抑制存活 / 更新途径，使 LSC 敏感化（进入循环或分化），免疫靶向或改变骨髓微环境；而 JAK/STAT、JAK2 激酶、蛋白磷酸酶 2A（PP2A）、花生四烯酸 -5-脂加氧酶基因、组蛋白去乙酰化酶、sirtuin1 和 BCL6 等是这类策略中最关键的靶标[53-57]。两个 CML-LSCs 自我更新最重要的途径是 Wnt-catenin 和 hedgehog（Hh）[58-59]。

16.5 停用 TKI 的不良反应

虽然伊马替尼和其他 TKIs 可以诱发肌肉骨骼系统的不良反应，但认为这种不良事件在停止治疗后是可以逆转的。然而，在所有的停药试验中，大量的患者报告在停止 TKI 治疗 1 ~ 6 周后出现肌肉骨骼疼痛或疼痛加重。在 EURO-SKI 试验的一个亚组中对此进行了专门探讨，50 例患者中有 15 人出现了类似症状[60]。疼痛可出现于身体的各个部位，包括肩部、臀部和（或）四肢，有时类似风湿性多肌痛。大多数人的症状是轻微的，使用非处方药（对乙酰氨基酚或其他非甾体抗炎药）可缓解，但有些人的症状较严重，

干扰了日常生活，需要类固醇治疗。随着时间的推移，这些症状似乎可以缓解。有肌肉骨骼疼痛患者的分子学复发率与没有这些症状的患者没有区别。这些发现在其他的研究中也得到了证实[61]。

上述现象不仅见于伊马替尼，其他 TKI 停药后也可出现，因此医师应该意识到长期的 TKI 治疗停止后出现不良事件的可能性。潜在的发生机制还需要进一步研究[61]。

综上所述，达到 DMR 后停止治疗的这部分患者是异质性的。接受 TKI 治疗获得至少 2 年的稳定 DMR 的 CML 患者中，有 40% ~ 60% 的患者在停止治疗后可能可以获得长期的 TFR。同时，各种国际指南（表 16-1）也建议将 TFR 作为一种治疗方案，用于合适的患者[2-3]。

对第二次停药的可能性知之甚少。目前为止，成功率似乎是 25%[62]。诸如 NAUT 和 DasStop2 等包含 IFN 治疗在内的研究正在进行中。第二次停药的尝试应该只在临床试验中进行。

有必要对各种停药研究进行长期跟踪随访，方能确认临床治愈。

表 16-1　TFR 相关的指南建议

NCCN[1]	ELN[2]
1. 年龄＞ 18 岁	1. 达到指南的停药标准并取得患者的同意
2. 慢性期，没有加速、急变的病史	2. 典型 *BCR :: ABL1* 转录本：e13a2 或 e14a2
3. TKI 治疗时间＞ 3 年	3. 第一次慢性期（无加速、急变病史）
4. 有既往 *BCR :: ABL1* 定量检测数据	4. 无治疗失败病史
5. 稳定分子学反应（MR^4）＞ 2 年	5. 一线治疗或因不耐受转换二线治疗
6. 可进行可靠的 PCR 检测	**最低标准：**
7. 每月 1 次分子学监测＞ 1 年	1. 第一代 TKI 治疗＞ 5 年或第二代 TKI 治疗＞ 4 年
8. 丧失 MMR 后，4 周内重启 TKI 治疗	2. DMR（MR^4 或更深 MR）持续＞ 2 年
9. 需咨询 CML 专业中心	**最佳标准：**
	MR^4 持续＞ 3 年或 $MR^{4.5}$ 持续＞ 2 年

注：TFR：无治疗缓解。[1]Radich Jp. et al. /Nat/ComprCanc Net 2018。[2]Hochhaus A .et al Leukemia 2020。

（黎纬明　陈怡琳）

参考文献

[1] Bower H, Bjorkholm M, Dickman PW, et al. Life expectancy of patients with chronic myeloid Leukemia approaches the life expectancy of the general population. J Clin Oncol. 2016;34(24):2851–7.

[2] Deininger M, Shah NP, Altman JK, et al. Chronic myeloid leukemia. NCCN clinical practice guidelines in oncology. www.nccn.org/: National Comprehensive Cancer Network; 2020.

[3] Hochhaus A, Baccarani M, Silver RT, et al. European LeukemiaNet 2020 recommendations for treating chronic myeloid leukemia. Leukemia. 2020;34:966.

[4] Rousselot P, Huguet F, Rea D, et al. Imatinib mesylate discontinuation in patients with chronic myelogenous leukemia in complete molecular remission for more than 2 years. Blood. 2007;109(1):58–60.

[5] Mahon FX, Rea D, Guilhot J, et al. Discontinuation of imatinib in patients with chronic myeloid leukaemia who have maintained complete molecular remission for at least 2 years: the prospective, multicentre stop imatinib (STIM) trial. Lancet Oncol. 2010;11(11):1029–35.

[6] Etienne G, Guilhot J, Rea D, et al. Long-term follow- up of the French stop imatinib (STIM1) study in patients with chronic myeloid leukemia. J Clin Oncol. 2017;35(3):298–305.

[7] Ross DM, Branford S, Seymour JF, et al. Patients with chronic myeloid leukemia who maintain a complete molecular response after stopping imatinib treatment have evidence of persistent leukemia by DNA PCR. Leukemia. 2010;24(10):1719–24.

[8] Ross DM, Pagani IS, Shanmuganathan N, et al. Longterm treatment-free remission of chronic myeloid leukemia with falling levels of residual leukemic cells. Leukemia. 2018;32(12):2572–9.

[9] Cortes J, O'Brien S, Kantarjian H. To the editor: discontinuation of imatinib therapy after achieving a molecular response. Blood. 2004;104(7): 2204–5.

[10] Mauro MJ, Druker BJ, Maziarz RT. Divergent clinical outcome in two CML patients who discontinued imatinib therapy after achieving a molecular remission. Leuk Res. 2004;28: S71–S3.

[11] Merante S, Orlandi E, Bernasconi P, et al. Outcome of four patients with chronic myeloid leukemia after imatinib mesylate discontinuation. Haematologica. 2005;90(7):979–81.

[12] Michor F, Hughes TP, Iwasa Y, et al. Dynamics of chronic myeloid leukaemia. Nature. 2005; 435(7046):1267–70.

[13] Hernández-Boluda JC, Pereira A, Pastor-Galán I, et al. Feasibility of treatment discontinuation in chronic myeloid leukemia in clinical practice: results from a nationwide series of 236 patients. Blood Cancer J. 2018;8(10):91.

[14] Fava C, Rege-Cambrin G, Dogliotti I, et al. Observational study of chronic myeloid leukemia Italian patients who discontinued tyrosine kinase inhibitors in clinical practice. Haematologica. 2019;104(8):1589–96.

[15] Stein AM, Bottino D, Modur V, et al. BCR-ABL transcript dynamics support the hypothesis that leukemic stem cells are reduced during imatinib treatment. Clin Cancer Res. 2011;17(21):6812–21.

[16] Horn M, Glauche I, Muller MC, et al. Model-based decision rules reduce the risk of molecular relapse after cessation of tyrosine kinase inhibitor therapy in chronic myeloid leukemia. Blood. 2013;121(2):378–84.

[17] Hähnel T, Baldow C, Guilhot J, et al. Model-based inference and classification of immunologic control mechanisms from TKI cessation and dose reduction in patients with CML. Cancer Res. 2020;80(11):2394–406.

[18] Saussele S, Richter J, Guilhot J, et al. Discontinuation of tyrosine kinase inhibitor therapy in chronic myeloid leukaemia (EURO-SKI): a prespecified interim analysis of a prospective, multicentre, non-randomised, trial. Lancet Oncol. 2018;19(6):747–57.

[19] Nicolini FE, Dulucq S, Boureau L, et al. Evaluation of residual disease and TKI duration are critical predictive factors for molecular recurrence after stopping imatinib first-line in chronic phase CML patients. Clin Cancer Res. 2019;25(22):6606–13.

[20] Cross NCP, White HE, Müller MC, et al. Standardized definitions of molecular response in chronic myeloid leukemia. Leukemia. 2012;26(10):2172–5.

[21] Cross NC, White HE, Colomer D, et al. Laboratory recommendations for scoring deep molecular responses following treatment for chronic myeloid leukemia. Leukemia. 2015;29(5):999–1003.

[22] Branford S, Seymour JF, Grigg A, et al. BCR-ABL messenger RNA levels continue to decline in patients with chronic phase chronic myeloid leukemia treated with imatinib for more than 5 years and approximately half of all first-line treated patients have stable undetectable BCR-ABL using strict sensitivity criteria. Clin Cancer Res. 2007;13(23):7080–5.

[23] Melo JV, Ross DM. Minimal residual disease and discontinuation of therapy in chronic myeloid Leukemia: can we aim at a cure? ASH Education Program Book. 2011;2011(1):136–42.

[24] Mori S, Vagge E, le Coutre P, et al. Age and dPCR can predict relapse in CML patients who discontinued imatinib: the ISAV study. Am J Hematol. 2015;90(10):910–4.

[25] Biernaux C, Loos M, Sels A, et al. Detection of major bcr-abl gene expression at a very low level in blood cells of some healthy individuals. Blood. 1995;88(8):3118–22.

[26] Bose S, Deininger M, Gora-Tybor J, et al. The presence of typical and atypical BCR-ABL fusion genes in leukocytes of normal individuals: biologic significance and implications for the assessment of minimal residual disease. Blood. 1998;92(9):3362–7.

[27] Machova Polakova K, Zizkova H, Zuna J, et al. Analysis of chronic myeloid leukaemia during deep molecular response by genomic PCR: a traffic light stratification model with impact on treatment-free remission. Leukemia. 2020;34(8):2113–24.

[28] Pagani IS, Dang P, Saunders VA, et al. Lineage of measurable residual disease in patients with chronic myeloid leukemia in treatment-free remission. Leukemia. 2020;34(4):1052–61.

[29] Deininger M. Hematology: curing CML with imatinib-- a dream come true? Nat Rev Clin Oncol. 2011;8(3):127–8.

[30] Rousselot P, Charbonnier A, Cony-Makhoul P, et al. Loss of major molecular response as a trigger for restarting tyrosine kinase inhibitor therapy in patients with chronic-phase chronic myelogenous Leukemia who have stopped Imatinib after durable undetectable disease. J Clin Oncol. 2014;32(5):424–30.

[31] Rousselot P, Loiseau C, Delord M, et al. Late molecular recurrences in patients with chronic myeloid leukemia experiencing treatment-free remission. Blood Adv. 2020;4(13):3034–40.

[32] Clark RE, Polydoros F, Apperley JF, et al. De-escalation of tyrosine kinase inhibitor therapy before complete treatment discontinuation in patients with chronic myeloid leukaemia (DESTINY): a non-randomised, phase 2 trial. Lancet Haematol. 2019;6(7):e375–e83.

[33] Radich JP, Hochhaus A, Masszi T, Hellmann A, Stentoft J, Casares MTG, García-Gutiérrez JV, Conneally E, le Coutre PD, Gattermann N, Martino B, Saussele S, Giles FJ, Ross DM, Aimone P, Li S, Titorenko K, Saglio G. Treatment-

free remission following frontline nilotinib in patients with chronic phase chronic myeloid leukemia: 5 year update of the ENESTfreedom trial. Leukemia. 2021. https://doi. org/10.1038/s41375-021-01205-5. Online ahead of print.

[34] Shah NP, Garcia-Gutierrez V, Jimenez-Velasco A, et al. Dasatinib discontinuation in patients with chronic-phase chronic myeloid leukemia and stable deep molecular response: the DASFREE study. Leuk Lymphoma. 2020:650–9.

[35] Kimura S, Imagawa J, Murai K, et al. Treatment-free remission after first-line dasatinib discontinuation in patients with chronic myeloid leukaemia (first-line DADI trial): a single-arm, multicentre, phase 2 trial. Lancet Haematol. 2020;7(3):e218–e25.

[36] Rea D, Nicolini FE, Tulliez M, et al. Discontinuation of dasatinib or nilotinib in chronic myeloid leukemia: interim analysis of the STOP 2G-TKI study. Blood. 2017;129(7):846–54.

[37] Mahon FX, Boquimpani C, Kim DW, et al. Treatment-free remission after second-line Nilotinib treatment in patients with chronic myeloid Leukemia in chronic phase: results from a single-group, phase 2. Open-Label Study Ann Intern Med. 2018;168(7):461–70.

[38] Branford S, Yeung DT, Ross DM, et al. Early molecular response and female sex strongly predict stable undetectable BCR-ABL1, the criteria for imatinib discontinuation in patients with CML. Blood. 2013;121(19):3818–24.

[39] Falchi L, Kantarjian HM, Wang X, et al. Significance of deeper molecular responses in patients with chronic myeloid leukemia in early chronic phase treated with tyrosine kinase inhibitors. Am J Hematol. 2013;88(12):1024–9.

[40] Hehlmann R, Müller MC, Lauseker M, et al. Deep molecular response is reached by the majority of patients treated with imatinib, predicts survival, and is achieved more quickly by optimized high-dose imatinib: results from the randomized CML-study IV. J Clin Oncol. 2014;32(5):415–23.

[41] Shanmuganathan N, Pagani IS, Ross DM, et al. Early BCR-ABL1 kinetics are predictive of subsequent achievement of treatment-free remission in chronic myeloid leukemia. Blood. 2021;137(9):1196–207.

[42] Rea D, Henry G, Khaznadar Z, et al. Natural killer-cell counts are associated with molecular relapse-free survival after imatinib discontinuation in chronic myeloid leukemia: the IMMUNOSTIM study. Haematologica. 2017;102(8):1368–77.

[43] Dumas PY, Bérard E, Bréal C, et al. Killer immunoglobulin-like receptor genotypes and chronic myeloid leukemia outcomes after imatinib cessation for treatment-free remission. Cancer Med. 2019;8(11):4976–85.

[44] Ilander M, Olsson-Stromberg U, Schlums H, et al. Increased proportion of mature NK cells is associated with successful imatinib discontinuation in chronic myeloid leukemia. Leukemia. 2016;31(5):1108–16.

[45] Irani YD, Hughes A, Clarson J, et al. Successful treatment- free remission in chronic myeloid leukaemia and its association with reduced immune suppressors and increased natural killer cells. Br J Haematol. 2020;191(3):433–41.

[46] Schütz C, Inselmann S, Sausslele S, et al. Expression of the CTLA-4 ligand CD86 on plasmacytoid dendritic cells (pDC) predicts risk of disease recurrence after treatment discontinuation in CML. Leukemia. 2017;31(4):829–36.

[47] Caocci G, Martino B, Greco M, et al. Killer immunoglobulin-like receptors can predict TKI treatment-free remission in chronic myeloid leukemia patients. Exp Hematol. 2015;43(12):1015–8.e1

[48] Rinaldetti S, Pfirrmann M, Manz K, et al. Effect of ABCG2, OCT1, and ABCB1 (MDR1) gene expression on treatment-free remission in a

EUROSKI subtrial. Clin Lymphoma Myeloma Leuk. 2018;18(4):266–71.

[49] Mahon FX, Delbrel X, Cony-Makhoul P, et al. Follow-up of complete cytogenetic remission in patients with chronic myeloid leukemia after cessation of interferon alfa. J Clin Oncol. 2002;20(1):214–20.

[50] Goldman J, Gordon M. Why do chronic myelogenous leukemia stem cells survive allogeneic stem cell transplantation or imatinib: does it really matter? Leuk Lymphoma. 2006;47(1):1–7.

[51] Gallipoli P, Abraham SA, Holyoake TL. Hurdles toward a cure for CML: the CML stem cell. Hematol Oncol Clin North Am. 2011;25(5):951–66. v

[52] Rea D, Rousselot P, Guilhot J, et al. Curing chronic myeloid leukemia. Curr Hematol Malig Rep. 2012;7(2):103–8.

[53] Hantschel O, Warsch W, Eckelhart E, et al. BCR-ABL uncouples canonical JAK2-STAT5 signaling in chronic myeloid leukemia. Nat Chem Biol. 2012;8(3):285–93.

[54] Yaoyu C, Cong P, Con S, et al. Novel therapeutic agents against cancer stem cells of chronic myeloid leukemia. Anti Cancer Agents Med Chem. 2010;10(2):111–5.

[55] Zhang B, Strauss AC, Chu S, et al. Effective targeting of quiescent chronic myelogenous leukemia stem cells by histone deacetylase inhibitors in combination with imatinib mesylate.

Cancer Cell. 2010;17(5):427–42.

[56] Li L, Wang L, Li L, et al. Activation of p53 by SIRT1 inhibition enhances elimination of CML leukemia stem cells in combination with imatinib. Cancer Cell. 2012;21(2):266–81.

[57] Hurtz C, Hatzi K, Cerchietti L, et al. BCL6-mediated repression of p53 is critical for leukemia stem cell survival in chronic myeloid leukemia. J Exp Med. 2011;208(11):2163–74.

[58] Dierks C, Beigi R, Guo G-R, et al. Expansion of Bcr-Abl-positive leukemic stem cells is dependent on hedgehog pathway activation. Cancer Cell. 2008;14(3):238–49.

[59] Kleppe M, Levine RL. Targeting β-catenin in CML: leukemia stem cells beware! Cell Stem Cell. 2012;10(4):351–3.

[60] Richter J, Soderlund S, Lubking A, et al. Musculoskeletal pain in patients with chronic myeloid leukemia after discontinuation of imatinib: a tyrosine kinase inhibitor withdrawal syndrome? J Clin Oncol. 2014;32(25):2821–3.

[61] Berger MG, Pereira B, Rousselot P, et al. Longer treatment duration and history of osteoarticular symptoms predispose to tyrosine kinase inhibitor withdrawal syndrome. Br J Haematol. 2019;187(3):337–46.

[62] Legros L, Nicolini FE, Etienne G, et al. Second tyrosine kinase inhibitor discontinuation attempt in patients with chronic myeloid leukemia. Cancer. 2017;123(22):4403–10.

英文缩写表

ABL1	Abelson	基因
AOE	arterial occlusive event	动脉闭塞性事件
AP	accelerated phase	加速期
BC	blast crisis	急变期
BCR	breakpoint cluster region	断裂点集簇区
CCyR	complete cytogenetic response	完全细胞遗传学反应
CML	chronic myeloid leukemia	慢性髓系白血病
CP-CML	chronic phase chronic myeloid leukemia	慢性髓系白血病慢性期
DMR	deep molecular response	深层分子学反应
EFS	event-free survival	无事件生存
MCyR	major cytogenetic response	主要细胞遗传学反应
MMR	major molecular response	主要分子学反应
OS	overall survival	总生存期
PFS	progression-free survival	无进展生存期